"十四五"职业教育国家规划教材

国家卫生健康委员会"十三五"规划教材

全国高等职业教育教材

供医学影像技术、放射治疗技术专业用

医学影像诊断学

第4版

主　编　夏瑞明　刘林祥

副主编　李锡忠　徐秀芳　李敬哲　翁绳和

编　者（以姓氏笔画为序）

邢　健（牡丹江医学院）

刘林祥（山东第一医科大学，山东省医学科学院）

齐春华（白城医学高等专科学校）

李敬哲（鹤壁职业技术学院）

李锡忠（雅安职业技术学院）

杨义耀（襄阳职业技术学院）

余忠强（绍兴文理学院附属医院）

张英俊（湖南医药学院）

张雪宁（天津医科大学第二医院）

罗　琳（内蒙古科技大学包头医学院第一附属医院）

罗天蔚（四川卫生康复职业学院）

周　鹏（江西医学高等专科学校）

夏　军（哈尔滨医科大学附属第五医院）

夏瑞明（绍兴文理学院医学院）

徐秀芳（杭州医学院）

翁绳和（福建卫生职业技术学院）

董瑞生（山西医科大学附属汾阳医院）

韩晓磊（陕西能源职业技术学院）

廖伟雄（肇庆医学高等专科学校）

魏晓洁（山东医学高等专科学校）

人民卫生出版社

·北京·

图书在版编目（CIP）数据

医学影像诊断学/夏瑞明,刘林祥主编. —4 版
. —北京：人民卫生出版社,2020.10（2024.4 重印）
ISBN 978-7-117-28566-7

Ⅰ.①医… Ⅱ.①夏…②刘… Ⅲ.①影象诊断
Ⅳ.①R445

中国版本图书馆 CIP 数据核字（2019）第 251337 号

| 人卫智网 | www.ipmph.com | 医学教育、学术、考试、健康，购书智慧智能综合服务平台 |
| 人卫官网 | www.pmph.com | 人卫官方资讯发布平台 |

医学影像诊断学
Yixue Yingxiang Zhenduanxue
第 4 版

主　　编：夏瑞明　刘林祥
出版发行：人民卫生出版社（中继线 010-59780011）
地　　址：北京市朝阳区潘家园南里 19 号
邮　　编：100021
E - mail：pmph @ pmph.com
购书热线：010-59787592　010-59787584　010-65264830
印　　刷：北京盛通印刷股份有限公司
经　　销：新华书店
开　　本：850×1168　1/16　印张：25
字　　数：791 千字
版　　次：2014 年 8 月第 1 版　2020 年 10 月第 4 版
印　　次：2024 年 4 月第 7 次印刷
标准书号：ISBN 978-7-117-28566-7
定　　价：88.00 元
打击盗版举报电话：010-59787491　E - mail：WQ @ pmph.com
质量问题联系电话：010-59787234　E - mail：zhiliang @ pmph.com

为深入贯彻党的二十大精神及全国教育大会精神,落实《国家职业教育改革实施方案》对高等卫生职业教育改革发展的新要求,服务新时期经济社会发展和"健康中国"战略的实施,人民卫生出版社经过充分的调研论证,组织成立了全国高等职业教育医学影像技术、放射治疗技术专业教育教材建设评审委员会,启动了医学影像技术、放射治疗技术专业规划教材第四轮修订。

全国高等职业教育医学影像技术专业规划教材第一轮共 8 种于 2002 年出版,第二轮共 10 种于 2010 年出版,第三轮共 11 种于 2014 年出版。本次修订结合《普通高等学校高等职业教育(专科)专业目录(2015 年)》新增放射治疗技术专业人才培养的迫切需要,在全国卫生行指委及相关专指委、分委会的全程指导和全面参与下,以最新版专业教学标准为依据,经过全国高等职业教育医学影像技术、放射治疗技术专业教育教材建设评审委员会广泛、深入、全面地分析与论证,确定了本轮修订的基本原则。

1. **统筹两个专业** 根据医学影像技术、放射治疗技术专业人才培养需要,构建各自相对独立的教材体系。由于两个专业的关联性较强,部分教材设置为专业优选或共选教材,在教材适用专业中注明。

2. **对接岗位需要** 对接两个专业岗位特点,全面贴近工作过程。本轮修订对课程体系作了较大调整,将《医学影像成像原理》《医学影像检查技术》调整为《X 线摄影检查技术》《CT 检查技术》《MRI 检查技术》,将《超声诊断学》《核医学》调整为《超声检查技术》《核医学检查技术》,并根据医学影像技术、放射治疗技术专业特点编写了相应的《临床医学概要》。

3. **融合数字内容** 本轮修订充分对接两个专业工作过程与就业岗位需要,工作原理、设备结构、操作流程、图像采集处理及识读等岗位核心知识与技能,通过精心组织与设计的图片、动画、视频、微课等给予直观形象的展示,以随文二维码的形式融入教材,拓展了知识与技能培养的手段和方法。

本套教材共 18 种,为国家卫生健康委员会"十三五"规划教材,供全国高等职业教育医学影像技术、放射治疗技术专业选用。

教材目录

序号	教材名称	版次	主编		适用专业	配套教材
1	影像电子学基础	第4版	鲁　雯	郭树怀	医学影像技术、放射治疗技术	√
2	临床医学概要		周建军	王改芹	医学影像技术、放射治疗技术	
3	医学影像解剖学	第2版	辛　春	陈地龙	医学影像技术、放射治疗技术	√
4	医学影像设备学	第4版	黄祥国	李　燕	医学影像技术、放射治疗技术	√
5	X线摄影检查技术		李　萌	张晓康	医学影像技术	√
6	CT检查技术		张卫萍	樊先茂	医学影像技术	√
7	MRI检查技术		周学军	孙建忠	医学影像技术	√
8	超声检查技术		周进祝	吕国荣	医学影像技术	√
9	核医学检查技术		王　辉		医学影像技术	
10	介入放射学基础	第3版	卢　川	潘小平	医学影像技术	√
11	医学影像诊断学	第4版	夏瑞明	刘林祥	医学影像技术、放射治疗技术	√
12	放射物理与防护	第4版	王鹏程	李迅茹	医学影像技术、放射治疗技术	
13	放射生物学		姚　原		放射治疗技术	
14	放射治疗设备学		石继飞		放射治疗技术	√
15	医学影像技术		雷子乔	郑艳芬	放射治疗技术	√
16	临床肿瘤学		李宝生		放射治疗技术	
17	放射治疗技术	第4版	张　涛		放射治疗技术、医学影像技术	√
18	放射治疗计划学		何　侠	尹　勇	放射治疗技术	√

第二届全国高等职业教育医学影像技术、放射治疗技术专业教育教材建设评审委员会名单

主 任 委 员

舒德峰　周进祝

副主任委员

付海鸿　李宝生　王鹏程　余建明　吕国荣

秘 书 长

李　萌　窦天舒

委　　员（以姓氏笔画为序）

韦中国　邓小武　田　野　刘嫒嫒　齐春华　李迅茹
李真林　辛　春　张卫萍　张晓康　张景云　陈　凝
陈　懿　罗天蔚　孟　祥　翁绳和　唐陶富　崔军胜
傅小龙　廖伟雄　樊先茂　濮宏积

秘　　书

裴中惠

主　编　夏瑞明　刘林祥

副主编　李锡忠　徐秀芳　李敬哲　翁绳和

编　者（以姓氏笔画为序）

邢　健（牡丹江医学院）

刘林祥（山东第一医科大学，山东省医学科学院）

齐春华（白城医学高等专科学校）

李彤巍（天津医科大学第二医院）

李敬哲（鹤壁职业技术学院）

李锡忠（雅安职业技术学院）

杨义耀（襄阳职业技术学院）

杨建峰（绍兴文理学院附属第一医院）

余忠强（绍兴文理学院附属医院）

张英俊（湖南医药学院）

张雪宁（天津医科大学第二医院）

罗　琳（内蒙古科技大学包头医学院第一附属医院）

罗天蔚（四川卫生康复职业学院）

周　鹏（江西医学高等专科学校）

夏　军（哈尔滨医科大学附属第五医院）

夏瑞明（绍兴文理学院医学院）

徐秀芳（杭州医学院）

翁绳和（福建卫生职业技术学院）

董瑞生（山西医科大学附属汾阳医院）

韩晓磊（陕西能源职业技术学院）

廖伟雄（肇庆医学高等专科学校）

魏晓洁（山东医学高等专科学校）

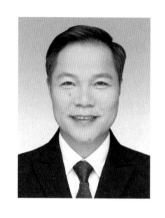

夏瑞明,医学硕士,教授,主任医师,硕士研究生导师。1968 年出生于浙江绍兴。现任绍兴文理学院医学院党委书记、副院长、绍兴文理学院附属医院副院长、医学影像学学科带头人。曾兼任全国医学影像职业技术教育研究会副主任委员、全国高等教育学会医学影像学分会理事,现兼任浙江省中西医结合学会医学影像学专业委员会副主任委员、浙江省医学会放射学分会委员、浙江省医学会医学教育学分会委员、浙江省生物医学工程学会放射学专业委员会委员、浙江省医师协会放射医师分会委员、绍兴市医学会医学教育学分会主任委员、绍兴市医学会放射学分会副主任委员、绍兴市中西医结合学会放射学专业委员会副主任委员、绍兴市医师协会放射医师分会副主任委员。曾获浙江省教育系统事业家庭兼顾型先进个人、全省高校"最受师生喜爱的书记"荣誉称号。

从事医学影像临床、教育和科研工作 30 余年,主编出版专业著作 8 部、副主编 3 部,担任《医学影像诊断学》等 8 部国家规划教材的主编、副主编或编委,发表论文 70 余篇,主持或参与科研项目 8 项。

寄语:

医学影像诊断对临床疾病的诊治具有十分重要的作用,医学影像诊断学是医学影像技术专业学生必修的一门专业核心课程。希望通过本课程的学习,同学们能掌握 X 线、CT、MRI 的阅片方法,学会分析全身各系统正常和异常影像图像,对典型的常见病和多发病能进行影像诊断和鉴别诊断。

主编简介与寄语

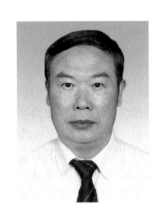

刘林祥，医学博士，主任医师，二级教授，全国优秀教师。1960 年出生于山东省莒县。1982 年从泰山医学院医学本科毕业后从事放射影像诊断临床、教学与研究工作，先后多次赴日本留学深造。2000—2018 年任泰山医学院放射学院院长。曾任教育部高等医学教育教学指导委员会医学技术教学指导委员会委员、中国高等医学教育教学研究会医学影像学教育分会副理事长、中国医学装备协会理事、山东省医学会放射专业委员会委员、山东省医学影像学研究会副理事长、山东省中西医结合影像学会副主任委员。担任国家级高等教育特色专业、山东省高等教育特色专业——泰山医学院医学影像学专业负责人。担任山东省省级重点学科、山东省省级精品课程、山东省省级教学团队负责人。

寄语：

　　本课程对合理应用各种医学影像检查手段、深入理解医学影像检查目的、与影像医师和临床医师进行专业沟通有重要作用，也是进行医学影像设备功能开发的源动力，有志成为优秀医学影像技术人才的同学学好医学影像诊断学至关重要。

在全体编委的共同努力下,《医学影像诊断学》第4版教材终于编写完成。第4版教材是对第3版的全面修订,修订的指导思想与第3版相同,力求紧紧抓住高职高专医学影像技术专业的专业定位和工作特点,努力遵循"三基、五性、三特定"的教材编写原则,体现学科发展的最新成果,以教师易教、学生易学为目标,坚持传承与创新的统一,坚持专业教育与医学教育的"五个对接"(与人对接、与社会对接、与临床过程对接、与先进技术和手段对接、与行业准入对接),努力提高学生的职业素养和实际工作能力。

我们在第4版教材中作了如下内容的修订:①增设了数字内容,学生可用手机扫描书中的二维码,学习其中的内容,这是本书最大的亮点;②调整了各章节的排列顺序和字数;③删除了现在临床工作中已基本不用的诊断技术和方法,增加了新技术、新方法;④删除了现在临床工作中较少见的疾病,增加了新概念、新分类和新认识的病种;⑤对原书中的"影像学检查方法"一节的内容进行了提炼,以减少与其他教材内容的重复;⑥将原书中的"异常影像学表现"改为"基本病变影像学表现",删除了部分章节的"异常影像学表现";⑦替换了部分质量欠佳的图片,新增了一些图片。同时根据主教材修订情况,同步修订了配套教材《医学影像诊断学实训与学习指导》和配套的多媒体课件。

由于本套教材中超声检查技术和核医学检查技术的内容仍单独成册,所以在本教材的影像学表现中不包含这两种影像学检查方法的影像学表现。

《医学影像诊断学》第4版修订是在第3版编委赵汉英、刘海洋、汤小俐、许茂盛、张敏、苗来生、桑玉亭、蒋民、薛敏娜、周科峰等专家卓有成效的工作基础上完成的,对于他们曾经为本教材所付出的辛勤劳动表示衷心感谢!在编写过程中,还参考了国内外专家、教授的著作和教材,在此一并表示衷心感谢!

在修订过程中,全体编写人员以高度的责任感,竭尽全力努力工作,但缺点和错误还是难以避免,恳请广大师生批评指正。

夏瑞明　刘林祥

2023年10月

教学大纲
(参考)

目 录

第一章　总论 ……………………………………………………………………………………… 1

第一节　影像诊断的原则和步骤 …………………………………………………………… 1

一、影像诊断的原则 …………………………………………………………………… 1

二、影像诊断的步骤 …………………………………………………………………… 1

第二节　X 线图像阅读方法 ………………………………………………………………… 2

第三节　CT 图像阅读方法 ………………………………………………………………… 4

第四节　MRI 图像阅读方法 ………………………………………………………………… 6

第五节　影像诊断报告的书写 ……………………………………………………………… 11

一、充分做好诊断报告书写前的准备工作 ………………………………………… 11

二、认真书写影像诊断报告书 ……………………………………………………… 12

第二章　中枢神经系统 …………………………………………………………………………… 14

第一节　影像学检查方法及优选 …………………………………………………………… 14

一、影像学检查方法 ………………………………………………………………… 14

二、各种检查方法的优选 …………………………………………………………… 14

第二节　正常影像学表现 …………………………………………………………………… 15

一、X 线表现 ………………………………………………………………………… 15

二、CT 表现 …………………………………………………………………………… 17

三、MRI 表现 ………………………………………………………………………… 17

第三节　基本病变影像学表现 ……………………………………………………………… 24

一、X 线表现 ………………………………………………………………………… 24

二、CT 表现 …………………………………………………………………………… 25

三、MRI 表现 ………………………………………………………………………… 26

第四节　颅脑外伤 …………………………………………………………………………… 27

一、颅骨骨折 ………………………………………………………………………… 27

二、颅内血肿 ………………………………………………………………………… 28

三、脑挫裂伤 ………………………………………………………………………… 30

四、弥漫性轴索损伤 ………………………………………………………………… 31

第五节　脑血管疾病 ………………………………………………………………………… 32

一、脑梗死 …………………………………………………………………………… 32

二、颅内出血 ………………………………………………………………………… 35

三、脑血管畸形 ……………………………………………………………………… 37

四、颅内动脉瘤 ……………………………………………………………………… 42

　　五、脑小血管病 ……………………………………………………………………………… 42

第六节　颅内肿瘤 …………………………………………………………………………… 44

　　一、神经上皮肿瘤 ……………………………………………………………………… 44

　　二、脑膜瘤 …………………………………………………………………………………… 49

　　三、垂体腺瘤 ……………………………………………………………………………… 51

　　四、颅咽管瘤 ……………………………………………………………………………… 52

　　五、听神经瘤 ……………………………………………………………………………… 54

　　六、脑转移瘤 ……………………………………………………………………………… 56

第七节　颅内感染性疾病 ………………………………………………………………… 57

　　一、脑脓肿 ………………………………………………………………………………… 57

　　二、脑寄生虫病 ………………………………………………………………………… 59

第八节　颅脑先天畸形及发育障碍 …………………………………………………… 61

　　一、结节性硬化 ………………………………………………………………………… 61

　　二、胼胝体发育不全 ………………………………………………………………… 62

　　三、蛛网膜囊肿 ………………………………………………………………………… 63

第九节　脱髓鞘疾病 ……………………………………………………………………… 64

　　一、肾上腺脑白质营养不良 ……………………………………………………… 64

　　二、多发性硬化 ………………………………………………………………………… 66

第十节　脊髓和椎管内病变 …………………………………………………………… 68

　　一、椎管内肿瘤 ………………………………………………………………………… 68

　　二、脊髓外伤 …………………………………………………………………………… 72

第三章　头颈部 ……………………………………………………………………………… 75

第一节　眼部 ………………………………………………………………………………… 75

　　一、影像学检查方法及优选 ……………………………………………………… 75

　　二、正常影像学表现 ………………………………………………………………… 76

　　三、常见疾病 …………………………………………………………………………… 77

第二节　耳部 ………………………………………………………………………………… 79

　　一、影像学检查方法及优选 ……………………………………………………… 79

　　二、正常影像学表现 ………………………………………………………………… 80

　　三、常见疾病 …………………………………………………………………………… 81

第三节　鼻部 ………………………………………………………………………………… 83

　　一、影像学检查方法及优选 ……………………………………………………… 83

　　二、正常影像学表现 ………………………………………………………………… 83

　　三、常见疾病 …………………………………………………………………………… 83

第四节　咽喉部 ……………………………………………………………………………… 87

　　一、影像学检查方法及优选 ……………………………………………………… 87

　　二、正常影像学表现 ………………………………………………………………… 87

　　三、常见疾病 …………………………………………………………………………… 87

第五节　口腔颌面部 ……………………………………………………………………… 90

　　一、影像学检查方法及优选 ……………………………………………………… 90

　　二、正常影像学表现 ………………………………………………………………… 90

　　三、常见疾病 …………………………………………………………………………… 91

第六节　颈部 ………………………………………………………………………………… 94

　　一、影像学检查方法及优选 ……………………………………………………… 94

二、正常影像学表现 ……………………………………………………………… 95
三、常见疾病 ……………………………………………………………………… 95

第四章　呼吸系统 ……………………………………………………………… 99
第一节　影像学检查方法及优选 ………………………………………………… 99
一、影像学检查方法 ……………………………………………………………… 99
二、各种检查方法的优选 ………………………………………………………… 100
第二节　正常影像学表现 ………………………………………………………… 100
一、X 线表现 ……………………………………………………………………… 100
二、CT 表现 ……………………………………………………………………… 103
三、MRI 表现 ……………………………………………………………………… 106
第三节　基本病变影像学表现 …………………………………………………… 108
一、X 线表现 ……………………………………………………………………… 108
二、CT 表现 ……………………………………………………………………… 112
三、MRI 表现 ……………………………………………………………………… 118
第四节　支气管疾病 ……………………………………………………………… 119
一、慢性支气管炎 ………………………………………………………………… 119
二、支气管扩张 …………………………………………………………………… 120
三、支气管异物 …………………………………………………………………… 121
第五节　肺先天性疾病 …………………………………………………………… 122
一、肺隔离症 ……………………………………………………………………… 122
二、肺动静脉瘘 …………………………………………………………………… 122
第六节　肺部炎症 ………………………………………………………………… 124
一、大叶性肺炎 …………………………………………………………………… 124
二、支气管肺炎 …………………………………………………………………… 125
三、间质性肺炎 …………………………………………………………………… 126
四、肺脓肿 ………………………………………………………………………… 127
第七节　肺结核 …………………………………………………………………… 128
一、原发性肺结核 ………………………………………………………………… 129
二、血行播散型肺结核 …………………………………………………………… 130
三、继发性肺结核 ………………………………………………………………… 132
四、支气管结核 …………………………………………………………………… 134
五、结核性胸膜炎 ………………………………………………………………… 134
第八节　肺肿瘤 …………………………………………………………………… 135
一、支气管肺癌 …………………………………………………………………… 135
二、肺转移瘤 ……………………………………………………………………… 137
三、肺良性肿瘤 …………………………………………………………………… 138
第九节　其他肺部疾病 …………………………………………………………… 140
一、肺曲霉病 ……………………………………………………………………… 140
二、肺棘球蚴病 …………………………………………………………………… 141
三、结节病 ………………………………………………………………………… 142
四、硅沉着病 ……………………………………………………………………… 142
第十节　纵隔疾病 ………………………………………………………………… 143
一、胸内甲状腺肿 ………………………………………………………………… 144
二、胸腺瘤 ………………………………………………………………………… 145

三、畸胎类肿瘤 ·· 145

四、淋巴瘤 ··· 146

五、神经源性肿瘤 ·· 147

第十一节　胸部创伤 ··· 148

一、肋骨骨折 ··· 148

二、胸膜创伤 ··· 149

三、肺部创伤 ··· 150

四、外伤性膈疝 ··· 151

第五章　循环系统 ··· 155

第一节　影像学检查方法及优选 ··· 155

一、影像学检查方法 ·· 155

二、各种检查方法的优选 ··· 156

第二节　正常影像学表现 ·· 157

一、X 线表现 ·· 157

二、CT 表现 ··· 160

三、MRI 表现 ··· 160

第三节　基本病变影像学表现 ··· 162

一、X 线表现 ·· 162

二、CT 表现 ··· 166

三、MRI 表现 ··· 167

第四节　先天性心脏、大血管位置异常 ·· 167

一、镜面右位心 ··· 167

二、右位主动脉弓 ··· 168

第五节　先天性心脏病 ··· 169

一、房间隔缺损 ··· 169

二、室间隔缺损 ··· 170

三、动脉导管未闭 ··· 171

四、法洛四联症 ··· 171

第六节　后天性心脏病 ··· 173

一、冠状动脉粥样硬化性心脏病 ·· 173

二、高血压性心脏病 ·· 174

三、风湿性心脏病 ··· 175

四、肺源性心脏病 ··· 176

五、心肌病 ··· 177

第七节　心包疾病 ·· 178

一、心包积液 ··· 178

二、缩窄性心包炎 ··· 179

第八节　大血管疾病 ··· 180

一、主动脉瘤 ··· 180

二、急性主动脉综合征 ··· 181

三、肺动脉栓塞 ··· 183

第六章　乳腺 ··· 186

第一节　影像学检查方法及优选 ··· 186

　　一、影像学检查方法 ………………………………………………………………………… 186
　　二、各种检查方法的优选 ………………………………………………………………… 186
　第二节　正常影像学表现 …………………………………………………………………… 187
　　一、X 线表现 ……………………………………………………………………………… 187
　　二、MRI 表现 ……………………………………………………………………………… 187
　第三节　常见疾病 …………………………………………………………………………… 188
　　一、乳腺增生症 …………………………………………………………………………… 188
　　二、乳腺纤维腺瘤 ………………………………………………………………………… 189
　　三、乳腺癌 ………………………………………………………………………………… 191

第七章　消化系统 ……………………………………………………………………………… 195
　第一节　胃肠道 ……………………………………………………………………………… 195
　　一、影像学检查方法及优选 ……………………………………………………………… 195
　　二、正常影像学表现 ……………………………………………………………………… 196
　　三、基本病变影像学表现 ………………………………………………………………… 199
　　四、食管疾病 ……………………………………………………………………………… 202
　　五、胃部疾病 ……………………………………………………………………………… 208
　　六、十二指肠及小肠疾病 ………………………………………………………………… 217
　　七、结直肠疾病 …………………………………………………………………………… 224
　第二节　肝脏、胆系、胰腺和脾 ……………………………………………………………… 227
　　一、影像学检查方法及优选 ……………………………………………………………… 227
　　二、正常影像学表现 ……………………………………………………………………… 228
　　三、肝脏疾病 ……………………………………………………………………………… 232
　　四、胆系疾病 ……………………………………………………………………………… 243
　　五、胰腺疾病 ……………………………………………………………………………… 249
　　六、脾脏疾病 ……………………………………………………………………………… 255
　第三节　急腹症 ……………………………………………………………………………… 259
　　一、影像学检查方法及优选 ……………………………………………………………… 259
　　二、正常影像学表现 ……………………………………………………………………… 260
　　三、常见疾病 ……………………………………………………………………………… 260

第八章　泌尿与生殖系统 ……………………………………………………………………… 268
　第一节　泌尿系统 …………………………………………………………………………… 268
　　一、影像学检查方法及优选 ……………………………………………………………… 268
　　二、正常影像学表现 ……………………………………………………………………… 269
　　三、常见疾病 ……………………………………………………………………………… 271
　第二节　男性生殖系统 ……………………………………………………………………… 283
　　一、影像学检查方法及优选 ……………………………………………………………… 283
　　二、正常影像学表现 ……………………………………………………………………… 283
　　三、常见疾病 ……………………………………………………………………………… 284
　第三节　女性生殖系统 ……………………………………………………………………… 286
　　一、影像学检查方法及优选 ……………………………………………………………… 286
　　二、正常影像表现 ………………………………………………………………………… 287
　　三、常见疾病 ……………………………………………………………………………… 289
　第四节　肾上腺 ……………………………………………………………………………… 296

一、影像学检查方法及优选 ……………………………………………………………… 296

二、正常影像学表现 ……………………………………………………………………… 296

三、常见疾病 ……………………………………………………………………………… 296

第九章　骨骼肌肉系统 …………………………………………………………………… 303

第一节　影像学检查方法及优选 …………………………………………………………… 303

一、影像学检查方法 ……………………………………………………………………… 303

二、各种检查方法的优选 ………………………………………………………………… 303

第二节　正常影像学表现 …………………………………………………………………… 304

一、X 线表现 ……………………………………………………………………………… 304

二、CT 表现 ……………………………………………………………………………… 306

三、MRI 表现 ……………………………………………………………………………… 307

第三节　基本病变影像学表现 ……………………………………………………………… 308

一、X 线表现 ……………………………………………………………………………… 308

二、CT 表现 ……………………………………………………………………………… 311

三、MRI 表现 ……………………………………………………………………………… 313

第四节　骨与关节创伤 ……………………………………………………………………… 314

一、骨折 …………………………………………………………………………………… 314

二、关节创伤 ……………………………………………………………………………… 322

第五节　骨关节发育畸形 …………………………………………………………………… 325

一、先天性髋关节脱位 …………………………………………………………………… 325

二、椎弓峡部不连及脊椎滑脱 …………………………………………………………… 326

第六节　骨软骨缺血性坏死 ………………………………………………………………… 328

一、股骨头骨骺缺血性坏死 ……………………………………………………………… 328

二、成人股骨头缺血性坏死 ……………………………………………………………… 329

三、胫骨结节缺血性坏死 ………………………………………………………………… 330

第七节　骨与关节化脓性感染 ……………………………………………………………… 331

一、急性化脓性骨髓炎 …………………………………………………………………… 331

二、慢性化脓性骨髓炎 …………………………………………………………………… 332

三、慢性骨脓肿 …………………………………………………………………………… 333

四、化脓性关节炎 ………………………………………………………………………… 333

第八节　骨关节结核 ………………………………………………………………………… 334

一、骨结核 ………………………………………………………………………………… 334

二、关节结核 ……………………………………………………………………………… 337

第九节　慢性骨关节病 ……………………………………………………………………… 338

一、类风湿关节炎 ………………………………………………………………………… 338

二、强直性脊柱炎 ………………………………………………………………………… 339

三、退行性骨关节病 ……………………………………………………………………… 340

四、滑膜骨软骨瘤病 ……………………………………………………………………… 341

第十节　骨肿瘤与肿瘤样病变 ……………………………………………………………… 343

一、概论 …………………………………………………………………………………… 343

二、骨良性肿瘤 …………………………………………………………………………… 346

三、骨恶性肿瘤 …………………………………………………………………………… 351

四、骨肿瘤样病变 ………………………………………………………………………… 360

第十一节　脊柱病变 ………………………………………………………………………… 362

一、脊柱退行性变 ……………………………………………………………………………… 362

二、椎间盘膨出与突出 ………………………………………………………………………… 363

三、椎管狭窄症 ………………………………………………………………………………… 365

中英文名词对照索引 ……………………………………………………………………………… 370

参考文献 …………………………………………………………………………………………… 375

<table>
<tr><td>第一章</td><td>总论</td></tr>
</table>

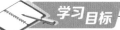

1. 掌握:医学影像诊断学的概念;影像诊断的原则和步骤。
2. 熟悉:X 线图像、CT 图像、MRI 图像的阅片方法。
3. 了解:影像报告的书写方法和要求。

医学影像诊断学(medical diagnostic imaging)是利用各种影像设备(包括 X 线、CT、MRI、超声、核素显像等),使人体内部结构和器官成像,借助图像,来了解人体内部结构和器官的解剖和生理功能状况及病理改变,以达到诊断疾病目的的一门学科。医学影像诊断学包括 X 线诊断学、CT 诊断学、MRI 诊断学、超声诊断学、核医学等,是临床重要的诊断方法,对临床疾病的诊断、治疗方案的选择具有十分重要的作用。目前,随着医学影像设备的发展和影像诊断水平的提高,各临床学科对影像检查和诊断的依赖性日益增加。

本书只包含 X 线诊断学、CT 诊断学和 MRI 诊断学内容,超声诊断学与核医学另有专门教材讲述。

第一节　影像诊断的原则和步骤

为了达到正确的医学影像诊断,必须遵循一定的诊断原则和步骤,才能全面、客观地得出结论。

一、影像诊断的原则

1. 依据生理学与解剖学等知识,认识正常人体组织器官的影像学表现。
2. 依据病理学等知识,认识人体组织器官各种病理改变的影像学表现。
3. 结合临床资料,进行综合分析,得出正确结论。

二、影像诊断的步骤

第一步:阅读检查申请单,了解影像学检查的目的。

影像诊断的第一步首先要阅读检查申请单,以了解病人进行影像学检查的目的。如有些为初诊检查,目的是进行疾病诊断或除外某些疾病;有些是治疗后复诊检查,目的是观察治疗效果;有些是临床诊断较为明确,目的是通过影像学检查来进一步证实诊断,并了解病变的详细情况,以利于选择合适的治疗方案。由于检查目的不同,图像上的重点观察内容以及诊断的要点也会有所差异。

第二步:了解图像的成像技术和检查方法,观察图像的质量。

观察图像为哪一种成像技术和检查方法,如是平片还是造影片、CT 是平扫还是增强扫描,MRI 是平扫还是增强扫描等,同时确定图像是否能够满足检查目的的需要,以及图像的质量是否合乎要求。

若图像不能满足检查目的的需要或者图像质量不合乎要求,则不能进行影像诊断,必须重新进行检查。

第三步:采用全面、对比、重点观察的方法,发现异常改变。

对所有体位、所有层面和所有检查方法的图像,进行有序的、全面系统的观察,以免有遗漏。在全面观察时还要进行对比观察,即对不同成像技术和检查方法的图像、不同检查时间的图像以及同一图像的对称部位进行对比观察。观察图像时,还应结合检查目的和临床要求,进行重点观察。通过全面观察、对比观察、重点观察,从而发现有无异常改变。

第四步:详细分析异常表现,明确其所代表的病理改变和意义。

发现异常影像后,详细分析它的密度(信号)特点、位置、分布、大小、形态、边缘、数目、周围情况、功能变化及动态变化情况,并运用病理学等知识,明确异常影像所代表的病理改变和意义。

第五步:结合临床资料,综合分析,作出影像诊断。

经过具体分析异常影像的详细情况后,要结合病人的临床资料,包括病人的性别、年龄、职业史和接触史、生长和居住地、家族史以及病人的症状、体征和实验室检查结果,进行综合分析,最后得出影像结论。

所得影像诊断一般有以下 3 种情况:

1. 肯定性诊断　在资料齐全,疾病本身有特异征象时,可以明确诊断。

2. 可能性诊断　通过对获得的影像信息的分析,尚无法确定病变的性质,只能提出某种或某几种疾病的可能,建议作进一步的相关检查或随访观察或试验性治疗。

3. 否定性诊断　即经过影像学检查,排除了某些疾病。但应注意它有一定的限度,因为病变从发生到出现影像学表现需要一定的时间,在这个时间内影像学检查阴性,在另一时间检查可能出现阳性表现。

第二节　X 线图像阅读方法

第一步:阅读检查申请单,了解病人 X 线检查的目的和要求。

第二步:观察 X 线图像上的信息。

X 线图像上的信息包括病人的信息,如姓名、X 线检查号、性别、年龄等,以及检查信息,如检查部位、检查方法等,与检查申请单进行对照,以确定所观察的 X 线图像与检查者及检查要求相符合。同时观察图像的质量(对比度、清晰度、检查体位)是否符合标准和要求,若不符合标准和要求,则应重新检查。

第三步:分辨出图像的类型。

根据图像上显示的结构情况分辨出平片(正位、侧位、斜位)、造影片等(图 1-1)。

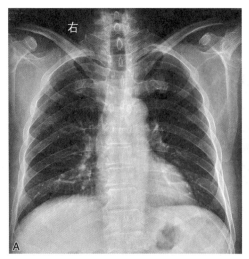
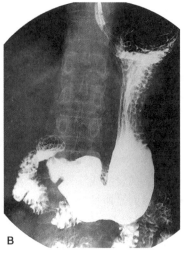

图 1-1　各类 X 线图像
A. 胸部正位平片;B. 胃肠造影片。

第四步：采用全面、对比、重点观察的方法，观察每一幅平片图像。

1. 有序阅片 按一定顺序全面系统地观察图像，防止遗漏病变。如胸片可按胸廓、胸膜、肺野、纵隔及横膈的顺序进行。

2. 从形态、密度、位置等方面分析每一个器官和结构 注意观察每一个器官和结构是否正常，有无异常改变（病灶）。对于对称部位可采用对比观察法，同时结合检查的目的和要求，对重点部位进行重点观察。

形态方面主要观察器官的大小、形态、轮廓变化。密度方面主要观察器官的密度有无一致性（普遍性）或局限性增高或降低。凡是病灶密度低于所在器官或结构的密度，称为低密度灶（图 1-2A）；若病灶密度高于所在器官或结构的密度，称为高密度灶（图 1-2B）；若病灶兼有高、低密度改变称为混杂密度灶（图 1-2C）。

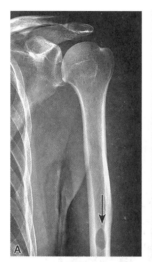
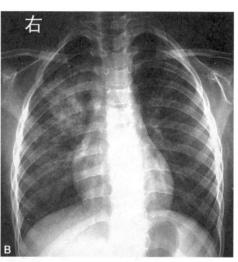
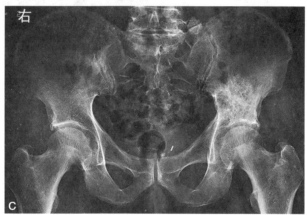

图 1-2 异常 X 线图像

A. 左侧肱骨中段类圆形低密度病灶（骨囊肿）；B. 右上肺大片高密度病灶（肺炎）；C. 左侧髂骨团块状混杂密度病灶（骨转移瘤）。

第五步：采用全面、对比、重点观察的方法，观察每一幅造影图像。对每一幅造影图像应该像观察平片图像那样进行仔细观察。

第六步：发现病灶后，对病灶进行详细分析。

发现病灶后，要详细分析病灶的位置、密度、大小、形态、数目、轮廓、边缘、功能改变及相邻结构的变化。有旧片者，还要对照旧片，观察其动态变化。

第七步：结合临床资料，综合分析，作出 X 线诊断。

结合病人的临床资料和其他辅助检查结果，进行综合分析，最后作出 X 线检查的诊断结论，可以是肯定性诊断、可能性诊断或否定性诊断。

笔记

第三节 CT 图像阅读方法

CT 图像的形成与普通 X 线片图像的形成一样,是依据器官和结构间或正常同异常组织间密度上的差别,因此普通 X 线片图像密度的概念也适用于 CT 图像,观察与分析方法也类同。但是由于 CT 图像是计算机重建图像,又是断层图像,所以在具体观察与分析时又有所不同。

第一步:阅读检查申请单,了解病人 CT 检查的目的和要求。

第二步:观察 CT 图像上的信息。

CT 图像上的信息包括病人的信息,如姓名、CT 检查号、性别、年龄等,以及检查信息,如检查部位、检查方法等,与检查申请单进行对照,以确定所观察的 CT 图像与检查者及检查要求相符合。

第三步:分辨出图像的类型。

根据图像上血管显示的情况(血管呈明显高密度者为增强扫描图像)或者增强扫描(contrast enhancement,CE)的标志(C 或 CE 或 C+)分辨出平扫和增强扫描图像(图 1-3A、B)。根据图像上显示的结构情况、窗宽(window width,WW)和窗位(window level,WL)的信息分辨出不同窗条件的图像,如纵隔窗图像、肺窗图像、骨窗图像等(图 1-3A、C)。

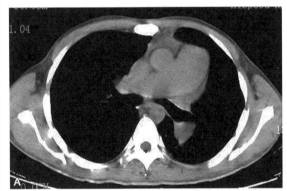 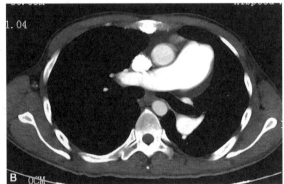

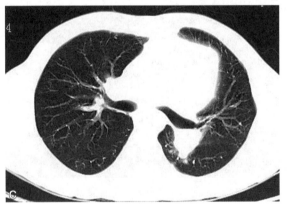

图 1-3 各类 CT 图像
A.胸部 CT 平扫(纵隔窗);B.胸部 CT 增强纵隔窗,可见血管强化;C.胸部 CT 平扫(肺窗)。

第四步:采用全面、对比、重点观察的方法,观察每一幅平扫图像。

1. 有序阅片 CT 图像是断层图像,所以要了解某一器官的全部情况,如脑或肝则需一组连续系列多幅图像,常为 10 幅乃至几十幅。对每一幅图像都要仔细观察,要按扫描层次的顺序全面阅片,既可以从上到下,也可从下到上有顺序地逐层阅片,这有助于识别部分容积效应,也不至于将某些管道性正常解剖结构误认为病变。

2. 从形态、密度、位置等方面分析每一个器官和结构 注意观察每一器官和结构是否正常,有无异常改变(病灶)。对对称部位可采用对比观察法,同时结合检查的目的和要求,对重点部位进行重点观察。

组图:上腹部 CT

笔记

　　形态方面主要观察器官的大小、形态、轮廓变化。密度方面主要观察器官的密度有无一致性(普遍性)或局限性增高或降低,要测量其 CT 值。凡是病灶密度低于所在器官或结构的密度,称为低密度灶(图 1-4A);若病灶密度高于所在器官或结构的密度,称为高密度灶(图 1-4B);若病灶密度与所在器官或结构的密度相等或相近,称为等密度病灶;若病灶兼有高、低、等密度改变称为混杂密度灶(图 1-4C)。

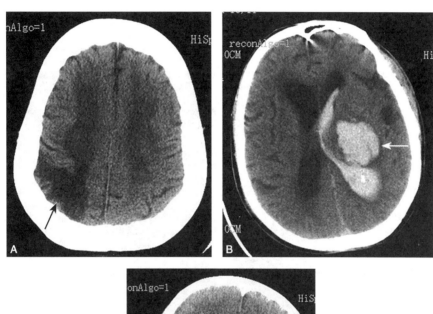
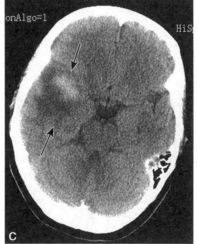

图 1-4　异常 CT 图像

A. 右侧顶枕叶大片低密度病灶(脑梗死);B. 左侧基底节区和左侧侧脑室内高密度病灶
(急性脑出血破入脑室内);C. 右侧颞叶高低不一的混杂密度病灶(亚急性脑出血)。

　　3. 注意阅读不同窗宽和窗位下的 CT 图像　窗宽和窗位是根据检查的目的要求和部位确定的,窗宽与窗位合适的 CT 图像才不会遗漏病灶。如胸部 CT 有肺窗和纵隔窗,可先观察肺窗片,再观察纵隔窗片,也可反之,或同一层面肺窗和纵隔窗对照着观察。

　　第五步:采用全面、对比、重点观察的方法,观察每一幅增强扫描图像。

　　对每一幅增强扫描图像应像观察平扫图像那样仔细地观察。注意与平扫图像比较,观察有无异常改变。另外,还要注意观察 CT 血管造影(CT angiography,CTA)图像。

　　第六步:发现病灶后,对病灶进行详细分析。

　　发现病灶后,要详细分析病灶的位置、CT 值(CT 值在 0Hu 左右的为水样组织,CT 值在 -120 ~ -30Hu 的为脂肪组织,CT 值在 -1 000Hu 左右的为气体,CT 值在 +1 000Hu 左右的为骨组织)、大小、形态、数目、轮廓、边缘、相邻结构的变化。有旧片者,还要对照旧片,观察其动态变化。在增强扫描图像上,注意与平扫图像对照,分析病变有无强化、强化的程度及强化形式;对于动态增强,要注意观察不同时相(如动脉期、门脉期等)病变的强化特点,以利于定性诊断。另外,还要注意观察病灶在高分辨力 CT(high resolution CT,HRCT)中的表现和后处理图像如多平面重组(multiplane reformation,MPR)图、曲面重组(curved planar reformation,CPR)图、CTA 的表现。

如果增强扫描后,病灶密度仍同平扫时一样,即没有密度改变,称为无强化(图 1-5),如果病灶密度增高了,称为有强化(图 1-6)。强化的程度可以是轻微强化或明显强化。强化的形式可为均匀强化、斑状强化、环状强化和不规则强化。均匀强化是指病灶密度呈均匀一致的增高,斑状强化是指病灶呈斑点状、斑片状密度增高,环状强化是指病变周边出现线状或带状高密度影,不规则强化则是病变强化形态不一。

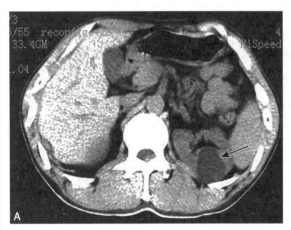
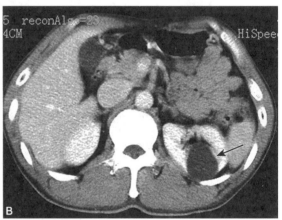

图 1-5 病灶无强化 CT 图像
A.平扫,左肾可见一类圆形低密度病灶;B.增强扫描,左肾低密度病灶密度未见改变,说明病灶无强化(肾囊肿)。

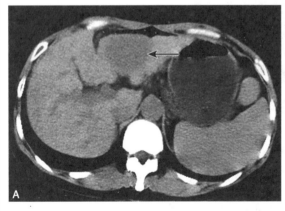
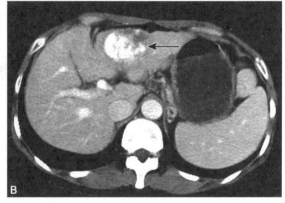

图 1-6 病灶强化 CT 图像
A.平扫,左肝可见一类圆形低密度病灶;B.增强扫描,左肝病灶密度明显不均匀增高,说明病灶明显不均匀强化(肝血管瘤)。

第七步:结合临床资料,综合分析,作出 CT 诊断。

结合病人的临床资料和其他辅助检查结果,进行综合分析,最后作出 CT 检查的诊断结论,可以是肯定性诊断、可能性诊断或否定性诊断。

第四节 MRI 图像阅读方法

MRI 图像是利用氢原子核在磁场内共振所产生的信号经重建而形成的,因此在 MRI 图像中使用的是"信号"的概念,而不是 CT 图像中使用的"密度"概念,在 MRI 图像中描述病变均使用"异常信号灶"来表示。由于 MRI 的成像原理与 CT 完全不同,因此它的图像与 CT 图像有不少不同之处:

1. 多方位图像 MRI 图像不仅有横断面图像,还常有矢状面、冠状面图像。

2. 多参数图像 MRI 图像有 T_1 加权像(T_1 weighted image, T_1 WI)、T_2 加权像(T_2 weighted image, T_2 WI)、质子密度加权像(proton density weighted image, PDWI)等。同一组织在不同的加权图像上,其信号表现是不同的。

3. 多序列成像 MRI 检查需选择适当的扫描序列,最常用的是自旋回波(spin echo, SE)序列和快速自旋回波(fast SE, FSE)序列。其他成像序列如梯度回波(gradient echo, GRE)序列、水抑制(fluid attenuation inversion recovery, FLAIR)序列、脂肪抑制(short time inversion recovery, STIR)序列、弥散加权成像(diffusion weighted imaging, DWI)、磁共振波谱分析(magnetic resonance spectroscopy, MRS)、磁共振血管成像(magnetic resonance angiography, MRA)、磁共振胰胆管造影(magnetic resonance cholangiopancreatography, MRCP)、磁敏感加权成像(susceptibility weighted imaging, SWI)等,同一组织在不同的扫描序列上,其信号表现是不同的。

由于 MRI 图像具有多方位、多参数、多序列的特点,导致同一位病人有各种不同的 MRI 图像,因此阅片时较 CT 要更仔细。但 MRI 检查与 CT 检查一样,也主要是平扫和增强扫描两种方法,图像也是黑白灰阶图像,阅片方式也基本相同。

第一步:阅读检查申请单,了解病人 MRI 检查的目的和要求。

第二步:观察 MRI 图像上的信息。

MRI 图像上的信息包括病人的信息,如姓名、MRI 检查号、性别、年龄等,以及检查信息,如检查部位、检查方法等,与检查申请单进行对照,以确定所观察的 MRI 图像与检查者及检查要求相符合。

第三步:分辨出各种图像的类型。

根据图像上血管显示的情况(血管呈明显高信号者为增强扫描图像)或者增强扫描标志(C 或 CE 或 C+ 或使用的对比剂名称)分辨出平扫和增强扫描图像(图 1-7)。

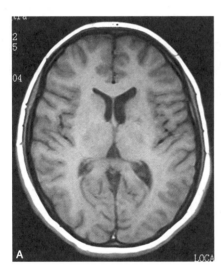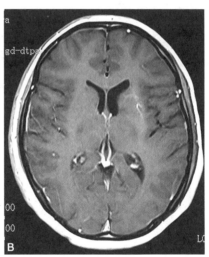

图 1-7　MRI 平扫与增强图像

A. 头颅 MRI 平扫 T_1 WI;B. 头颅 MRI 增强 T_1 WI,有使用的对比剂钆喷替酸葡甲胺(Gd-DTPA)的标志,可见血管强化。

根据图像上自由水信号的特点(自由水如脑脊液呈高信号者为 T_2 WI,呈低信号者为 T_1 WI)或 TR(重复时间 repetition time, TR)、TE(回波时间 echo time, TE)时间(TR<500ms, TE<30ms 为 T_1 WI, TR>1 500ms, TE>80ms 为 T_2 WI)或检查序列情况(图像上直接有标出)或显示的组织结构情况分辨出图像类型如 T_1 WI、T_2 WI、PDWI、FLAIR、STIR、DWI、MRA、MRCP 和 SWI(图 1-8)。

第四步:采用全面、对比、重点观察的方法,观察每一幅平扫图像。

1. 有序阅片 一般先阅读 T_1 WI,再阅读 T_2 WI,然后再阅读其他加权像(PDWI、FLAIR、STIR、DWI、MRA、MRCP 和 SWI);也可先阅读 T_2 WI,再阅读 T_1 WI,然后再阅读其他图像。每类图像,一般先阅读横断位片(自上而下或自下而上),然后再阅读矢状位片(自右向左或自左向右),最后再阅读冠状

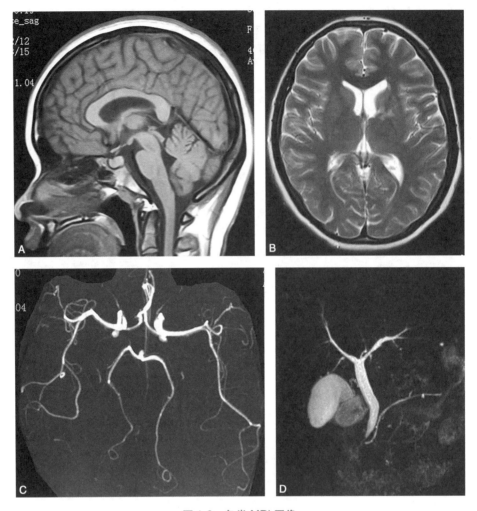

图 1-8　各类 MRI 图像

A. 头颅矢状位 T₁WI,脑脊液呈低信号;B. 头颅横断位 T₂WI,脑脊液呈高信号;C. 头颅 MRA,
清楚显示颈内动脉、大脑前动脉、大脑中动脉和大脑后动脉;D. MRCP,清楚显示肝内胆管、
肝总管、胆囊、胆囊管、胆总管和胰管。

组图:上腹
部 MRI

位片(自前向后或自后向前);也可先阅读矢状位片,再阅读横断位片和冠状位片。

2. 从形态、信号、位置等方面分析每一个器官和结构　注意观察每一器官和结构是否正常,有无
病灶存在。对对称部位可采用对比观察法,同时结合检查的目的和要求,对重点部位进行重点观察。

形态方面主要观察器官的大小、形态、轮廓变化;信号方面主要观察器官的信号有无一致性(普遍
性)或局限性增高或降低。凡是病灶信号低于所在器官或结构的信号,称为低信号灶(图 1-9A);若病
灶信号高于所在器官或结构的信号,称为高信号灶(图 1-9B);若病灶信号与所在器官或结构的信号相
等或相近,称为等信号灶(图 1-9C);若病灶兼有高、低、等信号改变称为混杂信号灶(图 1-9D)。

第五步:采用全面、对比、重点观察的方法,观察每一幅增强扫描图像。

MRI 增强图像一般都是 T₁WI,对每一幅增强扫描图像要像观察平扫图像那样仔细地观察。注意
与平扫图像(T₁WI)比较,观察有无异常改变。另外,还要注意观察 MRA 图像。

第六步:发现病灶后,对病灶进行详细分析。

发现病灶后,要详细分析病灶在不同加权图像上的信号特点(图 1-10A、B、C、D)病灶的位置、大
小、数目、形态、轮廓、边缘、相邻结构的变化及动态变化。对 MRS 图像还要观察病灶内化学成分的变
化。在增强扫描图像上,注意与平扫图像相对照,分析病变有无强化、强化的程度及强化形式;对于动
态增强,要注意观察不同时相(如动脉期、门脉期等)病变的强化特点(图 1-11),以利于定性诊断。另
外,还要注意 MRA 上的表现(图 1-10E)。

如果增强扫描后,病灶信号仍与平扫时相同,即没有信号改变,称为无强化,如果病灶信号增高

笔记

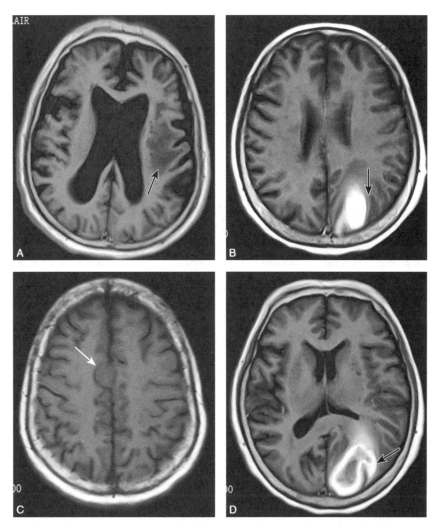

图 1-9 异常 MRI 图像

A. 左侧颞叶片状低信号病灶(脑梗死);B. 左侧顶枕叶类圆形高信号病灶(亚急性脑出血);C. 右侧额部大脑镰旁等信号灶(脑膜瘤);D. 左侧枕叶不规则形高低不一的混杂信号病灶(亚急性脑出血)。

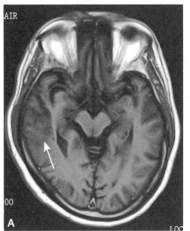
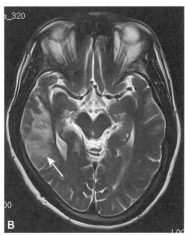
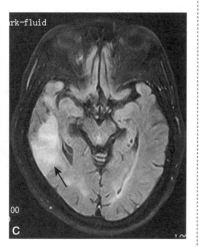

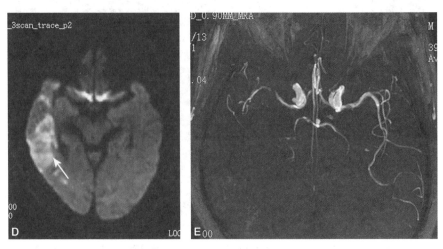

图 1-10　急性脑梗死在不同加权图像上的表现
A. T$_1$WI 右颞叶大片低信号病灶；B. T$_2$WI 上呈高信号；C. FLAIR 上呈高信号；D. DWI
上呈高信号；E. MRA 上可见右侧大脑中动脉狭窄，分支减少。

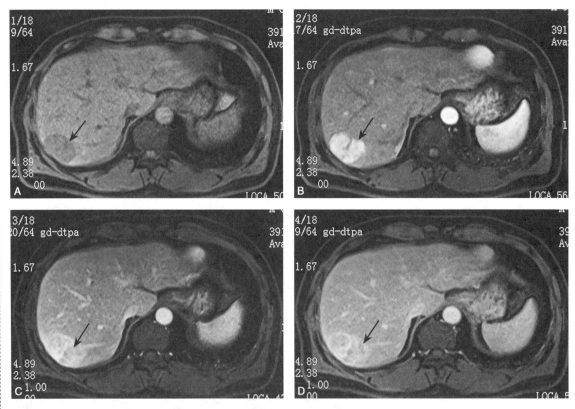

图 1-11　肝癌在 MRI 增强扫描不同时相上的强化特点（快进快出）
A. 平扫 T$_1$WI 右肝可见一处低信号病灶；B. 增强扫描动脉期病灶明显强化，呈高信号；C. 增强扫描门脉期
病灶内部呈低信号，周围环状强化呈高信号（包膜强化）；D. 增强扫描实质期病灶内部呈低信号，周围环状
强化呈高信号（包膜强化）。

了,称为有强化。强化的程度可以是轻微强化或明显强化。强化的形式可为均匀强化、斑状强化、环状强化和不规则强化。均匀强化是指病灶信号呈均匀一致增高,斑状强化是指病灶呈斑点状、斑片状信号增高,环状强化是指病变周边出现线状或带状高信号影,不规则强化是指病变强化形态不一。

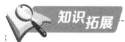

知识拓展

人体正常组织和病变组织 MRI 的信号特点

一、人体正常组织 MRI 的信号特点(表 1-1)

表 1-1　人体正常组织 MRI 的信号特点

图像	脑白质	脑灰质	脑脊液	脂肪	骨皮质	肝	脾	肌腱
T_1WI	中高(灰白)	中低(灰黑)	低(黑)	高(白)	低(黑)	中高(灰白)	中低(灰黑)	低(黑)
T_2WI	中低(灰黑)	中高(灰白)	高(白)	中高(灰白)	低(黑)	中低(灰黑)	中高(灰白)	低(黑)

二、病变组织 MRI 的信号特点(表 1-2)

表 1-2　病变组织 MRI 的信号特点

图像	水肿	瘤结节	含水囊肿	含蛋白质多的囊肿	亚急性出血	钙化
T_1WI	低(黑)	中低(灰黑)	低(黑)	高(白)	高(白)	低(黑)
T_2WI	高(白)	中高(灰白)	高(白)	高(白)	高(白)	低(黑)

第七步:结合临床资料,综合分析,作出 MRI 诊断。

结合病人的临床资料和其他辅助检查结果,进行综合分析,最后作出 MRI 检查的诊断,可以是肯定性诊断、可能性诊断或否定性诊断。

第五节　影像诊断报告的书写

影像诊断报告是病人进行影像学检查后所要获得的最终结果,由影像科医师书写,是影像科医师的主要工作。影像诊断报告与临床治疗方案的选择和治疗计划的制订密切相关,因此,报告书写正确与否,直接关系到病人是否能获得及时有效的治疗,因此必须正确书写影像诊断报告。为保证影像诊断报告的书写质量,必须熟悉影像诊断报告书写的原则和具体步骤。

一、充分做好诊断报告书写前的准备工作

1. 仔细阅读检查申请单　申请单记载着病人的姓名、性别、年龄等一般资料和临床病史、症状、体征、实验室检查以及临床拟诊情况、影像学检查的部位及目的要求等。在正式书写影像诊断报告之前,要认真审核这些内容。若这些项目填写不够详细,应及时予以补充,因为它们是作出正确影像诊断的重要参考资料。

2. 认真审核图像　包括:①图像所示一般资料是否与申请单相符:要认真审核图像上的姓名、性别、年龄、检查号是否与申请单一致,避免发生错误,否则将会导致医疗事故发生;②成像技术和检查方法是否符合要求:要仔细核对图像与申请单要求的检查技术、方法和部位是否一致,若不一致者,要及时安排重新检查;③图像质量是否符合标准:图像良好的清晰度和对比度对于疾病的显示至关重要。此外,照片内的各种伪影均能够干扰正常和异常表现的识别。因此,书写影像诊断报告之前要认真审核照片质量,对于不符合质量要求的照片,不能勉强书写,以免发生漏诊和误诊。

3. 相关资料要齐全　包括与疾病有密切关系的各种实验室检查、各种辅助检查和其他影像学检

查。这些检查结果对最终的影像诊断有至关重要的价值。对治疗后复查病例,要准备好既往影像学检查照片或/和诊断报告书与检查号,以资对比。

4. 全面仔细观察图像,初步得出诊断结论 采用全面、对比、重点观察的方法,仔细观察影像图像,发现病灶后,具体分析,然后结合临床资料,综合分析,作出初步的影像诊断。

二、认真书写影像诊断报告书

影像诊断报告书要求用计算机打印。对于不具备打印条件的单位,书写时要求字迹清楚、字体规范、不得涂改,禁用不标准简化字和自造字。书写时要使用医学专用术语,语句通畅,逻辑性强,正确使用标点符号。影像诊断报告书应包括以下内容:

1. 一般资料 要认真填写诊断报告书上的一般资料,包括病人的姓名、性别、年龄、门诊号、住院号、科室、病区、床号、检查号、检查部位、检查日期和报告日期,并与申请单和图像上相应项目的内容保持一致。

2. 成像技术和检查方法 要清楚叙述采用的成像技术和检查方法。对图像分析有关的检查步骤(如 CT、MRI 动态增强扫描的时相)、使用材料(CT、MRI 增强扫描时使用的对比剂名称、剂量)及检查时病人的状态(如神志不清)要予以说明。

3. 影像学检查表现 影像检查表现是影像诊断报告的核心,是诊断的依据,应在系统全面观察图像的基础上认真描述。描述时应注意以下几点:

(1) 关于异常表现:应重点叙述。要详细描述病灶的部位、数目、大小、形态、边缘、密度或信号强度、增强扫描后的情况、邻近组织改变、动态改变等。在异常表现的描述中不应出现疾病名称的术语。

(2) 关于正常表现:应简单扼要地描述图像上显示的正常组织结构和器官,表明这些部位已被观察,并排除了病变的可能性,从而避免漏诊。

(3) 其他方面:要注意描述对疾病诊断和鉴别诊断有价值的阳性和阴性征象。如肺内孤立结节,应描述其内有无钙化、轮廓有无分叶、边缘有无毛刺、周围有无卫星灶等,这些征象对其良、恶性的鉴别非常有帮助。

4. 印象或诊断 印象或诊断是诊断报告的结论,要特别注意它的准确性。在书写诊断结论时,应注意以下几点:

(1) "印象或诊断"与"表现"的一致性:"印象或诊断"应与影像学检查"表现"所述内容相符,不可互相矛盾或遗漏,如"表现"中描述有异常,但"印象或诊断"中却无相应内容的结论;反之亦然。

(2) "正确"的影像学诊断:若影像学检查"表现"的描述中未发现异常,则"印象或诊断"应为"表现正常"或"未见异常"。

(3) "疾病"的影像学诊断

1) 在影像学检查"表现"的描述中发现异常,应在"印象或诊断"中指明病变的部位、范围和性质,如"右肺上叶前段周围型肺癌伴右肺门、纵隔淋巴结转移"。

2) 发现异常但确定病变性质有困难时,应详述病变的部位、大小,指明病变性质待定或列出几种可能性,并按可能性大小进行排序。此外,还应提出进一步检查的手段。

3) 当"表现"中描述有几种不同疾病异常表现时,"印象或诊断"中应依其临床意义进行排序,如"①肝右叶肝癌;②胆囊结石;③肝囊肿"。

(4) 用词的准确性:在书写"印象或诊断"时,应注意用词的准确性,疾病的名称要符合规定,避免错别字、漏字及左右侧之误,否则可导致严重后果。

5. 书写医师和复核医师签名 书写医师和复核医师签名为诊断报告书写的最后一项内容,以表示对报告内容负有责任。书写医师在完成报告书写后,要认真检查各项内容,确认无误后,交给复核医师。复核医师应对各项内容逐一进行复审,严格把关,确认无误后,签字准发报告。

理论与实践

报告范例（胰腺癌 CT 报告）

患者 张×× 性别 男 年龄 67 岁 门诊号 201311111

住院号 201303545 科室 肝胆外科 病区 三 床 号 319

检查号 201302999 检查部位 胰腺 检查日期 2013-01-10

检查技术：CT 平扫+增强（动脉期+门脉期），对比剂：非离子型有机碘 100ml，层厚 5mm。

影像所见：胰头部平扫可见一不规则略低密度肿块，大小约 35mm×45mm，CT 值 36Hu，增强扫描肿块轻度强化，CT 值 48Hu，肿块包绕肠系膜上动脉和肠系膜上静脉。胰腺体尾部变细，胰管扩张。肝内胆管和胆总管扩张，胆囊扩大，壁不厚，内未见异常密度灶。所见肝脏、脾大小形态密度未见异常，胃壁未见异常，后腹膜未见肿大淋巴结。

印象：胰头癌伴肝内外胆管扩张，侵及肠系膜上动脉和肠系膜上静脉。

书写医师 李×× 复核医师 王××

书写日期 2013-01-10 复核日期 2013-01-10

小 结

本章阐述了医学影像诊断学的概念、影像诊断三原则、影像诊断五步骤和 X 线图像、CT 图像、MRI 图像的七步阅片法，还对影像诊断报告书写前的四项准备工作和书写的五项内容及要求进行了介绍。

（夏瑞明 杨建峰）

扫一扫，测一测

思考题

1. 何谓医学影像诊断学？
2. 何谓影像诊断三原则？
3. 请说出 X 线图像、CT 图像、MRI 图像的阅片步骤。
4. 如何正确书写影像诊断报告？

第二章 中枢神经系统

1. 掌握:颅脑和脊髓基本病变的影像学表现,尤其是 CT、MRI 表现;颅内肿瘤、外伤、脑血管疾病的影像学表现;椎管内肿瘤的影像学表现。

2. 熟悉:颅脑和脊髓的 X 线、CT 和 MRI 正常表现;颅内常见感染性疾病、颅脑先天性疾病、脊髓外伤、椎管内血管畸形的影像学表现和临床表现。

3. 了解:常见疾病的病因与病理。

中枢神经系统包括颅脑和脊髓。影像学检查主要依靠 CT 和 MRI。

第一节 影像学检查方法及优选

一、影像学检查方法

(一)X 线检查

X 线检查包括平片、脑血管造影、脊髓血管造影、脊髓造影等。平片和脊髓造影已基本不用;诊断用脑血管造影已被 CT 血管造影(CT angiography,CTA)、磁共振血管成像(magnetic resonance angiography,MRA)所代替,目前主要用于介入治疗;脊髓血管造影主要用于显示脊髓血管畸形,是目前显示和诊断脊髓血管畸形的可靠方法,也是介入治疗所用的方法。

(二)CT 检查

CT 检查包括平扫、增强扫描、CT 灌注成像(CT perfusion,CTP)、CTA、CT 脊髓造影(CT myelography,CTM)等。但 CTM 在实际工作中应用较少。

(三)MRI 检查

MRI 检查包括平扫、增强扫描、MRA、磁敏感加权成像(susceptibility weighted imaging,SWI)等,还可以进行 MRI 脑功能成像,包括 MRI 弥散加权成像(diffusion-weighted imaging,DWI)、MRI 灌注加权成像(perfusion-weighted imaging,PWI)、磁共振波谱成像(magnetic resonance spectroscopy,MRS)等。

二、各种检查方法的优选

(一)外伤

对于颅脑外伤,一般直接行 CT 检查。

对于脊柱外伤病人,一般可先行脊柱平片检查,发现骨折后,再对骨折节段进行 CT 检查,以进一步明确骨折情况和移位情况。对于脊髓压迫情况的判断需要用 MRI 检查。目前倾向于直接行 CT 或

MRI 检查。MRI 对椎体新旧骨折的判断和病理性骨折与外伤性骨折的鉴别有重要价值。

（二）血管性疾病

出血的急性期,CT 检查敏感,无需 MRI 检查。出血的亚急性期和慢性期,MRI 检查价值优于 CT,其中 SWI 可以发现微出血灶。脑梗死首选 MRI 检查,可以发现早期脑梗死。对于动脉瘤、血管畸形,可以选用 CT 或 MRI,但 MRI 优于 CT。CTA、MRA 可显示大部分病变的血管改变,只有在 CT 和 MRI 检查不能明确诊断或需要介入治疗时才选择血管造影。

（三）肿瘤

对于颅内肿瘤,直接选用 CT 或 MRI 检查,平扫和增强扫描多能明确诊断。DWI、PWI、MRS 的应用有利于对肿瘤的诊断和鉴别诊断。

对于椎管内肿瘤应首先选用 MRI 检查,MRI 对椎管内肿瘤的定位、定性诊断有重要价值。

（四）感染性疾病及脱髓鞘疾病

对于感染性疾病及脱髓鞘疾病,直接选用 CT 或 MRI 检查,平扫和增强扫描多能发现病变,但 MRI 较 CT 能更敏感地显示病变的范围、内部改变和周围组织改变,因此应首选 MRI 检查。

（五）先天畸形

对于颅脑和脊柱先天畸形,应首选 MRI 检查。CT 横断面检查对某些畸形显示不完全,对某些畸形显示困难。MRI 的多方位成像可以较为完整地显示畸形的形态学改变。

第二节 正常影像学表现

一、X 线表现

（一）头颅 X 线平片

1. 头颅的大小与形状　头颅的大小与形状个体差异较大,仅作一般参考。

2. 颅骨　儿童较薄,成人较厚,分为内板、外板及板障三层,内、外板为骨皮质,X 线显示为线状高密度,板障位于内外板之间,为颗粒状较低密度的骨松质。

3. 颅缝与囟门　颅缝与囟门指颅骨与颅骨之间的缝隙,细者为缝,大者为囟(图 2-1)。

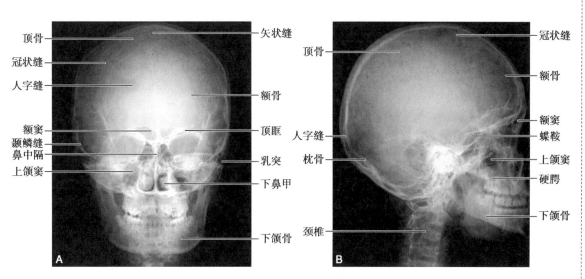

图 2-1　正常颅骨平片
A. 后前位；B. 侧位。

4. 颅壁压迹　表现为颅壁多种形态的低密度影,常见压迹有脑回压迹、脑膜中动脉压迹、蛛网膜颗粒压迹、板障静脉压迹、导静脉压迹。

5. 颅底　颅底在侧位片上分为颅前窝、颅中窝、颅后窝,后前位片显示不佳,额顶位片上则可显示出颅底全貌。蝶鞍居颅底中央,其内容纳脑垂体,正常蝶鞍上下径为 7～14mm。后前位片可在眶内观察内耳道,内耳道的形状可分为管状、壶腹状及喇叭状,两侧比较正常宽径差不超过 0.5mm。

6. 颅内非病理性钙化 松果体钙化居于中线,位于鞍背后上方约 3cm 处,成人出现率为 40%,最大直径不超过 10mm。其他钙化包括大脑镰钙化、侧脑室脉络丛钙化、前后床突钙化、基底核、小脑齿状核与硬脑膜钙化等。

（二）脑血管造影

1. 动脉期 脑动脉走行自然,由近至远逐渐变细,管径光滑,分布均匀,包括颈动脉系统及椎动脉系统。

（1）颈动脉系统:颈总动脉在相当于颈 4 水平分出颈内及颈外动脉。颈外动脉主要分出脑膜中动脉及颞浅动脉。颈内动脉在前膝段发出眼动脉、脉络膜前动脉、后交通动脉,终段分为大脑前动脉及大脑中动脉(图 2-2)。

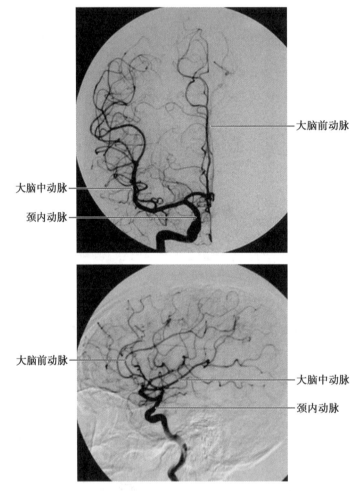

大脑前动脉

大脑中动脉

颈内动脉

大脑前动脉

大脑中动脉

颈内动脉

图 2-2 正常颈内动脉造影

1）颈内动脉:在颅内分五段,为岩骨段 C5、海绵窦段 C4、前膝段 C3、床突上段 C2 和终段 C1。

2）大脑前动脉:分五段,为水平段 A1、上行段 A2、胼胝体膝段 A3、胼周段 A4、终段 A5。

3）大脑中动脉:分五段,为水平段 M1、回转段 M2、侧裂段 M3、分叉段及终段分别为 M4 及 M5。在侧裂段大脑中动脉分出额顶升支。

（2）椎-基底动脉系统

1）椎动脉:椎动脉起自锁骨下动脉,在颈椎的横突孔内上行,通过枕骨大孔入颅,分别发出两侧小脑后下动脉,在脑桥腹侧的下缘汇合成基底动脉。

2）基底动脉:主要分支为小脑前下动脉、内听动脉、脑桥动脉及小脑上动脉,终末支为两侧大脑后动脉。

3）大脑后动脉：为基底动脉的终支，向后分出颞支和枕支。

2. 平衡期　亦称微血管期，此期动脉基本排空，静脉尚未充盈，造影剂潴留于微血管中，可在一定程度上反映脑实质的血液供应情况。

3. 静脉期

（1）浅静脉：包括大脑上、中、下静脉分别汇入上矢状窦、海绵窦、横窦、岩上窦和岩下窦，其间有吻合静脉相沟通。

（2）深静脉：纹丘静脉和透明隔静脉在室间孔后缘汇合成大脑内静脉，两侧大脑内静脉及基底静脉汇合成大脑大静脉。

（3）静脉窦：上矢状窦汇入窦汇；下矢状窦与大脑大静脉汇合为直窦，并连接窦汇；窦汇分出左、右横窦并延续为乙状窦，最后均引流入颈内静脉。

（三）脊髓

1. 脊髓在平片上不显影。

2. 脊髓造影

（1）正位片：椎管内造影剂呈柱状，两侧高密度窄条影为蛛网膜下腔，中央相对低密度的宽带状影为脊髓影，在颈膨大及腰膨大处稍宽。第一腰椎平面以下，因无脊髓，造影剂柱呈均匀密度。造影剂柱对应椎间孔处有近似三角形的外突致密影为根囊，其内可见细带状透明影为神经根影像。

（2）侧位片：椎管内造影剂呈柱状，在椎间隙后方略凹陷，深度较浅，不大于2mm。

二、CT 表现

（一）颅脑

1. 颅骨及气腔　用骨窗观察（窗宽1 000、窗位300）可显示颅骨内外板、颅缝、颈静脉结节、岩骨、蝶骨小翼、蝶鞍、颈静脉孔、破裂孔及诸鼻窦，颅骨为高密度，鼻腔为低密度。

2. 脑实质

（1）髓质及皮质：脑实质分为髓质和皮质，髓质CT值为28~32Hu，皮质CT值为32~40Hu。髓质分布于皮层下方广泛的脑实质之中，皮质分布于皮层及髓质内的灰质核团。

（2）灰质团块：两侧大脑半球深部的一些灰质团块，主要包括尾状核、豆状核（壳核和苍白球）以及屏状核。尾状核头部位于侧脑室前角的外侧，体部沿丘脑和侧脑室体部之间向后下走行；豆状核位于尾状核与丘脑的外侧，呈楔形，自内而外分为苍白球和壳核；豆状核外侧近岛叶皮层下的带状灰质为屏状核。丘脑位于第三脑室的两侧。尾状核、丘脑和豆状核之间的带状白质结构为内囊，分为前肢、膝部和后肢。豆状核与屏状核之间的带状白质结构为外囊（图2-3）。

3. 含脑脊液的间隙　脑室、脑池、脑裂和脑沟内因含有脑脊液而呈低密度，CT值为0~20Hu。其包括双侧侧脑室、第三脑室、第四脑室、纵裂池、侧裂池、枕大池、桥池、脑桥小脑三角池、鞍上池、环池、四叠体池、大脑大静脉池等。新生儿发育期部分脑裂、脑池较宽，老年人脑萎缩故含脑脊液的腔隙扩大。

4. 非病理性钙化　颅内非病理性钙化CT检出率明显高于平片，常见部位为松果体、缰联合、脉络丛、大脑镰、基底核及齿状核，一般钙化多见于40岁以上成人。

5. 增强扫描　注入对比剂后扫描，正常脑实质密度有不同程度增高，正常脑实质因血-脑屏障而轻度强化，脑内血管明显强化，其他结构如硬脑膜、垂体和松果体因无血-脑屏障均可发生明显强化。

（二）脊髓

硬膜囊位于椎管内，借周围脂肪显影，呈圆形或椭圆形，囊内含脊髓，平扫不能区分二者（图2-4）。CT脊髓造影（CTM）可显示脊髓形态及大小，目前已较少应用。

三、MRI 表现

（一）颅脑

1. 脑实质　脑髓质较脑皮质含水量少而含脂量多，故在T_1WI上脑髓质的信号高于脑皮质，在

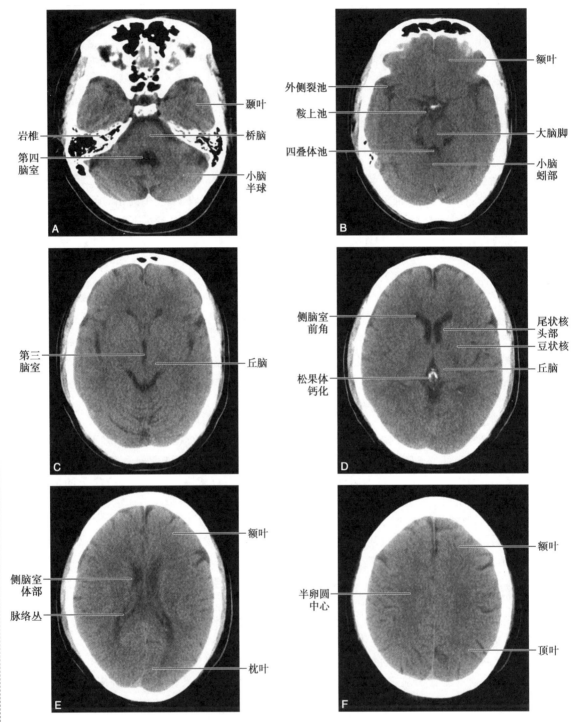

图 2-3　正常脑 CT 表现

A. 脑桥层面；B. 鞍上池层面；C. 第三脑室层面；D. 基底节层面；E. 侧脑室体部层面；F. 半卵圆中心层面。

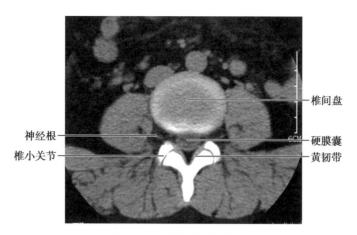

图 2-4　正常腰椎 CT 表现

椎间盘
神经根
硬膜囊
椎小关节
黄韧带

T_2WI 上则低于脑皮质,在髓质深部的苍白球、红核、黑质及齿状核等灰质核团铁质沉积较多,在高场 T_2WI 上呈低信号。基底节是大脑半球中最重要的灰质团核,其内侧为侧脑室,外侧为外囊,在豆状核与尾状核、丘脑间有内囊结构。MRI 图像无颅骨伪影干扰,是小脑、脑干病变的最佳检查方法(图 2-5、图 2-6)。

2. 含脑脊液的结构　脑室和蛛网膜下腔含脑脊液,其信号均匀,T_1WI 为低信号,T_2WI 为高信号,FLAIR 为低信号,但在双侧室间孔附近可有局部高信号。

3. 脑血管　血管内流动的血液因"流空效应"常显示无信号区,即 T_1WI、T_2WI 均呈低信号,而血流缓慢或梯度回波成像时则呈高信号。磁共振血管成像(MRA)和磁共振静脉成像(MRV)一定程度

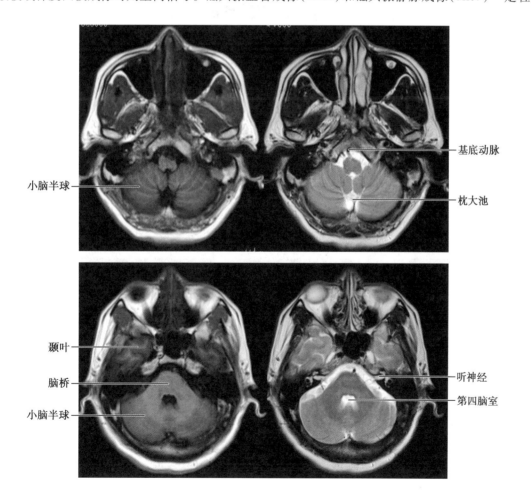

基底动脉
小脑半球
枕大池

颞叶
脑桥
小脑半球
听神经
第四脑室

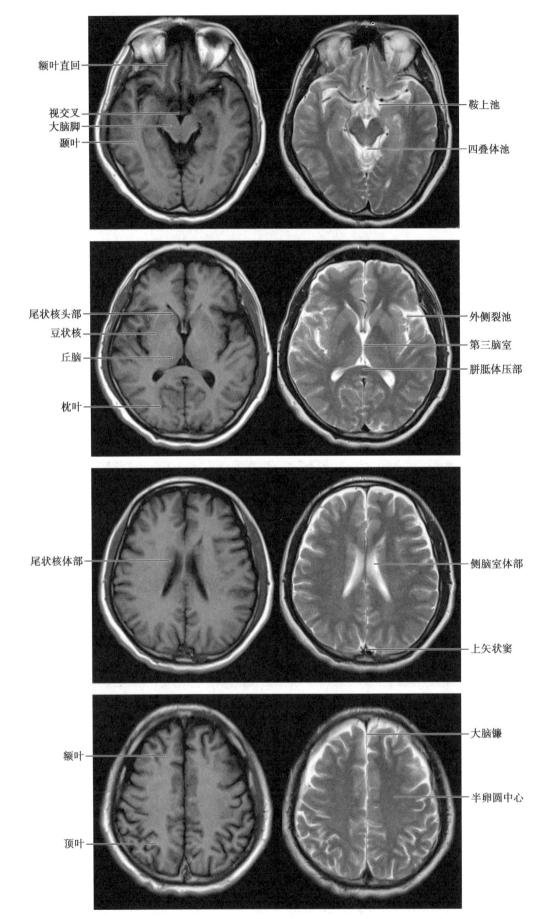

额叶直回

视交叉
大脑脚
颞叶

鞍上池

四叠体池

尾状核头部
豆状核
丘脑

枕叶

外侧裂池

第三脑室

胼胝体压部

尾状核体部

侧脑室体部

上矢状窦

额叶

顶叶

大脑镰

半卵圆中心

图 2-5 正常颅脑横断面 MRI 表现

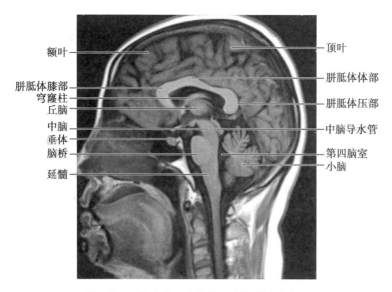

额叶 — 顶叶
胼胝体膝部 — 胼胝体体部
穹窿柱 — 胼胝体压部
丘脑
中脑 — 中脑导水管
垂体
脑桥 — 第四脑室
延髓 — 小脑

图 2-6 正常头颅正中矢状位 MRI T₁WI 表现

上可代替 DSA 显示脑血管形态及分布,Willis 环变异较多,完整的 Willis 环由颈内动脉的床突上段、大脑前动脉的 A1 段、前交通动脉、后交通动脉、大脑后动脉的 P1 段组成(图 2-7、图 2-8)。

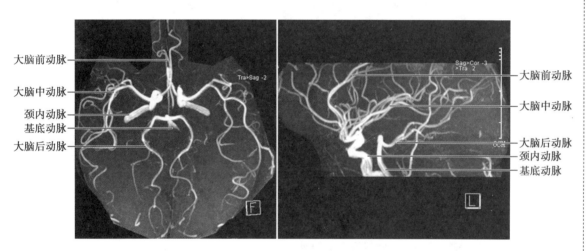

大脑前动脉 — 大脑前动脉
大脑中动脉 — 大脑中动脉
颈内动脉
基底动脉 — 大脑后动脉
大脑后动脉 — 颈内动脉
— 基底动脉

图 2-7 正常颅内 MRA 表现

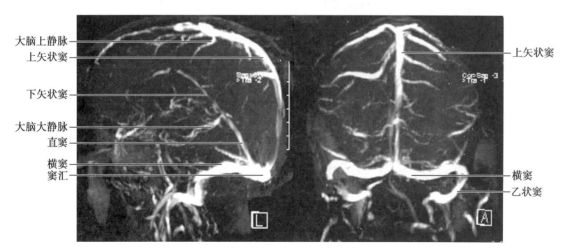

大脑上静脉 — 上矢状窦
上矢状窦
下矢状窦
大脑大静脉
直窦
横窦 — 横窦
窦汇 — 乙状窦

图 2-8 正常颅内 MRV 表现

笔记

4. 脑神经　高分辨 MRI 能清晰显示多对脑神经,T₁WI 为等信号,从上向下的层面依次可显示出第Ⅲ、Ⅳ、Ⅴ、Ⅱ、Ⅵ、Ⅶ、Ⅷ、Ⅸ、Ⅹ、Ⅺ、Ⅻ对脑神经。

5. 颅骨　颅骨内外板、钙化因含水量和氢质子数很少,故 T₁WI、T₂WI 均为低信号,板障内含有脂肪组织,T₁WI、T₂WI 均为高信号。

磁共振新技术如扩散张量成像(diffusion tensor image,DTI)能显示脑白质纤维束(图 2-9),磁敏感加权成像(SWI)显示脑内微小静脉效果好(图 2-10)。MR 波谱技术(MRS)提供脑组织化学物质含量的信号;NAA(N-乙酰门冬氨酸)波峰位于 2.0ppm,为正常神经元标志,为谱线中最高峰,降低表示神经元受损;Cho(胆碱)波峰位于 3.2ppm,与细胞膜增生代谢有关,其含量增多常提示肿瘤病变;Cr(肌酸)波峰位于 3.0ppm,代谢稳定,常作为参考值(图 2-11)。

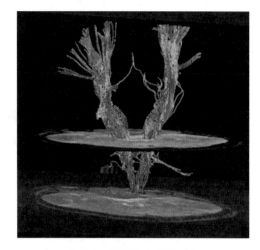

图 2-9　正常脑白质纤维束

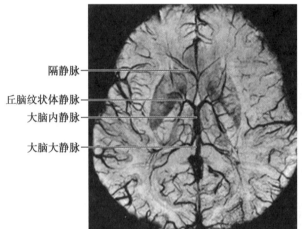
隔静脉
丘脑纹状体静脉
大脑内静脉
大脑大静脉

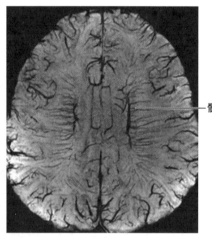
髓静脉

图 2-10　正常颅内微小静脉

图 2-11　正常脑磁共振波谱成像(MRS)

（二）脊髓

1. 矢状位　矢状位可以显示脊髓完整结构,脊髓位于蛛网膜下腔内,T₁WI、T₂WI 均呈等信号,脊髓圆锥位于胸 11～12 水平,向下圆锥逐渐变细,其末端位于腰 1～2 水平,马尾神经信号较圆锥略低(图 2-12、图 2-13)。

2. 横断位　T₁WI 上脊髓呈较高信号,位于低信号蛛网膜下腔内;蛛网膜下腔周围的静脉丛、纤维组织和骨皮质均为低信号;在 T₂WI 上脊髓呈较低信号,而周围脑脊液呈高信号;横断位还可清楚显示硬膜囊与脊神经根,呈低信号。

3. 冠状位　用于显示脊髓两侧的神经根和脊髓病变的形态与位置。

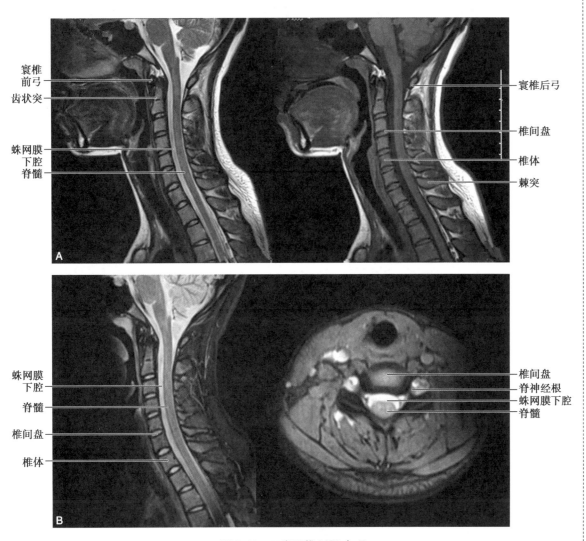

寰椎前弓
齿状突
蛛网膜下腔
脊髓

寰椎后弓
椎间盘
椎体
棘突

蛛网膜下腔
脊髓
椎间盘
椎体

椎间盘
脊神经根
蛛网膜下腔
脊髓

图 2-12 正常颈椎 MRI 表现

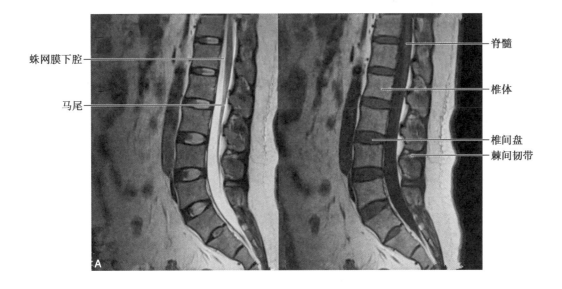

蛛网膜下腔
马尾

脊髓
椎体
椎间盘
棘间韧带

笔记

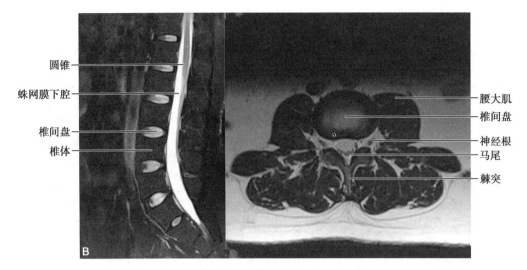

圆锥
蛛网膜下腔
椎间盘
椎体

腰大肌
椎间盘
神经根
马尾
棘突

图 2-13 正常腰椎 MRI 表现

第三节 基本病变影像学表现

一、X 线表现

（一）头颅 X 线平片

1. 颅内高压征 颅内高压征是颅内病变常见的共同表现。在儿童表现为头颅增大,囟门增宽,颅板变薄,颅缝分离和脑回压迹增多;在成人主要是蝶鞍改变,表现为蝶鞍增大,鞍底和鞍背骨质模糊或消失。

2. 颅内肿瘤定位征

（1）局限性颅骨变化:表现为颅骨的局限性增生、破坏或结构改变,见于脑表面或靠近颅骨的肿瘤。增生多见于脑膜瘤,岩骨尖破坏、缺损多见于三叉神经瘤,内耳道扩大多见于听神经瘤。

（2）蝶鞍改变:鞍内型,蝶鞍气球样膨大,见于垂体瘤;鞍上型,蝶鞍扁平,鞍背缩短,见于鞍上肿瘤;鞍旁型,鞍底受压下陷,形成双鞍底,前床突上翘或破坏,见于鞍旁肿瘤。

（3）钙化:肿瘤钙化比例为 3%~15%,根据钙化表现可初步判断肿瘤的部位和性质;根据松果体钙化的移位情况可推断肿瘤的大致部位。

（二）脑血管造影

1. 脑血管移位 颅内占位病变及周围的水肿可使脑血管移位,移位的程度取决于病灶的大小与位置。

2. 脑血管形态改变 可表现为脑动脉增粗、迂曲,可有均匀或不均匀性狭窄、痉挛或走行僵硬,常见于脑血管性疾病、肿瘤等。

3. 脑血管循环改变 有助于定位和定性诊断。颅内压升高时,脑循环减慢;良性肿瘤常可见局部循环时间延长,而恶性肿瘤则局部血液循环加速。

4. 肿瘤血管的形态与分布 良性肿瘤的新生血管较为成熟、粗细均匀,轮廓清楚,瘤内小动脉显影如网状。恶性肿瘤的新生血管粗细不均匀,密度不均匀,分布弥漫,呈模糊的小斑点状表现。

（三）脊髓造影

脊髓造影检查用以明确椎管内占位所在部位及同脊髓与脊膜的关系。

1. 脊髓内占位 造影剂在病变处出现不全梗阻或完全梗阻,梗阻面呈"大杯口"状,两侧蛛网膜下腔均匀变窄或闭塞。常见于室管膜瘤和星形细胞瘤。

2. 脊髓外硬膜内占位 脊髓受压变窄并侧移,受压侧蛛网膜下腔增宽,梗阻面呈"小杯口"状,对侧蛛网膜下腔变窄。常见于神经鞘瘤、神经纤维瘤和脊膜瘤。

3. 硬膜外占位 脊髓及两侧蛛网膜下腔均受压侧移,梗阻面较平直。常见于转移瘤和淋巴瘤。

二、CT 表现

（一）头颅

1. 脑实质密度改变 病灶的密度变化可分为以下几种类型：

（1）高密度病灶：指密度高于正常脑组织的病灶，CT 值常大于 40Hu，如钙化、出血、肿瘤等。

（2）等密度病灶：指密度类似于正常脑组织的病灶，CT 值常在 28~40Hu 之间，如亚急性出血、脑肿瘤、脑梗死模糊效应期等。可根据脑室、脑池及中线结构的移位和变形或周围水肿带的衬托来判断病灶的存在。

（3）低密度灶：指密度低于正常脑组织的病灶，CT 值常小于 28Hu，如脑梗死、囊肿、脑肿瘤、陈旧性出血、脑水肿、炎症或脑脓肿等。

（4）混杂密度灶：指同时存在两种或两种以上密度的病灶，如颅咽管瘤、恶性胶质瘤和畸胎瘤等。

2. 占位效应 由于颅腔容积固定，所有肿瘤、出血等占位性病变及其引起的周围脑组织水肿均可有占位效应，常见占位征象有：

（1）中线结构的移位：正常中线结构包括大脑镰、松果体、第三脑室、第四脑室及透明隔等，一侧占位性病变可使这些结构向对侧移位。

（2）脑室、脑池与脑沟的改变：脑室与脑池外占位性病变可引起脑室与脑池的移位与变形，甚至闭塞。脑室与脑池内占位性病变及其导致的脑积水可引起脑室与脑池扩大。脑内占位性病变常因推压周围脑组织致邻近脑沟变窄、闭塞。

3. 脑积水 脑积水是指因脑脊液产生和吸收失衡或脑脊液循环通路障碍所致的脑室系统异常扩大。因脑脊液产生过多或吸收障碍而形成的脑积水称为交通性脑积水，表现为脑室系统普遍扩大，脑沟正常或消失（图 2-14）；因脑室系统或第四脑室出口处阻塞而形成的脑积水称为梗阻性脑积水，表现为梗阻近端脑室系统扩大积水，远端正常或缩小。

组图：脑实质密度改变

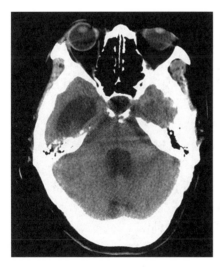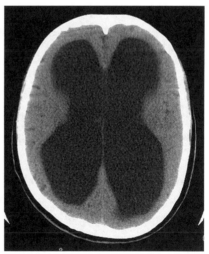

图 2-14 脑积水 CT 表现

4. 脑萎缩 脑萎缩是指各种原因所引起的脑组织减少而继发的脑室和蛛网膜下腔扩大。表现为脑沟、脑池增宽和脑室扩大，脑沟宽度大于 5mm 可认为扩大（图 2-15）。常见于老年脑萎缩、退行性脑病等。

5. 颅骨改变 骨肿瘤可表现为骨质破坏、软组织肿块；脑膜瘤还可出现邻近颅骨骨质增生变厚；骨折常表现为骨连续性中断，有时需要与正常颅缝区别。

6. 增强改变 增强后病灶是否强化以及强化的程度，与病变组织血供是否丰富以及血-脑屏障被破坏的程度有关。强化程度因病变性质不同亦有很大差异，分为明显强化、轻、中度强化和无强化等。强化形式又分为均匀强化、斑片状强化、环形强化、不规则强化及脑回状强化。均匀强化常见于脑膜

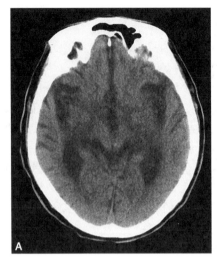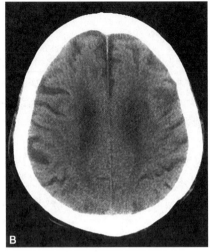

图 2-15 脑萎缩 CT 表现

瘤、生殖细胞瘤、髓母细胞瘤等;斑片状强化常见于血管畸形、星形细胞瘤、脱髓鞘疾病、炎症等;环形强化常见于脑脓肿、脑转移瘤、星形细胞瘤等;不规则强化常见于恶性胶质瘤等;脑回状强化多见于脑梗死。

（二）脊髓

平扫可显示脊髓肿胀、断裂、萎缩、脊髓肿瘤和脊髓空洞症等。CTM 有助于病灶的定位。脊髓血管病变及肿瘤常需进行对比增强检查。

三、MRI 表现

（一）头颅

1. 脑实质信号异常

（1）长 T_1、长 T_2 信号:在 T_1WI 上呈低信号,T_2WI 上呈高信号。见于大多数的脑肿瘤、脑梗死、脱髓鞘病变、脑脓肿及脑炎等。

（2）长 T_1、短 T_2 信号:在 T_1WI、T_2WI 上均为低信号。见于动脉瘤、动静脉畸形（AVM）、钙化、纤维组织增生等。

（3）短 T_1、长 T_2 信号:在 T_1WI、T_2WI 上均为高信号。见于脑出血的亚急性期、含脂肪类肿瘤等。

（4）短 T_1、短 T_2 信号:在 T_1WI 上呈高信号,T_2WI 上呈低信号。主要见于急性出血、黑色素瘤、肿瘤内出血等。

（5）混杂信号:动脉瘤出现湍流现象,AVM 伴血栓形成,肿瘤合并坏死、囊变、钙化、出血等,表现为混杂信号。

2. 形态、结构异常 MRI 的软组织分辨力较 CT 更高,且可以行多方位成像和功能成像,可清楚显示颅内病变与邻近结构的关系,有利于颅内各种病变的定位和定性诊断。

3. 脑血管改变 脑动脉走行僵硬、节段性狭窄、分支减少,多见于动脉硬化;脑动、静脉狭窄或中断多见于脑血管栓塞、脑梗死;脑血管扭曲成团并见供血动脉与引流静脉,多见于脑动静脉畸形;脑动脉局部增粗或向外突出多见于动脉瘤;脑动脉移位多见于肿瘤、血肿等占位性病变。

4. 增强改变 与 CT 相同。

（二）脊髓

1. 脊髓增粗 局部脊髓宽度超过相邻脊髓呈梭形,相应的蛛网膜下腔发生对称性狭窄乃至闭塞。常见于脊髓炎症、肿瘤、外伤、脊髓血管畸形等,后者常伴有迂曲、粗大的流空血管影。

2. 脊髓变细 矢状面上均可直接观察脊髓萎缩的程度与范围,常见于脊髓损伤后期、髓外硬膜内肿瘤、脊髓空洞症等。

3. 脊髓信号异常

（1）髓内长 T_1、长 T_2 信号，即在 T_1WI 上呈低信号，T_2WI 上呈高信号，常见脊髓缺血、感染及脱髓鞘病变、肿瘤等。

（2）长 T_1、短 T_2 信号，即在 T_1WI、T_2WI 上均为低信号，常见于脊髓血管畸形、钙化、纤维组织增生等。

（3）短 T_1、长 T_2 信号，即在 T_1WI、T_2WI 上均为高信号，见于亚急性期出血、肿瘤内出血等。

4. 脊髓移位 髓外硬膜内占位，脊髓局部移位较为明显，常伴有病灶一侧上下方蛛网膜下腔的显著增宽。硬膜外占位，脊髓轻度移位但移位范围常较长，常伴有病灶上下方蛛网膜下腔的变窄。椎间盘向后突出，对硬膜囊前缘形成局限性压迫，脊髓局部受压移位。纤维性椎管狭窄显示韧带肥大增厚，使硬膜囊变窄，脊髓亦受压移位并发生形态改变。

第四节 颅 脑 外 伤

一、颅骨骨折

【疾病概要】

1. 病因病理 颅骨骨折（fracture of skull）在颅脑外伤中比较常见，按骨折部位分为颅盖骨折和颅底骨折，颅盖骨折最常见，约占 4/5；按骨折形态分为线样骨折、凹陷骨折、粉碎性骨折和穿入骨折，各种骨折类型可以并存。颅骨骨折多合并其他颅内损伤。

2. 临床表现 局部肿胀，压痛。颅底骨折可出现脑脊液鼻漏、耳漏等症状。合并颅内其他损伤可出现不同程度的头痛、头晕、呕吐等表现。

【影像学表现】

1. X 线表现 ①线样骨折：平片表现为边缘锐利的线条状透亮影（骨折线），位于颅盖骨者可清楚显示，位于颅底骨者显示率低；②凹陷骨折：以切线位观察较好，表现为颅骨断裂呈锥形向颅腔内陷；3 岁以下儿童由于颅骨骨质较软，仅有骨质凹陷，而不出现骨折线，属于青枝骨折；③粉碎性骨折：显示多条骨折线，形成不规则碎骨片；④穿入骨折：为锐器伤，穿通颅骨表现为局部骨缺损，骨碎片向颅内移位或伴有颅内异物；⑤颅底骨折：骨折的直接征象骨折线常显示不清，但可见间接征象，表现为颅内积气和鼻窦、乳突气房混浊；⑥颅缝分离：属于线样骨折的一种，以人字缝最多见，正常颅缝宽度不超过 1.5mm，若颅缝宽度超过 1.5mm，或两侧不对称，相差 1.0mm 以上即可诊断。

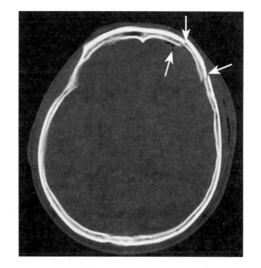

图 2-16 颅骨骨折
CT 横断面骨窗显示左侧额骨多发骨折，颅内可见积气影。

2. CT 表现

（1）平扫：①颅骨骨折需用骨窗观察，表现为颅骨的连续性中断、移位，各型表现与平片相同；②CT 能更清楚地显示骨折的部位、骨碎片的分布、骨折凹陷的程度，更重要的是 CT 可以显示颅骨骨折继发和并发的颅内损伤；③颅底骨折：必须使用薄层高分辨力扫描才能清楚显示骨折线，颅内积气、窦腔积液是颅底骨折的间接征象，提示存在颅底骨折（图 2-16）。

（2）增强扫描：平扫可确诊，一般不做增强扫描。

【诊断与鉴别诊断】

结合外伤史，X 线或 CT 发现颅骨连续性中断即可诊断颅骨骨折。若发现颅内积气，即使没有发现颅底骨折线，也可提示有颅底骨折。颅骨骨折的骨折线要与正常颅缝相鉴别。正常颅缝有固定的位置和走行，而且两侧对称。

二、颅内血肿

（一）硬脑膜外血肿

【疾病概要】

1. 病因病理 硬脑膜外血肿(epidural hematoma)是指外伤后血液聚集于颅骨与硬膜之间,多发生于头颅直接损伤部位。按其病程和血肿形成的时间不同,可分为急性(3d内)、亚急性(3~21d)和慢性(21d以上),以急性多见,局部常合并有颅骨骨折。

硬脑膜外血肿大多由于颅骨骨折伤及脑膜动脉所致,因硬膜与颅骨粘连紧密,故血肿范围局限,形成双凸透镜形。硬脑膜外血肿可多发,也可合并有颅内其他损伤。

2. 临床表现 典型表现为昏迷、清醒、再昏迷,其他还可有头痛、呕吐等颅内高压表现,严重者出现脑疝症状。

【影像学表现】

1. X线表现 平片可见颅骨骨折。脑血管造影表现为脑凸面血管与颅骨内板之间梭形或双凸透镜形无血管区。

2. CT表现

（1）平扫

1）急性硬脑膜外血肿:典型表现为颅骨内板下方梭形或双凸透镜形高密度区(图2-17),多数密度均匀,边缘锐利光滑,范围一般不超过颅缝,多在骨折部位下方,可见中线结构移位、侧脑室受压等占位效应和其他颅内损伤。

2）亚急性、慢性硬脑膜外血肿:表现为颅骨内板下方梭形或双凸透镜形等、低密度区。

（2）增强扫描:血肿内缘包膜强化。

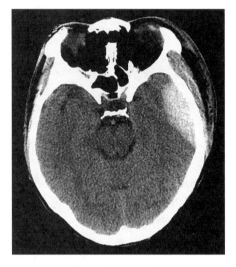

图2-17 急性硬脑膜外血肿的CT表现
横断面显示左侧颞骨下见梭形高密度影,邻近脑实质受压内移。

3. MRI表现

（1）平扫:①MRI所见与CT相似,为边缘锐利的梭形异常信号;②急性硬脑膜外血肿:T_1WI上信号强度与脑实质相近,血肿与脑实质相邻的边缘可见线状低信号的硬脑膜,T_2WI上血肿呈低信号;③亚急性硬脑膜外血肿:血肿在T_1WI和T_2WI均呈高信号(图2-18);④慢性硬脑膜外血肿:血肿T_1WI上逐渐呈低信号,T_2WI呈高信号,周边呈低信号(含铁血黄素沉积)。

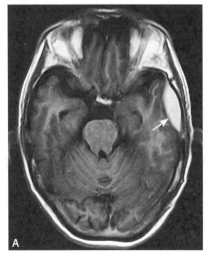
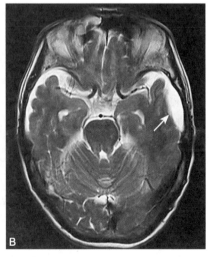

图2-18 亚急性硬脑膜外血肿的MRI表现
横断面显示左侧颞骨下梭形影,T_1WI(A)、T_2WI(B)均为高信号。

（2）增强扫描：强化形式与 CT 相似。

【诊断与鉴别诊断】

结合外伤史及临床"中间清醒期"表现，影像表现为颅骨内板下方梭形或双凸透镜形高密度影或异常信号影，可诊断为本病。主要与硬脑膜下血肿鉴别。硬脑膜下血肿也表现为紧贴颅骨内板下方的异常影，但与硬脑膜外血肿不同的是：①硬脑膜下血肿呈新月形，而硬脑膜外血肿呈梭形；②硬脑膜下血肿范围较广泛，硬脑膜外血肿较局限；③硬脑膜下血肿常不伴有颅骨骨折，而硬脑膜外血肿常伴有颅骨骨折。

（二）硬脑膜下血肿

【疾病概要】

1. 病因病理　硬脑膜下血肿（subdural hematoma）是指发生于硬脑膜与蛛网膜之间的血肿。根据血肿形成时间分为急性（3d 之内）、亚急性（3~21d）和慢性（21d 以上）。

硬脑膜下血肿多由于脑皮质动脉或静脉、矢状窦旁桥静脉或静脉窦破裂，血液流入硬膜下腔所致。因为蛛网膜柔软无张力，血液可沿脑表面分布到硬膜下腔的广泛腔隙，形成较大范围的血肿，多为额、顶和颞叶同时受累。

2. 临床表现　急性硬脑膜下血肿病情危重，发展较快。多为持续性昏迷，且进行性加重，脑疝和颅内压升高出现较早。亚急性和慢性硬脑膜下血肿的特点是有轻微头部外伤史或没有明显外伤史，病人症状轻，可有头痛、头晕、轻偏瘫等表现，也可无明显症状。

【影像学表现】

1. X 线表现　脑血管造影表现为脑凸面血管与颅骨内板之间新月形无血管区，范围较广泛。

2. CT 表现

（1）平扫

1）急性硬脑膜下血肿：表现为颅骨内板下新月形高密度区（图 2-19），血肿范围广泛，不受颅缝限制，占位效应明显，表现为脑皮质受压向内侧移位，局部脑沟消失，同侧侧脑室受压变形移位，中线结构向对侧移位，有时少量出血与颅骨难以区别，适当增加窗宽可使两者区别开来。

2）亚急性硬脑膜下血肿：根据病程长短不同表现各异，平扫早期血肿仍呈高密度，以后随血红蛋白逐渐破坏、溶解和吸收，可呈均匀等或略低密度（图 2-20）或分为沉淀在下层的血细胞和上浮的血清，表现为新月形血肿，上半部呈低密度，下半部呈高密度，两层之间以平面分界清楚，晚期血肿可呈不均匀密度影，占位效应明显。

3）慢性硬脑膜下血肿：呈新月形、梭形或"3"字形的低密度影，有占位表现。

（2）增强扫描：可见远离颅骨内板的脑皮质表面血管强化和线状强化的血肿包膜。

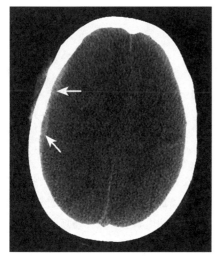

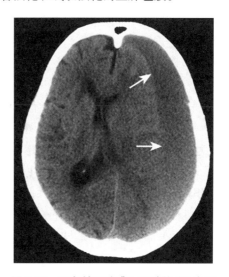

图 2-19　急性硬脑膜下血肿的 CT 表现
平扫脑窗示右侧颅骨下方新月形高密度影，中线结构向对侧移位，邻近头皮肿胀。

图 2-20　亚急性硬脑膜下血肿的 CT 表现
平扫脑窗示左侧颅骨下方新月形等、低密度影，脑皮质受压内移。

3. MRI 表现　MRI 所见与 CT 相似,为颅骨内板下的新月形异常信号灶(图 2-21),其各期信号改变与硬脑膜外血肿相同。

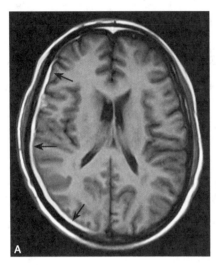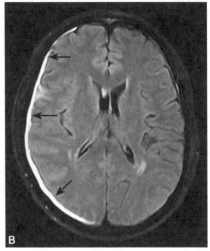

图 2-21　亚急性硬脑膜下血肿的 MRI 表现

右侧颅骨下方新月形异常信号,$T_1WI(A)$、FLAIR(B)均为高信号。

【诊断与鉴别诊断】

根据外伤史及临床典型表现,影像表现为颅骨内板下方新月形高密度影或异常信号影,可诊断为本病。本病主要与硬脑膜外血肿鉴别,详见"硬脑膜外血肿"。

三、脑挫裂伤

【疾病概要】

1. 病因病理　脑挫裂伤(laceration and contusion of brain)是指颅脑外伤所致的脑组织器质性损伤,分脑挫伤和脑裂伤,脑挫伤是指脑质表层或深层散在充血、淤血、脑水肿和脑肿胀;脑裂伤是指脑和软脑膜血管的破裂,二者常同时发生,故称脑挫裂伤。

病理改变包括外伤引起的局部脑水肿、坏死、液化和多发散在小灶出血等改变,常伴有蛛网膜下腔出血、脑内血肿、脑外血肿、颅骨骨折等。好发于额叶底部和颞极。

2. 临床表现　病人伤后出现头痛、恶心、呕吐、意识障碍等。

【影像学表现】

1. CT 表现

(1) 平扫:①形态不一、大小不一的低密度区,边界不清,白质和皮质常同时受累;低密度区中可见散发点片状高密度出血(图 2-22);②有占位效应,表现为邻近的侧脑室受压变小或完全闭塞,中线结构移位等;③可并发脑内和脑外血肿、蛛网膜下腔出血、颅骨骨折、颅内积气等;④晚期可形成软化灶,表现为局部水样低密度灶,邻近脑沟增宽,脑室扩大。

(2) 增强扫描:平扫可确诊,一般不做增强扫描。

2. MRI 表现　①早期 T_1WI 呈片状低信号,T_2WI 及 FLAIR 呈片状高信号(图 2-23),病灶信号可不均匀(病灶内出血与水肿混杂),有占位效应;病灶内出血与脑出血信号变化一致。②晚期软化灶表现为 T_1WI 低信号,T_2WI 高信号,FLAIR 呈低信号。由于其中有含铁血黄素沉积,表现为 T_2WI 高信号病灶内散在的低信号区。伴局部脑室扩大,脑沟增宽。

【诊断与鉴别诊断】

根据外伤史,有颅内压升高和局灶性脑损伤症状,脑内出现片状低密度或长 T_1、长 T_2 信号,伴点片出血及占位效应,可诊断脑挫裂伤。主要与脑震荡与颅内血肿鉴别。

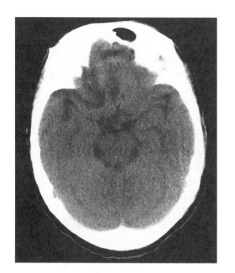
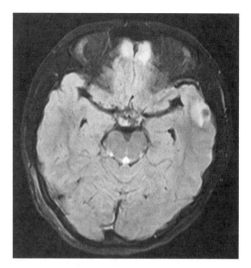

0206
组图:脑挫裂伤

图 2-22 脑挫裂伤的 CT 表现
平扫示右侧额叶大片低密度灶,内有散在的斑片状高密度出血。

图 2-23 脑挫裂伤的 MRI 表现
FLAIR 示两侧额叶及左侧颞叶多发斑片状高信号。

四、弥漫性轴索损伤

【疾病概要】

1. 病因病理 弥漫性轴索损伤(diffuse axonal injury,DAI)是头部受到瞬间旋转暴力或弥漫施力所致的脑内剪切伤,主要累及皮髓质交界区、胼胝体压部、深部灰质及脑干。

2. 临床表现 常有持续性昏迷,可达数周至数月,存活者常有严重的神经系统后遗症。

【影像学表现】

1. CT 表现

(1)平扫:①两侧大脑半球脑叶呈弥漫性脑水肿和脑肿胀,密度降低,灰白质界线不清;②脑室、脑池普遍受压而变小;③大脑半球灰白质交界处、基底节区、胼胝体、脑干与小脑可见单发或多发点状到 15mm 以下的小出血灶(图 2-24);④少有中线结构移位或仅有轻度移位;⑤部分病例可见蛛网膜下腔出血、脑室内出血或少量硬膜下出血或积液;⑥对于临床症状严重但头颅 CT 未发现异常或改变轻者,要考虑到 DAI 可能。

(2)增强扫描:一般不需做增强扫描。

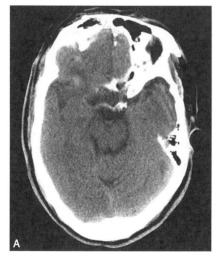
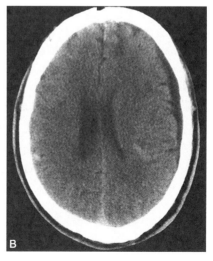

图 2-24 弥漫性轴索损伤的 CT 表现
CT 平扫示颅内多发高密度小出血灶,伴左侧硬膜下积液。

2. MRI 表现　MRI 检查对 DAI 的诊断敏感性明显优于 CT,表现为:①非出血性病变,T_2WI 表现为脑白质、灰白质交界处和胼胝体、脑干及小脑散在分布不对称的点片状异常高信号,T_1WI 呈等或低信号;②急性期出血病变呈 T_2WI 低信号,T_1WI 等或高信号,周围可见水肿信号;③亚急性期和慢性期出血的信号强度随时间而异;④DWI 对诊断超急性期与急性期脑 DAI 具有很高的敏感性,显示出血为低信号而水肿为高信号(图 2-25);扩散张量成像(DTI)可显示脑白质损伤的程度;⑤SWI 示微小出血灶为低信号。

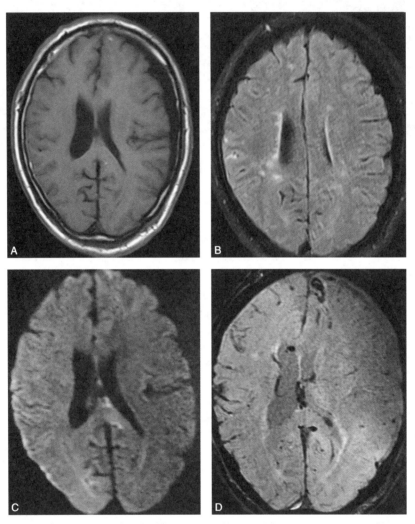

图 2-25　弥漫性轴索损伤的 MRI 表现
颅内多发斑点状异常信号灶,$T_1WI(A)$、FLAIR(B)及 DWI(C)呈高信号,SWI(D)
呈低信号,左侧侧脑室受压,中线结构略右移。

【诊断与鉴别诊断】

根据严重的脑外伤史,表现为多灶性低密度或长 T_1、长 T_2 信号及小出血灶,且病人病情危重,无颅内大的出血或不能用颅内血肿解释临床表现,提示可能为 DAI。MRI 比 CT 更敏感,DWI 及 SWI 对诊断 DAI 具有很高的敏感性。需要与多灶性出血性或非出血性病变鉴别,如高血压微出血、海绵状血管瘤、出血性转移瘤及脱髓鞘性病变等,根据病史及病灶的分布鉴别不难。

第五节　脑血管疾病

一、脑梗死

脑梗死(cerebral infarction)为脑血管闭塞所致脑组织缺血性坏死,其发病率在脑血管病中占首位,主要可分为脑动脉闭塞性脑梗死和腔隙性脑梗死。

（一）脑动脉闭塞性脑梗死

【疾病概要】

1. 病因病理　本病的主要病因是脑的大管径或中等管径的动脉出现粥样硬化,继发血栓形成,导致管腔狭窄、闭塞。以大脑中动脉闭塞最多见,引起病变血管供应区脑组织坏死。

本病多见于中老年动脉硬化、高血糖、高血脂病人。脑缺血发生 4~6h,脑组织代谢异常,继而脑组织出现坏死,1~2 周后脑水肿逐渐减轻,坏死脑组织液化,同时有胶质细胞增生,髓鞘脱失变性,坏死区变为囊腔,牵拉脑室及脑沟,致局部脑室扩大、脑沟增宽。

2. 临床表现　因梗死区部位不同而异,常见的临床症状和体征为偏瘫、偏身感觉障碍、偏盲、失语等,小脑或脑干梗死常出现共济失调、吞咽困难、呛咳等症状。

【影像学表现】

1. X 线表现　脑血管造影早期可见血管闭塞。

2. CT 表现

（1）平扫:①脑梗死在 24h 内,CT 检查可无阳性发现,或仅显示模糊的低密度区,邻近脑沟变浅;部分病例可显示动脉致密征(大脑中动脉或颈内动脉等血栓形成表现为条状高密度影)、岛带征(脑岛、最外囊和屏状核灰白质界面消失)。②24h 后 CT 可显示清楚的低密度病变区,其部位和范围与闭塞血管供血区一致,皮髓质同时受累,多呈扇形,基底贴近硬膜,可有占位效应(图 2-26);由于缺血区血管重新恢复血流灌注,导致梗死区内出现继发性出血时称为出血性脑梗死。③2~3 周时因脑水肿消失及吞噬细胞浸润可出现"模糊效应",病变变为等密度。④1~2 个月后形成边界清楚的软化灶,而导致脑萎缩。

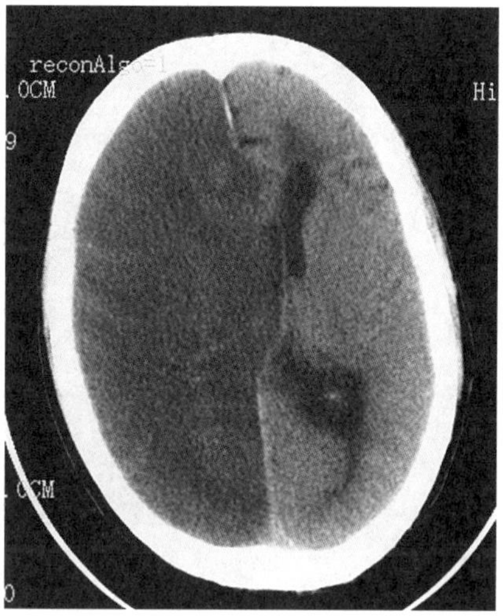

（2）增强扫描:梗死后可出现强化,表现为不均匀、脑回状、条状或环状强化,梗死区强化是由于血-脑屏障破坏、新生毛细血管和血液灌注过度所致。CT 灌注成像(CTPI)对血流灌注状况的判断有参考意义,常用观察指标有脑血流量(CBF)、脑血容量(CBV)、平均通过时间(MTT)和达峰时间(TTP)。

图 2-26　脑梗死 CT 表现

CT 平扫示右侧额颞枕叶大片低密度区,有明显占位效应。

3. MRI 表现

（1）平扫:①在脑梗死 6h 内,T_1WI、T_2WI 可无异常,但 DWI 可显示为异常高信号,此后 T_1WI 呈低信号,T_2WI 及 FLAIR 呈高信号(图 2-27);②梗死 1d 后至 1 周末,水肿逐渐加重,占位效应明显,病变仍表现为 T_1WI 低信号、T_2WI 高信号,有时可见血管流空消失;③梗死后期,小病变可不显示,大的病灶形成软化灶,信号改变似脑脊液,并出现局限性脑萎缩。

（2）增强扫描:MRA 可直接显示血管的狭窄或中断情况。PWI 结合 DWI 可判断梗死周边缺血半暗带(恢复血供后可存活的区域)的存在。通常认为 PWI 异常信号区大于 DWI 异常信号区时,不匹配区域即为半暗带。常规增强扫描表现与 CT 相同。

组图:脑梗死 CT 表现

【诊断与鉴别诊断】

根据对侧偏瘫、偏身感觉障碍、偏盲等临床表现,脑实质内出现扇形低密度或呈长 T_1、长 T_2 信号且 DWI 为高信号的病变区,与某一血管供应区一致,同时累及皮、髓质即可诊断为脑梗死。不典型脑梗死应与脑胶质瘤、转移瘤、脑炎、脱髓鞘病等鉴别。脑肿瘤占位表现常较脑梗死更显著,胶质瘤多呈不规则强化,转移瘤常多发,呈均匀或环形强化,脑脓肿常呈规则的环形强化,脱髓鞘疾病的病灶形态更不规则,多位于侧脑室周围等。

（二）腔隙性脑梗死

【疾病概要】

1. 病因病理　腔隙性脑梗死(lacunar infarction)是指脑穿支小动脉闭塞引起的深部脑组织较小面

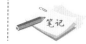

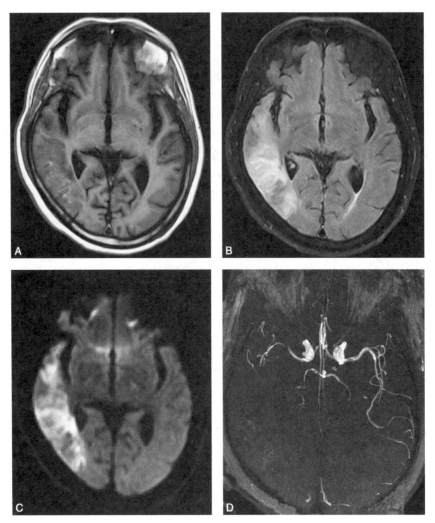

图 2-27　脑梗死 MRI 表现

MRI 平扫示右侧颞、枕叶异常信号灶,T_1WI(A)呈低信号,FLAIR(B)及 DWI(C)呈
高信号,病灶同时累及灰白质,MRA(D)示右侧大脑中动脉分支明显减少。

积的缺血性坏死,病因有高血压、吸烟、糖尿病等,好发于基底节、内囊、丘脑、脑干等部位,梗死灶直径
为 5~15mm。病理改变为脑穿支小动脉闭塞引起的深部脑组织较小面积缺血性坏死,约 1 个月后形成
软化灶。

2. 临床表现　可表现为轻度偏瘫、偏身感觉障碍、下肢运动受限等,梗死部位不同,临床表现各
异,总体表现为症状轻且局限,预后较好,也可以没有明显的临床症状。

【影像学表现】

1. CT 表现

(1)平扫:基底节区、丘脑或脑干类圆形低密度灶,边界清楚,直径为 5~10mm,无水肿及明显占
位效应,可多发。4 周左右形成低密度软化灶。

(2)增强扫描:梗死 3d~1 个月可出现均一或不规则强化。

2. MRI 表现　MRI 显示病灶比 CT 敏感,表现为 T_1WI 低信号,T_2WI 高信号,新近梗死 DWI 表现
为高信号,陈旧梗死或梗死后软化灶 DWI 为等信号或低信号,无占位征象(图 2-28)。

【诊断与鉴别诊断】

基底节区、丘脑或脑干单发或多发类圆形小病灶,CT 上呈低密度或 MRI 上呈长 T_1、长 T_2 信号,边
界清楚,无明显占位表现,结合临床症状较轻,可以明确诊断。腔隙性脑梗死有时需要与脑软化灶、血
管周围间隙鉴别,临床上要结合病史,必要时行增强扫描。

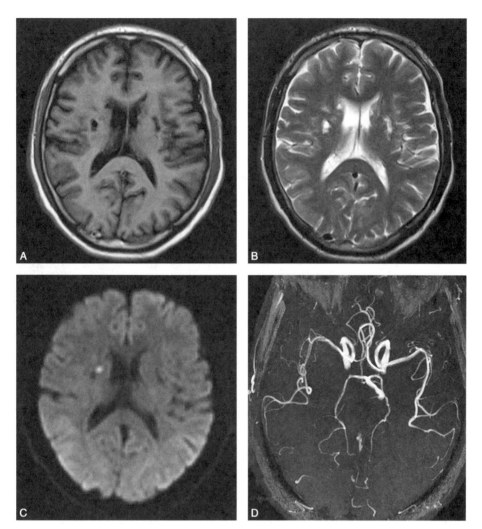

图 2-28　腔隙性脑梗死 MRI 表现

MRI 平扫示两侧基底节多发片状异常信号灶，T_1WI（A）呈低信号，T_2WI（B）呈高信号，DWI（C）呈高信号或低信号，提示病灶新旧不等，无明显占位效应，MRA（D）未见明显异常。

二、颅内出血

颅内出血（intracranial hemorrhage）主要继发于高血压动脉硬化破裂、脑血管畸形出血、脑梗死或脑梗死后再灌注所致的出血性梗死等。以高血压脑出血最常见，多发于中老年病人。出血可发生于脑实质、脑室内和蛛网膜下腔，儿童及青壮年以脑血管畸形出血多见，颅内出血起病急、病情重，诊断主要依据影像学检查。

（一）高血压性脑出血

【疾病概要】

1. 病因病理　高血压性脑出血（hypertensive intracerebral hemorrhage）是颅内最常见的出血，为高血压病病人在血压骤升时导致的小动脉破裂出血。发病率仅次于脑梗死，但病死率位居脑血管病的首位。高血压所致脑小动脉的微型动脉瘤或玻璃样变，是脑血管破裂出血的病理基础。出血好发于基底节区、丘脑、脑干、小脑，易破入脑室或蛛网膜下腔，亦可由血肿压迫室间孔、导水管或第四脑室而引起脑积水。脑内血肿在不同时期有不同的病理学改变：

（1）超急性期（≤6h）：红细胞完整，主要含有氧合血红蛋白，3h 后出现灶周水肿。

（2）急性期（7～72h）：红细胞明显脱水，氧合血红蛋白逐渐变为脱氧血红蛋白，灶周水肿及占位效应明显。

（3）亚急性期（3~14d）：亚急性早期（3~6d）从血肿外周向中心发展，红细胞内的脱氧血红蛋白转变为正铁血红蛋白；亚急性晚期（1~2周）红细胞破裂，正铁血红蛋白释放到细胞外，血肿周围出现炎性反应，有巨噬细胞沉积，灶周水肿、占位效应减轻。

（4）慢性期（2周后）：血块周围水肿消失，反应性星形细胞增生，巨噬细胞内含有铁蛋白和含铁血黄素；坏死组织被清除，缺损部分由胶质细胞和胶原纤维形成瘢痕；血肿小可填充，血肿大则遗留囊腔，称为囊变期。

2. 临床表现　起病急骤，常有情绪激动、体力活动过度诱发，表现为剧烈头痛、频繁呕吐，病情迅速恶化，可出现不同程度的意识障碍、肢体偏瘫、失语或昏迷状态，24h 内达到高峰。神经定位体征随出血部位而异。

【影像学表现】

1. CT 表现

（1）平扫：①急性期及超急性期：脑内肾形或不规则形均匀高密度影，CT 值为 50~80Hu，周围水肿及占位效应明显（图 2-29）。②亚急性期：血肿向心性吸收，密度逐渐降低，边缘模糊；周围水肿及占位效应由明显逐步减轻。③慢性期：病灶呈圆形、类圆形或裂隙状低密度影，病灶较大者呈囊状低密度区。此期周围水肿及占位效应消失。④其他表现：血液可破入脑室、蛛网膜下腔，表现为脑室、脑沟及脑池密度增高；如血肿压迫或阻塞室间孔、中脑导水管或第四脑室，可引起脑积水。

（2）增强扫描：急性期不做增强扫描，慢性期周围可见环形强化。

2. MRI 表现　脑出血的 MRI 表现比较复杂，其信号强度随出血期的不同而异。

（1）平扫：①超急性期：T_1WI 为等信号，T_2WI 为高信号。②急性期：T_1WI 为等或略低信号，T_2WI 为低信号。③亚急性期：亚急性早期 T_1WI 为周边高信号环，中心低信号，T_2WI 为低信号；亚急性晚期 T_1WI、T_2WI 均呈高信号（图 2-30）。④慢性期：T_1WI 为低信号，T_2WI 为高信号，血肿周围 T_2WI 可见低信号的含铁血黄素环。

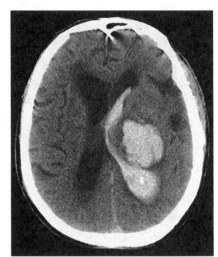

图 2-29　急性高血压脑出血 CT 表现

左侧基底节区不规则形高密度灶，灶周可见低密度水肿带环绕，出血破入左侧侧脑室。

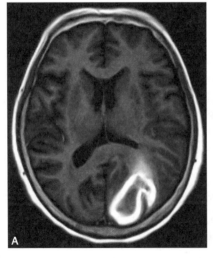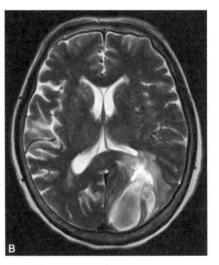

图 2-30　亚急性期高血压脑出血的 MRI 表现

左侧枕叶出血灶，T_1WI（A）表现为环形高信号，病灶中心部分为低信号，T_2WI（B）表现为周边薄层高信号，中心部分为等低信号，病灶周围见水肿带，左侧侧脑室后角受压。

（2）增强扫描：强化情况与 CT 表现相似。

有些高血压病人，用 SWI 可显示脑内微小出血灶，表现为直径 1~5mm 大小的圆形低信号，而这些病灶用 CT 或 MRI 常规序列难以显示。

【诊断与鉴别诊断】

急性起病，出现意识障碍、肢体偏瘫、失语等症状，CT 表现为脑内肾形高密度影伴周围水肿，可以明确诊断。临床症状不明显的出血吸收期 CT 检查可能为等密度，需要与脑肿瘤鉴别，肿瘤起病缓慢，病灶的形态、部位与脑出血常不同，脑肿瘤增强扫描多有不同程度强化，一般均可鉴别。

对急性脑出血不建议做 MRI 检查，亚急性脑出血 MRI 检查有一定特征性，可见 T_1WI、T_2WI 均呈高信号。

（二）蛛网膜下腔出血

【疾病概要】

1. 病因病理　蛛网膜下腔出血（subarachnoid hemorrhage，SAH）是由于颅内血管破裂，血液进入蛛网膜下腔所致，分为外伤性和自发性，后者以颅内动脉瘤破裂出血最常见（占 51%），可发生于任何年龄段。其病理改变如下：①无菌性脑膜炎：由脑脊液中的氧合血红蛋白引起；②脑血管痉挛：使脑组织水肿；③脑积水：急性期过后形成正压性脑积水，慢性期由于蛛网膜颗粒受阻所致。

2. 临床表现　出现三联征：剧烈头痛、脑膜刺激征、血性脑脊液。

【影像学表现】

1. CT 表现

（1）平扫：SAH 的直接征象为脑沟、脑池和脑裂内被高密度影充填（图 2-31），随着时间延长，出血被脑脊液冲淡及血红蛋白的降解，密度逐渐降低，3d 后呈等密度，1 周后 CT 检查为阴性。CT 图像上大脑中动脉破裂，血液多积聚于同侧外侧裂附近；大脑前动脉破裂，血液多积聚于视交叉池及侧裂池的前部；椎基底动脉破裂，血液主要沉积于脚间池。间接征象有：脑积水、脑水肿、脑梗死、脑内血肿、脑室内出血、脑疝等。

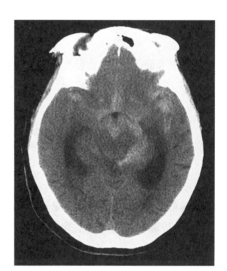

图 2-31　蛛网膜下腔出血的 CT 表现
CT 平扫示鞍上池、两侧外侧裂池、左侧环池呈高密度，两侧侧脑室下角扩张。

（2）增强扫描：平扫可确诊，一般不做增强扫描。

2. MRI 表现　由于脑脊液的稀释作用及含氧量较高，急性蛛网膜下腔出血无论在 T_1WI 还是 T_2WI 上都难以和正常脑脊液区分；FLAIR 可表现为蛛网膜下腔内线样高信号（图 2-32）；SWI 可表现为低信号。亚急性期 T_1WI、T_2WI 及 FLAIR 均可表现为高信号。慢性期在 T_2WI 上可出现低信号的含铁血黄素影，较具特征性。

【诊断与鉴别诊断】

根据头痛、脑膜刺激征和血性脑脊液三联征，CT 表现为蛛网膜下腔出现高密度影充填即可诊断。MRI 上 FLAIR 发现蛛网膜下腔内线样高信号，也要考虑到 SAH。

三、脑血管畸形

脑血管畸形（cerebral vascular malformation）是脑血管的先天发育异常，包括：动静脉畸形（AVM）、海绵状血管瘤、毛细血管扩张症和静脉性血管瘤。其中 AVM 最多见，常为单发。毛细血管扩张症又称毛细血管瘤，病理上为一团扩张的仅有一层内皮细胞的毛细血管被正常的神经组织分开，CT 和 MRI 很难显示。

（一）脑动静脉畸形

【疾病概要】

1. 病因病理　脑动静脉畸形（arteriovenous malformation，AVM）由一条或多条动脉、畸形血管团、一

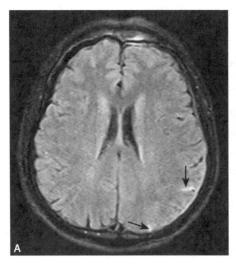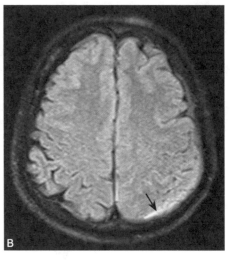

图 2-32　蛛网膜下腔出血的 MRI 表现
MRI 平扫 FLAIR(A、B)示左侧多发脑沟线状高信号

条或多条引流静脉组成,占脑血管畸形的 50%。

AVM 常见于大脑中动脉分布区的脑皮质,大小不一,病变中畸形的血管粗细不一呈团块状,其内血管可极度扩张、扭曲、出血,部分可见动脉与静脉直接相通,血管区内夹杂正常或变性神经组织,病灶周围脑组织常有变性和胶质增生,而继发脑萎缩。有些部位还可以有脑水肿、梗死、钙化和出血。

2. 临床表现　可发生于任何年龄,约 72% 在 40 岁前起病,主要表现有头痛、急性脑出血和癫痫等症状。

【影像学表现】

1. X 线表现　脑血管造影是诊断 AVM 最可靠最准确的方法。在动脉期可见粗细不等、迂曲成团的血管,有时表现为网状或血窦状,供血动脉增粗,有引流静脉显现,约 20% AVM 脑血管造影为阴性,称隐匿性 AVM。

2. CT 表现

(1) 平扫:脑表浅部位不规则形高低混合密度病灶,无占位效应(图 2-33A)。其中出血、钙化为高密度影,软化灶为低密度。周围脑组织常有脑沟增宽等脑萎缩改变。

(2) 增强扫描:可见点、条状血管强化影,亦可显示粗大引流血管。CT 血管造影(CTA)可见异常血管团,并可见增粗的供血动脉和引流静脉。

3. MRI 表现

(1) 平扫:①异常血管团在 T_1WI、T_2WI、SWI 上均显示流空的无信号影;供血动脉为低或无信号区;其引流静脉由于血流缓慢,T_1WI 为低信号,T_2WI 为高信号(图 2-33B~E)。②病变区常可见新鲜或陈旧的局灶性出血信号。③周围脑组织萎缩,病灶内及周围胶质增生,FLAIR 显示高信号。

(2) 增强扫描:可显示异常血管明显强化。磁共振血管成像(MRA)可直接显示 AVM 的供血动脉、异常血管团、引流静脉及静脉窦(图 2-33F)。

【诊断与鉴别诊断】

CT 上脑表浅部位不规则形混杂密度灶,无占位表现,增强扫描显示出点状或弧形状血管影;在 MRI 上见毛线团状或蜂窝状血管流空影,均可诊断为 AVM。

(二) 海绵状血管瘤

【疾病概要】

1. 病因病理　海绵状血管瘤(cavernous hemangioma)占脑血管畸形的 7%,肿瘤由许多大小不等的血管间隙构成,断面呈海绵状,边缘清楚,周围有包膜,内有钙化、出血和含铁血黄素沉着及胶质增生。多发生于幕上,有 50% 病例为多发。

2. 临床表现　可无症状和体征,亦可表现为癫痫、头痛和局灶性症状。

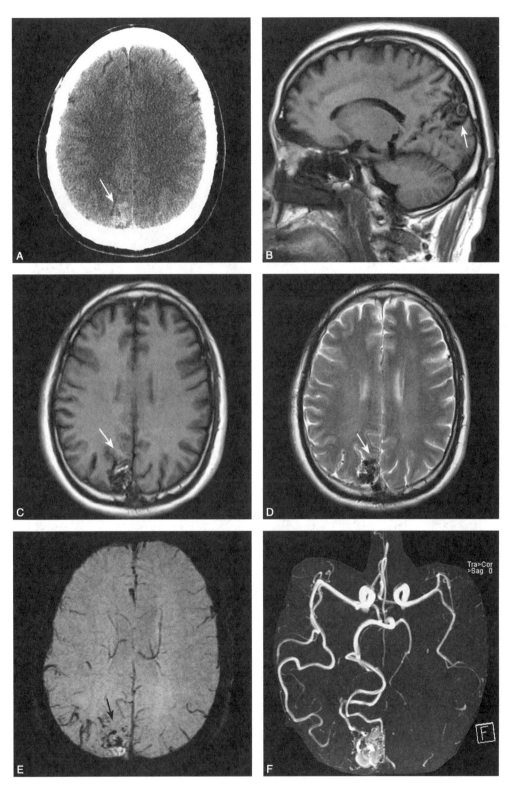

图 2-33　脑动静脉畸形

CT 平扫（A）和 MRI（B~F）显示右侧枕叶动静脉畸形，CT（A）呈不规则形略高密度，T_1WI（B、C）、T_2WI（D）及 SWI（E）示迂曲流空信号，MRA（F）示排列紊乱的异常血管团，并可见增粗的供血动脉和迂曲的引流静脉。

【影像学表现】

1. X线表现　脑血管造影绝大部分无异常血管出现。

2. CT表现

（1）平扫：为等密度或略高密度肿块，可伴钙化，周围水肿及占位效应不明显（图2-34A）。

（2）增强扫描：可有明显强化或轻度强化，有时无强化。

3. MRI表现

（1）平扫：MRI是诊断海绵状血管瘤的最佳影像学检查方法，反复出血使MRI图像中T_1WI表现为等高混杂信号，T_2WI中心是高低混杂信号，周边是低信号的含铁血黄素环，形态不规则呈"爆米花"状，具有特征性。病灶在SWI中显示尤为清楚，呈低信号（图2-34B、C、D）。

（2）增强扫描：与CT表现类似。

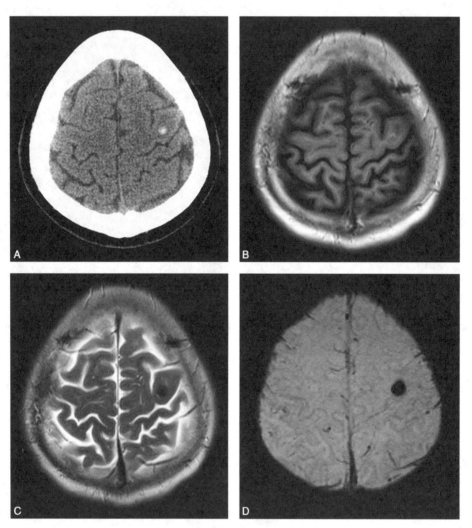

图2-34　海绵状血管瘤

CT平扫（A）左侧额叶小圆形钙化灶，无占位效应，MRI T_1WI（B）呈略高信号，T_2WI（C）、SWI（D）呈低信号。

【诊断与鉴别诊断】

根据在CT上脑实质深部单发或多发等或略高密度结节，周围无水肿、占位效应，可提示本病；在MRI上呈"爆米花"样改变，周边见低信号环，可明确诊断。

（三）静脉血管瘤

【疾病概要】

1. 病因病理　静脉血管瘤（venous hemangioma）又称为静脉畸形，因胚胎发育异常形成引流静脉的解剖变异,没有动脉成分。组织学发现中央静脉干周围有许多放射状的扩张静脉排列,血管由一层扁平内皮细胞组成。好发于侧脑室额角或小脑半球。

2. 临床表现　常无症状,偶因伴发的海绵状血管瘤出血引起癫痫、头痛等症状。

【影像学表现】

1. X线表现　DSA动脉期无异常发现,静脉期可见畸形的静脉血管贯穿脑实质流入静脉窦、浅静脉或深静脉,许多髓静脉呈轮辐状集中,即所谓的伞状或水母头(或称海蛇头)表现。

2. CT表现

(1) 平扫:多无阳性发现,少数呈略高密度灶,无占位征象,周围无脑组织水肿。

(2) 增强扫描:可见点状或线样强化,向引流中央静脉集中。

3. MRI

(1) 平扫:表现扩张的髓质静脉及中央静脉可因血管流空或流入相关增强而在MRI上显影为低或高信号,呈放射状或星芒状排列。SWI扫描显示更清楚(图2-35)。

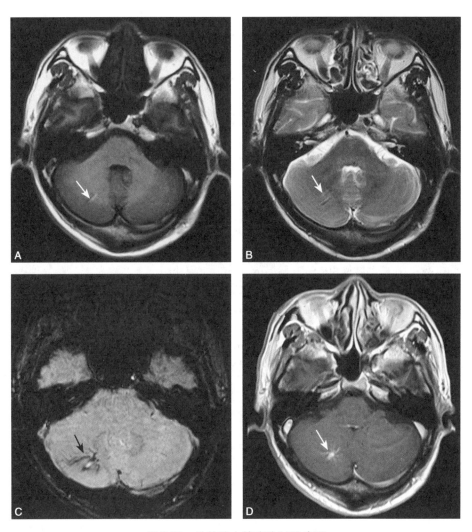

图2-35　脑静脉血管瘤的MRI表现

$T_1WI(A)$、$T_2WI(B)$示右侧小脑短条状高信号,SWI(C)呈放射状低信号,增强后(D)呈放射强化。

(2) 增强扫描:扩张的髓静脉呈放射状,或呈伞状汇集并经集合静脉汇入静脉窦或室管膜静脉,呈水母头状。MRA无阳性发现。

【诊断与鉴别诊断】

SWI及MRI增强扫描示脑内病灶呈水母头状改变可确诊断静脉性血管瘤。

四、颅内动脉瘤

【疾病概要】

1. **病因病理** 颅内动脉瘤(intracranial aneurysm)是指颅内动脉的局限性扩张,占脑血管病发病率的第3位。病因包括先天性因素、动脉粥样硬化、感染性因素、外伤。病理特点包括动脉壁呈病理性局限扩张,与载瘤动脉腔有一颈部相连。起自前交通动脉者最常见,依次为后交通动脉、颈内动脉与椎基底动脉,影像学依据其形态分五种类型:①粟粒状动脉瘤;②囊状动脉瘤;③假性动脉瘤;④梭形动脉瘤;⑤夹层动脉瘤。

2. **临床表现** 临床上动脉瘤未破裂时常无症状,偶有头痛、癫痫、脑神经压迫症状等,破裂时会出现蛛网膜下腔出血、脑内出血的相应症状。

【影像学表现】

1. **X线表现** 脑动脉造影可见动脉瘤起源于动脉壁一侧,突出呈囊状,多为圆形、卵圆形或不规则形。

2. **CT表现**

(1)平扫

1)无血栓动脉瘤:为类圆形稍高密度影,边界清楚。

2)部分血栓动脉瘤:血流部分呈稍高密度区,血栓部分呈等密度。

3)完全血栓动脉瘤:呈等密度灶,其内可见点状钙化,瘤壁可有弧形钙化。

(2)增强扫描

1)无血栓动脉瘤:均匀强化。

2)部分血栓动脉瘤:血流部分明显强化,血栓部分不强化,如果血栓位于血管腔内周边,则强化可呈"靶征"。

3)完全血栓动脉瘤:仅瘤壁呈环形强化,其内血栓不强化。

4)CT血管造影(CTA)可清晰显示动脉瘤部位、大小、形状及与邻近血管的关系(图2-36)。

3. **MRI表现**

(1)平扫:①无血栓动脉瘤由于存在流空效应,在T_1WI和T_2WI上均为圆形低信号;②动脉瘤内的涡流会导致信号不均匀;③动脉瘤内有血栓时,其信号随血栓形成时间不同而变化。

(2)增强扫描:无血栓部分明显强化,血栓不强化。MRA上显示为与载瘤动脉相连的囊状物,对显示动脉瘤内部结构如血栓、夹层及瘤周出血等有优势。

【诊断与鉴别诊断】

CT见等或高密度影,MRI见流空信号,增强扫描呈血管样强化,与邻近血管相连,可明确诊断。鞍区附近的动脉瘤有时需要与鞍区肿瘤如垂体瘤、颅咽管瘤和脑膜瘤鉴别,根据增强扫描表现可以鉴别。

五、脑小血管病

【疾病概要】

1. **病因病理** 脑小血管病(cerebral small vessel disease,cSVD)是一组由不同病因引起的、临床症状与影像表现相似的、脑小血管异常导致的脑组织局部病变。脑小血管是指脑内小的穿支动脉和小动脉、毛细血管及小静脉,它们构成了脑组织血供的基本单位,对脑功能的维持起着重要作用。这些血管很少或完全没有侧支循环,易导致缺血性脑血管病和脱髓鞘改变。

cSVD血管的病理改变分为六大类,其中以小动脉硬化最多见,小动脉硬化的病理改变包括微动脉粥样硬化、脂质玻璃样变性、纤维素样坏死及动脉瘤等。

cSVD脑组织的常见病理学改变包括腔隙(lacune)与腔隙性脑梗死(lacunar infarction,LI)、脑白质疏松病(leukoaraiosis,LA)、脑微出血(cerebral micro bleeds,CMB)、血管周围间隙扩大(enlarged perivascular space,EPVS)。

2. **临床表现** cSVD具有复发率高而病死率低的特点,主要表现为认知功能下降、精神情感异常、

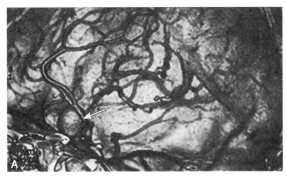
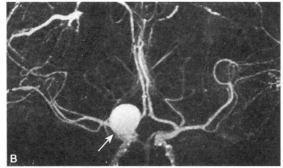
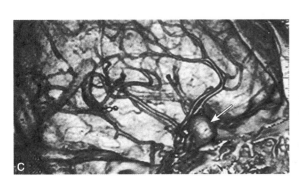
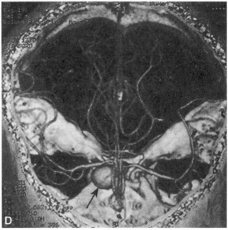

图 2-36　脑动脉瘤 CTA 表现

CT 血管造影容积重建(VR)(A、C、D)与最大密度投影(MIP)重建(B)显示右侧大脑中动脉起始段动脉瘤。

步态障碍和尿失禁等。目前认为其危险因素主要有年龄、高血压、糖尿病和基因等。

【影像学表现】

1. CT 表现

(1) 腔隙与腔隙性脑梗死:腔隙灶常为脑深部直径为 3~15mm 充满脑脊液的腔,一般为陈旧性脑梗死。腔隙性脑梗死详见本章第五节。

(2) 脑白质疏松病:脑白质广泛脱髓鞘,平扫两侧脑室旁、半卵圆中心及放射冠见多发斑片状或弥漫性互相融合的低密度灶,边缘模糊,常两侧对称(图 2-37A);常合并两侧脑室扩大和脑萎缩;皮层下弓状纤维和胼胝体很少受累,脑干尤其是脑桥中上部、中央部易受累,较少累及延髓、中脑和小脑。增强后病灶无强化。

(3) 脑微出血:主要发生在白质、深部灰质,CT 平扫及增强均难以显示。

(4) 血管周围间隙扩大:血管周围间隙又称为 V-R 间隙(Virchow-Robin space),是指围绕在脑穿支动脉和小动脉周围的间隙,多见于基底核、半卵圆中心及海马区。扩大的 V-R 间隙常见于老年人,常伴脑白质病变、脑萎缩或深部脑梗死。CT 平扫及增强常难以显示。

2. MRI 表现

(1) 腔隙与腔隙性脑梗死:腔隙灶多见于基底核、内囊、丘脑及脑桥,多为小圆形、椭圆形,T_1WI 呈低信号,T_2WI 呈高信号,FLAIR 呈低信号。腔隙性脑梗死详见本章第五节。

(2) 脑白质疏松病:在 T_1WI 上呈低信号,T_2WI 及 FLAIR 上呈高信号(图 2-37B),DWI 呈等或低信号,病灶部位与 CT 一致,但较 CT 显示更敏感,对脑室壁参差不齐显示更为清楚,增强无强化;扩散张量成像(DTI)可了解脑白质纤维束的微细结构改变,有助于认识白质病变部位和皮质功能活动。

(3) 脑微出血:CMB 在 SWI 上呈卵圆形低信号,周边无水肿,无占位效应。

(4) 血管周围间隙扩大:常为沿穿支动脉走行分布的多发小圆形、椭圆形影,多对称分布,可呈局部簇状分布,可为孤立类圆形囊状影;T_1WI 呈低信号,T_2WI 呈高信号,FLAIR 呈低信号,增强无强化,周围无明显水肿。

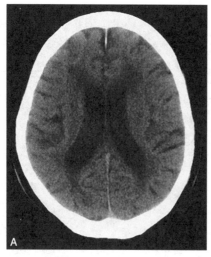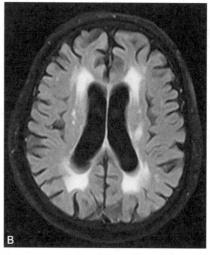

图 2-37　脑白质疏松的 CT、MRI 表现

CT 平扫(A)示两侧侧脑室旁、半卵圆中心可见对称性斑片状低密度灶,部分病灶融合,边界模糊,MRI FLAIR(B)呈高信号。

【诊断与鉴别诊断】

cSVD 影像表现包括腔隙与腔隙性脑梗死、脑白质疏松、脑微出血、血管周围间隙扩大,这些表现可单独或同时存在。CT 检查敏感性与特异性均低,故 MRI 常作为首选检查。鉴别包括以下:①多发性硬化与脑白质疏松鉴别:多发性硬化发病以 20～40 岁女性多见,急性期有强化;②腔隙灶与血管周围间隙扩大鉴别:腔隙灶多为基底节区的多发点状或小圆形低密度影,病灶可发生于一侧或两侧,一般不对称,多有腔隙性脑梗死病史;血管周围间隙扩大,病灶常两侧对称,沿穿支血管走行分布。

(余忠强　杨建峰)

第六节　颅内肿瘤

一、神经上皮肿瘤

神经上皮肿瘤(neuroepithelial tumor),既往称为神经胶质瘤(glioma),是各种神经上皮细胞起源肿瘤的总称,为脑内最常见的原发性肿瘤。依据 WHO 分类,可分为星形细胞瘤、少突胶质细胞瘤、混合性胶质瘤、室管膜瘤及髓母细胞瘤等。各项影像学检查中,颅骨平片和脑 DSA 主要观察颅内高压征和间接的肿瘤定位征,其诊断价值有限,以 CT 和 MRI 为主要检查方式。

(一)星形细胞瘤

【疾病概要】

1. 病因病理　星形细胞瘤(astrocytoma)是最常见的神经上皮肿瘤,占颅内原发性肿瘤的60%,可发生于中枢神经系统的任何部位,主要位于白质内,可侵犯皮质及脑内深部结构,并可沿胼胝体侵及对侧。成人多发生于大脑半球,儿童多发生于小脑半球。

星形细胞瘤分类复杂,按 2007 年 WHO 脑肿瘤分类法,分为毛细胞型星形细胞瘤(Ⅰ级)、弥漫性星形细胞瘤(Ⅱ级)、间变性星形细胞瘤(Ⅲ级)和胶质母细胞瘤(Ⅳ级)。Ⅰ级为良性,分化良好;Ⅱ级为低度恶性;Ⅲ～Ⅳ级为恶性,分化不良。Ⅰ～Ⅱ级肿瘤边缘较清楚,多表现为瘤内囊腔或囊腔内瘤结节,肿瘤血管较成熟。Ⅲ～Ⅳ级肿瘤呈弥漫性浸润性生长,边界不清,易发生坏死、出血和囊变,肿瘤血管丰富且分化不良。高度恶性星形细胞多由低度恶性的Ⅱ级星形细胞瘤转化而来。

2. 临床表现　最重要的临床表现为局灶性或全身性癫痫发作,且在诊断前数年就可出现。其他还可出现运动及智力障碍和颅内压升高等表现,常在病变后期出现。

【影像学表现】

1. CT 表现

（1）平扫：Ⅰ级星形细胞瘤表现为低密度病灶，密度较均匀，境界相对清楚，占位表现不明显；Ⅱ、Ⅲ、Ⅳ级星形细胞瘤表现为低、略高或混杂密度病灶，有时可见高密度钙化和出血，形态不规则，边界不清，瘤周水肿明显，有不同程度的占位征象。

（2）增强扫描：Ⅰ级星形细胞瘤多无强化；Ⅱ级不强化或轻度强化；Ⅲ、Ⅳ级通常呈环状或不规则强化，环壁上可见强化的壁结节；若肿瘤沿胼胝体向对侧生长则呈蝴蝶状强化。

2. MRI 表现

（1）平扫：肿瘤在 T_1WI 上呈低、等信号，T_2WI 及 FLAIR 呈高信号。Ⅰ级星形细胞瘤信号较均匀（图 2-38A、B），Ⅱ、Ⅲ、Ⅳ级信号多不均匀（图 2-39A）。DWI 上Ⅰ级星形细胞瘤多呈低信号，Ⅱ级呈等信号，Ⅲ、Ⅳ级通常呈混杂高信号。磁共振波谱成像（MRS）上胆碱（Cho）峰升高，N-乙酰门冬氨酸（NAA）峰降低。低级星形细胞瘤（Ⅰ～Ⅱ级）还可见肌醇（MI）/肌酸（Cr）增高（0.85±0.25）。胆碱（Cho）/肌酸（Cr）在Ⅲ～Ⅳ级星形细胞瘤中也升高。

（2）增强扫描：Ⅰ级星形细胞瘤多无强化（图 2-38C）；Ⅱ级不强化或轻度强化；Ⅲ、Ⅳ级通常呈环状或不规则强化，环壁上可见强化的壁结节（图 2-39B）；若肿瘤沿胼胝体向对侧生长则呈蝴蝶状强化。

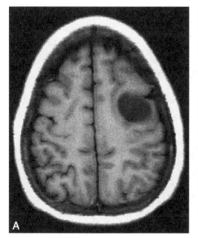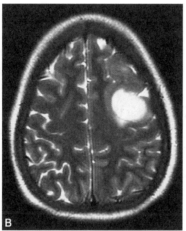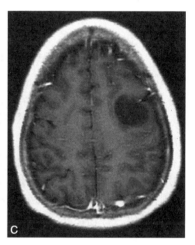

图 2-38 左额Ⅰ级星形细胞瘤

A. MRI 平扫：T_1WI 左额叶占位性病变，边界清，主要为低信号，信号均匀；B. MRI T_2WI 呈高信号，周围脑实质轻度水肿；C. 增强扫描病变不强化。

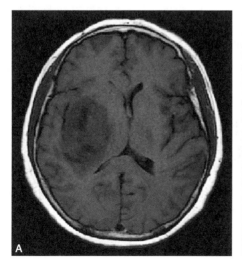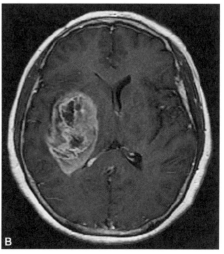

图 2-39 右基底节区胶质母细胞瘤（Ⅳ级）

A. MRI 平扫：T_1WI 右基底节区占位性病变，边界不清，信号不均匀；B. MRI 增强扫描病变呈不规则强化，可见壁结节。

组图：Ⅱ级星形细胞瘤MRI表现

【诊断与鉴别诊断】

根据病人的癫痫等症状、病变主要发生于白质区域，CT 呈低密度，MRI 上 T_1WI 呈低、等信号，T_2WI 及 FLAIR 呈高信号，磁共振波谱成像上 Cho 峰升高，NAA 峰降低，增强扫描无强化或环状、不规则强化，可诊断为星形细胞瘤。

1. Ⅰ级星形细胞瘤应与脑梗死鉴别，脑梗死的特点包括：①临床上有突发偏瘫病史；②病灶多呈楔形，同时累及皮、髓质；③增强扫描病灶呈脑回状强化。

2. 环状强化的星形细胞瘤要与脑脓肿、单发脑转移瘤等鉴别：

（1）脑脓肿：①临床上有高热病史；②环状强化的壁厚薄一致，无壁结节；③DWI 上呈高信号，而星形细胞瘤在 DWI 上呈高低混杂不等信号。

（2）单发脑转移瘤：①临床上有原发性肿瘤病史；②壁结节多不明显，而瘤周水肿明显；③老年人多见。

（二）少突神经胶质瘤

【疾病概要】

1. 病因病理 少突神经胶质瘤（oligodendroglioma）起源于少突胶质细胞。90% 以上发生于幕上大脑半球，以额叶多见。肿瘤一般为实性，质硬较脆，但无包膜。肿瘤常波及皮质，可向外生长，有时可与脑膜相连。肿瘤易钙化，钙化形态多样，多为点状或斑片状钙化，为该肿瘤的重要特征之一。肿瘤深部囊变出现率随恶性程度增加而增加。偶见出血和坏死。

2. 临床表现 临床表现与肿瘤所在的部位有关，50%～80% 以癫痫为首发症状，1/3 有偏瘫和感觉障碍，另有病人出现偏瘫和感觉障碍，还可出现颅内压升高及精神症状等。

【影像学表现】

1. X 线表现 平片常显示肿瘤区呈条带状或团絮状的钙化。

2. CT 表现

（1）平扫：肿瘤位置表浅，位于皮层或皮层下区，呈混杂密度肿块，多呈类圆形，边界不清，囊变者为边缘清楚的低密度区。内有钙化是其特征性改变（图 2-40A），钙化可呈点片状、弯曲条索状或团块状钙化，良性钙化多见，恶性钙化不明显。瘤周水肿及占位征象多较轻。

（2）增强扫描：可呈不同程度的强化。

3. MRI 表现

（1）平扫：肿瘤呈团块状，在 T_1WI 上呈低或等信号，T_2WI 及 FLAIR 呈高信号，信号多不均匀（图 2-40B、C）。钙化在 T_1WI 与 T_2WI 上均为低信号。良性肿瘤边缘清晰、锐利，瘤周无水肿或仅为轻度水肿，占位征象轻。恶性肿瘤钙化不明显，水肿与肿瘤边界不清，占位征象明显。少突神经胶质瘤在 DWI 上信号多样，可呈稍高信号、高信号或等、低信号。MRS 对肿瘤的定性诊断有帮助，高级别少突神经胶质瘤较低级别少突神经胶质瘤的 Cho/Cr 比值升高（前者为 4.23±2.46，后者为 2.03±2.05），并可出现显著的脂质及乳酸峰。

（2）增强扫描：良性肿瘤不强化（图 2-40D、E），恶性肿瘤实体部分呈不均匀中等强化。磁共振血管成像（MRA）可显示肿瘤与大血管的关系。

【诊断与鉴别诊断】

额叶或其他脑叶病灶，位置表浅，水肿及占位效应轻，CT 或 MRI 显示钙化，增强后无明显强化或不均匀强化，可提示此病。应与脑膜瘤、星形细胞瘤及钙化性脑动静脉畸形等鉴别，鉴别诊断如下：

1. 脑膜瘤 ①脑膜瘤为颅内脑外肿瘤，广基底，可与颅骨或硬膜相连；②肿瘤强化明显，有脑膜尾征；③邻近颅骨骨质增生等改变；④MRI 上 T_1WI 和 T_2WI 多为等信号；⑤瘤内多无条带状钙化。

2. 星形细胞瘤 ①星形细胞瘤 CT 平扫呈低密度；②瘤内多无条带状钙化。

3. 脑动静脉畸形 ①脑动静脉畸形无占位效应；②增强扫描可见增粗迂曲的血管团；③MRI 上可见流空血管影。

（三）室管膜瘤

【疾病概要】

1. 病因病理 室管膜瘤（ependymoma）约占上皮源性肿瘤的 12.2%，多见于小儿及青年，可发生

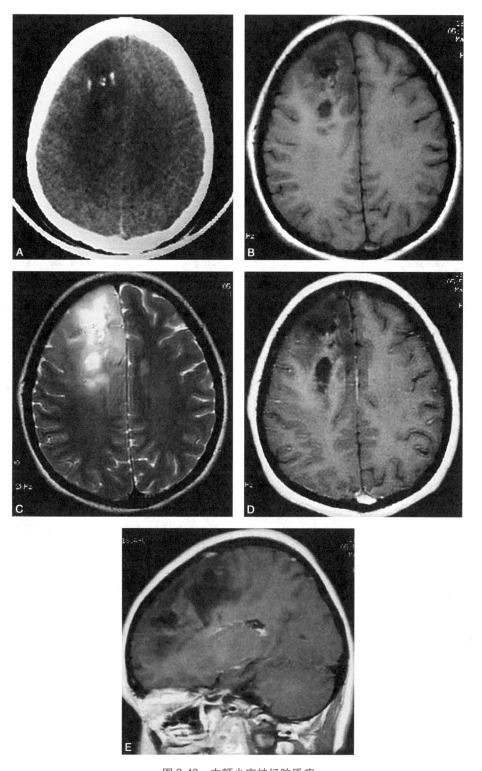

图 2-40 右额少突神经胶质瘤

A. CT 平扫:右额叶大片低密度中间可见条片状钙化;B. MRI 平扫:T_1WI 等低混杂信号,边界不清;C. MRI T_2WI 为片状高信号,周围脑实质有轻度水肿;D、E. 增强扫描:病变强化不明显。

于脑室系统的任何部位,但多位于第四脑室内。该病起源于脑室内的室管膜细胞或室管膜残余。肿瘤可突入脑室内或向脑室外跨越脑室和脑实质生长,常伴发梗阻性脑积水。可随脑脊液播散。

2. 临床表现　常有头痛、恶心、呕吐、共济失调和眼球震颤等。

【影像学表现】

1. X 线表现　平片多正常,也可出现颅内高压征象。

2. CT 表现

(1) 平扫:肿瘤呈等密度或稍高密度,密度均匀或不均匀,可出现囊变、钙化等,瘤周无水肿,位于第四脑室内的病灶,可见侧脑室和第三脑室扩张积水。

(2) 增强扫描:肿瘤呈均匀或不均匀强化。

3. MRI 表现

(1) 平扫:肿瘤在 T_1WI 上为低或等信号(图 2-41A、B),T_2WI 及 FLAIR 上为高信号(图 2-41C),常伴脑积水。DWI 多呈等或低信号。磁共振波谱成像上室管膜瘤的 NAA/Cho 的比值与 Cr/Cho 的比值较星形细胞瘤高。

(2) 增强扫描:呈均匀或不均匀明显强化(图 2-41D)。

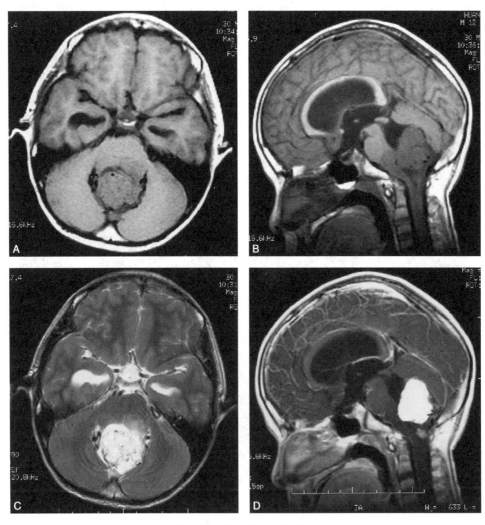

图 2-41　第四脑室室管膜瘤

A、B. MRI 平扫 T_1WI:第四脑室内等信号占位性病变,其内可见血管流空信号,边界清;C. MRI T_2WI 呈高信号,周围脑实质无水肿;D. 增强扫描病变明显不均匀强化。

【诊断与鉴别诊断】

CT 示小儿或青年第四脑室内等密度病灶,MRI 示 T_1WI 上为低或等信号,T_2WI 及 FLAIR 上为高

信号病灶,伴有脑积水,增强后均匀或不均匀明显强化,可考虑室管膜瘤。主要与髓母细胞瘤及脑室内脑膜瘤鉴别,鉴别诊断如下:

1. 髓母细胞瘤 ①髓母细胞瘤位于小脑蚓部,而室管膜瘤位于第四脑室内;②DWI 上髓母细胞瘤常为高信号,而室管膜瘤常为等或低信号。

2. 脑室内脑膜瘤 ①好发于侧脑室三角区;②CT 平扫为等或稍高密度,钙化多见;③T_1WI 及 T_2WI 上呈等信号;④DWI 上信号多变,可为高、等、低或混杂信号。

（四）髓母细胞瘤

【疾病概要】

1. 病因病理 髓母细胞瘤(medulloblastoma)占神经上皮肿瘤的 4%~6%,是儿童最常见的颅后窝肿瘤,其恶性程度高,主要发生于小脑蚓部,可向前压迫第四脑室,引起梗阻性脑积水,肿瘤易随脑脊液种植播散。本病对放疗敏感。

2. 临床表现 常见共济失调及头痛、恶心、呕吐等颅内高压征。

【影像学表现】

1. X 线表现 可正常,或出现颅内高压表现。

2. CT 表现

（1）平扫:可见小脑蚓部类圆形略高密度肿块,密度均匀或不均匀,半数周围有水肿,第四脑室受压变形移位,侧脑室、第三脑室扩张积水。

（2）增强扫描:肿瘤明显强化,呈快进快出表现。若环绕侧脑室周围出现带状强化影,提示肿瘤发生了室管膜下转移。

3. MRI 表现

（1）平扫:肿瘤 T_1WI 呈低信号(图 2-42A),T_2WI 及 FLAIR 呈高信号(图 2-42B),信号均匀或不均匀,伴有脑积水。DWI 上呈高信号。

（2）增强扫描:肿瘤明显强化(图 2-42C、D)。

【诊断与鉴别诊断】

儿童小脑蚓部占位,CT 平扫呈略高密度,T_1WI 呈低信号,T_2WI 及 FLAIR 呈高信号,DWI 上呈高信号,增强扫描明显强化,伴脑积水,可考虑髓母细胞瘤。但需要与室管膜瘤和小脑星形细胞瘤鉴别,鉴别诊断如下:

1. 室管膜瘤 见室管膜瘤的鉴别诊断。

2. 小脑星形细胞瘤 ①好发于儿童,肿瘤位于小脑半球;②CT 平扫为低或等密度;③增强扫描病灶呈环状强化,可见壁结节。

二、脑膜瘤

【疾病概要】

1. 病因病理 脑膜瘤(meningioma)起源于脑膜,位居颅内肿瘤的第二位,占颅内肿瘤的 15%~20%。多见于 40~60 岁的中年人,女性发病率约为男性的两倍。大多数为良性,极少为恶性。

脑膜瘤的发病部位与蛛网膜分布有关,典型部位按频率顺序为:矢状窦旁、大脑镰、脑凸面、嗅沟、鞍结节、蝶骨嵴、三叉神经半月节、小脑幕、脑桥小脑三角区、斜坡颅颈连接处。多为单发,偶为多发,并可与听神经瘤或神经纤维瘤并发。肿瘤有完整包膜,多为结节或颗粒状,可有钙化或骨化,少数可出现囊变、坏死和出血。肿瘤生长缓慢,可长大嵌入脑内,造成脑皮质受压,但除恶变者外,一般不浸润至脑实质内,极少数可恶变成脑膜肉瘤。脑膜瘤因紧邻颅骨,易引起颅骨增生、破坏或变薄。肿瘤多数由脑膜动脉分支供血,血运丰富。

2. 临床表现 起病缓慢,病程长,可有头痛、头晕,位于大脑凸面者常有皮质缺血或癫痫发作,位于功能区的脑膜瘤,可有局限性体征及神经功能障碍。

【影像学表现】

1. X 线表现 平片常见颅内压升高和松果体钙化斑块移位。可见颅骨骨质增生、破坏、肿瘤钙化和血管压迹增粗等。脑血管造影可显示肿瘤引起的脑血管移位,动脉期可见来自颈外动脉和颈内动

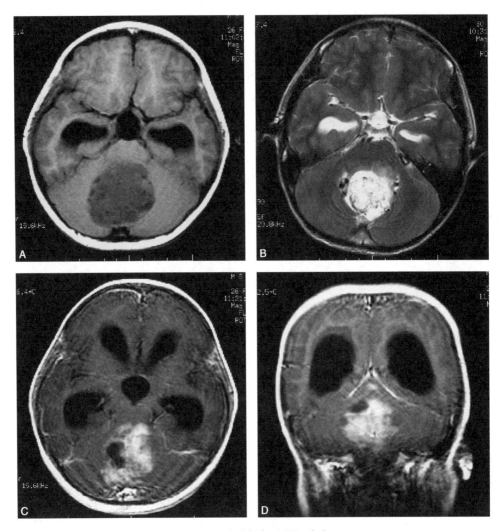

图 2-42　小脑蚓部髓母细胞瘤

A. MRI 平扫 T₁WI 示小脑蚓部低信号占位性病变,分叶状块影,其内可见血管流空信号,边界清;
B. MRI T₂WI 呈高信号,周围脑实质无水肿;C、D. 增强扫描病变明显强化,其内可见片状不强化区。

脉的脑膜分支,毛细血管期或静脉期可见肿瘤染色,肿瘤周围的正常脑血管受压变形。

2. CT 表现

(1) 平扫:肿瘤呈圆形或类圆形,边界清晰,呈等或略高密度(图 2-43A),以广基底靠近颅板或硬脑膜,瘤体可见钙化。可见瘤周水肿,程度不一,多较轻。占位征象明显。有时可见颅板增厚、破坏等。出血、坏死和囊变少见。

(2) 增强扫描:多呈明显均匀强化(图 2-43B),边缘锐利,未强化区代表坏死、囊变。

3. MRI 表现

(1) 平扫:信号多与脑灰质接近,T₁WI 多为等信号,T₂WI 及 FLAIR 多为等或稍高信号(图 2-44A、B)。内部信号可不均匀,囊变呈长 T₁、长 T₂ 信号,钙化在 MRI 上无信号。肿瘤周围可见低信号环,以 T₁WI 明显,介于肿瘤与水肿之间,称为肿瘤包膜。肿瘤侵及颅骨时,正常的颅骨结构消失,骨结构不规则。DWI 上脑膜瘤的表现较为多样性,可表现为稍高、等或稍低信号。由于脑膜瘤属于脑外肿瘤,不含正常神经元,MRS 表现为 NAA 峰缺乏,Cho 峰升高,Cr 峰下降,可出现丙酸(Ala)峰。

(2) 增强扫描:肿瘤多呈明显均一强化,出现囊变、坏死时强化不均匀。相邻脑膜可呈鼠尾状强化,称为"脑膜尾征"(图 2-44C)。MRA 可显示肿瘤血供,并帮助了解肿瘤与大血管的细致关系。

【诊断与鉴别诊断】

矢状窦旁、大脑镰、脑凸面等蛛网膜分布区域见等密度、等信号的肿块,增强扫描明显强化,且见

笔记

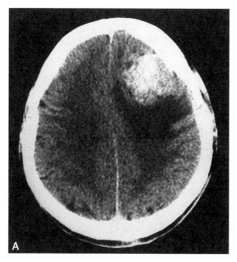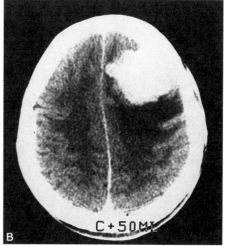

图 2-43　左额凸面脑膜瘤
A. CT 平扫:肿瘤密度略高,边界清,周围水肿明显;B. CT 增强扫描:肿瘤明显均匀强化。

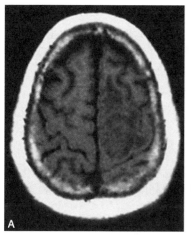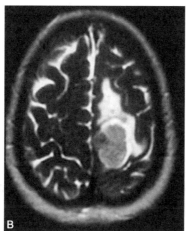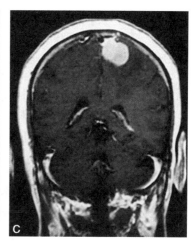

图 2-44　左额顶部脑膜瘤
A. MRI 平扫:T_1WI 左侧额顶部等信号类椭圆形占位性病变;B. MRI T_2WI 为稍高信号,信号欠均匀,周围脑水肿明显;C. 增强扫描:冠状位肿瘤均匀显著强化,肿瘤与脑膜广基底相连,并可见"脑膜尾征"。

脑膜尾征,可诊断脑膜瘤。脑膜瘤需要与星形细胞瘤鉴别(见星形细胞瘤的鉴别诊断),脑桥小脑三角区脑膜瘤要与听神经瘤鉴别(见听神经瘤的鉴别诊断),鞍区脑膜瘤要与颅咽管瘤鉴别(见颅咽管瘤的鉴别诊断),脑室内脑膜瘤要与室管膜瘤鉴别(见室管膜瘤的鉴别诊断)。

三、垂体腺瘤

【疾病概要】

1. 病因病理　垂体腺瘤(pituitary adenoma)是鞍区最常见的肿瘤,占颅内肿瘤的第三位。本病成人多见,男女发病率相等,但分泌催乳素的微腺瘤多为女性。

根据有无激素分泌,可分为功能性(75%)和无功能性(25%)两类。前者包括催乳素腺瘤、嗜酸细胞瘤和嗜碱细胞瘤等,后者为嫌色细胞瘤。根据其大小可分为微腺瘤(≤10mm)和大腺瘤(>10mm)。垂体腺瘤属于脑外肿瘤,包膜完整,与周围组织界线清楚。肿瘤较大时可出现出血、坏死和囊变。偶可钙化。

2. 临床表现　多样,与肿瘤类型和肿瘤对周围结构的压迫有关。催乳素腺瘤出现闭经、泌乳,生长激素腺瘤出现肢端肥大,促肾上腺皮质激素腺瘤出现 Cushing 综合征等。巨大垂体腺瘤可出现压迫症状,如视力障碍、垂体功能低下、头痛等。

【影像学表现】

1. X线表现 蝶鞍扩大,前后床突骨质吸收、破坏,鞍底下陷。部分病人可见颅内高压征象及颅骨增厚等。

2. CT表现

(1) 垂体大腺瘤

1) 平扫:平扫示鞍区等密度或稍高密度肿块,呈圆形或椭圆形,边缘光滑,密度均匀或不均匀,蝶鞍扩大,鞍背变薄后移。肿瘤可侵犯四周结构,向上突入鞍上池,侧方可侵及一侧或双侧海绵窦,冠状位扫描显示肿瘤呈哑铃状。

2) 增强扫描:多为均匀强化或周边强化。动态CT扫描时垂体腺瘤使垂体内毛细血管床受压、移位,称血管丛征。

(2) 垂体微腺瘤

1) 平扫:冠状位薄层扫描约半数病人无异常表现,有时可见垂体高度增加(正常垂体高度男性小于7mm,女性小于9mm),上缘膨隆,垂体柄偏移及鞍底骨质变薄凹陷等。

2) 增强扫描:必须行冠状位薄层增强扫描,快速注入对比剂后迅速扫描,肿瘤为低密度,延迟扫描为等密度或高密度。

3. MRI表现

(1) 垂体大腺瘤

1) 平扫:矢状、冠状或横断位可见鞍区内肿块,T_1WI 呈较低或等信号,T_2WI 及 FLAIR 呈等或较高信号,信号均匀或不均匀,若肿瘤内部发生囊变或坏死,在 T_1WI 上肿瘤内部出现更低信号,T_2WI 则呈更高信号,伴出血则在 T_1WI、T_2WI 上均呈高信号(图2-45A、B)。正常垂体多不能显示。DWI上肿瘤可表现为弥散运动受限或不受限。肿瘤可侵犯四周,向上生长,由于受鞍膈束缚,可见"束腰征"。

2) 增强扫描:呈均一强化,坏死、囊变、出血和钙化部分不强化(图2-45C)。磁共振血管成像(MRA)可显示肿瘤对 Willis 环的形态和血流的影响(图2-45D)。

(2) 垂体微腺瘤

1) 平扫:冠状位及矢状位薄层扫描时 T_1WI 呈低信号(图2-46A),伴出血为高信号;T_2WI 及 FLAIR 呈高信号或等信号(图2-46B)。肿瘤通常位于垂体一侧,可见垂体高度增加,上缘局部膨隆,垂体柄偏移,鞍底下陷或局部骨质吸收破坏。

2) 增强扫描:肿瘤早期信号强度低于正常垂体(图2-46C),1h后高于正常垂体。

【诊断与鉴别诊断】

鞍内或鞍上类圆形略高或等密度肿块,MRI上 T_1WI 为等信号,T_2WI 为高信号,均一或周边强化,伴蝶鞍扩大、破坏等影像学改变,结合内分泌紊乱可诊断垂体大腺瘤。垂体内低密度或 T_1WI 低信号小病灶,伴垂体柄偏移,增强后强度低于正常垂体,结合内分泌紊乱可诊断垂体微腺瘤。

大腺瘤需要与发生于鞍区的其他肿瘤进行鉴别,如脑膜瘤、颅咽管瘤及动脉瘤等,能否见到正常垂体为主要鉴别点。微腺瘤需要与青春期或哺乳期妇女正常垂体鉴别,后者也可表现为垂体高度增加,垂体饱满,上缘局部膨隆,但垂体左右对称,垂体柄居中,鞍底无下陷。

四、颅咽管瘤

【疾病概要】

1. 病因病理 颅咽管瘤(craniopharyngioma)多位于鞍上,是鞍区仅次于垂体腺瘤的常见肿瘤。多见于儿童和青少年。目前普遍认为该肿瘤起自颅咽管在退化过程中的残留上皮细胞(胚胎剩余学说),也有人认为是由垂体腺细胞的鳞状上皮细胞化生而来(化生学说)。

肿瘤可分为囊性、囊实性和实性三种,但多为囊性。囊内可为单房或多房,囊液黄褐色并漂浮有胆固醇结晶。囊壁和肿瘤实性部分多有钙化。

2. 临床表现 肿瘤可因压迫垂体、下丘脑而出现内分泌紊乱症状,包括发育停滞、侏儒、尿崩等;压迫视交叉出现视力、视野障碍;部分病人可有精神异常及垂体功能低下。

【影像学表现】

1. X线表现 平片常显示鞍区钙化、蝶鞍异常和颅内高压征象等。

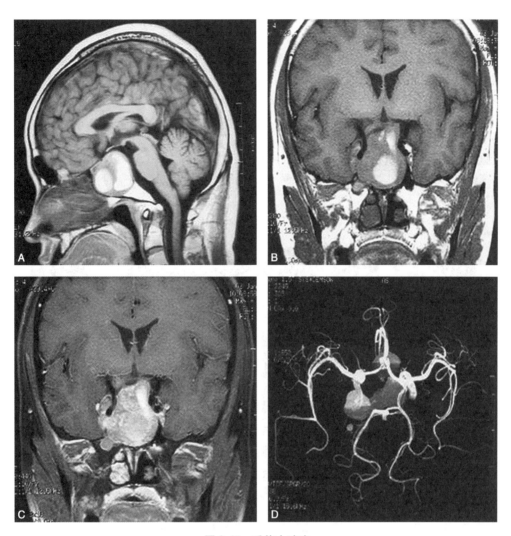

图 2-45　垂体大腺瘤

A、B. MRI 平扫 T$_1$WI 垂体窝占位性病变,以等、高信号为主,其内的高信号为出血所致;C. 冠状位增强扫描明显强化,可见"束腰征",颈内动脉海绵窦段被包绕;D. MRA 显示脑底动脉环增大,右侧颈内动脉海绵窦段显示不清。

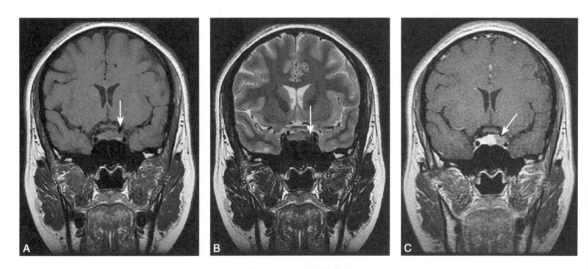

图 2-46　垂体微腺瘤

A. MRI 平扫 T$_1$WI 垂体左侧部可见稍低信号区;B. MRI T$_2$WI 呈等信号,其内信号略显不均;C. 增强扫描显示肿瘤信号低于周边正常垂体。

53

2. CT 表现

（1）平扫：多为鞍上区圆形、类圆形或分叶状肿块。CT 值变动范围大，含胆固醇多则 CT 值低，含钙质或蛋白质多则 CT 值高。囊壁可见蛋壳状钙化（图 2-47），实体肿瘤内为点状、不规则或团块状钙化。一般无脑水肿，可出现脑积水。

（2）增强扫描：囊壁可出现环状强化，肿瘤实性部分可呈均匀或不均匀强化，低密度囊液不强化。

3. MRI 表现

（1）平扫：平扫 MRI 表现变化多样。T_1WI 上可呈高信号、等信号、低信号或混杂信号，这与病灶内蛋白、胆固醇、正铁血红蛋白、钙化及散在骨小梁的含量多少有关。T_2WI 以高信号多见。实性肿瘤 T_1WI 为等信号，T_2WI 及 FLAIR 为高信号。囊变在 FLAIR 上亦表现为高信号。肿瘤在 DWI 上呈高信号。

（2）增强扫描：同 CT 增强表现。

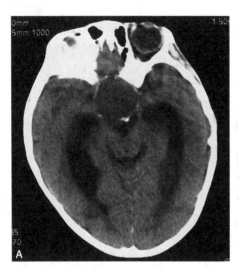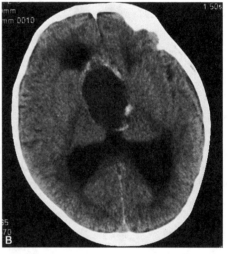

图 2-47　颅咽管瘤

CT 平扫：鞍上池巨大囊性占位，呈分叶状，边界清，囊壁可见钙化，周围脑实质无水肿，部分肿块插入第三脑室前部。

【诊断与鉴别诊断】

儿童鞍上肿块，有钙化及囊变，增强扫描可见实体部分均匀或不均匀强化，囊壁可出现环状强化，结合临床表现可诊断颅咽管瘤。需要与鞍区脑膜瘤及胶质瘤鉴别，鉴别诊断如下：

1. 鞍区脑膜瘤　①鞍旁骨质增生硬化；②MRI 上 T_1WI 和 T_2WI 肿瘤均呈等信号；③增强扫描肿块明显均一强化。

2. 胶质瘤　胶质瘤与实性颅咽管瘤较难鉴别，但胶质瘤好发于青壮年，肿块多无钙化。

五、听神经瘤

【疾病概要】

1. 病因病理　听神经瘤（acoustic neuroma）是脑桥小脑三角区最常见的肿瘤，好发于中年人。起源于听神经前庭支内听道段，属于神经鞘瘤，为生长缓慢的良性肿瘤。多为单侧，也可以两侧同时发生，甚至与其他肿瘤如脑膜瘤等并发（属于神经纤维瘤病）。肿瘤质地坚硬，有包膜，境界清楚，易发生囊变。常伴有内耳道扩大。

2. 临床表现　主要表现为单侧耳鸣、听力减退或耳聋等。

【影像学表现】

1. X 线表现　平片可见内耳道扩大和邻近骨质破坏。

2. CT 表现

（1）平扫：脑桥小脑三角区等密度或低密度或混杂密度肿块，以内耳道为中心，与岩骨接触面呈锐角。骨窗显示内耳道呈漏斗状扩大,骨质吸收模糊,甚至有骨质破坏(图 2-48A)。

(2) 增强扫描:肿瘤明显均匀或不均匀强化,病变边界清楚。

3. MRI 表现

(1) 平扫:脑桥小脑三角区肿块,T_1WI 上呈等、低信号,T_2WI 上呈高信号(图 2-48B、C),FLAIR 上呈高信号。瘤体若为实性,则其信号均匀,若内部发生囊变,囊变区 T_1WI 呈低信号,T_2WI 为高信号,FLAIR 上呈低信号。若合并出血,T_1WI、T_2WI、FLAIR 上均表现为高信号。DWI 上肿块呈等信号。

(2) 增强扫描:瘤体实质部分明显强化,囊变区无强化,紧贴内耳道口处肿块呈漏斗状指向内听道口(图 2-48D)。微小听神经瘤(<10mm),表现为听神经增粗且明显强化。

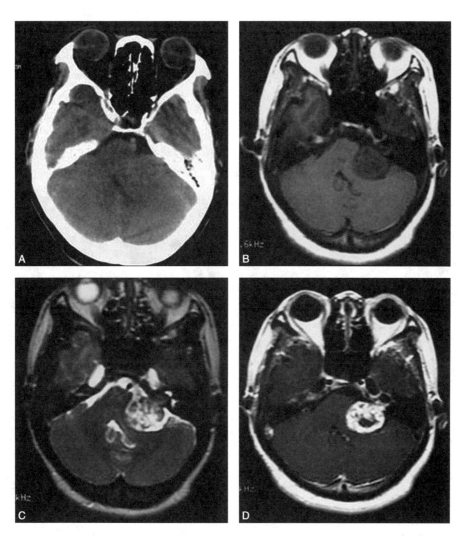

图 2-48　听神经瘤

A. CT 平扫:左脑桥小脑三角区占位性病变,呈混杂稍高密度,第四脑室受压变窄;B、C. MRI 平扫:肿瘤信号不均,其内可见多发囊状长 T_1、长 T_2 信号,实质部分呈等信号;肿块边缘见线样长 T_1、长 T_2 水肿环;D. 增强扫描:肿块不均匀明显强化,其内可见斑片无强化区,肿瘤延伸至左侧内耳道。

【诊断与鉴别诊断】

根据听力障碍,脑桥小脑三角区实性或囊实性肿块伴有听神经增粗、内耳道扩大,可诊断听神经瘤。如为双侧发病要考虑为神经纤维瘤病。要注意与发生在脑桥小脑三角区的脑膜瘤、表皮样囊肿(胆脂瘤)等鉴别,鉴别诊断如下:

1. 脑膜瘤　①肿瘤与岩骨接触面呈钝角;②无内听道扩大;③邻近岩骨可有骨质增生;④MRI 上呈等 T_1 等 T_2 信号改变,增强扫描有脑膜尾征。

2. 表皮样囊肿　①呈脑脊液样密度或信号肿块,形态不规则,沿蛛网膜下腔生长;②增强扫描不强化;③无内听道扩大;④DWI 上呈高信号。

六、脑转移瘤

【疾病概要】

1. 病因病理 脑转移瘤(metastatic tumor of the brain)在中老年人中较常见,占脑肿瘤的20%,男性稍多于女性。

血行转移者,多来自肺癌、乳腺癌等;直接蔓延者可来自鼻咽、鼻旁窦、眼眶的恶性肿瘤。60%～70%的病例为多发,以幕上多见。好发于皮-髓质交界区。肿瘤中心常发生坏死、出血、囊变。瘤周水肿明显,水肿程度与肿瘤大小无关,但与肿瘤类型及部位相关,位于白质区肿瘤水肿较灰质区肿瘤明显。肿瘤血供多较丰富。

2. 临床表现 多有原发性恶性肿瘤病史,但部分病人以颅脑症状为首发症状。颅脑症状主要有头痛、恶心、呕吐、视神经盘水肿等颅内高压表现,进一步加重可出现意识障碍与脑疝等症状。5%～12%的病人也可无神经系统症状。

【影像学表现】

1. CT 表现

(1) 平扫:可呈类圆形高、等、低或混杂密度肿块,多发或单发病灶。多位于皮髓质交界区,其内可有出血、坏死、囊变等。瘤周水肿较明显,"小肿瘤大水肿"为特征性表现。

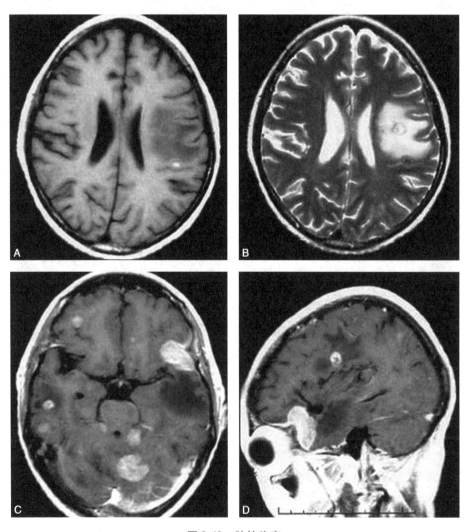

图 2-49 脑转移瘤

A. MRI 平扫 T₁WI 左侧额叶占位病变,T₁WI 呈等高混杂信号;B. MRI T₂WI 呈高低混杂信号,水肿明显;C、D. 增强检查见脑内多发结节状、环状不均匀强化。

组图:脑转
移瘤 CT 表
现

（2）增强扫描:多呈均匀或环形强化,环壁较厚,不规则,可有壁结节。肺癌多为环形强化,乳腺癌多为实性结节状强化。脑膜和室管膜转移增强时可见脑膜或室管膜强化,有时还可见模糊的肿块。

2. MRI 表现

（1）平扫:绝大多数表现为 T_1WI 低信号,T_2WI 及 FLAIR 高信号。肿瘤在 T_2WI 及 FLAIR 上表现为低信号或等信号者,多半是结肠癌、骨肉瘤和黑色素瘤。瘤周可见广泛水肿,占位效应明显(图 2-49A、B)。DWI 上可表现为低、等或高信号。

（2）增强扫描:肿瘤呈明显强化,呈结节状、环状或花环状等多种形态(图 2-49C、D)。

【诊断与鉴别诊断】

有原发性恶性肿瘤病史,脑内多发皮-髓质交界区病灶,病灶周围水肿明显,有均匀或环状强化,可明确诊断转移瘤。环状强化的脑转移瘤要与星形细胞瘤、脑脓肿鉴别,详见星形细胞瘤的鉴别诊断和脑脓肿的鉴别诊断。

第七节　颅内感染性疾病

一、脑脓肿

【疾病概要】

1. 病因病理　脑脓肿(brain abscess)是由化脓性细菌进入脑组织引起的炎症,进而形成脓肿。脑脓肿以幕上多见,最常见于颞叶,其次为额叶、顶叶、枕叶,小脑少见。病变可单发或多发。感染途径以邻近感染蔓延至颅内居多,其次为血源性感染。

病理分期可分为三期:

（1）急性脑炎期(3d 至 2 周):病变多位于白质,有充血、水肿、炎性细胞浸润、斑点状出血,伴有小静脉炎和血栓形成。

（2）局部化脓期(3~4 周):脑炎进展,坏死液化区扩大,脓腔形成,周围肉芽组织和胶原组织增生,脓肿壁逐渐形成,外周水肿明显。

（3）包膜形成期(4~8 周):脓腔增大,脓肿壁内层为炎症细胞,中层为肉芽和纤维组织,外层是神经胶质层。脓肿中心多坏死,脓肿破溃外溢,可形成多房脓肿或卫星脓肿。

2. 临床表现　脑脓肿初期,一般都有急性全身感染症状。当包膜形成以后,上述症状好转或消失,并逐渐出现颅内压升高和脑脓肿的局灶体征和症状。

【影像学表现】

1. CT 表现

（1）平扫

1）急性炎症期:表现为边界不清的低密度区,也可为不均匀的混合密度区,周围脑水肿,有占位效应。

2）化脓期和包膜形成期:平扫时约 50% 的病例可显示低密度的脓腔和等或略高于脑组织密度的脓肿壁,壁环可不完整。有些脓腔内可见气液平。水肿逐渐减退。

（2）增强扫描

1）急性炎症期:一般无强化,也可有斑点状强化。

2）化脓期和包膜形成期:增强扫描脓肿内仍可为低密度。化脓期包膜轻度强化,一般环壁略厚而不均匀,外缘模糊;包膜形成期包膜显示为环状强化,环完整、光滑、均匀、薄壁,且强化明显(图 2-50)。

2. MRI 表现

（1）平扫

1）急性脑炎期:病变范围小,位于皮层或皮髓质交

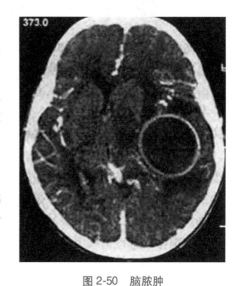

图 2-50　脑脓肿

CT 增强扫描示脑脓肿呈环状强化,薄壁而均匀,有明显占位表现。

界处,T_1WI 为低信号,T_2WI 呈略高信号,FLAIR 为高信号,DWI 上呈等信号,病变进一步发展,范围增大,占位效应明显。

2) 化脓期和包膜形成期:T_1WI 上脓肿和其周围水肿为低信号,两者之间的脓肿壁为等信号环形间隔。T_2WI 脓肿和周围水肿为高信号,脓肿壁为等或低信号(图 2-51A、B)。FLAIR 上为高信号。DWI 上脓液为明显高信号,壁呈低信号,周围水肿带呈等或略高信号。

(2) 增强扫描

1) 急性脑炎期:一般无强化,或有斑点状强化。

2) 化脓期和包膜形成期:增强扫描可见脓肿壁显著环状强化,脓腔不强化(图 2-51C、D)。

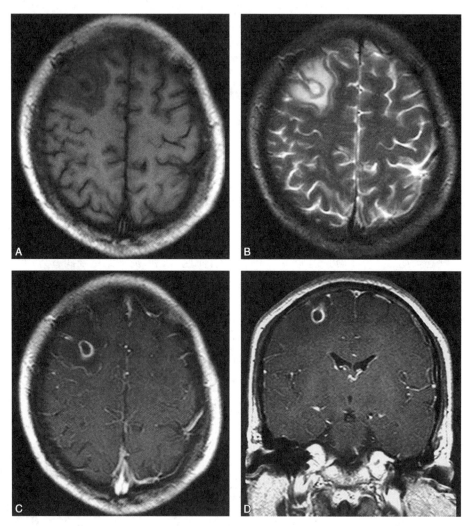

图 2-51　脑脓肿
A. MRI 平扫 T_1WI 右侧额叶片状低信号,其内可见类圆形更低信号区;B. MRI T_2WI 呈高信号,其内均可见薄层等信号环;C、D. 增强扫描病灶区呈明显环形强化。

【诊断与鉴别诊断】

根据感染史及白细胞升高,CT 平扫可显示等密度或高密度的环壁,内可见水样密度,MRI 为等信号环壁,内可见水样信号,DWI 呈高信号,增强扫描后环壁完整、光滑、均匀、薄壁及强化明显,可诊断脑脓肿。需要与星形细胞瘤、脑转移瘤及脑内陈旧性血肿鉴别,鉴别诊断如下:

1. 星形细胞瘤　星形细胞瘤也可表现为环状强化,不同点有:①星形细胞瘤的强化环壁厚薄不一,有壁结节;②星形细胞瘤无发热表现;③星形细胞瘤内的坏死区在 DWI 上为低信号。

2. 脑转移瘤　脑转移瘤也可表现为环状强化,不同点有:①转移瘤病灶多发,强化形式多样,不仅有环状强化,还有结节状、斑状等多种形式的强化同时存在;②转移瘤强化环小,而周围的脑水肿特明显,呈"小病灶大水肿"表现;③转移瘤内的坏死区在 DWI 上为低信号;④转移瘤多有原发性恶性肿瘤病史;⑤转移瘤无发热表现。

3. 脑内陈旧性血肿　脑内陈旧性血肿也可表现为环状强化,不同点为有脑出血史、周围水肿带轻、无发热表现。

二、脑寄生虫病

脑寄生虫病包括脑囊虫病、脑棘球蚴病、弓形体病、血吸虫病、脑型肺血吸虫病等多种,其中以脑囊虫病最常见,以下主要介绍脑囊虫病。

【疾病概要】

1. 病因病理　脑囊虫病(cerebral cysticercosis)为猪带绦虫的囊尾蚴寄生于人脑内所致的疾病。在我国,主要流行于北方地区。

囊尾蚴进入脑内形成囊泡,囊泡内含有液体和白色头节。虫体死亡后则由炎性细胞包裹,外层是富于血管的胶原纤维形成的肉芽肿。后期可由胶原纤维结缔组织修复变成瘢痕,死亡虫体发生钙化。按上述变化,病理分期为:

(1) 活动期:囊虫具有囊腔、囊壁和头节。

(2) 退变期:囊虫头节消失,虫体肿胀变形,周围存在炎症反应和水肿。

(3) 非活动期:囊虫死亡,局部反应消失,病灶钙化。

根据病变部位的不同又可分为脑实质型、脑室型、脑膜型和混合型。

2. 临床表现　脑囊虫病的症状复杂多变,可出现癫痫、意识障碍。有时查体可触及皮下结节。囊虫补体结合试验多为阳性,囊虫间接血凝试验阳性。

【影像学表现】

1. CT 表现

(1) 脑实质型

1) 平扫

①活动期:分为脑炎型、多发小囊型和大囊型。脑炎型 CT 平扫呈散在低密度灶,多位于白质,全脑肿胀。多发小囊型 CT 表现为脑内多发圆形或卵圆形低密度灶,其内可见致密的小结节影,为囊尾蚴的头节。大囊型表现为圆形或分叶状较大囊状低密度区,边界清楚,水样密度,无实性结节,有占位表现。

②退变期:散在多发不规则的较大低密度影,病灶周围水肿,有占位现象。

③非活动期:脑实质内多发性钙化,圆形或椭圆形,直径为 2~5mm,有时可见钙化斑块。钙化周围无水肿。

2) 增强扫描

①活动期:脑炎型增强扫描无强化。多发小囊型增强扫描病灶不强化或环形强化,周围有轻度水肿。大囊型增强扫描无强化。

②退变期:平扫时的低密度影出现结节或环状强化。

③非活动期:病灶无强化表现。

(2) 脑室型

1) 平扫:多位于第四脑室,呈圆形或类圆形囊样低密度区,近似脑脊液密度,囊壁菲薄,一般 CT 难以直接显示囊泡,仅表现为脑室形态异常或局限性不对称、阻塞性脑积水等间接征象。

2) 增强扫描:增强扫描可见囊壁环形增强。

(3) 脑膜型

1) 平扫:可见外侧裂池、鞍上池囊性扩大,有轻度占位现象;蛛网膜下腔扩大、变形;脑室对称性扩大。

2) 增强扫描:有时可见囊壁强化或结节状强化,脑膜也可强化。

(4) 混合型:上述两种或两种以上类型同时存在。

组图:脑囊虫病 CT 表现

2. MRI 表现

（1）脑实质型

1）平扫：活动期表现为多发圆形囊性病变，T_1WI 上呈低信号，T_2WI 上呈高信号，其内有偏心的代表囊虫头节的小点状影附在囊壁上。DWI 上呈高信号。脑囊虫存活期基本无水肿或轻微水肿。退变期为大片状长 T_1、长 T_2 信号。头节显示不清。周围水肿加剧，在 FLAIR 上显示更清晰，占位明显。出现"白靶征"，即在 T_2WI 中囊肿内囊液及周围水肿呈高信号，而囊壁与囊内模糊不清的头节呈低信号，低信号为囊虫逐渐纤维化、机化和钙化所致。FLAIR 上囊液呈低信号，而水肿为高信号。DWI 上囊液为高信号，水肿为低信号。囊虫钙化后出现"黑靶征"，即在 T_2WI 上囊肿内除有一个点状高信号外，均呈低信号。钙化在 DWI 上也为低信号。

2）增强扫描：活动期增强扫描囊壁可增强或不增强。退变期出现环状强化，非活动期病灶无强化表现。

（2）脑膜型

1）平扫：可见脑池扩大或脑积水表现，多是脑沟内的囊虫与脑膜粘连所致。

2）增强扫描：可见脑膜强化。

（3）脑室型：平扫可见脑室、脑沟及脑池内的囊虫，大小为 2~8mm 小圆形囊状，长 T_1、长 T_2 信号，

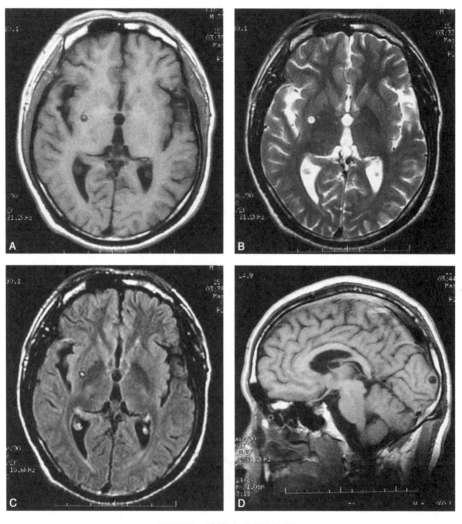

图 2-52　脑囊虫病（混合型）

A、D. MRI 平扫 T_1WI 脑实质及第三脑室内多发囊状异常信号，右基底节区为囊状低信号，其内可见点状稍高信号，第三脑室前部亦见囊状低信号，小脑内也可见囊状低信号灶；B. MRI T_2WI 显示右基底节区囊状高信号，其内可见点状低信号，呈"白靶征"；C. MRI FLAIR 像上显示第三脑室和右基底节区囊肿内的头节影。

常见不到头节,偶见头节位于边缘。FLAIR 上也为高信号。邻近脑实质有光滑压迹。

（4）混合型:上述两种或两种以上的类型表现同时存在(图 2-52)。

【诊断与鉴别诊断】

影像学发现脑内多发囊肿病灶,囊内有头节存在,结合绦虫病感染史及囊虫补体试验阳性,可作出本病的诊断。脑囊虫病需要与以下疾病鉴别,鉴别诊断如下:

1. 脑囊虫病非钙化期需要与下列病变鉴别　①脑转移瘤:多为欠规则的厚环状或结节状强化,瘤周水肿较明显,有原发性肿瘤病史;②脑结核瘤:一般为小结节状病灶,无头节,好发于脑底部,脑脊液检查有助于区别;③细菌性脑脓肿:有发热头痛等炎性症状和体征,囊内无头节。

2. 脑囊虫病钙化时需要与下列病变鉴别　①生理性钙化:多发生于基底节区与小脑齿状核区;②结节性硬化:钙化多在脑室旁;③甲状旁腺功能减退:钙化以两侧基底核或小脑齿状核为主,形态不规则。

第八节　颅脑先天畸形及发育障碍

先天性颅脑畸形及发育障碍因胚胎期神经系统发育异常所致,分类法众多,其中以 Demeyer 分类法应用最广,描述如下:

（一）器官源性畸形

1. 闭合畸形　闭合畸形包括小脑扁桃体下疝畸形、胼胝体发育不全、胼胝体脂肪瘤、先天性第四脑室中侧孔闭锁(Dandy-Walker 综合征)、颅裂畸形(脑膜膨出、脑膨出、无脑畸形)等。

2. 憩室畸形　憩室畸形包括视隔发育不良、前脑无裂畸形等。

3. 移行畸形　移行畸形包括无脑回畸形、小脑回畸形、脑裂畸形、灰质异位等。

4. 大小畸形　大小畸形包括脑小畸形和脑大畸形。

（二）组织源性障碍

1. 结节性硬化。

2. 神经纤维瘤病。

3. 颅面血管瘤综合征(Sturge-Weber 综合征)。

一、结节性硬化

【疾病概要】

1. 病因病理　结节性硬化(tuberous sclerosis)是常染色体显性遗传病,因胚胎各胚层的分化发生紊乱所致。男性发病率为女性的 2~3 倍。该病以不同器官形成错构瘤为其特点。

该病的脑部病理特征为皮层和室管膜下的白色结节。结节由神经胶质细胞和各种奇特的异常神经细胞所构成,内有钙盐沉积,偶有囊变。皮层结节以额叶为多。室管膜下的小结节最易钙化,可阻塞脑脊液通路形成脑积水。该病易伴发室管膜下巨细胞型星形细胞瘤。可合并身体其他部位的错构瘤。

2. 临床表现　特征性表现为癫痫、智力障碍和皮脂腺瘤。皮肤改变主要是棕色痣呈蝶翼状分布于鼻、颊、颏部。常伴发纤维瘤等多种畸形。

【影像学表现】

1. X 线表现　平片有时可见颅内散在钙化点和颅骨内板局限性骨质增生。钙化斑块多位于基底节区、蝶鞍区和脉络丛,也可见于脑实质,大小不等。

2. CT 表现

（1）平扫:可见室管膜下与脑室周围多发高密度结节或钙化,呈类圆形或不规则形,病灶为双侧对称分布。皮层或白质内有时可见多发小结节状钙化,其密度比室管壁钙化低,边界不清(图 2-53A)。如发生在小脑,可呈广泛结节状钙化。可出现脑萎缩和脑积水。

（2）增强扫描:室管膜下、皮质、皮质下结节无强化,室管膜下巨细胞型星形细胞瘤强化明显。

3. MRI 表现

（1）平扫:早期表现为脑皮质形态不正常,以后出现皮髓质界线不清,白质内可出现长 T_1、长 T_2

脱髓鞘斑。较大结节在 T_1WI 上呈等或低信号，T_2WI 及 FLAIR 呈高信号。结节在 DWI 上多为低信号，但伴发的室管膜下巨细胞型星形细胞瘤 DWI 上为高信号。可见脑积水、脑萎缩征象（图 2-53B）。MRS 皮质结节的 NAA/Cr 下降。

（2）增强扫描：大部分室管膜下结节可出现强化，但常不均匀，若结节出现明显强化，提示恶变可能；皮质及皮质下结节不强化（图 2-53C）。

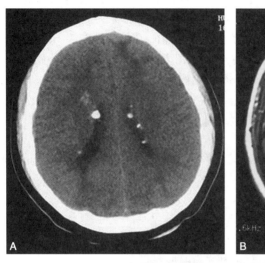
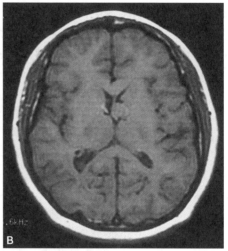
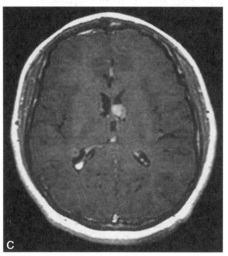

图 2-53 结节性硬化

A. CT 平扫：示双侧侧脑室壁有数个钙化结节，右额叶深部近脑室区密度增高；B. MRI 平扫：T_1WI 示室间孔区有一个 1cm 大小的结节影，与脑白质信号相似，在右侧侧脑室前角和三角区的脑室壁有两个等信号小结节影突入脑室；皮质和白质区未见明显异常信号；C. MRI 增强扫描：T_1WI 示室间孔区结节明显强化，余结节无强化。

【诊断与鉴别诊断】

根据颜面部皮脂腺瘤、癫痫、智力发育障碍的临床特点，结合 CT 和 MRI 上室管膜下、皮质、皮质下结节，部分伴钙化，可诊断为结节性硬化。该病应与其他原因引起的多发性钙化相鉴别，鉴别诊断如下：

1. 脑囊虫病 脑囊虫病的钙化一般位于脑实质的皮髓质交界区，室管膜下较少发生。

2. 甲状旁腺功能减退 甲状旁腺功能减退的钙化以两侧基底节和/或小脑齿状核为主，形态不规则。

二、胼胝体发育不全

【疾病概要】

1. 病因病理 胼胝体发育不全（hypoplasia of corpus callosum）是常见的颅脑发育畸形，包括胼胝体完全缺如和部分缺如,常合并脂肪瘤、纵裂囊肿等其他颅脑发育畸形。

2. 临床表现　本病轻者无明显症状,可有视觉、触觉障碍,重者出现智力障碍、癫痫及脑积水。

【影像学表现】

1. CT 表现　两侧侧脑室室间距加宽、分离,后角扩张,呈"八"字形外观,第三脑室扩大上移,插入两侧侧脑室体部之间,甚至可上移到两侧半球纵裂的顶部。

2. MRI 表现　矢状面 T_1WI 可清晰显示胼胝体部分或全部缺如,以压部畸形最常见,横断面及冠状面 T_1WI 显示两侧侧脑室体部明显分离,体部正常弧度消失、外凸,与后角呈微抱球状,后角相对扩大,第三脑室位置上抬,居两侧侧脑室之间(图 2-54)。

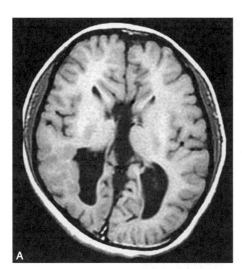
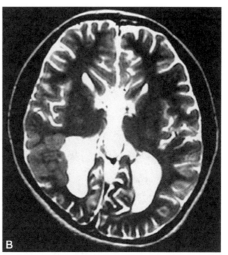
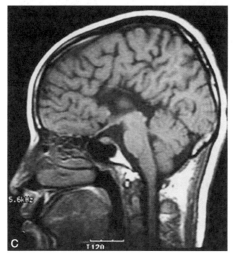

图 2-54　胼胝体发育不全

A、B. MRI 轴位平扫 T_1WI 和 T_2WI 示透明中隔缺如,两侧侧脑室后部明显扩大;C. MRI 矢状正中位 T_1WI 示胼胝体几乎完全无发育。

【诊断与鉴别诊断】

根据 MRI 正中矢状面显示胼胝体形态异常,CT 及 MRI 横断面及冠状面显示两侧侧脑室体部明显分离等征象,可明确诊断胼胝体发育不全。胼胝体发育不全伴发纵裂囊肿时,需要与前脑无裂畸形鉴别:前脑无裂畸形无正常的大脑镰结构,丘脑呈融合状,往往伴有面部畸形,而胼胝体发育不全时丘脑明显分离,并有其他典型表现。

三、蛛网膜囊肿

【疾病概要】

1. 病因病理　蛛网膜囊肿(arachnoid cyst)是脑脊液在脑外异常的局限性积聚,分为原发性和继发性两种。原发性多见于儿童,继发性由外伤、感染、手术等原因所致,多见于中青年。

原发性多属于蛛网膜内囊肿,囊肿与蛛网膜下腔不交通,也称蛛网膜内囊肿、非交通性囊肿,好发于侧裂池、大脑半球凸面、鞍上池及枕大池。继发性蛛网膜囊肿的囊腔多数情况下与总的蛛网膜下腔之间存在狭窄的通道相连,实际上是蛛网膜下腔的局部扩大,也称为蛛网膜下囊肿,多见于较大的脑池处,如鞍上池、枕大池、侧裂池和四叠体池。

2. 临床表现 部分病人无任何症状,部分病人可出现头痛、癫痫发作等。

【影像学表现】

1. X 线表现 小的囊肿平片常无异常改变,大的囊肿可见局部颅板变薄,外突。

2. CT 表现

(1)平扫:可见蛛网膜囊肿位于脑外,边界清楚、光滑,与脑脊液密度完全一致,囊肿壁不显示。囊肿较大时可造成局部颅骨变薄、膨隆,局部脑组织推压移位,甚至出现脑萎缩。

(2)增强扫描:病灶无强化。

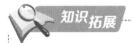

知识拓展

颅内囊肿性病变

颅内囊肿性病变是一大类以囊肿为特征的良性病变,多与发育异常有关。常见的有蛛网膜囊肿、脉络膜裂囊肿、脉络丛囊肿、松果体囊肿、表皮样囊肿、胶样囊肿、Rathke 囊肿等。这些囊肿的共同影像学表现特点包括:

1. CT 平扫呈脑脊液样低密度(胶样囊肿可呈等高密度),增强扫描不强化。

2. MRI 示 T_1WI 呈低信号(胶样囊肿、Rathke 囊肿可呈高信号),T_2WI 呈高信号。

3. FLAIR 呈低信号(表皮样囊肿、胶样囊肿、Rathke 囊肿可呈高信号),增强扫描不强化。

4. DWI 上除表皮样囊肿、Rathke 囊肿呈高信号外,其余均呈低信号。

各种囊肿有其特定的发病部位,蛛网膜囊肿好发于脑池脑裂内,脉络膜裂囊肿发生于海马与间脑间,脉络丛囊肿发生于侧脑室内,松果体囊肿发生于松果体区,Rathke 囊肿位于鞍内。

3. MRI 表现

(1)平扫:蛛网膜囊肿在 T_1WI 上呈低信号,T_2WI 上呈高信号,与脑脊液信号完全一致,但当囊液内蛋白和脂类比例较高时,在 T_1WI 和 T_2WI 上信号均可稍高于脑脊液,FLAIR 和 DWI 上呈低信号。

(2)增强扫描:病灶无强化。

【诊断与鉴别诊断】

根据脑外边缘锐利的圆形或卵圆形脑脊液密度/信号的病灶,局部颅板变薄,增强后无强化,可确诊为蛛网膜囊肿。有时需要与表皮样囊肿和囊性肿瘤鉴别,鉴别诊断如下:

1. 表皮样囊肿 ①边缘呈扇贝样;②沿脑池匍匐生长;③具有包绕血管或神经的趋势;④FLAIR 序列为高信号;⑤DWI 上为高信号。

2. 囊性肿瘤 边缘可有强化。

0214
组图:蛛网膜囊肿 MRI 表现

第九节 脱髓鞘疾病

脱髓鞘疾病(demyelinating disease)是指以神经组织髓鞘脱失为主要病理改变的疾病,包括:①髓鞘形成缺陷,如脑脂质沉积病、嗜苏丹性白质营养不良(包括肾上腺脑白质营养不良)、巨脑性婴儿白质营养不良、海绵状脑病等;②正常髓鞘的脱髓鞘疾病,如多发性硬化、同心圆硬化、视神经脊髓炎、脑桥中央髓鞘溶解症等。

一、肾上腺脑白质营养不良

【疾病概要】

1. 病因病理 肾上腺脑白质营养不良(adrenoleukodystrophy,LAD)属于性连锁隐性遗传,通常分为

笔记

四个亚型,多见于男孩。由于病人缺乏酰基辅酶 A 合成酶,导致脂肪代谢紊乱,极长链脂肪酸在细胞内异常堆积,以脑及肾上腺皮质尤甚,破坏脑白质与肾上腺皮质。

大脑白质广泛脱髓鞘,从后向前发展,对称性分布,见于枕、顶、颞皮质,额叶通常无变化。肾上腺皮质萎缩。电镜检查脑白质及肾上腺皮质均可见脂质板层。

2. 临床表现　多在 3~14 岁起病。神经症状呈进行性,可有偏瘫、偏盲,后期发展成四肢瘫、去大脑强直和痴呆。肾上腺皮质功能不全可发生危象,皮肤色素沉着,皱褶纹明显。可于半年至 5 年内死亡。

【影像学表现】

1. CT 表现

(1) 平扫:两侧侧脑室三角区周围白质内呈现大片对称性低密度区,亦可通过胼胝体将两侧联系起来。动态观察可见病灶从后向前扩展。多伴有脑萎缩。

(2) 增强扫描:活动期病灶周边环形强化,非活动期无强化。

2. MRI 表现

(1) 平扫:T_2WI 上可见脑白质内对称性高信号病灶,呈蝶翼状,居枕、顶、颞交界处,额叶不受累,病灶在 T_1WI 上呈低信号(图 2-55A、B)。FLAIR 及 DWI 上低信号病变为中心不可逆的白质破坏区,两序列上均为高信号病灶,是髓鞘被破坏但尚未液化的区域(图 2-55C)。动态观察可见病灶从后向前

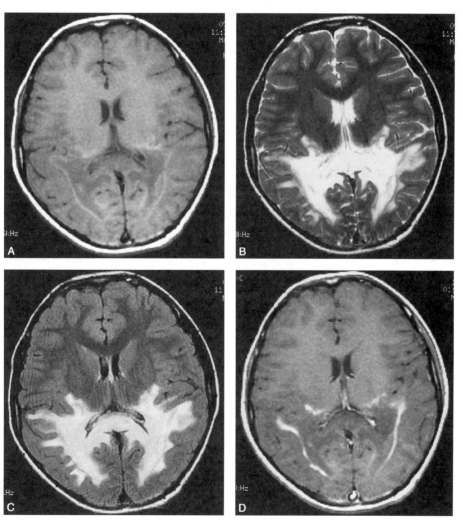

图 2-55　肾上腺脑白质营养不良

A. MRI 平扫 T_1WI 双侧颞叶、枕叶及侧脑室后部顶叶的白质内见蝶翼状的低信号影,胼胝体后部的低信号将两侧连接起来;B. MRI T_2WI 病灶呈高信号;C. MRI FLAIR 上病灶也呈高信号,边界欠清,无占位效应,灰质未见受累;D. 增强扫描病灶边缘呈细条状环形明显强化。

扩展。

（2）增强扫描:同 CT(图 2-55D)。

【诊断与鉴别诊断】

儿童病人,CT 或 MRI 示顶枕区病变,由后向前发展,两侧对称呈蝶翼状,可考虑肾上腺脑白质营养不良。该病有时需要与急性播散性脑脊髓炎与多发性硬化相鉴别,鉴别诊断如下:

1. 急性播散性脑脊髓炎　①多见于感染或接种疫苗后;②无性别差异,中青年多见;③非对称性白质及基底节斑片状异常信号/密度;④病变多无强化。

2. 多发性硬化　①中青年女性多见;②非对称性白质斑片状异常信号/密度;③病灶呈多相性;④环形强化或不强化。

二、多发性硬化

【疾病概要】

1. 病因病理　多发性硬化(multiple sclerosis,MS)是中枢神经系统脱髓鞘疾病中最常见的一种类型。原因未明,可能与遗传、病毒感染所致的自身免疫有关。该病以多发病灶、病程缓解与复发交替为特征。好发于中青年,女性稍多。

病灶可位于大脑、小脑、脑干、视神经和脊髓的白质内,尤以双侧脑室周围白质明显。病理改变为脱髓鞘、轴突破坏和炎症反应。常有脑萎缩改变,病灶呈多发性,新旧不一。

2. 临床表现　复杂多变,缓解与复发交替。常有癫痫、感觉或运动障碍及精神症状。视神经损害可以是早期症状之一。脑脊液中 IgG 寡克隆区带多为阳性。

【影像学表现】

1. CT 表现

（1）平扫:脑白质区内多发或单发、大小不等、边缘清或不清的低密度灶,无明显占位效应。可有脑萎缩表现。

（2）增强扫描:活动期可呈斑点、片状或环状强化,且平扫为等密度的部位亦可强化。激素治疗后可因血-脑屏障功能恢复而不强化。稳定期病灶可无强化。恢复期无强化。

2. MRI 表现

（1）平扫:病灶呈斑片状,主要位于侧脑室周围,横断面呈圆形、类圆形或融合斑块,冠状面呈条状,可垂直于侧脑室,称为"直角脱髓鞘征象"。T_1WI 为低信号,T_2WI 及 FLAIR 上为高信号(图 2-56A、B)。DWI 上多为高信号。同一病人可有边缘清楚的陈旧 MS 斑和边缘模糊的溶解 MS 斑。一般占位现象不明显。往往可见脑萎缩征象。

（2）增强扫描:活动期 MS 斑块有明显异常强化表现(图 2-56C、D)。治疗 1 个月后,病灶数目明显减少(图 2-56E)。

【诊断与鉴别诊断】

中青年病人,临床症状反复发作,CT 示白质内多发低密度灶、MRI 示白质内多发不对称性 T_2WI 高信号,可见直角脱髓鞘征,增强扫描部分强化,首先考虑多发性硬化。有时需要与皮层下动脉硬化性脑病和多发性脑梗死等鉴别,鉴别诊断如下:

1. 皮层下动脉硬化性脑病　①老年高血压病人;②脑室旁非对称性斑片状异常信号/密度;③无强化;④脑室扩张出现早。

2. 多发脑梗死　①以丘脑、基底节及半卵圆区多见;②可同时累及灰白质;③梗死多呈弥漫性大小不一的点、片状,部分可融合。

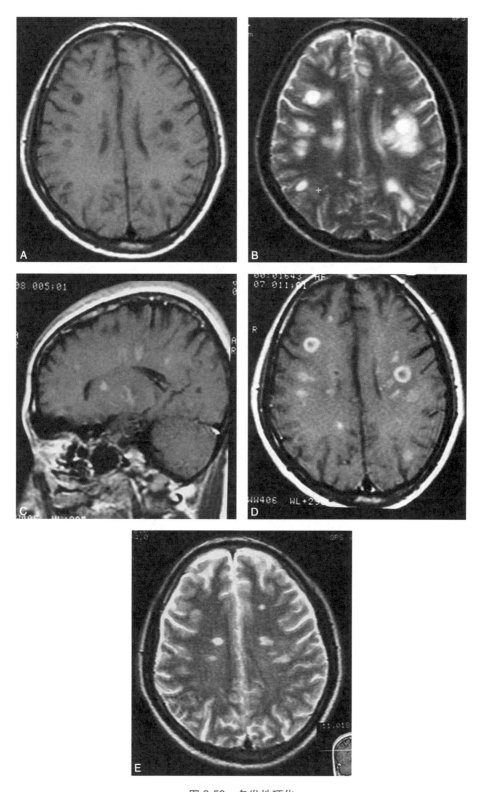

图 2-56 多发性硬化

A、B. 双侧侧脑室旁及半卵圆区多发斑片状异常信号,呈长 T$_1$ 和长 T$_2$ 改变;C、D. 增强扫描病变明显强化呈斑片状和环状,并可见与侧脑室垂直;E. 治疗 1 个月后病灶数目明显减少。

第十节　脊髓和椎管内病变

一、椎管内肿瘤

椎管内肿瘤按其生长部位可分为脊髓内肿瘤、脊髓外硬膜内肿瘤和硬膜外肿瘤三种,以脊髓外硬膜内肿瘤最常见。脊髓内肿瘤以室管膜瘤和星形细胞瘤多见;脊髓外硬膜内肿瘤以神经鞘瘤、神经纤维瘤和脊膜瘤多见;硬膜外肿瘤多为转移瘤和淋巴瘤。

（一）脊髓内肿瘤

【疾病概要】

1. 病因病理　脊髓内肿瘤占椎管内肿瘤的 10%~15%,主要为室管膜瘤和星形细胞瘤,其中室管膜瘤最常见,约占 60%。室管膜瘤多见于 20~60 岁,发生于中央管及终丝的室管膜细胞,好发于腰髓、圆锥及终丝,偶见于颈髓。肿瘤呈膨胀性生长,边界较清楚,多为良性,约半数可囊变。星形细胞瘤占30%左右,发病年龄较轻,起源于脊髓的星形细胞,好发于颈胸段脊髓内,多呈浸润性生长,可累及多个节段,少数累及脊髓全长,肿瘤与正常组织多无明显分界,有时可继发脊髓空洞或囊变。

2. 临床表现　肿瘤生长缓慢,症状轻,就诊时肿瘤常已较大。可出现不明原因的脊柱疼痛,肢体感觉异常和运动障碍。

【影像学表现】

1. X 线表现　平片多无异常表现,有时可见椎管扩大,椎弓根间距增宽,偶见肿瘤钙化。

2. CT 表现

（1）平扫:病变处脊髓不规则增粗,密度略低,出现囊变则密度更低。有时肿瘤边缘模糊与正常脊髓分界不清。周围蛛网膜下腔变窄、闭塞。

（2）增强扫描:囊变部分无强化,实质部分轻度强化或不强化,有时可在室管膜瘤近中央管的部分见到异常强化影。CT 脊髓造影(CTM)可见蛛网膜下腔变窄、闭塞。

3. MRI 表现

（1）平扫:矢状面可见脊髓局限性增粗,肿瘤 T_1WI 信号等或低于脊髓信号,T_2WI、FLAIR 呈高信号(图 2-57A、B),DWI 上多为稍高信号,肿瘤较大时可因出血、坏死、囊变而使其信号强度变得不均匀。周围蛛网膜下腔变窄、闭塞。

（2）增强扫描:肿瘤实质强化,以室管膜瘤的强化明显(图 2-57C、D),瘤周水肿及囊变无强化。增强扫描还能确定术后是否有肿瘤残存或复发,并能发现小肿瘤。

【诊断与鉴别诊断】

根据脊髓内异常密度/信号肿物,伴发蛛网膜下腔变窄、阻塞可诊断脊髓内肿瘤。

1. 星形细胞瘤和室管膜瘤的鉴别　前者以颈、胸段最常见,较少累及马尾、终丝,累及范围较大,伴发囊肿机会较少。而后者较大,呈边界清楚的结节状,并伴发广泛的囊肿。

2. 脊髓内肿瘤与脊髓外硬膜内肿瘤的鉴别　脊髓外硬膜内肿瘤表现为局部脊髓受压变细,病灶同侧蛛网膜下腔增宽。

（二）脊髓外硬膜内肿瘤

【疾病概要】

1. 病因病理　脊髓外硬膜内肿瘤以发生于脊神经根的神经鞘瘤和神经纤维瘤最常见,其次为好发于软脊膜及蛛网膜的脊膜瘤,其他肿瘤甚少见。此类肿瘤占全部脊髓肿瘤的 60%~70%。

神经鞘瘤(neurilemmoma)占所有椎管内肿瘤的 29%,因起源于神经鞘膜的施万细胞,故又称施万细胞瘤(Schwannoma)。神经纤维瘤(neurofibroma)起源于神经纤维母细胞。此两类肿瘤可发生于脊髓的各个节段,以颈胸段略多,多生长于脊神经后根,多为有完整包膜的孤立结节状病灶,当肿瘤沿神经根生长,穿过椎间孔长至椎管外时,常呈哑铃状。

脊膜瘤(meningioma)起源于脊髓上皮蛛网膜细胞,发病年龄较神经纤维瘤晚,女性多见。主要发生于胸段,其次为颈段。大多数位于髓外硬膜内,少数可向椎管外发展呈哑铃状。肿瘤多呈类圆形,

笔记

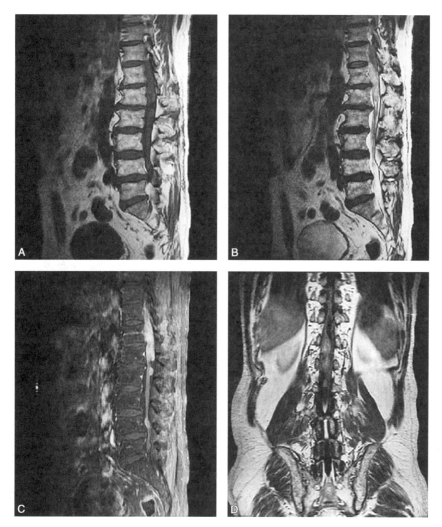

图 2-57　室管膜瘤

A. MRI 平扫 T_1WI 胸 12～腰 1 水平椎管内占位,脊髓增粗,肿瘤呈等信号;B. MRI T_2WI 肿瘤呈高信号;C、D. 增强扫描病灶呈明显强化。

基底宽,紧贴脊髓表面,质地较硬,约 10% 病例可出现钙化。

2. 临床表现　根性痛多见,为早期较突出的症状。随肿瘤生长,逐渐出现脊髓受压表现,出现身体不同水平的感觉障碍。

【影像学表现】

1. X 线表现　可无异常表现,也可见椎管扩大、椎间孔扩大、肿瘤钙化等。

2. CT 表现

(1) 平扫:肿瘤呈圆形实质性肿块影,常较脊髓密度略高,脊髓受压向对侧移位,其上、下方的蛛网膜下腔扩大。神经鞘瘤易部分向椎管外生长而呈哑铃状外观,神经孔扩大,骨窗像可见椎弓根骨质吸收。脊膜瘤常见于胸段蛛网膜下腔后方,邻近骨质可有增生性改变,瘤体内可见不规则钙化。

(2) 增强扫描:肿瘤呈中度强化表现。

3. MRI 表现

(1) 平扫:神经鞘瘤常位于脊髓背侧,T_1WI 上呈等低信号,T_2WI、FLAIR 呈高信号(图 2-58A、B)。DWI 上以稍低信号为主。横断层或冠状位往往可见瘤体从椎间孔穿出,有时呈哑铃状表现。脊膜瘤常位于胸段蛛网膜下腔,在 T_1WI 上呈等信号,少数呈低信号,T_2WI、FLAIR 呈稍高或等信号,DWI 上呈等或稍高信号,肿瘤与肿瘤之间有一条黑线状线(图 2-59A、B)。脊髓受压移位,同侧蛛网膜下腔增宽,对侧蛛网膜下腔变窄。

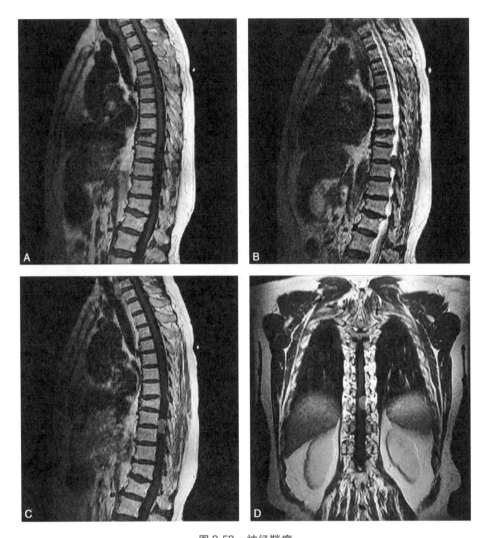

图 2-58　神经鞘瘤

A. MRI 平扫 T_1WI 胸 9~10 椎管内占位，T_1WI 呈等信号；B. MRI T_2WI 肿块呈类椭圆形等
信号；C、D. 增强检查呈明显强化，冠状面可见病变向左侧椎间孔内延伸。

（2）增强扫描：肿瘤均呈明显强化（图 2-58C、D），脊膜瘤增强时亦可见"硬膜尾征"（图 2-59C、
D），即肿瘤邻近的硬膜明显强化并与肿瘤相连。

【诊断与鉴别诊断】

根据椎管内肿块，推挤脊髓移位，同侧蛛网膜下腔增宽，对侧变窄，肿块呈明显强化效应等可诊断
脊髓外硬膜内肿瘤。但脊膜瘤与神经鞘瘤需相互鉴别，脊膜瘤常发生于胸段，女性多见，钙化率高，且
增强后可见"有硬膜尾征"；而哑铃状肿瘤及椎间孔扩大常见于神经鞘瘤。

（三）硬膜外肿瘤

【疾病概要】

1. 病因病理　硬膜外肿瘤包括起自硬膜外的原发性肿瘤、脊柱骨质和邻近软组织的原发性肿瘤
与各种转移性肿瘤，其中以转移性肿瘤最常见。

肺癌、乳腺癌、肾癌、甲状腺癌和前列腺癌易经血行转移至硬膜外间隙而形成肿块，也可由邻近椎
体和附件的转移灶向椎管内侵入形成。

2. 临床表现　多数病人以疼痛为首发症状，然后出现运动和感觉障碍。

【影像学表现】

1. X 线表现　平片可显示椎体骨质破坏，多伴有椎弓根和椎板的破坏，椎间隙一般不受累。

2. CT 表现

（1）平扫：可见椎体、椎弓根骨质破坏，伴有硬膜外肿块，蛛网膜下腔变窄、阻塞，脊髓受压向对侧

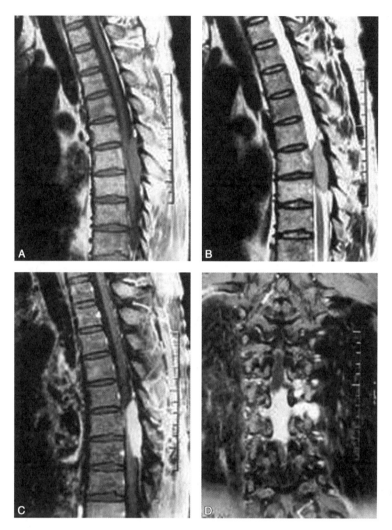

图 2-59　脊膜瘤

A. MRI 平扫 T₁WI 胸 9、10 椎间盘水平椎管内扁平状等信号肿块影；
B. MRI T₂WI 肿块为稍高信号；C、D. 增强扫描呈均匀一致强化，边缘光整，
脊髓受压，肿瘤以宽基底与硬膜相连，呈"硬膜尾征"，向两侧椎间孔延伸。

移位。

（2）增强扫描：肿瘤呈不均匀强化。

3. MRI 表现

（1）平扫：平扫可见硬膜外单发或多发肿块，T₁WI 上呈等、低信号，T₂WI 及 FLAIR 上呈等、高信号，DWI 上以高信号为主。蛛网膜下腔变窄、阻塞，脊髓受压向对侧移位。邻近椎体、椎弓根可出现骨质信号异常。

（2）增强扫描：肿瘤呈明显强化。

【诊断与鉴别诊断】

根据病人的原发性肿瘤病史，结合 CT、MRI 上椎管内多发肿块，蛛网膜下腔变窄、阻塞，脊髓受压向对侧移位等可诊断椎管内转移瘤。转移瘤需要与脊柱结核鉴别，主要依据病史、椎间隙是否受累及增强扫描表现等鉴别，鉴别点为：①转移瘤有原发性肿瘤的病史，而脊柱结核常有结核病史。②转移性肿瘤常见有多个椎体的骨质破坏，可呈跳跃性分布，椎间隙多无狭窄，椎间盘一般不累及。而脊柱结核椎体破坏累及相邻椎体及椎间隙，椎间隙变窄，甚至消失，椎间盘多受累。③转移性肿瘤在硬膜外可见到不规则软组织块影，增强扫描多均匀强化，而脊柱结核在椎旁形成寒性脓肿，增强扫描呈环状强化。

二、脊髓外伤

【疾病概要】

1. 病因病理 脊髓外伤(spinal cord injury)是非常严重的损伤,且往往同时累及脊椎与脊髓,构成联合性损伤,亦可单独累及其中一部分。车祸、工伤、运动及火器伤是脊髓外伤的主要原因。

病理上按损伤轻重程度分为脊髓震荡、脊髓挫裂伤、脊髓压迫或横断和椎管内血肿。脊髓震荡属于最轻的类型,为短暂的脊髓功能受限抑制所致,脊髓形态一般正常。脊髓挫裂伤常伴有较严重的脊柱骨折和脱位,脊髓内可见点片状或局灶性出血,常合并水肿、液化性坏死及蛛网膜下腔出血,病变可上下累及数个节段。严重者脊髓可呈部分或完全断裂。

2. 临床表现 脊髓损伤的早期节段出现脊髓休克,损害平面以下功能丧失,肢体呈弛缓性瘫痪,感觉、反射和括约肌功能部分或全部丧失,轻者如脊髓震荡可在短期内恢复,脊髓挫伤可不完全恢复,完全横断时其损伤平面以下的运动和感觉均消失。

【影像学表现】

1. X线表现 平片可观察椎体及附件有无骨折或脱位,椎管内有无碎骨片等。

2. CT表现

(1)平扫:可清晰显示椎体及附件骨折、滑脱等。脊髓震荡多无阳性发现,挫裂伤表现为脊髓膨大,边缘模糊,其内密度不均,有时可见点状高密度区。脊髓内血肿呈高密度,髓外血肿常使相应脊髓受压移位。

(2)增强扫描:三维重建结合CT脊髓造影对神经根撕脱和脊髓横断诊断意义较大,前者可见对比剂经撕裂的硬膜囊溢入撕脱的神经根鞘内,呈囊状或条状高密度,硬膜囊撕裂时边缘模糊不清,严重者可见对比剂溢出至周围软组织中;后者表现为脊髓结构紊乱,高密度对比剂充满整个椎管。

3. MRI表现 平扫时脊髓震荡多无阳性发现。脊髓挫裂伤在 T_1WI 上见脊髓外形膨大,信号不均,可见低信号水肿区(图2-60A),也可无信号异常改变,而仅见脊髓外形改变,但 T_2WI 及 FLAIR 均可见不均匀高信号(图2-60B)。DWI高信号,显示脊髓受损较 T_2WI 更早、更准确。合并出血时,急性期 T_1WI 可正常, T_2WI 及 DWI 呈低信号,亚急性期 T_1WI、T_2WI 及 FLAIR 均呈高信号,DWI以高信号为主。脊髓横断时 MRI 可清晰观察横断的部位、形态及脊柱的损伤改变。 T_2WI 上不需对比剂就可直接观察到神经根撕脱和硬膜囊撕裂。

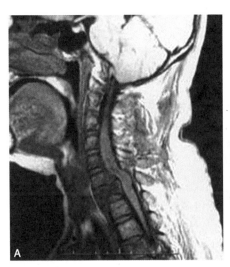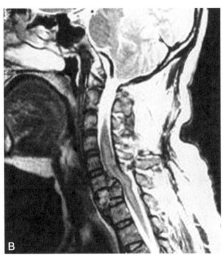

图 2-60 脊髓损伤
A. MRI 平扫 T_1WI 显示颈7椎体变形,向后突入椎管内,使脊髓受压并移位,髓内可见低
信号水肿区;B. MRI T_2WI 髓内可见高信号水肿区。

【诊断与鉴别诊断】

根据明显的外伤史和典型的 X 线、CT 椎体骨折表现和 MRI 脊髓受损水肿、出血、断裂等表现,可明确诊断脊髓损伤。外伤后脊髓空洞症需要与脊髓软化灶及髓内肿瘤囊变鉴别,主要依据外伤史、脊柱骨折表现等鉴别。

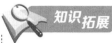 **知识拓展**

DWI 和 ADC 在中枢系统中的应用

中枢系统 DWI 和 ADC 信号异常的常见病变见表 2-1。

表 2-1　DWI 和 ADC 信号异常的常见病变

DWI 高信号、ADC 低信号	DWI、ADC 均高信号	DWI 等信号、ADC 高信号
急性/亚急性梗死	急性播散性脑脊髓炎	慢性梗死
脓肿、多发性硬化、表皮样囊肿	静脉性梗死	肿瘤坏死
海绵状脑病、病毒性脑炎	星形细胞瘤	颅咽管瘤
弥漫性轴索损伤		蛛网膜囊肿
淋巴瘤、脑膜瘤		血管源性水肿

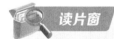 **小　结**

本章主要介绍了各种影像学检查方法(X 线、CT、MRI)在中枢神经系统中的临床应用价值,中枢神经系统正常及基本病变影像学表现及各种常见疾病(颅脑外伤、脑血管病、颅内肿瘤、颅内感染性疾病、颅脑先天畸形及发育障碍、脱髓鞘疾病、脊髓和椎管内病变)的影像学表现与鉴别诊断。

（张雪宁　李彤巍）

读片窗

女性,50 岁,头痛数月。头颅 MRI 平扫和增强扫描见读片窗图 2-1,应诊断为何种疾病?

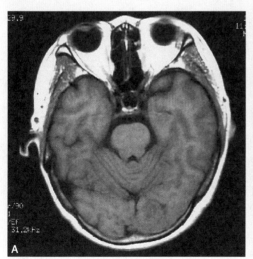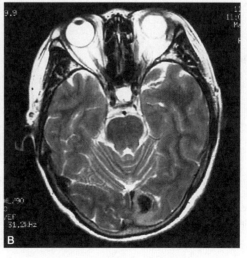

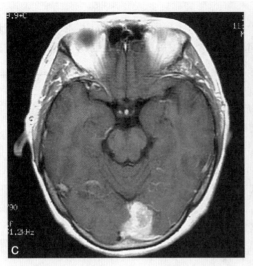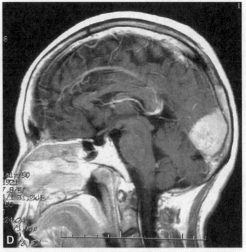

读片窗图 2-1

文档:病例分析   扫一扫,测一测

思考题

1. 试述外伤后颅内出血的影像学表现。
2. 高血压性脑出血常发生在哪些部位？CT 和 MRI 表现有哪些？
3. 脑梗死分为几类？CT 和 MRI 表现有哪些？
4. 试述星形细胞瘤的分类及 CT 和 MRI 表现。
5. 试述脑转移瘤的 CT 和 MRI 表现。
6. 椎管内肿瘤如何分类？CT 和 MRI 表现有哪些？

笔记

头颈部包括眼及眼眶、耳部、鼻和鼻窦、咽喉部、颈部、口腔颌面部。影像学检查主要依靠 CT 和 MRI。

第一节　眼　　部

一、影像学检查方法及优选

（一）X 线检查

1. 眼眶正位片　主要用于显示眼球和眶内不透 X 线的异物等,目前,已不再用于显示骨折和肿瘤等病变。

2. 眼眶侧位片　通常与眼眶正位片结合观察眶内不透 X 线的异物。

3. 泪囊泪道造影(dacryocystography,DCG)　使用碘对比剂使泪囊及鼻泪管显影,摄眼眶正侧位显示泪囊的形态及大小、泪道是否阻塞的程度和部位。

4. 数字减影血管造影术(DSA)　主要用于颈动脉海绵窦瘘、硬脑膜海绵窦瘘、眼眶动静脉畸形和动静脉瘘以及眼动脉的动脉瘤等的诊断和介入治疗。

（二）CT 检查

眼部 CT 常规采用横断面和冠状面扫描,层厚 3～5mm,范围包括全部眼眶,用软组织窗观察。外伤时采用 HRCT 扫描技术,层厚 2mm,并进行骨法重建,用骨窗观察,怀疑占位时可行 CT 增强扫描。

（三）MRI 检查

常规采用矢状面、横断面和冠状面扫描,层厚 1～5mm,先平扫,必要时再做增强扫描。

（四）各种检查方法的优选

1. 眼眶及眶内占位　首选 CT 或 MRI,CT 对骨骼结构的显示方面优于 MRI,MRI 具有多方位、多参数成像特点和良好的组织分辨率,除钙化和骨质外,可很好地显示眶内结构,能提供更多的病变信息,对病变的定性诊断往往优于 CT。

2. 眶内异物　X 线平片不但可显示直径≥5mm 的金属异物,而且可显示眼眶骨折、眶内气肿并进行异物定位,因此平片可作为眼眶异物的首选筛选性检查。缺点是不能显示透 X 线的非金属异物,定位准确性较差。

CT诊断眶内异物的优点在于:①异物及骨折检出率高于X线。②图像直观,定位准确;③无损伤和痛苦;④可同时反映软组织损伤情况,包括眼球破裂、晶体脱位、玻璃体及球后出血、气肿、视神经及眼球外肌损伤断裂等,因此目前CT已成为检测眶部异物及异物定位的主要方法。缺点在于较大金属异物常伴有伪影。

顺磁性异物禁行MRI检查。

3. 眼眶骨折 应首选CT检查,X线平片对轻微骨折及其伴发的软组织损伤难以显示。

二、正常影像学表现

(一) CT表现

1. 横断面 眼球位于眼眶的前部(图3-1),呈球形结构,成人眼球前后径约24mm,两侧眼球的形态、大小对称。球壁巩膜呈均匀高密度环,亦称眼环,厚约1mm。晶状体是人体密度最高的软组织,呈梭形均匀高密度,CT值为120~140Hu,它将眼球分为两部分,前部充满房水,后部为玻璃体。玻璃体密度略低,眶内脂肪呈低密度。球后脂肪为球后锥形低密度区,密度均一,其内可见视神经及血管等结构。视神经自球后极中央至眶锥中央,粗细均匀,直径为3~4mm,眼动脉主干绕于其后段。

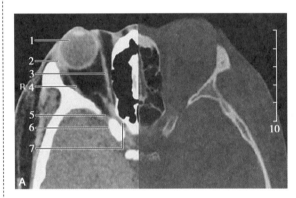
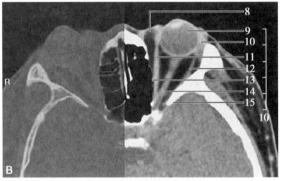

A. 1-眼球;2-泪腺;3-内直肌;4-外直肌;5-眶上裂;6-前床突;7-视神经管;B. 8-泪囊;9-眼球;10-泪腺;11-内直肌;12-外直肌;13-眼眶内壁;14-视神经;15-眼眶外壁。

图3-1 正常眼部横断面CT表现

眼球外肌包括上直肌、内直肌、下直肌、外直肌,以内直肌最粗,直径约4mm。内、外直肌在眶内脂肪间隙衬托下显影清晰。眶尖区可见眶上裂、眶下裂及视神经管。

2. 冠状面 分为眼球层面和球后层面(图3-2)。

眼球层面可见眼环位于眼眶中部,环的大小随层面深度而不同。该层面主要对上直肌及其上方

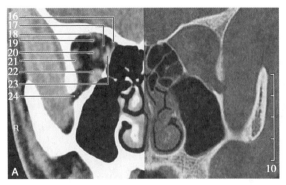
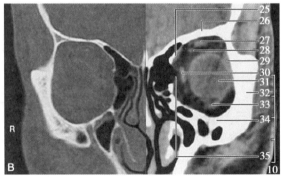

A. 16-上斜肌;17-眼动脉;18-上直肌;19-眼上静脉;20-视神经;21-外直肌;22-下直肌;23-内直肌;24-眶下裂;
B. 25-上斜肌;26-眼眶上壁;27-上直肌;28-眼上静脉;29-泪腺;30-内直肌;31-眼球;32-眼眶外壁;33-下斜肌;
34-眼眶下壁;35-眼眶内壁。

图3-2 正常眼部冠状面CT表现

的提睑肌、下直肌及其下方的下斜肌以及眼眶外上方的泪腺显示清晰。内直肌之上可见上斜肌,眼上静脉在其下,呈小圆形影。此外,对眶骨四周的轮廓结构显示也清晰。对眶内外病变有无通过骨壁相互侵犯作出肯定诊断。泪腺位于眼球外上方眼眶的泪腺窝内。

球后层面中可清晰显示视神经的位置、形态、大小和密度,同时可见眼动脉和眼上静脉的正常影像。四条直肌在此层面显示最清楚。

(二)MRI 表现

眶骨皮质无信号,呈黑色,骨松质因含脂肪呈高信号。前房及玻璃体 T_1WI 呈低信号,T_2WI 呈高信号。眼环呈中等信号。眼球外肌与视神经亦呈中等信号。脂肪呈高信号,脂肪抑制后信号降低。

三、常见疾病

(一)眼部异物

【疾病概要】

1. 病因病理　眼部异物(ocular foreign body)是眼外伤中最常见、最严重的损伤,眼部异物以眼球最多,其次为眶内球后或视神经管内。

眼眶异物分类:按位置分为眼内异物、球壁异物、眶内异物。按种类分为金属异物和非金属异物。按异物吸收 X 线程度分为不透光异物、半透光异物及透光异物:①不透光异物(阳性异物),如铁屑等能较完全吸收 X 线,形成致密阴影;②半透光异物,如石片、玻璃屑等部分吸收 X 线,形成密度较淡阴影;③透光异物(阴性异物),如木屑、竹刺等不吸收 X 线,平片上不显影。

2. 临床表现　有眼外伤病史,眼部疼痛,不能睁眼,可有表面软组织肿胀及出血等。

【影像学表现】

1. X 线表现　平片可发现半透光和不透光异物,表现为眼眶内各种形状的致密影。

2. CT 表现　平扫异物表现为各种形状的高密度影,金属异物周围有明显的放射状伪影。横断及冠状面可清晰准确地显示眶内异物位于球内、球壁、球外眶内或眶壁、异物数量以及异物与眼球、眼球外肌、视神经的关系(图 3-3)。此外,可同时显示眼眶其他结构

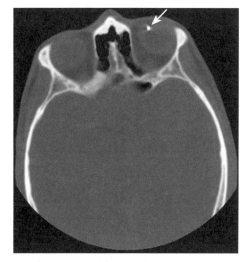

图 3-3　眶内异物
CT 显示左侧眼球前部高密度异物块。

损伤,如眼球破裂、晶体脱位、玻璃体或球后出血、气肿、视神经及眼球外肌损伤断裂等。对木屑、泥沙等透光性异物 CT 不能检出。

3. MRI 表现　MRI 较少应用。当怀疑眼内有金属磁性异物时,禁用 MRI 检查,以免异物移动造成二次损伤。但可用于观察非金属及无磁性金属异物。因异物缺乏氢质子,MRI 表现为无信号区,MRI 多方向、多参数成像可清楚显示异物位置及眶内结构与异物的关系,一般眼内异物以 T_2WI 显示较好。MRI 对显示眼球异物引起的并发症(如玻璃体混浊、眼底出血、眶周损伤)优于 CT。

【诊断与鉴别诊断】

有眼外伤病史,平片或 CT 发现眼眶内异常致密影,即可诊断。注意与钙化灶鉴别,有眼外伤病史是鉴别要点。

(二)眼眶炎性假瘤

【疾病概要】

炎性假瘤(inflammatory pseudotumor)为特发性眶部炎症,病因不明,目前认为是一种免疫反应性疾病。男性多于女性,中年以上为主,多单侧发病。

1. 病因病理　炎性假瘤的病理特点为眼眶内组织,特别是眼球外肌肿胀,形成肿瘤样病变,主要是淋巴细胞、浆细胞弥漫性浸润、纤维结缔组织增生、血管增生、管壁变性等改变。按病程分为急性、

亚急性和慢性;按炎症范围可分为肿块型、肌炎型、眶隔前炎型、视神经束膜炎型、弥漫型与泪腺型。

2. 临床表现 表现为急性、亚急性或慢性病程,可单侧或双侧交替发生。急性者起病急,有眼周疼痛或不适、眼球突出、眼球转动受限、球结膜充血水肿、复视和视力下降等。亚急性及慢性病例的症状或体征持续数月或数年。激素治疗有效,易复发。

【影像学表现】

1. CT 表现 根据炎症累及范围分为不同类型,以肿块型和肌炎型较为常见。

(1)肿块型:表现为边界欠清、均匀软组织密度的肿块,可同时显示眼环增厚、眼球外肌和视神经增粗、密度增高及边缘不整齐等改变,增强检查可见轻、中度强化。

(2)肌炎型:表现为一条或多条眼球外肌弥漫性增粗,边缘不整齐,典型者为单侧眼球外肌肌腹和肌腱同时增粗(图 3-4),以上直肌和内直肌最易受累,眼环可有增厚,可同时有泪腺肿大。

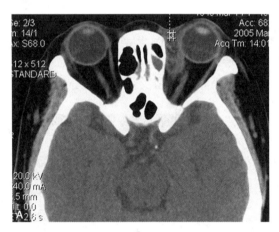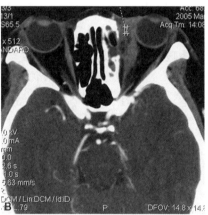

图 3-4 肌炎型炎性假瘤

A. CT 平扫;B. CT 增强,横断位图像可显示左侧内直肌肌腹和肌腱明显增粗,周边有渗出,增强后有强化。

(3)眶隔(眶隔为一层纤维膜,前方为眼睑,后方为眼眶)前炎型主要表现为隔前眼睑组织肿胀增厚;巩膜周围炎型为眼球壁增厚。

(4)视神经束膜炎型为视神经增粗,边缘模糊。

(5)弥漫型主要累及眶内脂肪,使其密度弥漫性增高,还可累及眶内其他结构,如眶隔前软组织、肌锥内外、眼球外肌、泪腺以及视神经等,典型的 CT 表现为患侧眶内低密度脂肪影被软组织密度影取代,眼球外肌增粗,泪腺增大,眼球外肌与病变无明确分界,视神经可被病变包绕,增强后病变强化,而视神经不强化。

(6)泪腺型表现为泪腺弥漫性增大,球后间隙密度增高,眶内各结构显示欠清,一般为单侧,也可为双侧。

2. MRI 表现 炎性细胞浸润期 T_1WI 呈等低信号,T_2WI 呈高信号;纤维化期 T_2WI 呈低信号,增强后呈中度强化至明显强化。

【诊断与鉴别诊断】

CT 或 MRI 显示一侧或两侧眼环增厚、眼球外肌肌腹和肌腱同时增粗、泪腺肿大、眼睑组织肿胀增厚、眶内密度增高、眶内有边界不清的肿块、视神经增粗等两项以上表现时可考虑为本病,激素治疗后有效可明确诊断。两侧眼球外肌增粗时需要与眼格雷夫斯眼病鉴别,后者仅表现为肌腹增粗。

(三)视网膜母细胞瘤

【疾病概要】

1. 病因病理 视网膜母细胞瘤(retinoblastoma)是婴幼儿最常见的眼球内恶性肿瘤,多见于 3 岁以下婴幼儿,尤以婴儿居多,好发于视网膜后部,多为孤立肿块型,呈息肉状或结节状突向玻璃体,可伴有肿瘤细胞脱落,漂浮于前房房水中。肿瘤内钙化较常见,病理上钙化发生率高达 90%。肿瘤转移途径有:肿瘤沿视神经扩散至眼眶、颅内;侵犯软脑膜的瘤细胞可扩散到脑脊液中,继而种植转移;血

组图:眼眶
炎性假瘤

行播散导致全身转移。

视网膜母细胞瘤属于常染色体显性遗传病,为13号染色体长臂1区4带缺失所致,常为单眼发病,双眼先后发病者约占30%。10%有家族史,具有遗传倾向者80%为双眼发病。

2. 临床表现　最易发现的早期症状为"猫眼"征象,表现为白瞳症,晚期可继发青光眼,球后扩散引起眼球突出或肿瘤向前生长扩散到球外。临床一般将视网膜母细胞瘤分为四期:①球内期,主要表现为"猫眼"征;②青光眼期,眼球压力升高导致完全失明,眼球突出;③球外蔓延期,肿瘤穿破球壁或通过视神经至球外,但局限于眼眶内;④远隔转移期,通过血行转移至肝脏或骨骼。

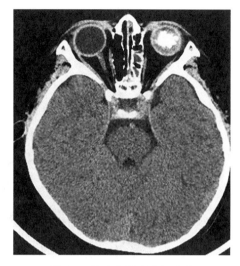

图3-5　眶内视网膜母细胞瘤
CT横断位平扫可显示左侧眼球高密度团块,斑块状钙化。

【影像学表现】

1. CT表现

(1)平扫:见眼球内软组织肿块,呈息肉状或结节状,边缘不整,轮廓模糊,较大肿块可占据整个眼球,密度不均匀,可见不规则低密度坏死区(图3-5)。95%可见瘤体内钙化,为散在沙砾样、斑块状或全部均匀钙化。

肿瘤可直接穿破眼球壁形成球后肿块,或沿视神经向外蔓延导致视神经增粗,也可通过视神经管侵及颅内。

(2)增强扫描:可见肿瘤轻、中度强化。

2. MRI表现　①T_1WI像表现为眼球后部结节样肿块,形态不整,信号不均,为中等信号,信号强度等于或稍高于玻璃体,增强后呈中度强化。②T_2WI像上病变表现为明显的低或中等信号,较玻璃体信号低,钙化在T_1WI及T_2WI上均表现为低信号。MRI可清楚地显示视网膜下积液或积血,可以更清楚地显示视神经及颅内受侵犯情况。

组图:视网膜母细胞瘤

【诊断与鉴别诊断】

CT、MRI上发现婴幼儿眼球内软组织肿块,伴有钙化,轻、中度强化即可考虑为视网膜母细胞瘤。

第二节　耳　　部

一、影像学检查方法及优选

(一)X线检查

拍摄体位有乳突侧斜位(Schüller位)、岩骨轴位(Mayer位)、岩骨斜位(Stenver位)、岩骨额枕位(Towne位)等,目前已很少使用。

(二)CT检查

耳部CT检查通常采取横断面扫描,必要时也可使用冠状面扫描。由于耳部颞骨的中耳及内耳结构细微,CT检查常规采用高分辨力扫描(HRCT)。

先行平扫,当临床上怀疑有肿瘤或血管性病变时,需要增加增强扫描。

(三)MRI检查

常规采用平扫,必要时行增强扫描。还可进行内耳水成像,以显示内耳道内神经和膜迷路的情况。

(四)各种检查方法的优选

对耳部各种病变,多以HRCT为首选方法,MRI也能清楚显示;对内耳道内神经异常以及内耳道和迷路内的小肿瘤常首选MRI检查。

二、正常影像学表现

（一）CT 表现

HRCT 是耳部较理想的检查方法,层厚 1mm,间距 1mm,连续扫描。横断面以听眶上线为基线,冠状面基线垂直硬腭,见图 3-6。

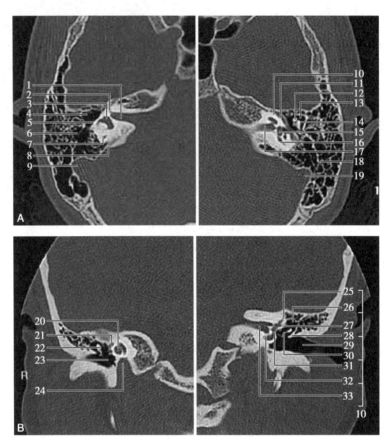

A. 岩骨 HRCT 横断位:1-内耳道;2-面神经管迷路段;3-前庭;4-上鼓室;5-外半规管;6-乳突窦;7-后半规管;8-前庭导水管;9-乙状窦;10-耳蜗;11-面神经管鼓室段;12-锤骨;13-上鼓室;14-砧骨;15-前庭;16-后半规管;17-内耳道;18-乳突气房;19-乙状窦;B. 岩骨 HRCT 冠状位:20-耳蜗;21-面神经膝部;22-听小骨;23-骨膜;24-颈内动脉管;25-上半规管;26-上鼓室;27-外半规管;28-鼓室盾板;29-外耳道;30-听小骨;31-前庭窗;32-耳蜗;33-内耳道。

图 3-6 正常耳部 CT 表现

1. 骨性外耳道　骨性外耳道为宽大管状低密度影,管壁光滑,可略有起伏,中耳和外耳骨壁的联合部可见骨棘。骨棘间可见线样软组织密度影为鼓膜。鼓室盾板为外耳道上壁内侧端与上鼓室外壁交界处之骨嵴,是上鼓室胆脂瘤首先破坏之处,冠状面 CT 显示清楚。

2. 鼓室　鼓室形状不规则,其垂直径和前后径约 15mm,可分为鼓室上隐窝、鼓室本部和鼓室下隐窝。大致可以看成是具有六个壁的立方形腔隙。外壁由鼓膜及上鼓室的外壁构成,将鼓室与外耳道隔开;内壁又称迷路壁,主要由鼓岬构成;上壁即鼓室盖,借此与颅中窝相隔;下壁又称颈静脉壁,前下方为颈动脉管,有颈动脉通过,下方为颈静脉窝,容纳颈静脉球;前壁又称咽鼓管颈动脉壁,上部有骨膜张肌半管和位于其内的鼓膜张肌,下方为咽鼓管的鼓室口;后壁又称乳突壁,上宽下窄,凹凸不平。

3. 听小骨　CT 上锤骨及砧骨均能显示清楚。

4. 乳突窦入口及乳突窦　乳突窦为鼓室上隐窝外上方空腔,宽约 6mm,高 10mm,通过不规则孔道开口于鼓室上隐窝,鼓窦与乳突气房相通。乳突窦入口是上鼓室向后延伸的含气管道,自窦入口向后膨大的含气腔为乳突窦。横断面上在同一层面上即可显示上鼓室、乳突窦入口、乳突窦三个含气腔自前向后连通,上鼓室中心有听小骨。

5. 前庭 居骨迷路中部,耳蜗之后,半规管之前,呈类圆形或椭圆形含液腔。

6. 半规管 半规管有3个,外(水平)、上(前垂直)及后(垂直)半规管,居前庭后方,管径0.8mm。

7. 耳蜗 居前庭之前,形似蜗牛状,骨质致密,转两圈半,第一圈直径为3mm。

8. 内耳道 呈管形、壶腹形和喇叭形,两侧对称,前后径及垂直径多在4~6mm。

（二）MRI表现

鼓室骨壁、听小骨及其中气体均为低信号,在T_1WI其表面黏膜呈稍高信号的线状影,借此可显示中耳腔轮廓,同样,乳突气房也可由黏膜勾画出泡状结构。内耳骨迷路亦无信号,其中的膜迷路于T_2WI上呈稍高至高信号。薄层扫描或内耳水成像可显示膜性耳蜗、前庭、半规管及内耳道内的神经等结构,内耳道内神经为条状中等信号。

三、常见疾病

（一）化脓性中耳乳突炎

【疾病概要】

1. 病因病理 根据病程,化脓性中耳乳突炎(suppurative otomastoiditis)可分为急性和慢性。

（1）急性化脓性中耳乳突炎:是中耳黏膜的急性化脓性炎症,多因上呼吸道感染或腺样体肥大导致咽口阻塞,化脓性细菌经咽鼓管侵入中耳感染所致,病变常累及鼓室、鼓室窦和乳突小房,但主要发生于鼓室。主要致病菌为肺炎球菌、流感嗜血杆菌、溶血性链球菌、金黄色葡萄球菌及变形杆菌等。儿童与成人均可发病,但以儿童及婴幼儿多见,这与其解剖生理特点有关,婴幼儿咽鼓管位置低,宽短而平直,炎症容易经咽鼓管流入中耳,引起中耳感染。

（2）慢性化脓性中耳乳突炎 为中耳黏膜的慢性化脓性炎症。多源于急性或亚急性中耳炎治疗不彻底,迁延所致,持续中耳渗液导致一系列中耳组织学及生物化学的改变。少数无急性感染病史者,可由低毒性感染而成。常与慢性乳突炎合并存在。病理上分为三型:

1）单纯型:最常见,致病菌多由咽鼓管反复进入鼓室,导致慢性化脓性感染,又称咽鼓管鼓室型。此型炎症病变主要局限于鼓室黏膜层,黏膜充血增厚,亦称黏膜型。

2）肉芽肿型:又称坏死型。多见于气化差、板障型或硬化型乳突,此型组织破坏较广泛,炎症侵入骨质深部,造成听骨及乳突窦周围骨质坏死,但范围一般比较局限,同时有肉芽组织或息肉形成。

3）胆脂瘤型:为中耳乳突腔内的角化复层鳞状上皮团块。

2. 临床表现 急性期主要表现有耳痛,听力减退及耳鸣,鼓膜穿孔,耳溢液等,若合并有乳突炎则乳突部皮肤肿胀、潮红,乳突尖有明显压痛,此外,尚伴有全身症状如发热、头痛等。慢性期单纯型临床上有间歇性的耳道流脓,呈黏液性或黏液脓性,脓量多少不一,一般无臭味;鼓膜穿孔为中央性,周围常有残存鼓膜;耳聋为传导性,一般不重;肉芽肿型临床多有持续性流脓,有臭味,偶带血丝,为肉芽组织或息肉所致,鼓膜紧张部可有较大穿孔,该处无残余鼓膜,鼓室内可见肉芽组织和黏稠的脓液。

【影像学表现】

1. CT表现

（1）急性化脓性中耳乳突炎:鼓室、乳突气房、乳突窦气体消失,密度增高,有时可见液平,无鼓室扩大及骨质破坏,听骨链完整。

（2）慢性化脓性中耳乳突炎

单纯型:鼓室、乳突气房、乳突窦气体消失,黏膜增厚,密度增高;气房间隔及周围骨质增生,表现为气房间隔增粗,密度增加,无骨质破坏。

肉芽肿型:乳突气化不良,中耳鼓室及鼓窦可见斑片状、索条状或块状软组织密度影;听骨破坏,严重者可致听骨链中断、破碎;上鼓室、乳突窦入口和乳突窦可见骨壁破坏、模糊、密度增加(图3-7);有高密度软组织影,增强扫描因肉芽组织富于血管可有强化。

胆脂瘤型:见"胆脂瘤"。

2. MRI表现

（1）急性化脓性中耳乳突炎:可见鼓室、乳突气房、乳突窦内积液,表现为T_1WI低信号,T_2WI高

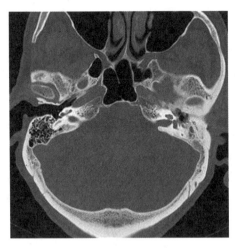

图 3-7 左侧慢性中耳乳突炎
CT 平扫显示左侧乳突气化不良,乳突气房减少,骨密度增高;听小骨骨质吸收、破坏,上鼓室、乳突窦入口和乳突窦可见骨壁破坏、模糊,密度增加;有高密度软组织影。

信号。

（2）慢性化脓性中耳乳突炎:可见鼓室、乳突气房、乳突窦内积液或积脓,表现为 T_1WI 低或高信号,T_2WI 高信号。炎性肉芽组织在 T_1WI 多数为等信号或稍高信号,T_2WI 多为高信号,增强扫描有强化。胆固醇肉芽肿在 T_1WI 及 T_2WI 均为高信号

【诊断与鉴别诊断】

CT 表现为鼓室、乳突气房、乳突窦气体消失,密度增高,无骨质破坏,MRI 发现其中有积液信号,结合临床表现可诊断为急性或慢性单纯型化脓性中耳乳突炎,若发现其中有软组织影,骨壁有模糊、破坏,结合临床病史可考虑为慢性肉芽肿型化脓性中耳乳突炎。

（二）胆脂瘤

【疾病概要】

1. 病因病理 胆脂瘤（cholesteatoma）并非真性肿瘤,而是在长期慢性中耳炎的基础上发展而来,属于慢性中耳炎。胆脂瘤是外耳道上皮经过穿孔的鼓膜长入鼓室,由于上皮脱落、角化物质及胆固醇结晶堆积,被鳞状上皮囊包裹而形成的占位性病变。肉眼可见本病呈白色牙膏样或豆腐渣样,病理上胆脂瘤由角化上皮和胆固醇混合组成。

2. 临床表现 临床多见于儿童及青壮年。表现为长期持续性耳流脓,脓量多少不等,但有特殊恶臭。多数为混合性耳聋,听力损失较重。检查示鼓膜松弛部或紧张部后上方有边缘性穿孔,从穿孔处可见鼓室内有灰白色鳞屑状或豆渣样无定型物质,奇臭。

【影像学表现】

1. CT 表现 好发于颞骨岩部,CT 示乳突气房气体消失,密度增高呈硬化型,上鼓室、乳突窦入口及乳突窦内有软组织密度肿块影,有不规则形膨胀性骨质破坏（图 3-8）,乳突窦入口、鼓室腔扩大,边缘光滑并有骨质增生硬化。

CT 值不能与肉芽肿鉴别,但胆脂瘤无增强,其周围炎性肉芽组织有强化环,而肉芽肿则可有强化。其他征象有听骨链破坏,鼓室盾板破坏,严重者可破坏乙状窦壁、鼓室乳突窦盖、半规管及面神经管等结构。

2. MRI 表现 ①T_1WI 像上胆脂瘤信号与肌肉相似而低于脑组织,不均匀者为多,注射 Gd-DTPA 后胆脂瘤本身不强化,其周围的肉芽组织可增强。②T_2WI 像上胆脂瘤呈高信号。

【诊断与鉴别诊断】

影像学上发现上鼓室、乳突窦入口及乳突窦内有软组织肿块影,伴有不规则形膨胀性骨质破坏,结合临床病史可诊断为慢性化脓性中耳乳突炎伴胆脂瘤形成。需要与下列疾病鉴别:

1. 原发性胆脂瘤（先天性胆脂瘤） 由胚胎上皮残留形成。可发生在颅骨的任何部位,多发生在乳突窦区以外,无上鼓室、乳突窦入口部的扩大,鼓膜峡完整无缺损,临床无耳流脓等病史可鉴别。

2. 炎性肉芽肿 胆脂瘤增强扫描不强化;炎性肉芽肿增强扫描有强化,肉芽肿型中耳炎虽有上鼓窦和乳突窦骨质吸收,但无窦腔膨大。

3. 中耳癌 中耳癌好发于中年以上的病人,其骨

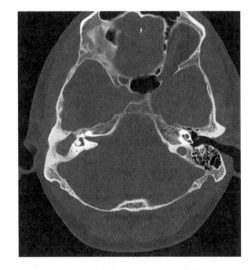

图 3-8 右侧胆脂瘤型中耳炎
CT 平扫显示右侧乳突气化不良,骨质增生硬化,乳突窦部软组织肿块伴有不规则形膨胀性骨质破坏。

质破坏以中耳腔为中心向周围发展,骨质破坏呈虫蚀样且增强明显;而胆脂瘤破坏腔边缘光滑锐利,增强扫描无强化。中耳癌可出现耳出血、同侧面瘫,但早期难与本病鉴别。

第三节 鼻 部

一、影像学检查方法及优选

(一)CT 检查

通常采用横断面扫描,必要时也可采用冠状面扫描。对于确定鼻及鼻窦肿瘤的存在和性质则需要进行增强扫描。

(二)MRI 检查

鼻腔和鼻窦的 MRI 检查以横轴位和冠状位为主,先平扫,必要时再做增强扫描。

(三)各种检查方法的优选

对鼻和鼻窦的骨折,首选 CT 检查,特别是 HRCT。CT 三维重建图像对复杂骨折线及骨折移位的立体显示,对外科手术方案的制订非常有价值。对鼻和鼻窦的其他疾病,如先天畸形、炎性病变、息肉、囊肿和肿瘤首选 CT 或 MRI 检查,平片只能作为筛选方法,价值有限。

二、正常影像学表现

(一)CT 表现

鼻窦是颅骨不规则骨内的气腔,额窦、筛窦、蝶窦、上颌窦分别位于额骨、筛骨、蝶骨和上颌骨内,筛窦分前后两组。蝶窦被内板隔为左右两腔,多不对称,向前开口于蝶窦隐窝。窦口鼻道复合体的概念:指以筛窦为中心,包括上颌窦自然开口、筛漏斗、钩突、半月裂孔、中鼻道、中鼻甲、基板、筛泡和额窦开口等结构。

鼻和鼻窦的 CT 影像见图 3-9。

(二)MRI 表现

正常鼻黏膜和鼻甲 T_1WI 为低信号,T_2WI 为高信号。鼻窦骨壁和窦腔内气体在各种序列上均不产生信号,表现为黑色无信号区,中间因有高信号的黏膜层分隔衬托而显示骨和窦腔气体的界线。较厚的窦壁骨质内因含骨髓脂肪组织而表现为高信号。正常鼻黏膜厚度不超过 3mm,超过 4mm 有病理意义,但部分有症状的患者鼻黏膜厚度也可大于 3mm。

三、常见疾病

(一)鼻窦炎

【疾病概要】

1. 病因病理 鼻窦炎(nasosinusitis)多继发于急性鼻炎或上呼吸道感染;也可为变态反应的继发感染或邻近器官炎症的扩散等。上颌窦发病率最高,其次为筛窦,常为多发,若一侧或双侧各鼻窦均发病者,称全鼻窦炎。慢性鼻窦炎是由于急性鼻窦炎治疗不及时或不彻底、反复发作迁延而导致的。病理改变主要为急性期黏膜充血、水肿,慢性期黏膜肥厚、增生可形成黏膜下囊肿,可有窦壁骨质增生硬化。

2. 临床表现 主要为鼻塞、流脓涕、头痛和感染鼻窦的压痛及全身症状。

【影像学表现】

1. CT 表现

(1)平扫

1)急性鼻窦炎:可见鼻甲肥大,鼻窦黏膜增厚,增厚的黏膜多与窦壁平行,如黏膜水肿显著则可呈息肉状肥厚。窦内分泌物潴留,呈低密度或与黏膜密度类似,也可呈现气液平面(图 3-10),可随体位变动。

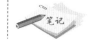

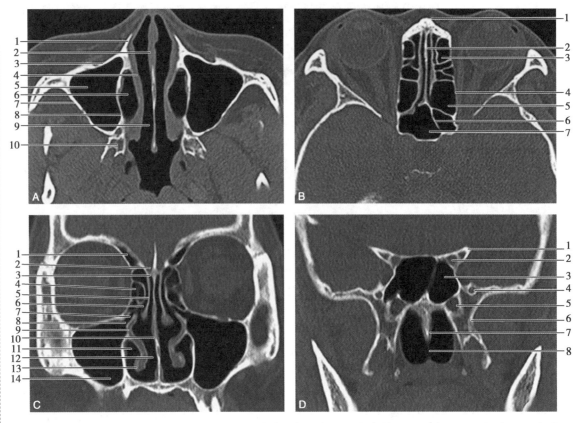

A.鼻窦 CT 横断位上颌窦额突层面:1-上颌窦额突;2-鼻中隔软骨部;3-上颌窦前壁;4-下鼻甲;5-上颌窦;6-下鼻道;7-上颌窦内侧壁;8-上颌窦内侧壁;9-总鼻道;10-翼突。B.鼻窦 CT 横断位蝶筛层面:1-鼻骨;2-骨性鼻中隔;3-前组筛窦;4-筛骨纸板;5-后组筛窦;6-蝶窦骨性间隔;7-蝶窦。C.鼻窦 CT 冠状位窦口鼻道复合体层面:1-额窦;2-嗅窝;3-筛板;4-筛泡;5-中鼻甲;6-中鼻道;7-筛漏斗;8-上颌窦开口;9-钩突;10-鼻中隔;11-下鼻道;12-总鼻道;13-下鼻甲;14-上颌窦。D.鼻窦 CT 冠状位鼻后孔层面:1-前床突;2-视神经管;3-蝶窦;4-圆孔;5-翼腭窝;6-翼突;7-鼻中隔 8-鼻后孔。

图 3-9　鼻窦 CT 横断、冠状典型层面

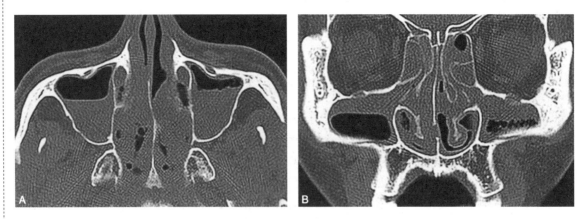

图 3-10　急性鼻窦炎

A.横断面;B.冠状面。CT 平扫显示窦内分泌物潴留,呈现气液平面,鼻窦黏膜增厚。

2)慢性鼻窦炎:主要表现为鼻窦黏膜增厚(图 3-11),2~5mm 为轻度增厚,5~10mm 为中度度增厚,>10mm 为重度增厚。可伴有窦腔积液。慢性鼻窦炎由于病程较长,窦壁可有骨质硬化增厚,但无骨质破坏。部分病例可并发鼻窦囊肿或炎性息肉。

(2)增强扫描:增强后黏膜明显强化,可与低密度分泌液区别

2. MRI 表现

(1)平扫:①T$_1$WI 上增厚的黏膜为等信号;②T$_2$WI 上增厚的黏膜为高信号。急性期窦腔内渗出

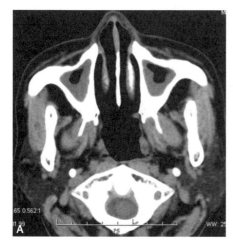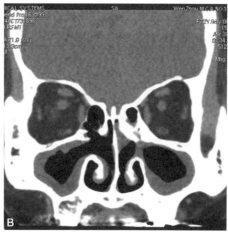

图 3-11 双侧慢性上颌窦炎

A. 横断面；B. 冠状面：平扫显示双侧上颌窦黏膜环形增厚，窦壁骨质硬化增生，无骨质破坏。

液为浆液，含蛋白等有形成分较少，T_1WI 低信号，T_2WI 高信号；若蛋白含量较高则 T_1WI 为等或高信号，T_2WI 为高信号。

（2）增强扫描：可见黏膜明显强化，窦腔内液体不强化。

【诊断与鉴别诊断】

影像学上发现鼻窦黏膜增厚、窦腔积液即可诊断为鼻窦炎。当伴有钙化时要考虑到真菌性鼻窦炎可能。

（二）鼻窦囊肿

【疾病概要】

1. 病因病理　鼻窦囊肿可分为黏液囊肿（mucocele）及黏膜囊肿（mucosa cyst）。黏液囊肿多发生于单个窦腔，最好发于额窦和筛窦，蝶窦和上颌窦相对少见。黏膜囊肿包括黏液潴留囊肿（mucous retention cyst）（又称黏液腺囊肿）及黏膜下囊肿（浆液囊肿）。

黏液囊肿以往认为由于窦口堵塞，分泌物在窦腔内大量潴留所致，近年来有人报告，无窦口堵塞也可发生，是因为黏膜分泌物中蛋白含量过高引起的一系列生化、免疫反应所致。黏液大量潴留压迫窦壁，致窦腔膨胀，窦壁变薄。

黏液潴留囊肿因黏膜腺体导管开口阻塞、黏液潴留、腺管扩大而形成。可发生于任何鼻窦内，但以上颌窦最常见。

黏膜下囊肿为鼻窦慢性炎症或过敏反应，使黏膜下毛细血管通透性增加，毛细血管内渗出的浆液潴留于黏膜下层结缔组织内，逐渐膨大而形成。只发生于上颌窦，当囊肿生长到一定程度会自行停止发展或破裂。临床上以黏膜下囊肿多见，常见于上颌窦底部和内壁，呈圆形或半球形，大小不一，直径多在 2cm 以下。

2. 临床表现　黏液囊肿早期无任何不适，随着囊肿增大，可引起头痛、复视、流泪、视力障碍等。额窦黏液囊肿好发于中年或老年人，眉间旁出现隆起，眼球突出和向外下方移位，眶内上方可扪及表面光滑富有弹性的肿块。筛窦囊肿多见于中青年，可引起眼球向外移位，多有鼻根旁或内眦部隆起，且常在眼眶内侧缘触及弹性肿块。黏膜囊肿平时无症状，常意外发现，偶有头痛，有时囊肿自行破溃从鼻腔中流出黄色液体。

【影像学表现】

1. CT 表现

（1）平扫：黏液囊肿平扫早期无特异性，与一般鼻窦炎难以鉴别。随着窦腔分泌物增多，囊内压力不断提高，使窦腔膨胀性扩大呈气球样改变，整个窦腔呈现为均匀一致的密度增高影，其内一般没有小房分隔，窦壁外膨变薄，光滑连续，有时薄弱的窦壁呈细线状甚至消失。黏液囊肿密度均匀，局限于窦壁或窦壁轮廓线以内，边缘光滑。

黏膜囊肿平扫表现为基底位于上颌窦下壁附近向窦腔内突出的半圆形、球形结节影或肿块状影，密度均匀(图3-12),呈液性CT值,直径多小于2cm,边缘光滑锐利,窦壁骨质一般无变化。

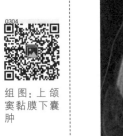
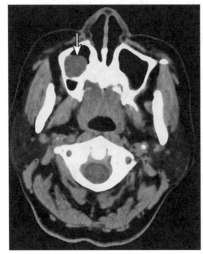

图3-12 右侧上颌窦黏膜囊肿
CT平扫显示右侧上颌窦窦腔内有类圆形密度增高影,呈液性CT值,密度均匀,边缘光滑,窦壁骨质完整。

（2）增强扫描:增强扫描可见囊液无强化,表面黏膜可有轻度增强。若合并化脓性感染形成脓囊肿,则窦壁下可有增厚的黏膜环形强化。

2. MRI表现 T_1WI 和 T_2WI 像上囊内液体信号取决于囊液中的蛋白含量,黏蛋白不多、水分多则 T_1WI 为中低信号, T_2WI 为高信号;黏蛋白较多时 T_1WI 和 T_2WI 均为中等或高信号;若水分吸收而囊内分泌物十分黏稠时, T_1WI 和 T_2WI 均为低信号。

【诊断与鉴别诊断】

影像学上发现窦腔内圆形、半圆形液性密度或信号肿块,无强化即可诊断。

（三）上颌窦癌

【疾病概要】

1. 病因病理 鼻窦癌多见于中老年,肉瘤则多发生于青年,以男性多见。上颌窦恶性肿瘤是最常见的鼻窦恶性肿瘤,占鼻窦恶性肿瘤的4/5,其次是筛窦,原发于蝶窦和额窦的恶性肿瘤少见。上颌窦癌(carcinoma of maxillary sinus)病理上多为原发性,以鳞状细胞癌最多,其次为腺癌、乳头状瘤、淋巴上皮癌,肉瘤少见。

2. 临床表现 由于鼻窦部位隐蔽,早期症状不典型,偶尔可以出现间断性涕中带血,随着肿瘤的生长可逐渐出现持续性脓血涕,从单侧鼻腔排出;有的表现为一侧进行性鼻塞、分泌物增多。上颌窦顶部肿瘤侵犯眶下神经可引起面颊部疼痛和麻木;上颌窦底部肿瘤侵犯牙槽骨可出现牙痛和牙齿松动。晚期肿瘤破坏窦壁可引起鼻、面部畸形,导致眼球突出、移位、牙槽骨变形、张口困难、耳鸣、耳聋、头痛等症状。

【影像学表现】

1. CT表现

（1）平扫:可见鼻腔及鼻窦内不规则等密度软组织肿块,密度较为均匀,边缘模糊,肿瘤较大时可有不规整的斑点状低密度坏死区,肿块中有时见有残存骨片。90%以上的病人有不同程度的骨质破坏(图3-13),上颌窦癌最常见为破坏内侧壁并伴鼻腔外侧壁或鼻腔内软组织肿块。肿瘤向周围浸润,表现为局限或广泛性骨质破坏和软组织肿块,肿块呈侵袭性生长,直接侵犯眼眶、翼腭窝、面部软组织等邻近结构。若上颌窦后方脂肪被肿瘤占据,则表明癌肿侵入颞下窝和翼腭窝。

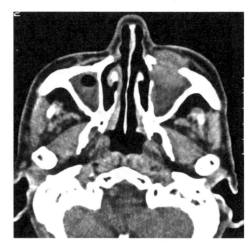

图3-13 左侧上颌窦鳞癌
左侧上颌窦内软组织肿块伴骨质破坏。

（2）增强扫描:强化扫描可见肿块轻、中度强化。

2. MRI表现 肿块 T_1WI 上为等信号, T_2WI 高信号,信号可均匀或不均匀,增强扫描后肿块呈轻到中等度强化。

【诊断与鉴别诊断】

影像学上发现上颌窦内不规则软组织肿块,伴有窦壁骨质破坏时即可诊断为上颌窦癌。需要与鼻窦炎和鼻息肉鉴别:

1. 鼻窦炎 窦腔内有积液、黏膜增厚,但无骨质破坏。

2. 鼻息肉 鼻腔和鼻窦内软组织肿块影,但无骨质破坏。

（徐秀芳 杨建峰）

第四节 咽 喉 部

一、影像学检查方法及优选

（一）CT检查

多采用横断面扫描。一般先行平扫,增强扫描主要用于血管性病变(血管瘤、动静脉畸形等),还可用于急性炎症时显示脓肿壁、病变向眶外蔓延的情况以及了解肿块的富血管程度、了解病变与周围组织的关系。

（二）MRI检查

常规采用矢状面、横断面和冠状面,层厚1~5mm,先行平扫,发现病变后可行增强扫描。

（三）各种检查方法的优选

对咽喉部的病变,以CT或MRI检查为首选,尤其是MRI较CT检查价值更大,平片已很少应用。

二、正常影像学表现

（一）CT表现

1. 咽部平扫　鼻咽腔位于中央,为含气空腔,略呈方形,其正前方为鼻中隔及两侧鼻腔,后方为椎前软组织与寰椎前弓及枢椎齿状突相对。鼻咽腔两侧壁中部的半圆形隆起为咽鼓管圆枕,其前方的含气凹陷为咽鼓管咽口,后方较宽的斜行裂隙为咽隐窝。

2. 喉部平扫　可清楚地显示会厌、喉前庭、杓状会厌襞、梨状隐窝、假声带、真声带、声门下区的形态结构,同时骨窗照片显示舌骨、甲状软骨、杓状软骨、环状软骨的位置、形态及其关系,还可显示喉旁间隙的形态与密度;喉外肌肉、血管、间隙等结构。CT增强扫描见喉黏膜部明显强化。

（二）MRI表现

MRI横断面见双侧咽隐窝对称,咽鼓管圆枕和咽鼓管咽口清晰,还可见鼻咽黏膜、黏膜下层外肌群形态和咽旁间隙组织。

MRI可直接显示喉部矢状面、横断面和冠状面影像。喉肌在 T_1WI 及 T_2WI 上呈偏低均匀信号;喉软骨在未钙化前呈中等信号,钙化后为不均匀低信号;喉黏膜在 T_1WI 呈中等信号,T_2WI 呈明显高信号;喉旁间隙在 T_1WI 及 T_2WI 均呈高信号;喉前庭、喉室和声门下区则均呈极低信号;喉外颈动脉、颈静脉流空呈无信号影。

组图:正常
鼻咽部

三、常见疾病

（一）鼻咽血管纤维瘤

【疾病概要】

1. 病因病理　鼻咽血管纤维瘤(angiofibroma of nasopharynx)又称为青少年出血性纤维瘤,是鼻咽部常见的良性肿瘤,病因不明,好发于10~25岁的男性青少年,瘤内血管丰富,易出血,组织学上虽然是良性的,但可沿颅底自然孔道或骨缝延伸、扩展至周围器官,甚至破坏颅底造成严重后果。

2. 临床表现　临床主要症状为进行性鼻阻塞,反复出血。可因肿瘤发病部位、大小、生长速度、膨胀方向及是否伴有并发症而出现其他症状。

【影像学表现】

1. CT表现　①平扫可见鼻咽腔软组织肿块,密度较均匀,鼻咽腔变形不对称,可经鼻后孔长入同侧鼻腔;破坏颅底骨质进入海绵窦,甚至脑内。肿瘤边界清楚,可见周围骨质受压及破坏。②增强扫描时肿块显著强化,可有鼻窦及颅底骨质侵蚀破坏(图3-14)。

2. MRI表现　肿瘤 T_1WI 呈中等信号,T_2WI 呈高信号,信号多不均匀,与肿瘤含有血管与纤维成分比例有关。增强扫描病灶明显强化(图3-15)。

【诊断与鉴别诊断】

青少年,影像学发现鼻咽腔软组织肿块,明显强化,可诊断为本病。注意与鼻咽癌鉴别。后者多

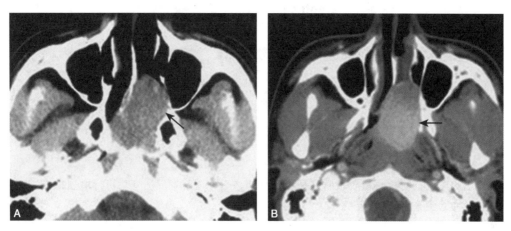

图 3-14　鼻咽血管纤维瘤的 CT 表现

A. CT 平扫示左侧鼻咽腔内软组织肿块影,向前延伸,密度均匀,鼻中隔受压移位;B. CT 增强示肿块明显强化。

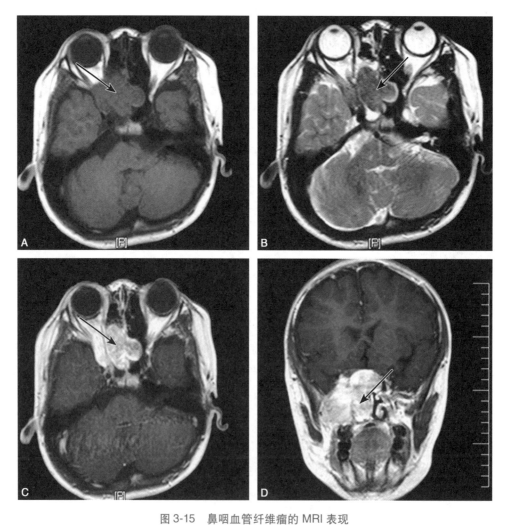

图 3-15　鼻咽血管纤维瘤的 MRI 表现

A. MRI 平扫:T_1WI 鼻咽腔顶部见等信号软组织肿块影,向右侧鼻腔及筛窦延伸,鼻咽腔变形;B. T_2WI 像肿块呈等信号;C、D. MRI 增强扫描示肿瘤明显不均匀强化。

笔记

发生于中年人,影像检查见鼻咽部浸润性肿块,边界不清,可侵犯周围组织,骨质破坏明显。

（二）鼻咽癌

【疾病概要】

1. 病因病理 鼻咽癌(nasopharyngeal carcinoma)是源于鼻咽部黏膜上皮的癌肿,病因不明,近年来发现与遗传、环境和 EB 病毒感染等多种因素相关。鼻咽癌最常见于鼻咽腔顶壁,其次为侧壁,前壁和底壁极少。

2. 临床表现 本病早期症状隐蔽,多数可出现涕血或痰中带血,是鼻咽癌最常见的早期症状之一,若出现大量出血,提示可能进入晚期。部分病人以颈部淋巴结肿大为首发症状。

【影像学表现】

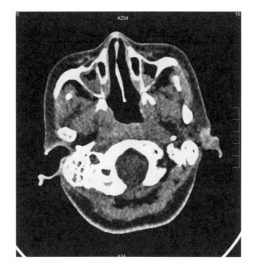

图 3-16 鼻咽癌 CT 表现
CT 平扫示鼻咽腔内可见软组织团块影,密度欠均匀,边界欠清。

1. CT 表现 ①平扫:鼻咽癌最好发于咽隐窝,肿瘤向黏膜下浸润生长致黏膜增厚及软组织肿块,肿块平扫为等密度,鼻咽腔变形、不对称,邻近颅底可见骨质破坏(图 3-16),可有颈部淋巴结肿大。②增强扫描:可见肿块不同程度的强化,多为轻、中度强化,密度不均匀。

2. MRI 表现 肿瘤 T_1WI 呈中低信号,T_2WI 呈中、高信号,增强扫描呈轻、中度强化,信号不均匀。

【诊断及鉴别诊断】

中老年病人,影像学发现鼻咽部不规则软组织肿块,首先要考虑本病,若发现颅底骨质破坏、颈部淋巴结肿大等可明确诊断。早期鼻咽癌需要与鼻咽部炎症鉴别,一般炎症范围较弥漫,通常双侧受累,黏膜广泛均匀增厚。

（三）喉癌

【疾病概要】

1. 病因病理 喉癌(laryngeal carcinoma)是我国最常见的喉部恶性肿瘤,30~60 岁多见,男性发病率远高于女性。该病多与嗜烟酒、声带过度疲劳、慢性喉炎及过多接触粉尘、石棉相关。根据肿瘤发病位置,按癌肿所在部位分成四个基本类型:①声门上型,发生于会厌、喉室及杓状会厌襞;②声门型,发生于声带的喉室面;③声门下型,发生于声带下缘至环状软骨下缘之间;④贯声门型(混合型),累及声门及声门上区,甲状软骨板不规则变形。其中声门型约占 60%,组织学上以鳞癌多见,占 90%左右,而腺癌、肉瘤及未分化癌少见。

2. 临床表现 主要临床症状为声音嘶哑、呼吸困难、咽喉疼痛不适,发生溃烂者可出现痰中带血,临床症状多与发病部位相关。

【影像学表现】

1. CT 表现

（1）声门上型癌:①平扫可见会厌和杓状会厌襞不规则增厚、隆起,呈软组织团块影,相应喉室变窄。②增强扫描可见肿块不同程度强化。

（2）声门型癌:①平扫可见声带毛糙,增厚或局限性软组织结节影,肿瘤易累及前联合,受累前联合多超过 2mm,肿瘤亦可累及甲状软骨,表现为骨质破坏、增生硬化,喉腔变窄消失;②增强扫描可见肿块不同程度强化(图 3-17)。

（3）声门下型癌:较少见,表现为声带下区软组织肿块。

（4）贯门型(混合型):累及声门及声门上区,甲状软骨板不规则变形。多伴有颈部淋巴结转移。

2. MRI 表现 ①平扫:肿瘤组织 T_1WI 的信号与肌肉相等或稍低,坏死区表现为更低信号;T_2WI 为稍高信号,坏死区信号更高。喉软骨受侵时,T_1WI 表现为低信号,T_2WI 为中、高信号。②增强扫描:肿瘤不同程度强化。

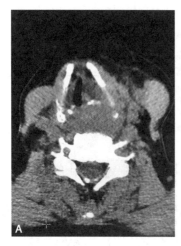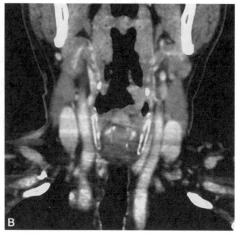

图 3-17　喉癌 CT 表现

A. CT 平扫:左侧甲状软骨后方可见软组织肿块影,前联合增厚;B. CT 增强扫描:
冠状位示肿块明显强化。

【诊断及鉴别诊断】

中老年病人,影像学检查发现声门或声门上区或声门下区肿块,首先要考虑到本病,若上下区同时累及则基本可明确诊断。

第五节　口腔颌面部

一、影像学检查方法及优选

(一)X 线检查

可拍摄牙片、咬合片、下颌骨侧位片、下颌骨后前位片、上下颌骨曲面体层摄影、颞颌关节侧斜位,还可进行腮腺导管造影。

(二)CT 检查

多采用横断面扫描。一般先行平扫,发现病变后再行增强扫描。

(三)MRI 检查

常规采用矢状面、横断面和冠状面,层厚 1~5mm,主要采用 SE 或 FSE 序列,获取 T_1WI、T_2WI。脂肪抑制序列可降低脂肪的高信号,有利于观察病灶。平扫发现病变后可行 T_1WI 增强扫描。

(四)各种检查方法的优选

X 线检查可用于牙齿及牙周疾病、颌骨及颞颌关节病变的诊断。CT 检查对涎腺病变的发现、诊断及其范围的确定价值较大。MRI 可清晰显示口腔颌面部解剖结构,故是口腔颌面部肿瘤诊断时首选,可以显示肿瘤的数目、位置、大小,有无淋巴结转移等。

二、正常影像学表现

(一)X 线表现

1. 牙片、咬合片　显示牙的整体形态,牙、牙周膜(0.2~0.5mm)、牙槽骨硬板线、牙槽骨。可显示牙髓腔的大小、形态,其边缘光滑,轮廓清楚,髓腔清晰透明。

2. 下颌骨侧位片　整个下颌骨呈马蹄形,由水平走行的下颌骨体部和上下走行的升支组成。

3. 下颌骨后前位片　下颌骨结构左右对称,两侧喙突投影于髁状突内侧。

4. 上下颌骨曲面体层摄影　可将弓形的上下颌骨充分展开,避免结构互相重叠,可显示下颌骨的全貌。

5. 颞颌关节侧斜位　颞颌关节间隙位于关节凹和髁状突之间,呈低密度影,代表关节凹表面软骨及后上纤维组织、上关节腔、关节盘、下关节腔、髁状突表面软骨的厚度。

6. 腮腺造影 观察主导管,长 5~7.0mm,管径 1.0~2.5mm,各级分支逐渐变细,分布走行自然。

（二）CT 表现

1. 腮腺 在下颌骨后、胸锁乳突肌前,上至颅底,下至下颌角。脂肪性腺体组织,密度低于肌肉,增强扫描可强化。

2. 颌下腺 在舌骨外侧下颌骨内,与肌肉密度相近或稍低。舌骨层面观察:舌骨、颌下腺、会厌正中皱襞、会厌、舌骨下带状肌。颌下腺 CT 平扫:在舌骨外侧,与肌肉密度接近。

（三）MRI 表现

腮腺富含脂肪,T_1WI 像、PDWI 像及 T_2WI 像均表现为高信号,而周围肌肉软组织表现为低信号,下颌后静脉腮腺内的部分,表现为圆点状无信号或低信号,而神经则表现低信号,MRI 图像上有时能分辨。腮腺导管在正常情况下不能显影。

三、常见疾病

（一）牙源性囊肿

【疾病概要】

1. 病因病理 牙源性囊肿(odontogenic cyst)发生于颌骨内,与成牙或牙组织相关,包括三种类型:

（1）根尖囊肿:成人多见,因根尖慢性炎症,形成含有上皮组织的肉芽肿,中央坏死,周围组织液渗出,逐渐形成囊肿。

（2）角化囊肿:来源于原始牙胚或牙板残余,又称残余囊肿。

（3）含牙囊肿:又称滤泡囊肿,发生于牙冠或牙根形成后,在残余釉上皮与牙冠面之间出现液体渗出形成含牙囊肿。该病常侵犯上颌窦,其中以根尖囊肿最常见,常导致牙根周破坏或多余阻生牙。

2. 临床表现 早期无症状。囊肿膨胀生长至一定大小,视其程度可见局部隆起,扪诊有乒乓球样感或波动感。囊肿长大可突入鼻腔或上颌窦,邻近的牙齿可受压移位、松动。角化囊肿易继发感染。

【影像学表现】

1. X 线表现 平片上为圆形或卵圆形囊状透光区,轮廓清晰,边缘光滑锐利,周围绕以致密白线。含牙囊肿,囊内含有牙齿,牙冠位于囊内,牙根位于囊外;根尖囊肿在口腔内可发现深龋齿、残根或死髓牙,牙根位于囊内。

2. CT 表现 表现为颌骨内圆形或椭圆形低密度区,CT 值常在 20~40Hu;病灶轮廓清晰,边缘光滑整齐;周围骨质密度常增高,为骨质增生硬化所致(图 3-18)。

3. MRI 表现 囊肿表现 T_1WI 为低信号,T_2WI 为高信号。

【诊断及鉴别诊断】

平片上发现颌骨内圆形或卵圆形囊状透光区,轮廓清晰,边缘光滑锐利,CT 或 MRI 上发现液性肿

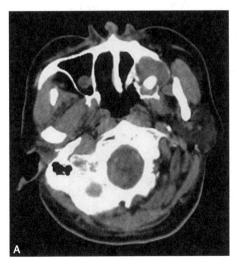
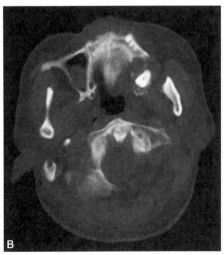

图 3-18 牙源性囊肿
CT 平扫示左侧牙槽骨内可见类圆形骨质破坏区,囊内含牙。

块可诊断为颌骨囊肿,根据囊肿含牙情况可区分为含牙囊肿或牙根囊肿。

(二)成釉细胞瘤

【疾病概要】

1. 病因病理 成釉细胞瘤(ameloblastoma)又称为造釉细胞瘤,是上皮性牙源性颌骨肿瘤,为最常见的牙源性良性肿瘤。

肿瘤主要来源于牙釉质原基上皮层的基底细胞,多为骨内生长型,周围型罕见,虽为良性肿瘤,但常呈浸润性生长;病理分型主要包括多囊型、单囊型和局部恶性型。

2. 临床表现 本病多见于青壮年,男性略多于女性;80%发生于下颌骨,肿瘤生长缓慢,早期无症状,增大时引起颌面部变形,肿块按之有乒乓球感,病变处可有牙齿松动、移位或脱落;合并感染时出现疼痛和瘘管。

【影像学表现】

1. X线表现 ①多囊型主要表现为蜂窝和皂泡状骨质低密度区,常成群排列,其边缘常被高密度骨质线包绕;②单囊型主要表现为单囊状低密度骨质结构破坏区,边缘可有分叶,有切迹,内可见牙齿,钙化少见(图3-19A);③局部恶性者主要表现为颌骨的溶解破坏,颌骨外形轮廓消失,周围软组织常肿胀。

2. CT表现 ①可清晰地显示颌骨单发或多发的囊样破坏区,周边可见线样高密度包绕(图3-19B、C);②局部恶性者可见破坏区周围肿胀的软组织;③增强扫描可见病灶强化不明显;④肿瘤呈浸润性生长,可清晰地显示病变浸润的范围。

3. MRI表现 T_1WI病变呈低、中信号,T_2WI病变呈高信号,边界清;且能清晰地显示病变浸润的范围及病变和正常骨髓的界面。

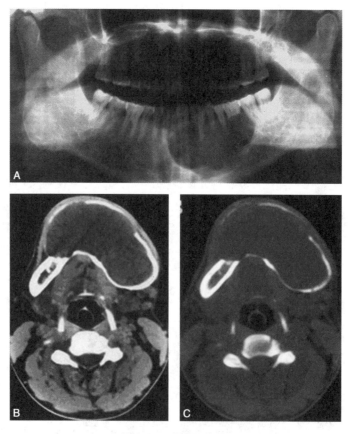

图3-19 成釉细胞瘤

A.X线平片:下颌骨囊状破坏区,边界清楚,形态不规整,有分叶和切迹,内可见多个牙根包在其中;B.CT平扫:下颌骨膨胀明显,呈均匀较低密度;C.CT平扫:骨窗示囊壁周围骨壁破坏,皮质变薄。

【诊断及鉴别诊断】

平片或 CT 发现颌骨内单囊状或多囊状低密度骨质破坏区,边缘呈分叶,有切迹,内可见牙齿,要考虑到本病。主要与单纯性骨囊肿与牙源性黏液瘤相鉴别;

1. 单纯骨囊肿　单纯骨囊肿一般与牙齿关系不如造釉细胞瘤密切,病变边缘有时模糊不清。

2. 牙源性黏液瘤　牙源性黏液瘤的多囊分隔多比成釉细胞瘤纤细,常以"直线状"或"火焰状"表现为主,且不成群排列。

（三）腮腺良性肿瘤

【疾病概要】

1. 病因病理　腮腺肿瘤中良性肿瘤多见,约占 75%。其中又以良性混合瘤最多,占 70% 左右,其次为腺淋巴瘤（Warthin 瘤）,占 5%~10%。腮腺混合瘤（mixed tumor of parotid gland）又称多形性腺瘤（pleomorphic adenoma）,多呈圆形或椭圆形,直径 3~5cm,包膜较完整,边界清楚。10% 可恶变,组织易碎,可见包膜消失,与周围组织界线不清。Warthin 瘤有较薄的包膜和大小不等的囊腔,组织学上有嗜酸性上皮细胞和淋巴样间质成分。

2. 临床表现　腮腺混合瘤常见于 30~50 岁青壮年,无明显性别差异。病程较长,生长缓慢,常无意或体检时发现腮腺内无痛性肿块,表面光滑或呈结节状、活动、界线清楚。Warthin 瘤常见于 50 岁以上高龄男性,通常为多发或双侧发病,多位于腮腺浅叶下极,表现为发展缓慢、表面光滑、质地较软的无痛性肿块。

【影像学表现】

1. CT 表现　混合瘤表现为腮腺内圆形或椭圆形软组织密度肿块,边缘光滑,与正常低密度的腺体分界清楚,增强扫描呈均匀或环形强化（图 3-20）。Warthin 瘤可呈分叶和多发小囊样表现,常两侧多发。

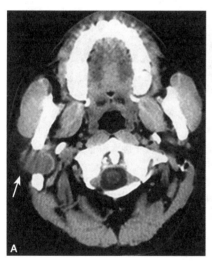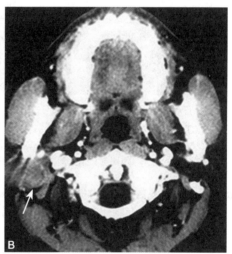

图 3-20　腮腺混合瘤

CT 平扫（A）示右侧腮腺区可见一类圆形肿物,边界较清楚,密度尚均匀,平扫密度高于正常腮腺组织,低于颈部肌肉组织,周边可见稍高密度环影,增强扫描（B）轻度均匀强化。

2. MRI 表现　混合瘤较小时信号均匀,T_1WI 为等信号,T_2WI 为略高信号或高信号,周边常可见低信号薄壁包膜。发生坏死、囊变时 T_1WI 及 T_2WI 信号不均匀。T_2WI 高信号瘤体内一些低信号常认为是瘤体内纤维间隔和条索,极低信号为钙化,此征象提示混合瘤。

Warthin 瘤易形成蛋白含量高的囊腔,T_1WI、PDWI 和 T_2WI 均呈高信号,颇具特征。

【诊断及鉴别诊断】

50 岁以下,CT 检查一侧腮腺内发现圆形或类圆形边界清楚的软组织实性肿块,以腮腺混合瘤可能性大;50 岁以上男性,CT 检查两侧腮腺内发现圆形或类圆形的软组织肿块伴有囊变的或一侧腮腺内多发小囊状改变,以 Warthin 瘤可能性大,MRI 检查可进一步帮助诊断。注意与恶性肿瘤相鉴别。

若肿块边缘不清,形态不规整,出现分叶或伴有肿大淋巴结,则提示恶性。腮腺深部的肿瘤需要与咽旁肿瘤鉴别。一般情况下腮腺深部肿瘤与周围腮腺之间无脂肪组织,而咽旁肿瘤与腮腺组织间有脂肪组织。

（四）腮腺恶性肿瘤

【疾病概要】

1. 病因病理　腮腺恶性肿瘤相对较少,较常见的有恶性混合瘤、黏液表皮样癌、腺癌、腺泡细胞癌和乳头状腺癌等。

2. 临床表现　病人年龄偏大,表现为粘连固定的肿块,触之较硬,边缘不清,因侵犯面神经、咬肌、翼肌和颞颌关节,出现疼痛、面神经麻痹、张口困难。恶性混合瘤病人常存在多年生长缓慢的肿块,肿块近期生长加速。

【影像学表现】

1. CT表现　表现为边界不清楚、轮廓不规则的软组织密度肿块,增强扫描后呈不均匀轻度或中度强化,相邻脂肪或筋膜界面消失,若肿瘤生长迅速则出现中央坏死,存在不规则低密度区(图3-21)。

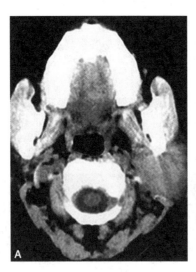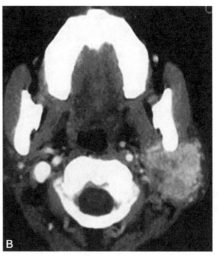

图 3-21　腮腺恶性肿瘤

A. CT扫描示左侧腮腺体积略增大,其内可见一处不规则形状的病灶,病灶同时累及腮腺浅叶和深叶,病灶境界欠清楚,其周围间隙内见多个肿大淋巴结;B. CT增强扫描后呈不均匀明显强化,其内可见低密度无强化区。

2. MRI表现　肿块多数T_1WI为稍低信号,T_2WI以较高信号为主的混杂信号,轮廓不规则,边界多不清楚。黏液表皮样癌低度恶性者T_1WI信号较高。腮腺上部的肿瘤若茎乳孔下脂肪垫破坏、消失提示面神经受累。腮腺下部的肿瘤,下颌静脉受累移位则提示面神经受累。

【诊断及鉴别诊断】

中老年病人,影像学检查发现一侧腮腺内形态不规则、边界不清楚的软组织肿块,要考虑到腮腺恶性肿瘤的可能,若发现颈部淋巴结肿大,则可以明确诊断。注意与良性肿瘤相鉴别,良性肿瘤大多边缘清楚,形态规整,轮廓光滑。

第六节　颈　　部

一、影像学检查方法及优选

（一）X线检查

拍摄颈部正侧位像,主要观察颈部骨质与含气空腔的改变,软组织内骨化、气体和不透X线物等。

（二）CT检查

多采用横断面扫描。一般先行平扫,发现病变后再行增强扫描。

（三）MRI 检查

常规采用矢状面、横断面和冠状面,层厚 1~5mm,主要采用 SE 或 FSE 序列,获取 T_1WI、T_2WI。脂肪抑制序列可降低脂肪的高信号,有利于观察病灶。平扫发现病变后可行 T_1WI 增强扫描。

（四）各种检查方法的优选

X 线检查可显示骨质变化及软组织改变,有无软组织增厚及异常钙化或骨化,气管有无移位或变窄等。CT 和 MRI 对颈部疾病的诊断价值较高,可显示颈部各种病变,故颈部病变首选 CT 或 MRI 检查。

二、正常影像学表现

（一）CT 表现

1. 舌骨层面　可显示舌骨多呈半环形;颌下腺位于舌骨前外侧;舌骨后方可显示会厌、会厌软骨、梨状窝;舌骨后外侧可显示颈内、外动静脉、胸锁乳突肌,最前缘是舌骨下带状肌。

2. 甲状软骨板层面　甲状软骨呈三角形或弓形。颈血管鞘位于甲状软骨后外侧,喉前庭位于双侧甲状软骨板之间,梨状窝位于双侧甲状软骨体后内侧。

3. 环状软骨层面　是颈部完整的环状结构软骨,后方为软骨板,较宽,前方为软骨弓,较窄。甲状软骨下角位于环状软骨板后外侧,此水平可显示甲状腺上极。环状软骨为甲状腺内侧,颈内动静脉位于甲状腺外侧及后外侧。

4. 甲状腺体部层面　可显示甲状腺、颈动、静脉、气管,增强后甲状腺明显强化。

5. 甲状腺下层面　两侧颈静脉不对称。

6. 颈部淋巴结　正常短径小于 5mm;分为 7 个区。Ⅰ区:颏下及颌下淋巴结;Ⅱ区:颈内静脉链上组淋巴结;Ⅲ区:颈内静脉链中组淋巴结;Ⅳ区:颈内静脉链下组淋巴结;Ⅴ区:颈后三角区淋巴结;Ⅵ区:中央区淋巴结;Ⅶ区:上纵隔淋巴结(图 3-22)。

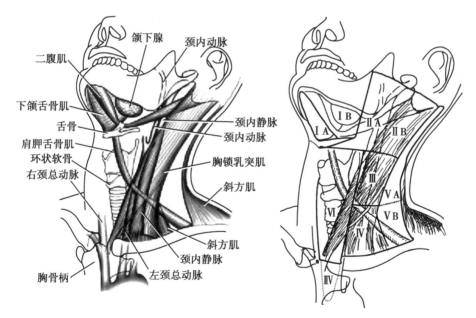

图 3-22　颈部淋巴结分区

（二）MRI 表现

喉部、气管、食管等含气管道部分无信号。甲状腺在 T_1WI 信号较周围肌肉信号稍高,T_2WI 呈较高信号。颈外侧部含有颈动脉鞘,由于血管流空效应而呈低信号。颈淋巴结 T_1WI 呈等信号,T_2WI 呈稍高信号。

三、常见疾病

（一）颈部淋巴结转移瘤

【疾病概要】

1. 病因病理　颈部淋巴结转移主要分布于颈内静脉区、胸锁乳突肌周围淋巴结,多为鳞状细胞癌

组图:正常颈部

转移,主要来自口腔、鼻窦、喉及咽等处癌肿,腺癌则多来自甲状腺癌及涎腺、鼻腔肿瘤。而原发于胸、腹腔恶性肿瘤的颈部淋巴结转移以腺癌居多,多来自于乳腺、胃肠道等部位肿瘤,常为锁骨上区淋巴结转移。

2. 临床表现 颈外侧区及锁骨上窝无痛淋巴结肿大,质硬,多发,固定,多数病人有原发性肿瘤史。

【影像学表现】

CT 和 MRI 可以显示正常的淋巴结,判断淋巴结有无转移的标准主要是淋巴结的大小,一般认为直径大于 1.5cm 可视为转移,1.0cm 以下者为阴性,1.0~1.5cm 之间者为可疑,但并不绝对,有些炎性反应性淋巴结亦可超过 1.5cm。

1. CT 表现 颈部淋巴结转移多发生在乳突下区、颏下区及颈动脉间隙,表现为多个结节样软组织密度影(图 3-23),边界可清晰或不清晰,多个病灶可以融合,或呈分叶状,较大时还可出现坏死,增强扫描淋巴结轻度强化或环状强化,坏死区不强化。

2. MRI 表现 转移淋巴结于 T_1WI 上呈等信号或稍低信号,T_2WI 上呈等信号或高信号,信号多均匀,增强扫描轻度强化或环状强化。

【诊断与鉴别诊断】

颈部脏器或胸腹部有原发性恶性肿瘤病史,颈部有多个淋巴结肿大,特别是直径大于 1.5cm 者,可诊断为本病。需要与淋巴结结核、淋巴瘤、神经鞘瘤等相鉴别,明确原发性肿瘤病史对鉴别疾病有利,PET/CT 对淋巴结转移方面灵敏度和特异度较高。

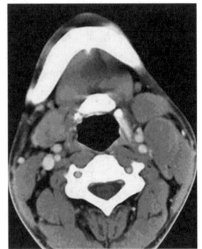

图 3-23 颈部淋巴结转移 CT 平扫
示颈部淋巴结肿大。

(二)颈部淋巴瘤

【疾病概要】

1. 病因病理 颈部淋巴瘤是原发于颈部的恶性肿瘤,包括霍奇金和非霍奇金淋巴瘤。该病是青中年颈部淋巴结肿大的常见原因。

2. 临床表现 可发生一侧或双侧,双侧多见,病灶多质硬,无压痛,可推动,随时间可融合,生长快,病人多有不规则发热、体重减轻等,亦可伴有其他部位淋巴结肿大。

【影像学表现】

1. CT 表现 单侧或双侧多发淋巴结肿大,可融合成团,密度多均匀,增强扫描呈轻度均匀强化。

2. MRI 表现 单侧或双侧多发淋巴结肿大,可融合成团,T_1WI 上呈等或稍低信号,T_2WI 像呈高信号,信号多均匀,增强扫描呈轻度均匀强化。

【诊断及鉴别诊断】

中青年病人,影像学检查发现颈部多发淋巴结肿大,密度均匀,增强扫描呈轻度均匀强化者首先要考虑到淋巴瘤,注意与淋巴结转移、淋巴结结核鉴别。淋巴结转移有原发性肿瘤史,而淋巴结结核的肿大淋巴结多偏小,边缘模糊,增强扫描多呈环形强化。

(三)颈动脉体瘤

【疾病概要】

1. 病因病理 颈动脉体瘤(carotid body tumor)也称为非嗜铬性副神经节瘤,是化学感受器肿瘤之一,常位于颈总动脉分叉处,青壮年女性多见。

2. 临床表现 颈部无痛肿块,可出现 Horner 征。少数出现晕厥、血压下降和心率减慢。

【影像学表现】

1. X 线表现 颈动脉造影难以显示较小的颈动脉体瘤,而中等大小或较大病变可表现为颈总动脉分叉处血管网丰富,可形成肿块轮廓。肿瘤压迫颈内、外动脉时,使其分离,表现为弧形或抱球样改变。

2. CT 表现 平扫表现为椭圆形团块影,软组织样密度,增强扫描明显均匀强化,CT 值可达 90~130Hu,边缘清楚,肿瘤压迫颈内、外动脉时,使其分离,加大其间距离。颈部 CT 血管造影(CTA)三维

笔记

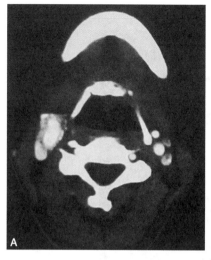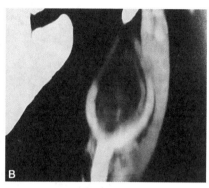

图 3-24　颈动脉体瘤 CTA 表现

A. CT 增强显示右颈动脉鞘处明显强化肿块;B. 三维重建图像可见颈总动脉分叉处
上方颈内、外动脉之间距离呈杯状扩大。

重建图像,表现为颈动脉分叉处呈杯状表现(图 3-24)。

3. MRI 表现　肿瘤在 T_1WI 上呈中等信号,T_2WI 上呈高信号,增强扫描有明显强化,因肿瘤血管丰富,可在 T_2WI 上显示点状或条形迂曲低信号。

【诊断及鉴别诊断】

影像学检查发现颈动脉分叉处软组织肿块,增强扫描明显均匀强化,颈内、外动脉之间距离呈杯状扩大,可诊断为本病。

（四）神经鞘瘤

【疾病概要】

1. 病因病理　神经鞘瘤(neurilemmoma)又称为施万细胞瘤(Schwannoma),为良性肿瘤,起源于神经鞘施万细胞。常见于颈动脉间隙,源自迷走神经、舌下神经干和颈交感丛。常见于 30~40 岁成人,病程多较长。

2. 临床表现　表现为颈外侧肿块,边缘清楚,表面光滑,质软,较大时可压迫邻近组织引起疼痛等症状。

【影像学表现】

1. CT 表现　表现为颈动脉间隙软组织密度影,圆形或椭圆形,边界清楚,较大时病灶内易出现坏死、囊变,增强扫描小肿瘤均匀强化,较大时坏死囊变区不强化,颈血管被推移向前、外方移位。

2. MRI 表现　病变位于颈动脉间隙内,呈梭形,T_1WI 上呈等信号,T_2WI 上呈高信号。增强扫描病灶明显强化,坏死区不强化。

【诊断与鉴别诊断】

颈动脉间隙内实性或囊实性肿块,推移颈血管向前、外方移位者首先考虑神经源性肿瘤,若病变有囊变,则以神经鞘瘤可能性大,注意与神经纤维瘤和颈动脉体瘤相鉴别。神经纤维瘤发生囊变和坏死较为少见;颈动脉体瘤,常发生于颈动脉分叉处,颈内、外动脉之间距离呈杯状扩大,血管丰富,增强扫描呈明显强化,MRI 上亦可见流空血管影。

小　结

本章主要介绍了各种影像学检查方法在头颈部疾病的临床应用及检查方法优选,头颈部的正常影像学表现以及头颈部常见疾病的影像学表现及鉴别诊断。

（邢　健　杨建峰）

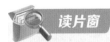 读片窗

女,22岁,反复流脓涕10余年,CT平扫见读片窗图3-1。

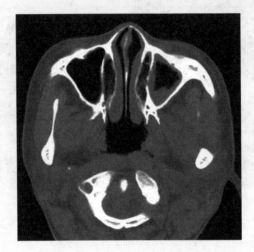

读片窗图3-1

文档:病例分析

扫一扫,测一测

思考题

1. 试述眼及眼眶疾病各种影像检查方法的优缺点与优选原则。
2. 试述慢性中耳炎的影像学表现。
3. 简述鼻窦炎的影像学表现。
4. 试述鼻咽癌的CT表现。
5. 试述喉癌的分型及相应影像学表现。
6. 试述牙源性囊肿与造釉细胞瘤的影像学鉴别。
7. 试述颈动脉体瘤的CTA表现。

第四章 呼吸系统

学习目标

1. 掌握:各种影像学检查方法的检查价值;肺部炎症、结核、创伤、肺部和纵隔肿瘤的影像学表现及鉴别诊断。
2. 熟悉:正常和基本病变影像学表现;肺部炎症、结核、创伤、肺部和纵隔肿瘤的临床表现。
3. 了解:肺部炎症、结核、创伤、肺部和纵隔肿瘤的病因病理。

呼吸系统疾病常见且种类繁多,影像检查是呼吸系统疾病的主要检查和诊断方法。胸部具有良好的自然对比,因此平片和 CT 是呼吸系统疾病的主要影像学检查方法。MRI 检查由于软组织分辨力高和具有流空效应,常用于纵隔肿瘤的定位和定性诊断。

第一节 影像学检查方法及优选

一、影像学检查方法

（一）X 线检查

1. 胸部透视 胸部透视简称胸透,方法简单,可多体位观察病变,尤其是在观察呼吸时肺内肿块形态的变化(有利于囊实性鉴别)、膈肌运动、纵隔摆动等方面很有价值,曾经是胸部疾病较常用的检查方法,但由于透视图像清晰度较差,不易观察细微病变,以及射线剂量较大等原因,目前已很少应用,仅作为胸部摄片的补充检查。

2. 胸部平片 胸部平片简称胸片,是胸部疾病最常用的检查方法。常用的摄影体位有正、侧位片,然后根据病变情况再摄前弓位片(主要用于观察锁骨后方病变和肺中叶不张等)或侧卧水平位片(用于观察少量胸腔积液、肺底积液等),还可摄斜位片(用于观察有无肋骨骨折及心脏大血管情况)。

3. 造影检查 造影检查主要包括支气管造影、肺动脉造影、支气管动脉造影等。支气管造影主要用于确诊支气管扩张;肺动脉造影主要用于检查肺动脉瘤、肺动静脉瘘和血管发育异常性疾病,但由于 CT 的发展和广泛应用,支气管造影和肺动脉造影已基本不用;支气管动脉造影目前主要用于肺癌和咯血病人的介入治疗。

（二）CT 检查

1. 平扫 平扫是指不使用对比剂的常规扫描。扫描范围从肺尖至肺底,层厚 2~10mm。通常使用肺窗观察肺脏,使用纵隔窗观察纵隔及软组织。对多数胸部病变,平扫基本上能满足诊断要求。

2. 增强扫描 多在 CT 平扫发现病变的基础上应用增强扫描。主要用于鉴别病变为血管性或非血管性,明确纵隔病变与心脏大血管的关系以及了解病变血供的情况,以帮助鉴别病变的良恶性。

3. 高分辨力扫描(HRCT) 高分辨力扫描的技术要点是使用薄层(1~2mm)扫描、缩小 FOV、提高扫描条件(如 mA)并采用高分辨力重建算法(即骨重建)等。主要用于观察肺部小病灶的细微结构、弥漫性肺间质病变以及诊断支气管扩张。

（三）MRI 检查

由于 MRI 检查具有多方位成像和流空效应的特点,对纵隔病变、肺门部肿块、肺癌的诊断和鉴别诊断有一定价值。但由于肺为含气结构,MRI 上呈无信号,因此 MRI 对肺部其他病变显示效果不佳,一般不作为肺部疾病的首选检查方法。

二、各种检查方法的优选

（一）肺部病变

对于肺部病变,胸部平片能较清楚地显示,是目前肺部病变最常用的检查方法。但由于胸部平片是胸部各种结构相互重叠形成的复合投影,所以某些隐蔽部位的病变常难以显示,如心脏后、奇静脉食管隐窝等部位的病变。另外,因密度分辨力相对较低,胸部平片无法显示肺部的细微病变。CT 检查对发现肺内小病灶或早期病变较胸部平片敏感,显示病灶的细节也较胸部平片丰富。因此对肺部病变,可先行胸片检查,再根据情况行 CT 检查;如果经济情况允许,也可直接行 CT 检查。肺部病变一般不选择 MRI 检查。

（二）纵隔病变

对于纵隔病变,平片能发现部分病变,CT 或 MRI 检查通过平扫和增强扫描能发现纵隔的各种病变,并对其中的多数病变能明确诊断。因此对纵隔病变,建议直接行 CT 检查,然后再根据情况做 MRI 检查。

（三）胸膜病变

对于胸膜病变,胸部平片能发现大部分病变,也是目前胸膜病变较常用的检查方法;CT 或 MRI 检查能发现胸膜的各种病变,特别是 MRI 有利于胸腔积液与腹水的鉴别。

（四）胸部外伤

对于胸部外伤,胸部平片能显示肋骨骨折、胸膜损伤和肺损伤,但有些轻微的肋骨骨折和轻微肺损伤的病人仍需要行 CT 检查。因此对胸部外伤病人可先行胸片,再根据情况行 CT 检查,也可直接行 CT 检查。

第二节 正常影像学表现

一、X 线表现

胸部常规拍摄正位片(后前位)(图 4-1A)和侧位片(图 4-1B),所以正常 X 线的表现主要是指正、侧位胸片上的表现。

（一）胸廓

包括软组织和骨骼,正常时胸廓应两侧对称。

1. 软组织

（1）胸锁乳突肌:在两肺尖内侧形成外缘锐利、均匀致密的阴影。

（2）锁骨上皮肤皱褶:在锁骨上缘,与锁骨平行的 3~5mm 宽的薄层软组织影,系锁骨上皮肤与皮下组织的投影。

（3）胸大肌:胸大肌发达者,于两侧肺野中外带可形成扇形高密度影,下缘锐利,呈一条斜线与腋前皮肤皱褶续连。两侧胸大肌影可不对称。

（4）乳房及乳头:女性乳房重叠于两肺下野,形成下缘清楚、上缘不清且密度逐渐变淡的半圆形高密度影,其下缘向外与腋部皮肤续连。乳头在两肺下野相当于第5前肋间处,形成小圆形致密影,多两侧对称。

2. 骨骼 骨性胸廓由胸椎、肋骨、胸骨、锁骨和肩胛骨组成。

（1）肋骨:肋骨后段呈水平向外走行,前段自外上向内下斜行。同一肋骨前后端不在同一水平,

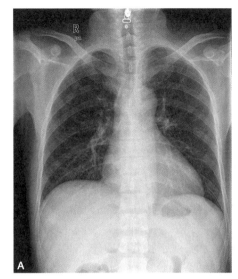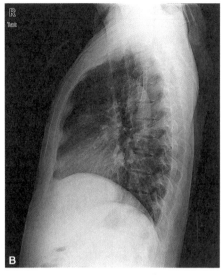

图 4-1 正常胸部正位片与侧位片
A. 正常胸部正位片;B. 正常胸部侧位片。

一般第 6 肋骨前端相当于第 10 肋骨后端的高度。前段肋骨扁薄,不如后段肋骨的影像清晰。第 1~10 肋骨前端有肋软骨与胸骨相连,因软骨不显影,肋骨前端呈游离状。成人肋软骨常见钙化,表现为与肋骨相连的不规则的条状、斑片状、斑点状致密影,不要误认为肺内病变。肋骨及肋间隙是胸部病变的定位标志。肋骨有多种先天性变异,如叉状肋与肋骨融合。

(2)锁骨:锁骨位于两肺上野,外端与肩峰形成肩锁关节,内端与胸骨柄形成胸锁关节,正位片上两侧胸锁关节到中线的距离应该相等,否则为投照位置不正。锁骨内端下缘有时可见半月形凹陷,称为"菱形窝",为菱形韧带附着处,边缘不规则时,易误认为是骨质破坏。

(3)胸骨:正位胸片上,胸骨几乎完全与纵隔影重叠,仅胸骨柄两侧外上角可突出于纵隔影。侧位及斜位片上胸骨可以全貌显示。

(4)胸椎:正位像上除第 1~4 胸椎可显示外,其余胸椎均与纵隔重叠无法显示,有时胸椎横突可突出于纵隔影之外,与肺门重叠时易误认为是肿大淋巴结。

(5)肩胛骨:位于两肺野外上方,有时肩胛骨内缘可与肺野外带重叠,不要误认为是胸膜病变。

(二)胸膜

胸膜分为脏、壁两层,包裹肺及叶间的部分为脏层,与胸壁、纵隔及膈肌相贴者为壁层,两者之间为潜在的胸膜腔。

正常胸膜菲薄,一般在平片上不显影。但叶间胸膜(斜裂和横裂)有时可显示,表现为细线状影。

1. 斜裂 斜裂只能在侧位片上显示。右侧斜裂表现为自后上(第 4、5 胸椎水平)斜向前下方的细线状致密影,在前肋膈角后 2~3cm 处与膈肌相连,左侧斜裂起点位置较高,在第 3~4 后肋端水平。

2. 横裂(水平裂) 横裂位于右肺上叶和中叶之间,在正侧位上均可显示,表现为 1~2mm 宽的横行细线影,正位上从肺门角水平向外走行,侧位片上自斜裂中点水平向前走行达前胸壁。

(三)肺

1. 肺野 充满气体的两肺在胸片上表现为均匀一致透明的区域称为肺野(lung field)。为了便于指明病变的部位,通常将两侧肺野分别划分为上、中、下野和内、中、外带共九个区域。横的划分是分别在第 2、4 肋骨的前端下缘画一条水平线,将肺野分为上、中、下三个野;纵的划分是分别将两侧肺纵行分为三等份,将每侧肺野分为内、中、外三个带。

此外,习惯上将第 1 肋骨圈外缘以内部分称肺尖区,锁骨以下至第 2 肋骨圈外缘以内的部分称为锁骨下区。

2. 肺门影 肺门影是指肺动脉、肺静脉、支气管和淋巴组织在 X 线片上的总合投影(图 4-2)。位于两肺中野的内带区域,一般左侧肺门较右侧高 1~2cm。两肺门均可分为上、下两部,右肺门上、下两部之间相交形成的夹角,称为肺门角。

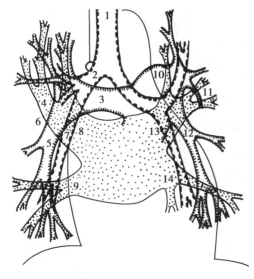

1-气管;2-右主支气管;3-右肺动脉;4-下后静脉干;5-右下肺动脉;6-肺门角;7-中间支气管;8-右上肺静脉;9-右下肺静脉;10-左肺动脉弓;11-舌叶动脉;12-左下肺动脉;13-左上肺静脉;14-左下肺静脉。

图 4-2　肺门结构示意图

侧位时,两肺门大部分重叠呈逗号形状,右肺门略偏前,前缘为上肺静脉干,后上缘为左肺动脉弓,逗号拖长的尾巴由两下肺动脉干构成。

3. 肺纹理　在胸片上自肺门向外呈放射分布的树枝状影,称为肺纹理(lung marking),主要由肺动脉和肺静脉组成。肺动脉纹理影一般密度较高,分支逐渐变细,分支呈锐角,呈放射状走行;而肺静脉纹理影密度较淡,分支不均匀,分支角较大,略呈水平状走行。

4. 肺叶　肺叶是解剖学概念,肺野是影像学概念。肺叶由叶间胸膜分隔而成,右肺分为上、中、下三叶,左肺分为上、下两叶。副叶是由副裂深入肺叶内形成的,属于肺分叶的先天变异,常见的有奇叶、下副叶(心后叶)等。

在胸部正位片上,上叶下部与下叶上部重叠,中叶与下叶下部重叠。侧位片上,上叶位于前上部,中叶位于前下部,下叶位于后下部,彼此无重叠。

5. 肺段　每个肺叶由 2~5 个肺段组成。每个肺段有其单独的肺段支气管,肺段通常呈圆锥形,尖端指向肺门,底部朝向肺的外围,肺段之间无明显的边界。

肺段的名称与其相应的支气管名称一致,右肺上叶分为尖段、后段和前段,中叶分为外侧段和内侧段,下叶分为上段、内基底段、前基底段、外基底段和后基底段;左肺上叶分为尖后段和前段,舌叶分为上舌段和下舌段,下叶分为上段、前内基底段、外基底段和后基底段。

各肺段在其相应的肺叶中占据较为固定的位置,熟悉其位置有助于判断病变发生的解剖位置。

6. 肺实质与肺间质　肺实质是指具有气体交换功能的含气间隙及结构,包括肺泡管、肺泡囊、肺泡及肺泡壁。肺间质是指肺的结缔组织所构成的支架和间隙,包括肺泡隔、小叶间隔、支气管、血管及其周围的结缔组织。

(四)气管和支气管

1. 气管　气管呈低密度影,上缘相当于第 6~7 颈椎水平,起于喉部环状软骨下缘,下界相当于第 5~6 胸椎水平,分为左、右主支气管。气管长 10~13cm,宽为 1.5~2.0cm,气管分叉的角度为 60°~85°,一般不应该超过 90°。

2. 支气管及分支　右侧主支气管较短粗,长 1~4cm,走行较为陡直,与中线的夹角为 20°~30°;左侧主支气管较细长,长 4~7cm,与中线交角为 40°~55°。左、右主支气管分出段支气管,各肺叶段支气管的分支与命名详见表 4-1。

表 4-1　两侧肺脏各叶与段支气管的分支与名称

右　肺		左　肺	
上叶支气管	1　尖段支	上叶支气管	上部
	2　后段支		1+2　尖后段支
	3　前段支		3　前段支
中间支气管		舌部	
中叶支气管	4　外侧段支		4　上舌段支
	5　内侧段支		5　下舌段支
下叶支气管	6　背段支	下叶支气管	6　背段支
	7　内基底段支		7+8　前内基底段支
	8　前基底段支		9　外基底段支
	9　外基底段支		10　后基底段支
	10　后基底段支		

（五）纵隔

纵隔位于胸骨之后,胸椎之前,介于两肺之间,上至胸廓入口,下达膈肌,两侧为纵隔胸膜和肺门,包括心脏、大血管、气管、主支气管、食管、淋巴组织、胸腺、神经及脂肪等。

纵隔的分区有助于判断纵隔病变的来源和性质。纵隔的分区方法有多种,目前多采用六分区法,即在侧位胸片上,从胸骨柄、体交界处至第4胸椎下缘画一水平线,将其分为上纵隔、下纵隔;以气管、升主动脉及心脏前缘的连线作为前、中纵隔的分界线,再以食管前壁及心脏后缘连线作为中、后纵隔的分界。从而将上、下纵隔各分为前、中、后三区,共6区(图4-3)。

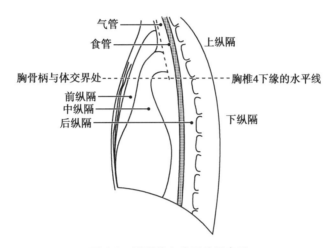

图 4-3 纵隔的六分区法示意图

（六）横膈

正位片上两侧横膈均呈圆顶状,内侧高外侧低,膈内侧与心脏形成心膈角,外侧与胸壁间形成尖锐的肋膈角。侧位片上,横膈前面高后面低,前端与前胸壁形成前肋膈角,后部明显向后、下倾斜,与后胸壁形成后肋膈角,位置低而深。

横膈一般位于第9、10后肋水平,相当于第6前肋间隙,通常右膈比左膈高1~2cm。

平静呼吸状态下,横膈运动幅度为1~2.5cm,深呼吸可达3~6cm,横膈运动两侧大致对称。

横膈的局部发育较薄弱或张力不均时,向上呈一半圆形凸起,称为局限性膈膨升,多发生于前内侧,右侧较常见,深吸气时明显,为正常变异。有时在深吸气状态下,横膈可呈波浪状,称为"波浪膈",系因膈肌附着于不同的肋骨前端,在深吸气时受肋骨的牵引所致。

二、CT 表现

胸部的组织复杂,有肺组织、脂肪组织、肌肉组织及骨组织。因为这些组织的密度差异很大,其CT值的范围广,所以在观察胸部CT时,至少需采用两种不同的窗宽和窗位,分别观察肺野与纵隔,有时还需采用骨窗,以观察胸部骨骼的改变。胸部CT图像是胸部不同层面的断层图像,常规CT只能进行胸部横断面成像,多层螺旋CT除横断面成像外,还可行冠状面及矢状面的重组成像。

（一）胸壁

前胸壁的外侧有胸大肌与胸小肌覆盖,在女性可见乳房,其内的腺体组织在脂肪影衬托下呈树枝状或珊瑚状致密影。后胸壁肌肉包括脊柱两旁的背阔肌、斜方肌、大小菱形肌、肩胛提肌以及肩胛骨周围的肩胛下肌、冈下肌等。

胸骨柄呈前凸后凹的梯形,胸骨体呈长方形,胸骨剑突多呈三角形致密影。胸椎在CT上可分辨为椎体、椎板、椎弓、椎管、横突、棘突、小关节和黄韧带。肋骨从椎体两侧发出由后上向前下斜行,故在CT横断面上可同时显示多根肋骨的部分断面。第1肋软骨钙化影往往可突向肺野内,应注意鉴别勿认为是肺内病变。肩胛骨于胸廓背侧呈长斜条状结构,前方可见喙突,后方可见肩峰及肩关节盂的一部分。螺旋CT三维重建可立体显示胸部骨骼。

（二）胸膜

正常胸膜由于菲薄,CT上无法显示,但叶间胸膜可显示,是CT上划分肺叶的主要标志。在普通CT扫描时呈无肺纹理的"透明带"(图4-4A),而在薄层扫描时呈高密度的线状影(图4-4B)。

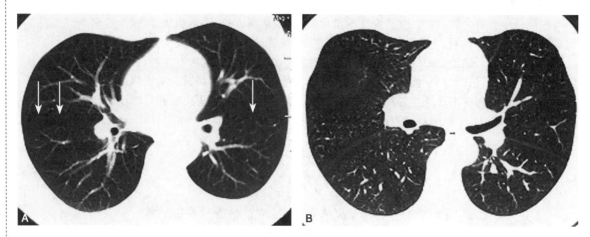

图 4-4 叶间裂的 CT 表现

A. 普通 CT 扫描:两侧斜裂表现为无肺纹理的"透明带";B. HRCT 扫描:右水平裂为椭圆形无肺纹理的"透明带",两侧斜裂为高密度线状影。

(三) 肺

两肺野表现为对称性低密度阴影,其中可见由中心向外围走行的高密度肺血管分支影,由粗变细,即肺纹理影;上下走行或斜行的血管纹理表现为圆形或椭圆形的断面影。肺动脉与同级别的支气管相伴走行,两者的断面直径相近。两侧主支气管、叶支气管、段支气管与部分亚段支气管表现为管状或条状的含气低密度影,可作为判断肺叶和肺段位置的标志之一(图 4-5)。

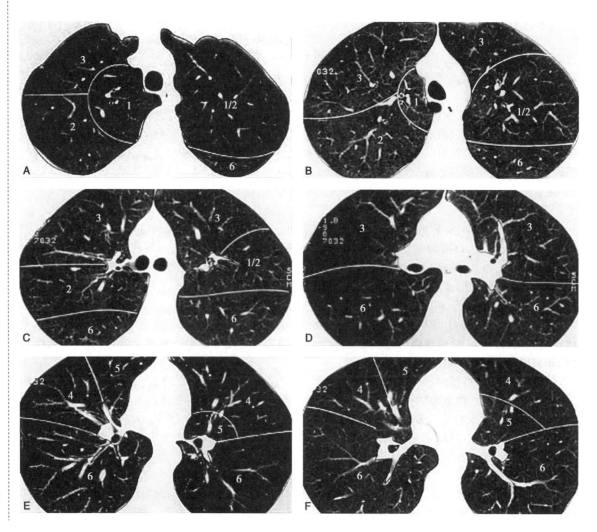

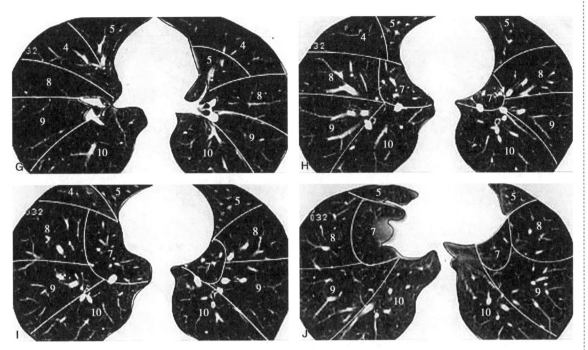

1-尖段;2-后段;3-前段;1/2-尖后段;4-外侧段(上舌段);5-内侧段(下舌段);6-上段;7-内基底段;8-前基底段;
9-外基底段;10-后基底段。

图 4-5 正常胸部肺野的 CT 表现

肺门影主要由肺动脉、肺叶动脉、肺段动脉以及伴行的支气管与肺静脉构成。分为右肺门与左肺门,右肺动脉在纵隔内分为上、下肺动脉,然后继续分出肺段动脉分支;左肺动脉跨越左主支气管分出左上肺动脉后延续为左下肺动脉。肺静脉包括两上肺静脉干和两下肺静脉干,均汇入左心房。

肺叶的位置靠叶间裂、肺叶支气管及伴行动脉来确定。肺段的位置是根据肺段支气管及伴随的血管位置及其走行来进行判断的。肺段支气管及伴随的肺动脉位于肺段中心,而肺段静脉位于相邻肺段之间,肺段与肺段之间无明确分界。

肺小叶是肺组织的最小单位,包括小叶核心、小叶实质和小叶间隔三部分,小叶核心为小叶肺动脉和细支气管,直径约 1mm,小叶实质主要为肺腺泡结构,小叶间隔由结缔组织和其中小静脉组成,每个小叶的直径为 10~25mm。HRCT 上呈多边形或椎体形,底朝向胸膜,尖指向肺门。

(四)气管和支气管

在 CT 图像上,胸段气管呈圆形或椭圆形,与周围结构界线清楚。40 岁以上者气管壁软骨可发生钙化。部分气管的右侧后壁直接与肺相邻,此处气管壁厚度如超过 4mm 视为异常。

右主支气管短而粗(直径约 15mm),左主支气管细而长(直径约 13mm)。支气管走行与 CT 扫描层面平行时在肺窗上呈条形低密度影,垂直时呈圆形影,斜交时呈卵圆形低密度影(图 4-6)。

(五)纵隔

CT 显示纵隔内结构明显优于平片。主要通过纵隔窗来观察纵隔内的结构,也分为前、中、后纵隔三部分。

1. 前纵隔 前纵隔位于胸骨后方,心脏大血管之前,主要有胸腺组织、淋巴组织、脂肪组织和结缔组织。胸腺位于上纵隔血管前间隙,分左右两叶,形似箭头。10 岁以下胸腺外缘多隆起,10 岁以上外缘常凹陷,20~30 岁外缘平直,密度低于肌肉,30~40 岁胸腺密度明显降低。

2. 中纵隔 中纵隔为心脏、主动脉及气管所占据的部位。中纵隔结构包括气管与支气管、大血管及其分支、膈神经及喉返神经、迷走神经、淋巴结及心脏等。心脏内血液与心肌密度相等,所以不能区分。在 CT 横断面上心脏四腔的位置关系是,左心房位于心脏后上方,右心房居右,右心室居前,左心室位于前下偏左。在左、右心膈角区有时可见三角形心包脂肪垫影。

中纵隔淋巴结多数沿气管、支气管分布,主要有气管旁淋巴结、气管支气管淋巴结、奇静脉淋巴结、支气管肺淋巴结、隆突下淋巴结等。CT 可显示正常淋巴结,直径多小于 10mm。一般前纵隔淋巴

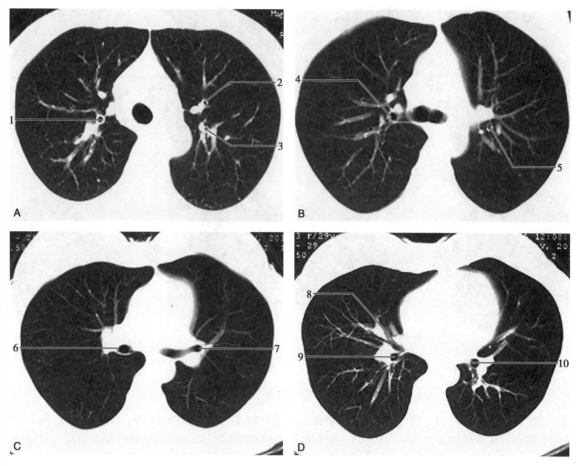

1-右上叶尖段支气管;2-左上叶前段支气管;3-左上叶尖后段支气管;4-右上叶支气管;5-左上叶尖后段支气管;6-右中间段支气管;7-左舌叶支气管;8-右中叶支气管;9-右下叶支气管;10-左下叶支气管。

图 4-6 正常支气管的 CT 表现

结较多,隆突下淋巴结较大。通常将淋巴结直径 11~14mm 视为临界性,≥15mm 视为病理性,≥20mm 多为恶性或转移性。CT 不能显示走行于纵隔内的神经。

3. 后纵隔 后纵隔为食管前缘之后,胸椎前及椎旁沟的范围。后纵隔内有食管、降主动脉、胸导管、奇静脉、半奇静脉及淋巴结等。

正常纵隔的 CT 代表性层面的表现见图 4-7。

（六）横膈

横膈的前部分附着于剑突与两侧肋骨上,呈光滑的或波浪状线形影。横膈的后下部形成两侧膈肌脚,右侧者附着于腰 1~3 椎体的前外侧,左侧附着于腰 1~2 椎体的前外侧。正常膈肌脚 CT 表现为椎体两侧弧形软组织影,有时右侧较厚。

三、MRI 表现

（一）胸壁

胸壁肌肉在 T_1WI 和 T_2WI 上均呈较低信号,显示为黑影或灰黑影。肌腱、韧带、筋膜氢质子含量很低,在 T_1WI 和 T_2WI 上均呈低信号。肌肉间可见线状的脂肪影及流空的血管影。脂肪组织在 T_1WI 上呈高信号,显示为白影,T_2WI 上呈较高信号,显示为灰白影。

胸骨、胸椎、锁骨和肋骨的骨皮质在 T_1WI 和 T_2WI 上均显示为低信号,中心的骨松质含有脂肪,显示为较高信号。肋软骨信号高于骨皮质信号,低于骨松质信号。

（二）胸膜

MRI 上正常的胸膜不显影。

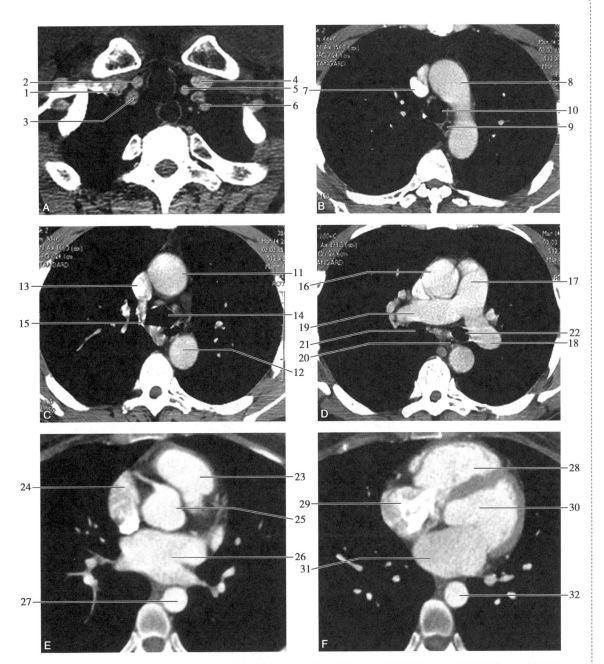

A. 胸腔入口层面:1-右头臂静脉;2-右颈总动脉;3-右锁骨下动脉;4-左头臂静脉;5-左颈总动脉;6-左锁骨下动脉;B. 主动脉弓层面:7-上腔静脉;8-主动脉弓;9-食管;10-气管;C. 主动脉窗层面:11-升主动脉;12-降主动脉;13-上腔静脉;14-气管;15-奇静脉;D. 气管分叉层面:16-升主动脉;17-主肺动脉;18-左肺动脉;19-右肺动脉;20-食管;21-右侧主支气管;22-左侧主支气管;E. 左心房层面:23-肺动脉干;24-右心房;25-升主动脉;26-左心房;27-胸主动脉;F. 四心腔层面:28-右心室;29-右心房;30-左心室;31-左心房;32-胸主动脉。

图 4-7　正常纵隔 CT 表现

（三）肺

正常肺野基本呈黑影。肺纹理显示不如 CT,近肺门处可见少数由较大血管壁及支气管壁形成的树枝状结构。

由于肺血管的流空效应,肺动脉、肺静脉均呈管状无信号影,肺门部的支气管也呈无信号影,两者只能根据解剖关系进行分辨,但应用快速梯度回波序列时,则肺动、静脉均呈高信号影,有助于鉴别。

（四）气管和支气管

气管和支气管腔内为气体,不产生 MRI 信号。气管和支气管壁由软骨、平滑肌纤维和结缔组织等构成,由于管壁较薄,通常在 MRI 图像上不易分辨,但管腔周围可见由脂肪组织形成的高信号,可勾画出气管和支气管的大小与走行。

（五）纵隔

胸腺呈较均匀的信号，T_1WI 上信号强度低于脂肪，T_2WI 上信号强度与脂肪相似。纵隔内的血管由于流空呈低信号，胸段食管多显示较好，食管壁的信号强度与胸壁肌肉相似。

淋巴结多易于显示，T_1WI 和 T_2WI 上均表现为中等信号的小圆形或椭圆形结构，正常时径线同CT。通常前纵隔淋巴结、右侧气管旁淋巴结、右气管支气管淋巴结、左上气管旁淋巴结、主、肺动脉淋巴结及隆突下淋巴结较易显示，左下气管旁淋巴结及左主支气管周围淋巴结下不易显示。

心脏与大血管详见心脏与大血管章节。

（六）横膈

冠状面及矢状面能较好地显示膈的高度和形态，其信号强度低于肝脾的信号强度，表现为弧形线状影；横断面上膈脚显示清楚，呈较纤细、向后凹陷的曲线状软组织信号影，前方绕过主动脉，止于第1腰椎椎体的外侧缘。

（李敬哲）

第三节 基本病变影像学表现

一、X 线表现

（一）肺部病变

1. 渗出性病变　渗出性病变指肺泡腔内的气体被血管渗出的液体、细胞成分所替代而导致的肺实变。X 线表现特点为：①病变呈片状较高密度影，边缘模糊不清；②若扩展至叶间胸膜处则相应部位的边缘清晰锐利；③当病变扩展至肺门附近时，可在实变的密度增高阴影中显示含气的支气管影，称为空气支气管征（air bronchogram）；④病变变化较快，经恰当治疗，1～2 周内可吸收。多见于各种急性炎症、渗出性肺结核、肺出血及肺水肿等（图 4-8）。

2. 增殖性病变　增殖性病变为肺的慢性炎症在肺组织内形成的肉芽组织，其主要病理特点是以成纤维细胞、血管内皮细胞和组织细胞增生为主。X 线表现：①病灶多呈小结节状；②密度较高，边缘清楚，无融合的趋势；③动态变化缓慢。见于各种慢性肺炎、肺结核等。

3. 纤维性病变　纤维性病变为肺部慢性炎症或增殖性病变在修复愈合过程中，纤维成分逐渐替代细胞成分而形成的瘢痕，又称为纤维化。可分为局限性和弥漫性两大类。局限性纤维化 X 线表现

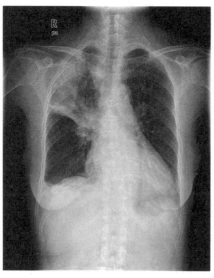

图 4-8　渗出性病变的 X 线表现
右肺上叶显示致密影，下缘以水平叶间裂为界。

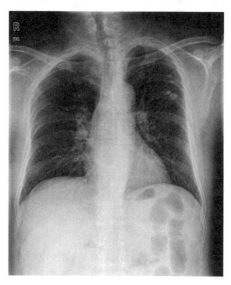

图 4-9　钙化的 X 线表现
胸部正位片：左上肺可见结节状高密度钙化影。

为结节、斑块或索条及线样僵直的高密度影;弥漫性纤维化 X 线表现为弥漫性分布的网状、线状及蜂窝样影,还可见到网状结节病变。局限性纤维化常见于慢性肺炎、肺结核,弥漫性纤维化常见于慢性支气管炎、尘肺等。

4. 钙化　受到破坏的组织内钙离子以磷酸钙或碳酸钙的形式沉积称为钙化,属于变质性病变,一般发生在退行性变或坏死组织内。多见于肺结核愈合阶段,也可见于某些肺肿瘤内。X 线表现特点是病变密度很高,边缘清晰锐利,大小及形状各不相同。肺结核及其淋巴结钙化多呈斑点或片状(图 4-9);错构瘤钙化为"爆米花"样;矽肺淋巴结钙化呈蛋壳样。

5. 结节与肿块　肺内病灶直径≤3cm 者称为结节,直径>3cm 者称为肿块。肺内结节或肿块可单发,也可多发。单发者常见于肺癌、结核球、炎性假瘤等,多发者见于肺转移瘤等。

良性肿块多有包膜,呈膨胀性生长,因此形态多呈球形,边缘清楚光滑(图 4-10A);恶性肿块呈浸润性生长,形状不规整,边缘可出现分叶征、毛刺征、胸膜凹陷征等(图 4-10B),较大的恶性肿瘤中央易发生坏死液化形成厚壁空洞,以鳞癌多见。结核球易出现钙化,周围常有卫星病灶。

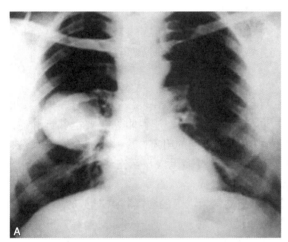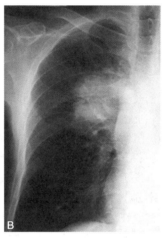

图 4-10　良、恶性肿块的 X 线表现

A. 右肺中野显示良性肿块,形态规则呈圆形,边缘光滑清晰;B. 右上肺恶性肿块,形态不规则,边缘有分叶征及毛刺征。

6. 空洞与空腔　空洞是肺内病变组织发生坏死液化后,经引流支气管排出并吸入气体后形成的透亮区。空洞壁可由坏死组织、肉芽组织、纤维组织、肿瘤组织所形成,多见于肺结核、肺癌及肺脓肿。根据洞壁的厚度可分无壁空洞、薄壁空洞与厚壁空洞。其 X 线表现如下:

(1)无壁空洞:又称虫蚀样空洞,为大片致密阴影中多发的边缘不规则的虫蚀状透亮区。常见于干酪样肺炎。

(2)薄壁空洞:洞壁厚度≤3mm,表现为圆形、椭圆形或不规则的薄壁透亮影,内壁多光整。常见于肺结核(图 4-11A)。

(3)厚壁空洞,洞壁厚度>3mm,表现为圆形、椭圆形或不规则的厚壁透亮影,常见于周围型肺癌及肺脓肿。周围型肺癌的空洞壁外缘呈分叶状,可有毛刺,洞壁厚薄不一,内壁凹凸不平,有时可见壁结节(图 4-11B)。肺脓肿空洞周围肺野可见边缘模糊的片状影,空洞内常有液平面。

空腔是指肺内生理腔隙发生病理性扩大,如肺大疱、含气肺囊肿及肺气囊等。X 线表现为壁菲薄的无结构透明区,腔内一般无液体,囊壁周围肺野无实变。

7. 肺间质改变　肺间质改变是指以侵犯肺间质为主的病变,实际上常同时伴有肺实质的改变。肺间质的病理改变可以是渗出或漏出,伴炎性细胞或肿瘤细胞浸润与纤维结缔组织或肉芽组织增生。肺间质性病变 X 线表现:①较大支气管、血管周围间隙的病变表现为肺纹理增粗、模糊;②外围的间质改变表现为网状、细线状或蜂窝样影,有时可见到局限性线条状或索条状影。常见的肺间质病变有慢性支气管炎、特发性肺纤维化、癌性淋巴管炎、尘肺及结缔组织病等。

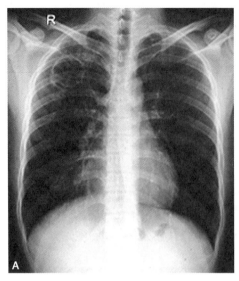
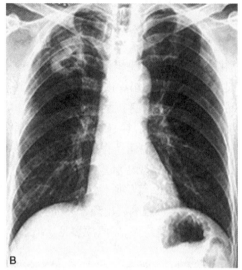

图 4-11 空洞的 X 线表现
A.右上肺结核:可见薄壁空洞;B.右上肺癌:可见厚壁不规则空洞。

（二）支气管改变

支气管的改变主要是管腔狭窄和阻塞,可由腔内阻塞或外在性压迫所致。腔内阻塞的病因可以是异物、肿瘤、炎性狭窄、分泌物淤积、水肿,也可以是血块。外压性阻塞主要由邻近肿瘤或肿大淋巴结压迫所致。阻塞的病因、程度和时间的不同,可引起不同的阻塞改变。不完全性阻塞(狭窄)可引起阻塞性肺气肿,完全阻塞可引起阻塞性肺不张。X 线检查多无法显示支气管管腔的情况,但可显示支气管狭窄和继发于阻塞的肺气肿和肺不张。

1. 阻塞性肺气肿　阻塞性肺气肿是指终末细支气管以远的含气腔隙过度充气、异常扩大,可伴有不可逆性肺泡壁破坏,分为局限性和弥漫性阻塞性肺气肿。

（1）局限性阻塞性肺气肿:系因较大支气管部分性阻塞产生活瓣作用,吸气时支气管扩张,空气进入,呼气时空气不能完全呼出,致使阻塞远侧肺泡过度充气。其 X 线表现为肺部局限性透明度增加。其范围取决于阻塞的部位,一侧肺或一个肺叶的肺气肿表现为一侧肺或一叶肺的透明度增加,肺纹理稀疏。

（2）弥漫性阻塞性肺气肿:系终末细支气管慢性炎症与狭窄,形成活瓣性呼气性阻塞,终末细支气管以远的肺泡过度充气伴有肺泡壁破坏。X 线表现:①桶状胸,肋骨平举,肋间隙增宽,胸廓前后径增宽;②两肺透明度增加,呼吸时肺的透明度改变不大;③肺纹理稀疏、纤细、变直;④膈肌低平,活动度明显减弱;⑤心影居中狭长,呈垂位心型。

2. 阻塞性肺不张　阻塞性肺不张系支气管完全阻塞后,相应肺部分或全部无气而不能膨胀导致肺体积缩小的状态。可以发生在主支气管、叶和段支气管等。

（1）单侧肺不张:为一侧主支气管完全阻塞所致。X 线表现为患侧肺野均匀致密,肋间隙变窄,纵隔向患侧移位,横膈升高。健侧有代偿性肺气肿表现。

（2）肺叶不张:为肺叶支气管完全阻塞所致。不同的肺叶不张有不同的 X 线表现,共同的表现:①不张肺叶密度均匀增高;②肺叶体积缩小,表现为相邻叶间裂有患处移位;③纵隔及肺门可不同程度向患部移位;④邻近肺叶可出现代偿性肺气肿(图 4-12)。

（三）胸膜病变

1. 胸腔积液　各种疾病累及胸膜均可产生胸腔积液(pleural effusion)。X 线检查只能明确积液的存在,但不能鉴别积液的性质。

胸腔积液根据液体在胸膜腔内是否可以随体位移动,可分为游离性胸腔积液和局限性胸腔积液。

（1）游离性胸腔积液(free pleural effusion)根据液体量的多少可分为以下三种:

1）少量积液:指积液量在 250ml 左右,在立位胸片上仅表现为肋膈角变浅、变钝。液体上缘在第 4 肋前端以下。

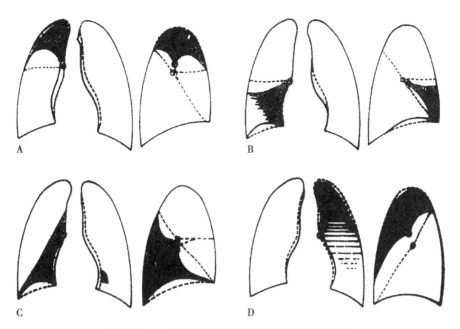

图 4-12 各肺叶不张平片表现示意图(黑色区域)
A. 右上叶肺不张;B. 右中叶肺不张;C. 右下叶肺不张;D. 左上叶肺不张。

2) 中量积液:液体上缘在第 4 肋前端以上,第 2 肋前端以下。在立位胸片上,积液处表现为均匀一致的密度增高,其上缘呈典型的外高内低弧线影(图 4-13A),即渗液曲线,是由于胸腔的负压、液体的重力、肺组织的弹性及液体的表面张力等因素共同作用而形成的。

3) 大量积液:积液上缘达第 2 肋前端以上,表现为患侧肺野呈均匀高密度影,肋膈角消失,肋间隙增宽,纵隔向健侧移位(图 4-13B)。

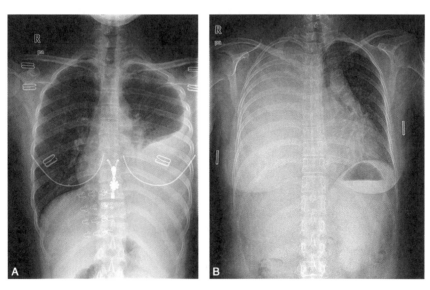

图 4-13 胸腔积液的 X 线表现
A. 左侧中等量胸腔积液:上缘呈外高内低弧线影;B. 右侧大量胸腔积液:右侧胸腔致密阴影,肋间隙增宽,纵隔向健侧移位。

(2) 局限性胸腔积液(localized pleural effusion)包括以下三肿:

1) 包裹性积液:由于脏、壁胸膜发生粘连使积液局限于胸膜腔的某一部位,称包裹性积液,多见于侧后胸壁。X 线表现为自胸壁向肺野突出的半圆形高密度影,上、下缘与胸壁呈钝角,边缘清晰,其内密度均匀。

2) 叶间积液:液体局限于水平裂或斜裂的叶间裂内者称叶间积液。表现为沿叶间裂方向走行分布的梭形阴影,密度均匀,边缘清楚。

3)肺底积液:液体位于肺底与膈之间的胸膜腔内者称为肺底积液,右侧多见。X线表现为假性"膈升高",其圆顶最高点位于偏外 1/3 处,立位时向一侧倾斜60°或取仰卧位检查可见游离性积液的征象。

2. 气胸与液气胸　空气进入胸膜腔称为气胸(pneumothorax),是因胸膜破裂所致。X线表现为胸壁与被压缩的肺脏边缘之间的条带状无肺纹理含气透亮区。

胸膜腔内液体与气体同时存在称为液气胸(hydropneumothorax)。立位X线胸片表现为横贯胸腔的气-液平面,内侧是被压缩的肺脏(图 4-14)。

3. 胸膜肥厚、粘连及钙化　胸膜炎性纤维素渗出、肉芽组织增生、外伤出血机化均可引起胸膜肥厚、粘连及钙化。胸膜增厚与粘连常同时存在。

(1)轻度局限性胸膜肥厚粘连:多发生在肋膈角区,表现为肋膈角变浅、变平,透视下膈肌的运动轻度受限。

(2)广泛胸膜增厚粘连:表现为患侧密度增高,沿胸廓内缘可见条带状高密度影,胸廓塌陷,肋间隙变窄,膈顶升高变平,运动明显受限。

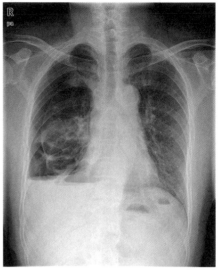

图 4-14　液气胸的 X 线表现
右侧胸腔显示气-液平面,肺组织被压缩。

(3)胸膜钙化:表现为肺野边缘片状、不规则点状及条状高密度影,边缘清楚。

4. 胸膜肿块　主要见于胸膜原发性肿瘤或转移性肿瘤。原发者多为胸膜间皮瘤,少数为来自结缔组织的纤维瘤、平滑肌瘤、神经纤维瘤等。胸膜肿瘤可为局限性或弥漫性,弥漫性均为恶性。可伴或不伴有胸腔积液,肿块合并胸腔积液多为恶性。X线表现为半球形、扁丘状或不规则形肿块,密度多均匀,边缘清楚,与胸壁呈钝角相交。可伴胸腔积液和肋骨破坏。

（四）纵隔改变

纵隔改变包括形态、密度、位置的改变。

1. 形态改变　最常见的是纵隔影增宽,引起纵隔影增宽的病变可以是炎症、出血、肿瘤或血管性病变,其中以纵隔肿瘤最常见。

2. 密度改变　纵隔内出现牙齿(如畸胎瘤)、钙化(如淋巴结结核)时X线表现为纵隔内出现更高密度影,出现气体时(如纵隔气肿、腹内空腔脏器疝入等)X线表现为纵隔内出现更低密度影。

3. 位置改变　胸腔、肺内及纵隔病变均可使纵隔移位,其中肺不张及广泛胸膜增厚等可牵拉纵隔向患侧移位,胸腔积液、肺内巨大肿瘤及偏侧生长的纵隔肿瘤等可推压纵隔向健侧移位。一侧主支气管内异物可引起纵隔摆动。

（五）横膈改变

横膈改变包括形态改变、位置改变和运动改变。

1. 形态改变　在部分老年人由于膈肌局限性薄弱可出现局限性膈膨出,X线表现为横膈局限性向上膨出的半圆形致密影,以右侧多见。当膈顶胸膜由于结核或炎症出现粘连时,X线平片可表现为横膈顶的幕状阴影。在明显阻塞性肺气肿时可见两侧膈肌穹窿变平或呈阶梯状改变。

2. 位置改变　一侧肺不张、膈肌麻痹及腹部巨大肿瘤可使患侧横膈升高。明显阻塞性肺气肿时可出现两侧膈肌的下降。X线平片可直观显示膈肌位置的升高与降低。

3. 运动改变　当出现膈肌粘连、膈膨出、膈麻痹及肺气肿时均可导致膈肌运动减弱或消失,胸部X线透视观察较清楚。如果由于肿瘤、外伤或手术等出现一侧膈神经损伤,则在吸气时患侧膈肌位置升高,呼气时却下降,与健侧膈肌的运动恰好相反,称为膈肌矛盾运动。

二、CT 表现

（一）肺部病变

1. 渗出性病变　CT上表现为密度增高影,其内可见空气支气管征(图 4-15)。可有两种表现:

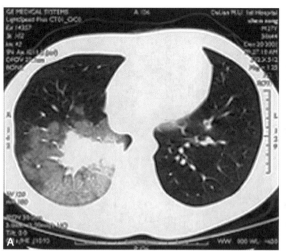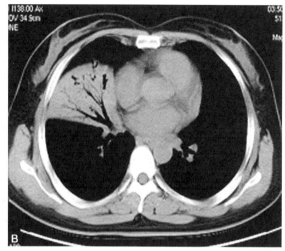

图 4-15 肺渗出与实变的 CT 表现

A. CT 肺窗:右下肺病灶周边为渗出,中央为实变;B. CT 纵隔窗:右肺中叶实变影,其中可见树枝状的空气支气管征。

①肺窗上呈略高密度的磨玻璃影,其内仍可见肺血管纹理影,在纵隔窗上病灶可完全不显示;②肺窗上呈高密度影,密度较均匀,其中见不到肺纹理影,纵隔窗上病灶的大小较肺窗上有所缩小。多见于各种急性炎症、渗出性肺结核、肺出血及肺水肿。

2. 增殖性病变　CT 表现为数毫米至 1cm 的小结节灶,形态为圆形或类圆形,密度较高,边界清晰,有时似梅花瓣状,多见于慢性炎症或肺结核(图 4-16)。

3. 纤维化　局限者 CT 表现为条索状僵直的高密度影,走行及分布均与肺纹理不同;弥漫者表现为自肺门向外伸展的线条、网状或蜂窝状影,有时在网状影背景上可见颗粒状或小结节影。局限性纤维化常见于慢性肺炎、肺结核,弥漫性纤维化常见于慢性支气管炎、尘肺等。

4. 钙化　CT 表现为形态多样、边界清楚的很高密度影,CT 值常达 100Hu 以上,可呈细粒状、结节状、层状或斑块状等(图 4-17)。层状钙化多为良

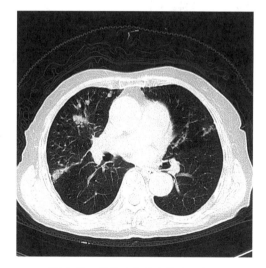

图 4-16 肺增殖性病变的 CT 表现
两肺野多发结节状阴影。

性,"爆米花"状钙化多见于肺错构瘤,肺门淋巴结蛋壳状钙化常见于尘肺。通常钙化在病灶中所占比例越大,良性的可能性就越大。CT 显示钙化比 X 线、MRI 检查敏感很多,HRCT 检查更有助于小钙化灶的显示。

5. 结节与肿块

(1) 良性(图 4-18A):多见于肺结核球、肺良性肿瘤、炎性假瘤、肺囊肿等。CT 表现:①多呈圆形、椭圆形,边缘清楚光滑,无毛刺,少有分叶;②密度多均匀,但也可以出现钙化(如结核球)、脂肪(如错构瘤)、液体(肺含液囊肿)和气体(肺液气囊肿)等;③增强扫描:可不强化或轻度均匀性强化。

(2) 恶性(图 4-18B):多见于肺癌。CT 表现:

1) 形态多不规则,边缘有分叶和切迹(分叶征)。

2) 肿块周围有放射状、短而细的毛刺(毛刺征)。

3) 肿块内部可有 1~3mm 的透亮区(空泡征或小泡征)和支气管气像,也可见偏心性的空洞,空洞内缘不规则,有结节向腔内突出(图 4-19C)。

4) 肿块胸膜侧可见脏胸膜向肿块凹陷,表现为幕状、三角形或线状影(胸膜凹陷征)。

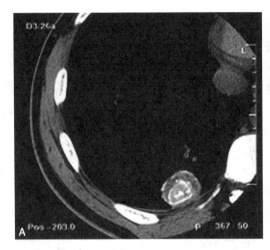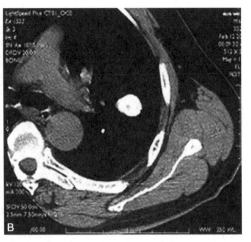

图 4-17 钙化的 CT 表现

A.右下肺病灶内可见环形钙化(结核球);B.左上肺钙化性结节病灶。

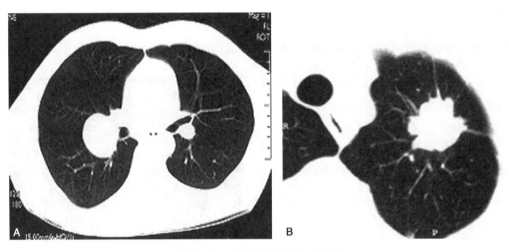

图 4-18 良、恶性肿块的 CT 表现

A.右肺门旁良性结节,形态规则呈椭圆形,边缘光滑清晰;B.左上肺恶性肿块,形态不规则,边缘可见分叶征与毛刺征。

5)肿块肺门侧可见一支或数支血管影向肿块聚拢,在肿块区中断或穿过病灶(血管集束征)和支气管直达肿块边缘,伴管壁增厚与管腔狭窄。

6)增强扫描,常为明显均匀或不均匀强化。

6. 空洞与空腔 CT 在显示空洞的存在、空洞的大小与形态、空洞的壁及洞内外情况均优于 X 线,其 CT 表现与 X 线表现相同(图 4-19)。

7. 肺间质改变 CT 检出肺间质病变很敏感,尤其是 HRCT 更有价值。

(1)线状影:为小叶间隔增厚,长 1~2cm。

(2)胸膜下弧线影:长 2~5cm,位于胸膜下 1cm 以内。

(3)蜂窝状影:为肺纤维化后期表现,位于两中、下肺野的胸膜下区,大小为数毫米至数厘米(图 4-20)。

(二)支气管改变

支气管改变主要是指由支气管管腔狭窄或阻塞引起的肺气肿或肺不张,CT 检查可以显示支气管狭窄、阻塞的部位及原因以及继发的肺气肿和肺不张。HRCT 可显示肺小叶结构的异常改变,可发现早期肺气肿。

1. 阻塞性肺气肿

(1)局限性阻塞性肺气肿:CT 表现为肺局部透明度增加,肺纹理稀疏。

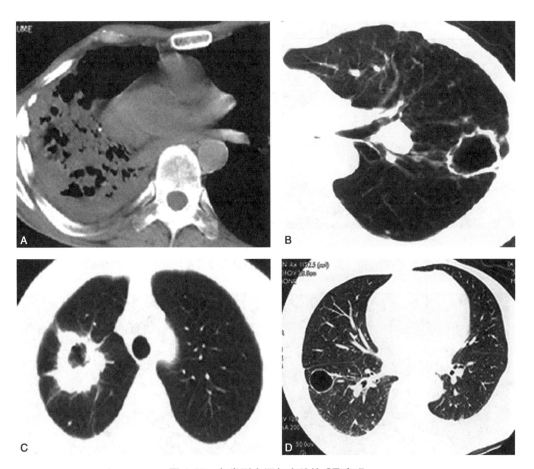

图 4-19 各类型空洞与空腔的 CT 表现

A. 右肺上叶干酪样肺炎:可见多发虫蚀样空洞;B. 左上叶肺结核病灶:可见薄壁空洞;C. 右上肺鳞状
上皮癌:可见厚壁不规则空洞;D. 右下肺含气肺囊肿:可见肺空腔。

（2）弥漫性阻塞性肺气肿:CT 表现为肺纹理稀疏、变细、变直,在肺的边缘处可见肺大疱影。

2. 阻塞性肺不张

（1）单侧肺不张:CT 表现为肺叶体积缩小,呈边缘清晰的软组织致密影,增强可见明显强化,周围结构向患侧移位,常可发现主支气管阻塞的部位和原因。

（2）肺叶不张:CT 表现为各肺叶不张出现不同的表现,但均发生肺叶体积缩小(多呈三角形),密度均匀增高,叶间裂处边缘清晰内凹;有时邻近结构出现轻度移位(图 4-21)。CT 增强检查有助于鉴别肿块影。

（3）肺段不张:CT 表现为多呈三角形软组织密度影,边缘内凹,尖端指向肺门。

（三）胸膜病变

1. 胸腔积液

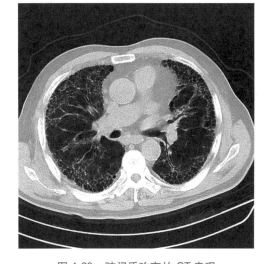

图 4-20 肺间质改变的 CT 表现

胸部 CT 肺窗:两肺可见广泛线状、网状及蜂窝状影。

（1）游离性积液:少量积液 CT 表现为后胸壁下弧形窄带状液体样密度影(图 4-22A),边缘光滑整齐,俯卧位检查可见液体移至前胸壁下。中等量积液 CT 表现为后胸壁下新月形液体样密度影,局部肺组织轻度受压。大量积液 CT 表现为几乎整个胸腔均为液体样密度影所占据,肺被压缩于肺门处呈软组织影,纵隔向对侧移位。

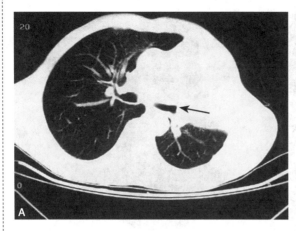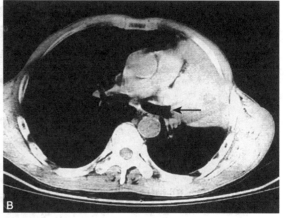

图 4-21　肺不张的 CT 表现

左肺上叶支气管被阻塞(↑),左侧胸廓塌陷,左肺上叶密度均匀增高,肺叶体积缩小。

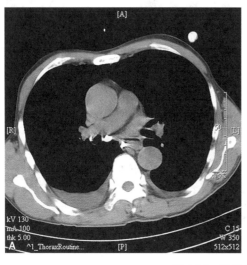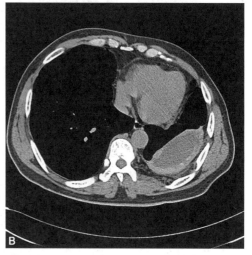

图 4-22　胸腔积液的 CT 表现

A. 右侧少量胸腔积液:可见新月形水样低密度影;B. 左侧胸腔包裹性积液:可见类圆形水样低密度影。

(2) 包裹性积液:CT 表现为自侧胸壁向肺野突出的凸透镜形液体样密度影,边缘清楚,基底宽而紧贴胸壁,与胸壁的夹角多呈钝角,边缘光滑,邻近胸膜多有增厚,形成胸膜尾征(图 4-22B)。

(3) 叶间积液:CT 表现为叶间裂走行区的梭形或带状液体样密度影,积液量多时形似肿瘤,易误诊为肺内实质性肿块(图 4-23)。病变位于叶间裂位置,呈液体密度为其特点。

2. 气胸与液气胸

(1) 气胸:在肺窗上表现为肺外侧带状无肺纹理的低密度透亮区,其内侧可见弧形的脏胸膜呈细线状软组织密度影,与胸壁平行。肺组织有不同程度萎缩,严重时整个肺被压缩至肺门呈球状,伴纵隔向对侧移位(图 4-24)。

(2) 液气胸:由于重力关系,液体分布于背侧,气体分布在腹侧,两者之间可见明确的液-气平面及受压萎缩的肺边缘。

3. 胸膜增厚、粘连及钙化

(1) 胸膜肥厚:CT 表现为沿胸壁的带状软组织影,厚薄不均,表面多欠光滑;当胸膜厚度大于 2cm 时应考虑为恶性可能。胸膜粘连常与胸膜增厚并存。

(2) 胸膜钙化:多呈点状、弧形或带状高密度影,其 CT 值接近骨骼。

4. 胸膜肿块　CT 表现为广基与胸壁相连的软组织密度肿块(图 4-25),有时可见肿块周边与胸膜相延续,形成胸膜尾征。增强扫描肿块多有较明显强化。弥漫性胸膜肿瘤多呈弥漫性胸膜增厚,表面

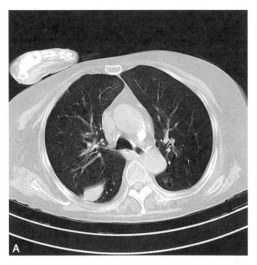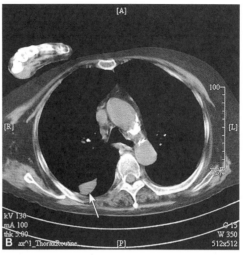

图 4-23　叶间积液的 CT 表现

A. CT 肺窗:沿着叶间裂走行区的梭形水样密度影;B. CT 纵隔窗:沿着叶间裂走行区的梭形水样密度影(箭)。

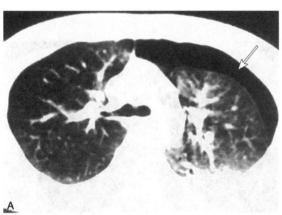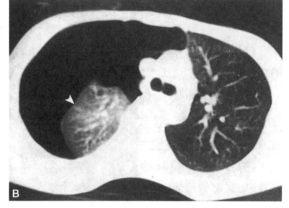

图 4-24　气胸的 CT 表现

A. 左侧胸腔可见被压缩的肺组织边缘,其外围是无肺纹理的低密度透亮区(箭);B. 右侧胸腔可见被压缩的肺组织边缘,肺被压缩到肺门部位(箭头),其外围是无肺纹理的低密度透亮区。

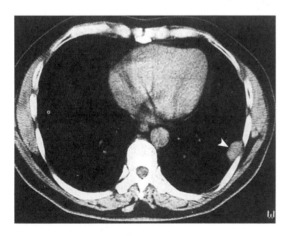

图 4-25　胸膜肿瘤的 CT 表现

CT 纵隔窗:附着在左侧后胸壁上向肺野内突出的扁丘状软组织密度影(箭头)。

高低不平,呈结节状或波浪状,范围较广者可累及整个一侧胸膜。

（四）纵隔改变

纵隔改变包括形态、密度、位置的改变。

1. 形态改变　心脏大血管的异常扩张或纵隔内有较大占位时均可致纵隔变形,纵隔变形常引起纵隔增宽。

2. 密度改变　根据 CT 值可将纵隔病变分为四类:脂肪密度、软组织密度(实性密度)、囊性密度与血管密度性病变。CT 增强检查对鉴别血管性与非血管性、良性与恶性肿块非常有价值。血管性病变增强检查强化情况与其他血管一样明显,可明确显示动脉瘤、动脉夹层及附壁血栓。实性病变,平扫 CT 值为 50~70Hu,增强扫描良性病变多均匀强化,恶性病变多为不均匀较明显强化。囊性病变平扫 CT 值为 $-10\sim10Hu$，增强扫描仅见囊壁轻度强化，脂肪密度病变平扫 CT 值为 $-120\sim-30Hu$，增强扫描仅见其内的血管强化。

3. 位置改变 肺不张、广泛胸膜增厚等可牵拉纵隔向患侧移位，气胸、大量胸腔积液、肺内巨大肿瘤等可推压纵隔向健侧移位。

三、MRI 表现

（一）肺部基本病变

1. 渗出性病变 由于 MRI 对液体的显示较敏感，因此 MRI 对显示肺泡腔内的渗出性病变很有帮助，在 T_1WI 上表现为边缘不清的片状略高信号影，T_2WI 上也呈较高信号影。

2. 增殖性病变 MRI 表现为数毫米至 1cm 的小结节灶，形态为圆形或类圆形，中等强度信号，边界较清晰，有时似梅花瓣状，多见于慢性炎症或肺结核增殖结节。

3. 纤维化 比较大的条索状纤维化病灶在 T_1WI 和 T_2WI 上均呈中等或略低信号。

4. 钙化 钙化在 MRI 上呈无信号影。

5. 结节与肿块 MRI 信号取决于肿块内的成分，慢性肉芽肿、干酪结核或错构瘤等由于含有较多纤维组织与钙质，在 T_1WI 和 T_2WI 上均呈低信号；而肺癌或转移瘤 T_2WI 多呈高信号。肿块内坏死腔在 T_1WI 上呈低信号，T_2WI 上呈高信号。囊性病变在 T_1WI 上呈低信号，在 T_2WI 上呈高信号；血管性肿块如动静脉瘘，由于流空效应表现为无信号。肺结核球在增强 MRI 图像上可出现典型的环形强化（图 4-26）。

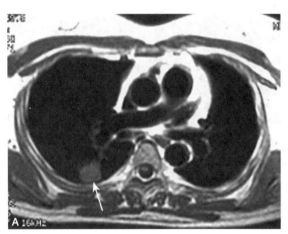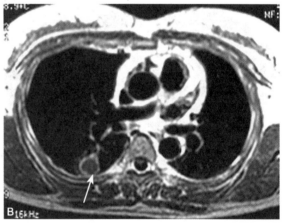

图 4-26 结核球的 MRI 表现
A. T_1WI:病灶呈略低信号（箭）;B. T_1WI 增强:病灶呈环形强化（箭）。

6. 空洞与空腔 在 T_1WI 和 T_2WI 上，空洞内因有气体而均呈低信号影，空洞壁的信号则因病变性质而异。但由于 MRI 空间分辨力较低，故对空洞壁细节的显示不及 CT 检查。

7. 肺间质改变 网状及细线状影在 MRI 上多不能显示，较大纤维化病灶在 T_1WI 和 T_2WI 上呈中等信号。

（二）支气管病变

1. 阻塞性肺气肿 显示不佳。

2. 阻塞性肺不张

（1）MRI 可显示支气管阻塞的病变如管壁增厚、狭窄及腔内结节等。

（2）肺不张在 T_1WI 上多呈等或略低信号，T_2WI 上呈高信号，有时信号不均匀。

（3）MRI 有助于区分肺不张内的肺门区肿块，即在 T_2WI 上肺不张的信号强度往往高于肿块，在 T_1WI 增强图像上肺不张增强的程度较肿块更加明显。

（三）胸膜病变

1. 胸腔积液 MRI 可显示胸腔积液的存在，其 MRI 信号与液体内成分有关。非出血性积液在

T_1WI 多呈低信号，T_2WI 呈高信号；结核性胸膜炎积液由于蛋白含量较高在 T_1WI 可呈中-高信号。

2. 气胸与液气胸 MRI 不能显示气胸，只能显示液气胸的液体信号。

3. 胸膜肥厚、粘连及钙化 MRI 对胸膜肥厚、粘连与钙化的显示不如普通 X 线和 CT。

4. 胸膜肿瘤 肿瘤在 MRI T_1WI 上呈中等信号，在 T_2WI 上呈不同程度高信号。

（四）纵隔病变

1. 实性肿块 实性肿块在 T_1WI 上信号强度常略高于正常肌肉组织，T_2WI 上信号强度多较高。肿瘤内发生变性坏死，瘤灶的信号则不均匀，坏死区在 T_1WI 上呈低信号，在 T_2WI 上呈明显高信号。

2. 囊性肿块 单纯性浆液性囊肿在 T_1WI 上呈低信号，在 T_2WI 上呈显著高信号。黏液性囊肿或囊液含丰富蛋白时，在 T_1WI 和 T_2WI 上均呈高信号。囊内含胆固醇结晶或出血时，在 T_1WI 上也呈高信号。

3. 脂肪性肿块 脂肪性肿块在 T_1WI 和 T_2WI 上均为高信号，应用脂肪抑制技术，脂肪性肿块则呈低信号。

4. 血管性肿块 由于流空效应，动脉瘤表现为在 T_1WI 和 T_2WI 上均为无信号影，但由于动脉瘤的瘤壁弹性差，血流在该处流速减慢或形成涡流，可产生一定的信号。动脉夹层依其血流速度不同，易分辨真假腔。通常假腔大于真腔，假腔的血流较缓慢，信号较高，且常有附壁血栓形成。真腔血流快，通常无信号。

组图：纵隔肿块 MRI 表现

（李敬哲）

第四节　支气管疾病

一、慢性支气管炎

【疾病概要】

1. 病因病理 慢性支气管炎（chronic bronchitis）是一种多病因引起的支气管黏膜及其周围组织的慢性非特异性炎症，是呼吸道常见疾病。病理上显示支气管黏膜充血、水肿、糜烂，黏液腺体增生肥大、分泌亢进，肉芽组织与纤维组织增生导致管壁增厚及管腔狭窄等。

2. 临床表现 慢性咳嗽、咳痰、气急、呼吸困难、心悸等，多见于老年人。

【影像学表现】

1. X 线表现

（1）早期 X 线检查无异常征象。

（2）典型表现为肺纹理增多、紊乱，出现纤维化表现为条索与网状阴影，合并感染可出现两下肺为主的斑片阴影。

（3）晚期合并阻塞性肺气肿时，表现为桶状胸、肋间隙增宽，两肺野透亮度增加，肺纹理稀疏，心脏狭小呈垂直型，双膈肌低平。合并肺动脉高压时，表现为肺动脉段膨出，右下肺动脉增粗，横径大于 15mm（图 4-27）。

2. CT 表现

（1）肺纹理扭曲，支气管壁增厚，管腔不同程度狭窄或扩张（图 4-28）。

（2）肺野可见小叶性肺气肿及胸膜下肺大疱等征象。

（3）合并肺间质改变可出现网状阴影；合并感染可见斑片状阴影；合并肺动脉高压时，可见主肺动脉与两肺门的肺动脉扩张，外围动脉反而变细减少。

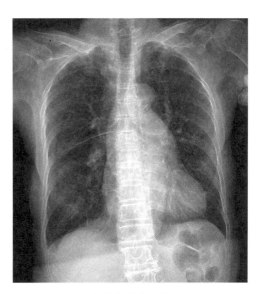

图 4-27　慢性支气管炎合并肺动脉高压
两肺纹理增多、紊乱，肺动脉段膨出。

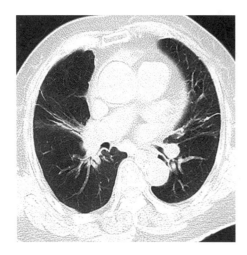

图 4-28　慢性支气管炎
CT 肺窗:支气管壁增厚。

【诊断与鉴别诊断】

根据胸片肺纹理增多、紊乱,CT 显示支气管壁增厚的表现,结合临床多年的咳嗽、咳痰史,即可诊断为本病。需要与支气管扩张、间质性肺炎等相鉴别。

1. 支气管扩张　单纯轻度柱状支气管扩张与慢性支气管炎在胸片上几乎无法鉴别,当出现受累肺组织体积缩小或出现囊状阴影时提示支气管扩张可能。

2. 间质性肺炎　病变多分布在两肺门区附近及下肺野,呈网状影、小片影、小结节影及小叶间隔增厚等改变。

二、支气管扩张

【疾病概要】

1. 病因病理　支气管扩张(bronchiectasis)是指支气管腔的异常扩张。少数为先天性,多数为后天性。后天性支气管扩张的主要发病机制:①慢性感染引起支气管壁组织破坏;②支气管腔内分泌物淤积和长期剧烈咳嗽,引起支气管内压升高;③肺不张及肺纤维化对支气管壁产生的外在性牵引。根据支气管扩张的形态可分为三型:柱状型支气管扩张、囊状型支气管扩张和曲张型支气管扩张,以上类型可混合存在。

2. 临床表现　本病好发于儿童与青壮年。临床上的三大主要症状为咳嗽、咳痰和咯血。

【影像学表现】

1. X 线表现　目前常规胸片仅作为初选检查,轻度支气管扩张在胸片上可无异常发现,较严重的支气管扩张可表现为肺纹理增粗、模糊、紊乱、蜂窝状阴影等征象(图 4-29A)。由于 CT 技术的广泛应用及分辨力的提高,以往诊断该病的支气管造影检查已不再使用。

2. CT 表现　目前,CT 检查为支气管扩张的主要检查方法。表现为支气管管壁增厚,管腔增宽。

(1)柱状型支气管扩张:表现为"轨道征"(支气管走行与 CT 扫描层面平行时,增厚的支气管管壁呈轨道状)或"印戒征"(支气管与 CT 扫描层面垂直走行时,扩张的支气管与伴行的肺动脉共同表现为印戒状)。

(2)囊状型支气管扩张:表现为多发囊状或葡萄串状阴影,若合并感染则囊内出现液平面及囊壁增厚(图 4-29B)。

组图:各类型支气管扩张 CT 表现

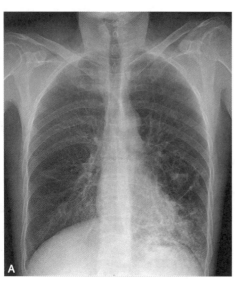

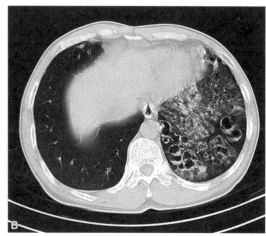

图 4-29　支气管扩张
A. 正位胸片:肺纹理增粗紊乱,呈蜂窝状改变;B. CT 肺窗:多发囊状扩张支气管腔内有液平面,囊壁增厚。

（3）曲张型支气管扩张:表现为扩张的支气管腔粗细不均,若腔内充满黏液栓则表现为棒状或结节状高密度影,称"指状征"。

【诊断与鉴别诊断】

根据胸片肺纹理增粗、模糊、紊乱呈蜂窝状改变,结合临床咳嗽、咳痰和咯血症状,提示本病的可能。CT检查见到支气管管腔扩张,即可诊断为本病。但有时需要与多发性肺囊肿和慢性支气管炎等鉴别。

1. 多发性肺囊肿　囊肿相对较大,囊壁相对较薄,腔内一般没有液平面,周围肺野多无感染征象。

2. 慢性支气管炎　严重慢性支气管炎也可伴有支气管扩张,但同时可见肺纹理增粗、模糊、肺气肿、肺纤维化与肺感染等征象,临床症状有所不同。

三、支气管异物

【疾病概要】

1. 病因病理　支气管异物是指各种外来异物意外进入支气管而引起的临床病症。异物主要包括三类:①植物性异物,如玉米粒、花生米、瓜子等。②动物性异物,如食物中的碎骨、鱼刺等。③矿物性异物,如牙托、钱币、笔帽等。异物引起的病理改变主要是机械性阻塞和异物的损伤刺激(包括机械性和化学性)与继发感染等。

2. 临床表现　支气管异物多见于儿童。在异物吸入的当时患儿均有呛咳症状,在异物进入支气管后可出现一段无症状期,有的可出现咳嗽、咳痰、发热等症状,易误诊为肺炎或支气管炎,需要借助明确的异物吸入史进行诊断。

【影像学表现】

1. X线表现

（1）不透X线异物可直接显示其部位、形态与大小。

（2）透X线的支气管异物导致支气管部分阻塞时,可出现相应肺叶的阻塞性肺气肿征象,即肺野透亮度增加,肺纹理稀少;异物引起支气管完全阻塞时,可出现相应肺叶或肺段不张的征象,即肺叶体积缩小,密度增高。

（3）若异物在支气管内阻塞存留时间较长,可发生相应肺叶的炎症或脓肿。

2. CT表现　CT检查在发现不透X线和透X线的异物,以及观察其大小、形态及位置等方面优于X线片,尤其是多层螺旋CT的重组技术可以通过冠状面显示异物与支气管树的关系(图4-30);同时,CT图像对于显示异物所引起的早期轻微的肺部改变也比X线敏感。目前,对于疑似存在支气管异物的患儿,在有条件的情况下,倾向于先行CT检查以明确诊断。

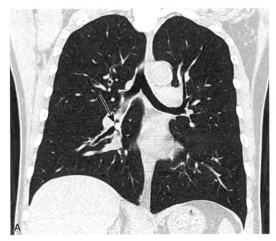 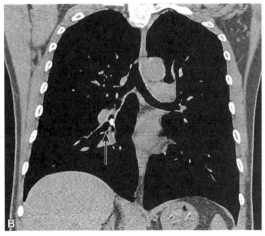

图 4-30　支气管异物的 CT 表现

A.肺窗冠状位重组:右侧下叶支气管开口处狭窄(箭);B.纵隔窗冠状位重组:右侧下叶支气管开口处有高密度异物影(箭)。

【诊断与鉴别诊断】

根据支气管异物吸入病史和刺激性呛咳等临床症状,以及 X 线胸片显示不透 X 线的阳性异物影,即可诊断为本病;如为透 X 线阴性异物,常需结合 CT 检查,当出现阻塞性肺气肿或肺不张时,可明确异物的阻塞部位。本病需要与中央型肺癌鉴别:中央型肺癌没有明确的异物吸入史,实验室检查可发现肿瘤相关指标增高,支气管镜检查可找到肿瘤细胞。

第五节　肺先天性疾病

一、肺隔离症

【疾病概要】

1. 病因病理　肺隔离症(pulmonary sequestration)是指胚胎时期一部分肺组织与正常肺组织隔离而单独发育的先天畸形,这种畸形可分为肺叶内型和肺叶外型。

(1)肺叶内型肺隔离症:病变区与邻近正常肺组织被同一脏胸膜所包裹,内部多呈囊性结构,囊内充满黏液,一般不与支气管交通,其供血动脉多来自胸主动脉,静脉多回流入肺静脉;以左下肺脊柱旁沟多见。

(2)肺叶外型肺隔离症:病变被独立的脏层包裹,病变组织多为实性肺组织,供血动脉多来自腹主动脉,静脉回流入下腔静脉或门静脉等。

肺隔离症好发于下叶后基底段,尤其是左下叶后基底段。

2. 临床表现　该疾病以青年人多见。多数病人无症状,体检时偶然发现;当合并感染时,可表现为发热、咳嗽、咳痰、胸痛等呼吸道感染的症状。

【影像学表现】

1. X 线表现

(1)肺叶内型肺隔离症表现为下叶后基底段(左下叶多见)类圆形软组织密度影,常合并感染,可见多发含气囊腔阴影,边缘模糊;行主动脉造影可见胸主动脉发出血管供应该病灶。

(2)肺叶外型肺隔离症表现为左下叶后基底段软组织密度影,病灶密度均匀;主动脉造影多可见供血动脉来自腹主动脉。

2. CT 表现

(1)肺叶内型肺隔离症表现为下叶膈上区域脊柱旁的软组织密度影,密度多不均匀,可见蜂窝状改变,有时可显示液气平面,病变边缘模糊;增强扫描多出现不均匀强化,并可显示来自体循环的弯曲供血动脉(图 4-31)。

(2)肺叶外型肺隔离症大部分位于左下叶后基底段,表现为边缘清晰的软组织密度影,多数病灶密度均匀;增强扫描仅少数强化,有时可见供血动脉来自腹主动脉。

3. MRI 表现　肺隔离症的 MRI 信号表现与病灶结构和成分有关,病灶中囊变区 T_1WI 呈低信号、T_2WI 呈高信号,实性区 T_1WI 呈中等信号、T_2WI 亦呈高信号;MRI 还可以显示病灶供血动脉的起源与静脉回流情况,有助于诊断该病并鉴别肺叶内型与肺叶外型肺隔离症。

【诊断与鉴别诊断】

根据胸片示下肺部脊柱旁团块状密度增高影,需考虑本病的可能;行胸部增强 CT 或 MRI 可明确显示来自体循环供血动脉的影像,即可诊断为本病。

二、肺动静脉瘘

【疾病概要】

1. 病因病理　肺动静脉瘘(pulmonary arteriovenous fistula)又称为肺动静脉畸形,是一种先天性的由肺动脉和静脉直接相通而引起的血流短路。该病的基本病理变化是肺动脉经过囊壁菲薄的动脉瘤囊腔直接通入扩大迂曲的静脉。

2. 临床表现　病人多无症状,在胸部影像学检查时偶然发现。较大的肺动静脉瘘可以表现为活

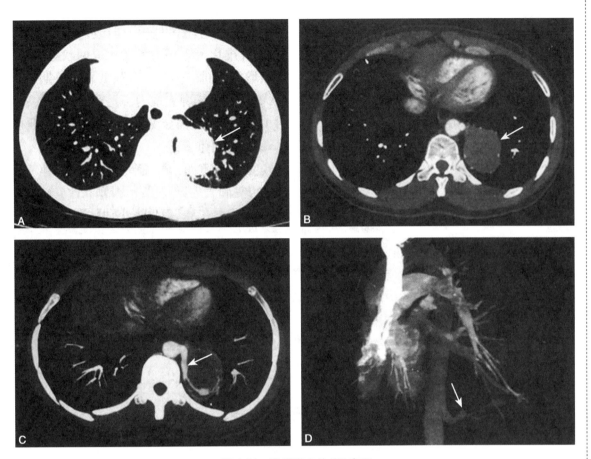

图 4-31 肺隔离症的 CT 表现

A. 横断位肺窗：左肺下叶近脊柱旁有一处肿块（箭）；B. 横断位增强：肿块密度均匀,边缘清晰（箭）；C. 横断位增强最大密度投影（MIP）重建：显示肿块由主动脉供血（箭）；D. CTA 行容积再现技术（VRT）重组：显示肿块由主动脉供血（箭）。

动后呼吸困难、心悸、发绀、胸痛及红细胞增多等。若肺动静脉瘘破裂可出现咯血等症状。

【影像学表现】

1. X 线表现　为单发或多发结节状阴影,边缘可出现不同程度的分叶状改变,大小为 1~3cm,密度均匀,有时可见一支或多支粗大扭曲的血管影引向肺门。

2. CT 表现

（1）肺动静脉瘘的瘤囊：表现为圆形或分叶状致密阴影,边缘光滑。

（2）输入与输出血管：输入动脉血管多较细、较直,与瘤囊相连;输出静脉血管多较粗、扭曲,从瘤囊引向肺门或左心房。

（3）增强扫描可见输入动脉、瘤囊与输出静脉血管均明显强化,强化程度与时相基本等同于肺门处大血管（图 4-32）。

3. MRI 表现　肺动静脉瘘的 MRI 形态表现与 CT 相同,但瘤囊及粗大的引流静脉在 MRI 上多表现为低信号（流空效应）;MRI 的多方位成像有助于显示该病的输入动脉与引流静脉。

【诊断与鉴别诊断】

胸片显示肺内结节灶伴有粗大扭曲的血管影引向肺门,应考虑本病的可能;增强 CT 或 MRI 显示病灶强化呈血管样,且有与之相连的增粗的动脉、静脉,即可诊断为本病。需要与结核球和周围型肺癌鉴别。

1. 结核球　易出现钙化及小空洞等改变,周边卫星病灶较多见,CT 增强扫描一般无明显强化。

2. 周围型肺癌　病灶边缘多出现分叶征,同时多伴有短细毛刺征,CT 增强扫描一般为轻、中度强化,与肺动静脉瘘的明显强化不同。

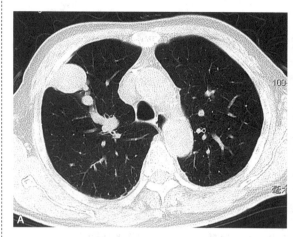
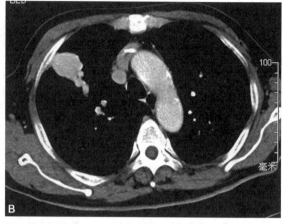

图 4-32 肺动静脉瘘的 CT 表现

A. CT 肺窗:可见右肺上叶有一处团块影及蚯蚓状阴影,与肺门相通;B. CT 增强纵隔窗:可见右肺上叶密度均匀的圆形瘤囊、细小的动脉于粗大扭曲的静脉。

第六节 肺 部 炎 症

肺炎(pneumonia)是常见的肺部疾病。根据发病的部位可分为大叶性肺炎、小叶性肺炎和间质性肺炎。按病因学可分为感染性、理化性、免疫和变态反应性,其中感染性最常见。而单从影像学观察来判断致病原常有困难,但影像学检查可以发现病变,确定病变部位,还可以提供重要的诊断信息。

一、大叶性肺炎

【疾病概要】

1. 病因病理　大叶性肺炎(lobar pneumonia)是细菌引起的急性肺部炎症,在细菌性肺炎中是最常见的一种,主要致病菌为肺炎双球菌。炎症累及整个肺叶或多个肺段。病理上分为4期:

(1)充血期:发病后1~2d,此时肺部毛细血管扩张、充血,肺泡内有少量浆液渗出。

(2)红色肝样变期:发病后3~4d,肺泡内充满大量纤维蛋白和红细胞等渗出物,肺组织切面呈红色肝样改变。

(3)灰色肝样变期:发病后5~6d,肺泡内红细胞减少而代之以大量的白细胞,肺组织切面呈灰色肝样改变。

(4)消散期:发病1周后,肺泡内的纤维性渗出物开始溶解而被吸收,肺泡重新充气。

2. 临床表现　本病多见于青壮年,在冬、春季节发病较多。临床上起病急,以寒战、高热、胸痛、咳嗽、咳铁锈色痰为临床特征。不同病变期间可有不同的阳性体征,如叩诊呈浊音、语颤增强和肺部啰音等。白细胞总数及中性粒细胞明显升高。

【影像学表现】

1. X 线表现　反映了病理上 4 个阶段的大体形态改变。

(1)充血期:可无阳性发现,或仅有病变区肺纹理增多、透亮度略低。

(2)实变期(包括红色肝样变期与灰色肝样变期):表现为大片状均匀的致密阴影,形态与肺叶或肺段的轮廓相符合。病变叶间裂一侧显示有鲜明平直的界线,而在其余边缘则表现为模糊不清(图 4-33A)。由于实变肺组织与含气的支气管相衬托,其内有时可见透亮的支气管影,称为空气支气管征。近年来,由于抗生素的广泛应用,往往使大叶性肺炎的发展被抑制,因而失去其典型的临床表现与 X 线表现,病变多局限在肺叶的一部分或某一肺段。

(3)消散期:实变区密度逐渐降低,由于病变的消散不均,表现为密度不均匀的斑片状阴影。炎症可完全吸收,或只留少量索条状阴影,偶可机化演变为机化性肺炎。

2. CT 表现

（1）充血期：可发现病变区呈磨玻璃样阴影，边缘模糊，其内血管隐约可见。

（2）实变期：呈肺叶或肺段分布的致密阴影，显示空气支气管征更清晰（图 4-33B）。

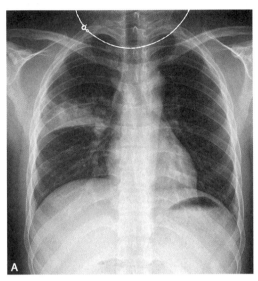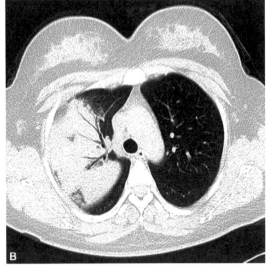

图 4-33 大叶性肺炎 X 线及 CT 表现

A. 正位胸片：右上肺大片密实影，下缘水平裂分界清，上缘模糊；B. CT 肺窗：右肺上叶大片密实影，内见充气支气管征，后缘斜裂分界清。

（3）消散期：随着病变的吸收，实变阴影密度降低，呈散在大小不等的斑片状阴影。

【诊断与鉴别诊断】

根据胸片或 CT 见到某一肺叶或肺段的大片实变，而体积不变的表现，结合临床的突然寒战、高热、胸痛、咳嗽、咳铁锈色痰病史，即可明确诊断。但消散期密度逐渐降低，或内部出现稀疏区，需要与肺结核、肺不张等疾病鉴别。鉴别要点如下：

1. 肺结核 ①大叶性肺炎与干酪样肺炎鉴别：大叶性肺炎密度均匀，一般在 2 周内吸收；干酪样肺炎密度不均，其内隐约可见不规则小透光区，动态变化缓慢；②肺炎消散期的表现与继发性肺结核相似，了解病人的发病过程、临床症状、体征与实验室检查有助于鉴别。

2. 肺不张 不张的肺叶体积缩小，叶间裂凹陷，邻近组织器官向患叶移位，而肺炎体积基本不变。

二、支气管肺炎

【疾病概要】

1. 病因病理 支气管肺炎（bronchopneumonia）亦称小叶性肺炎（lobular pneumonia），可由链球菌、葡萄球菌和肺炎双球菌等多种病原菌感染致病，也可由病毒及真菌引起。

病理变化为支气管周围的肺实质炎症，以小叶支气管为中心经过终末细支气管延及肺泡，在细支气管和肺泡内产生炎性渗出物。病变主要局限在肺小叶范围，呈散在性两侧分布，但可融合成大片。由于细支气管炎性充血、水肿，易导致细支气管不同程度阻塞，可出现小叶性肺气肿或肺不张。

2. 临床表现 支气管肺炎多见于婴幼儿、老年人及免疫功能损害的病人，或为手术后以及长期卧床病人。临床上以发热为主要症状，常伴有胸痛、咳嗽、咳黏液泡沫痰或脓痰，严重者有呼吸困难、发绀等。

【影像学表现】

1. X 线表现

（1）病灶呈多发斑片状影，大小不一，边缘模糊，密度不均，密集的病变可融合成较大的片状影。病变多在两肺中下野的内、中带，且沿肺纹理分布（图 4-34A）。

（2）肺纹理增多、增粗且模糊，此征为支气管炎和支气管周围炎的表现。

0405

组图：大叶性肺炎与肺不张鉴别

笔记

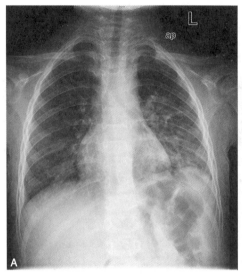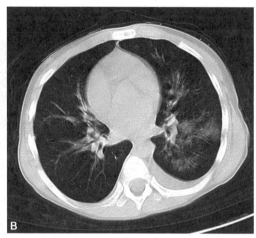

图 4-34　支气管肺炎的 X 线及 CT 表现

A.正位胸片:两肺中内带散在斑片状模糊影;B.CT 肺窗:左肺散在斑片状模糊影,沿支气管树分布。

（3）合并肺气肿时表现为两肺野透亮度增高,胸廓扩大,肋间隙增宽及膈肌低平;伴阻塞性小叶肺不张时,不张的小叶形态不易与小叶渗出影鉴别。

2. CT 表现　支气管肺炎主要依靠 X 线检查,CT 检查主要用于判断病变内有无空洞及胸腔积液,以确定是否合并肺脓肿及支气管扩张。

（1）大多数散在的片状病灶符合肺腺泡或肺小叶的实变形态（图 4-34B）。

（2）两肺中下部支气管血管束增粗模糊。

（3）有时在小片状影之间,可见小圆形透亮阴影,为小叶支气管活瓣阻塞引起的肺小叶过度充气。

【诊断与鉴别诊断】

根据影像学表现示两肺中内带纹理增粗和小斑片状实变,结合临床上以发热为主要症状,即可诊断为本病。需要与节段性阻塞性肺炎和支气管扩张伴感染鉴别,可进行 CT 检查。

1. 节段性阻塞性肺炎　近端相应支气管开口有狭窄或阻塞,抗感染治疗等对症处理后无好转或病变反复。

2. 支气管扩张伴感染　可见"双轨征"或"印戒征"等支气管扩张改变,病史较长,常反复发作。

三、间质性肺炎

【疾病概要】

1. 病因病理　间质性肺炎(interstitial pneumonia)是以肺间质炎症为主的肺炎,可由病毒或细菌感染致病,以病毒感染较多。主要病理变化为细支气管壁及肺泡壁的浆液渗出及炎性细胞浸润,肺泡腔内可有轻度渗出;慢性者多伴有增殖性及纤维性病变;小支气管壁的炎症、充血及水肿可引起管腔部分性或完全性阻塞;炎症可沿淋巴管扩散引起淋巴管炎和淋巴结炎。

2. 临床表现　间质性肺炎多见于小儿抵抗力下降或免疫抑制病人。常继发于麻疹、百日咳或流行性感冒等急性传染病。临床上除原发病的症状外,可有发热、咳嗽、气促、发绀等。

【影像学表现】

1. X 线表现

（1）肺纹理增粗、模糊,可交织成网状并伴有小点状影（网织结节影）,病变以双肺广泛性分布为特征,又以肺门区及中、下肺野为著（图 4-35A）。

（2）肺门周围间质内炎性浸润,可使肺门阴影密度增高、轮廓模糊、结构不清。

（3）婴幼儿急性间质性肺炎,由于细支气管的部分性阻塞,表现为弥漫性肺气肿。

2. CT 表现　CT 检查尤其是 HRCT 可很好地显示间质性肺炎的影像学特点。

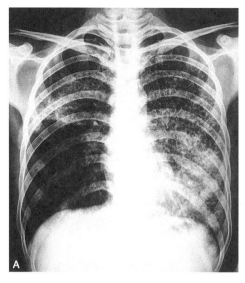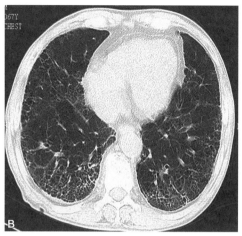

图 4-35　间质性肺炎的 X 线及 CT 表现

A. 正位胸片:左肺及右上肺弥漫性网格状斑点影,以左下肺为著,左侧心影模糊;B. CT 肺窗:两肺弥漫性网格状阴影,局部支气管扩张,胸膜增厚。

（1）病变早期:出现肺内片状磨玻璃密度阴影,并可见小叶内间质增厚及小叶间隔增厚(图 4-35B)。

（2）病变发展:表现为小叶间隔及支气管血管束增粗且不规则。

（3）病变严重:肺间质纤维化呈广泛网状或蜂窝状阴影,并常合并牵拉性支气管扩张或肺大疱,还可伴有小叶性实变。

（4）可有肺门及纵隔淋巴结增大。

【诊断与鉴别诊断】

病变常广泛分布,表现为沿支气管、血管周围间质分布的纤维条状、斑点和小片状密度增高影与胸膜下网格状影的影像学表现,可考虑本病的可能。本病与结缔组织疾病、尘肺、组织细胞增生症、结节病、细支气管炎等影像学表现相似,需结合临床病史及实验室检查资料鉴别。当有粟粒结节时需要与血行播散型肺结核鉴别,后者具有"三均匀"或"三不均匀"的特点,而间质性肺炎主要分布在两肺内中带及下肺野,且粟粒性结节位于网格状阴影之间。

四、肺脓肿

【疾病概要】

1. 病因病理　肺脓肿(lung abscess)是化脓性细菌引起的肺组织坏死性炎性疾病,以金黄色葡萄球菌、肺炎双球菌及厌氧菌多见。感染途径有吸入性感染、血源性感染和直接蔓延感染。右肺较左肺多见,上叶后段及下叶背段是好发部位。

化脓性细菌随分泌物或异物经支气管吸入后,引起肺组织化脓性炎症,约 1 周后病灶中心发生坏死、液化形成脓肿,坏死液化物经支气管排出后形成空洞。有时肺脓肿破溃到胸腔形成脓胸或脓气胸。

急性肺脓肿经治疗后,脓腔可缩小而消失,也可因脓肿引流不畅,治疗不及时有效,脓肿壁大量肉芽组织和纤维组织增生而转变为慢性肺脓肿。

2. 临床表现　急性肺脓肿为急性起病,主要临床症状为发热、咳嗽、咳脓臭痰、胸痛,有时咯血,全身中毒症状明显,白细胞总数明显增高。慢性肺脓肿以咳嗽、咳脓痰、咯血为主要症状,可伴不规则发热、贫血、消瘦等。

【影像学表现】

1. X 线表现

（1）化脓性炎症期:呈大片状模糊阴影,表现与大叶性肺炎相似,多位于上叶后段及下叶背段。

（2）空洞形成期：表现为大片阴影中有低密度区及气-液平面，空洞的壁较厚，空洞壁内缘光滑，外缘模糊，此为急性肺脓肿的典型 X 线表现(图 4-36A)。吸入性感染者多为单发空洞，多发空洞者提示血源性感染的可能。

（3）慢性期：脓肿空洞周围的炎性浸润大部分吸收，纤维结缔组织增生，形成边界清楚的厚壁空洞，洞内可有或无气-液平面；多房空洞则显示为多个大小不等的透亮区。空洞周围可有紊乱索条状或斑片状影，邻近胸膜常有局限性增厚和粘连。

2. CT 表现

（1）化脓性炎症期：呈大片状模糊阴影，在实变阴影中可见低密度坏死、液化灶，从而可早期提示肺脓肿的诊断。

（2）空洞形成期：表现为类圆形的厚壁空洞，常有气-液平面，洞壁内缘多光滑，外缘常模糊，周围可有片状渗出性病变(图 4-36B)，CT 增强示脓肿壁有较明显的强化。

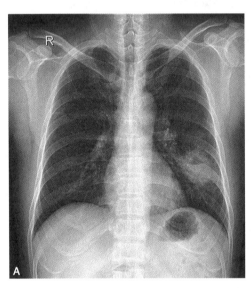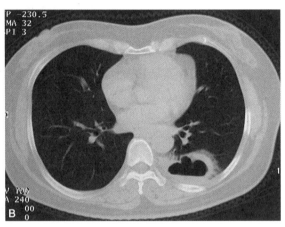

图 4-36 急性肺脓肿 X 线及 CT 表现

A. 正位胸片：左下肺厚壁空洞，外缘模糊，内见液平；B. CT 肺窗：左肺下叶厚壁空洞，可见液平，内壁欠光整，外缘模糊。

（3）慢性期：表现为空洞内外壁界线清楚，洞内可有气-液平面，空洞周围可有多量的纤维索条影，可伴发脓胸或广泛胸膜增厚。

【诊断与鉴别诊断】

根据胸片和 CT 发现肺内厚壁空洞，有气-液平面，洞壁内缘光滑，外缘模糊，CT 增强显示脓肿壁明显强化的影像学表现，结合临床症状为发热、咳嗽、咳脓臭痰、胸痛；实验室检查白细胞总数明显增高，即可诊断为本病。需要与结核性空洞、肺癌空洞、肺囊肿继发感染鉴别。

1. 结核性空洞 好发于上叶尖后段及下叶背段，空洞较小，壁较薄，其内多无气-液平面，周围常有卫星病灶。

2. 肺癌空洞 多见于老年人，空洞壁厚，呈偏心性，内壁凹凸不平，外缘多出现分叶状及毛刺等征象。

3. 肺囊肿继发感染 囊壁增厚伴气-液平面，但周围多无炎性浸润，治疗后囊肿壁薄且均匀，甚至囊肿消失不留痕迹。

0406

组图：各种肺内常见空洞鉴别

第七节 肺 结 核

肺结核(pulmonary tuberculosis)是人体吸入结核杆菌在肺内引起的一种慢性传染性的常见呼吸道疾病。其基本的病理改变包括：肺内渗出性病变、增殖性病变及变质性病变，它们可以同时存在于同一个肺结核病灶内,但多以其中某一种病变为主。临床上有的肺结核病人没有任何症状,有的仅有咳嗽、咯血及胸痛等,出现全身症状时可表现为低热、盗汗、乏力、食欲减退和消瘦等。目前,确诊肺结核的依据主要是痰检或痰培养找到结核菌及纤维支气管镜检查发现结核性病变。

2017 年 11 月 9 日国家卫生和计划生育委员会发布了《WS 196—2017 结核病分类》卫生行业标准(从 2018 年 5 月 1 日起实施),新的分类法将结核病分为结核分枝杆菌潜伏感染者、活动性结核病和非活动性结核病三大类,其中活动性结核病根据病变部位分类如下:

1. 肺结核　肺结核指结核病变发生在肺、气管、支气管和胸膜等部位。分为以下 5 种类型:

(1) 原发性肺结核:包括原发综合征和胸内淋巴结结核(儿童尚包括干酪样肺炎和气管、支气管结核)。

(2) 血行播散型肺结核:包括急性、亚急性和慢性血行播散型肺结核。

(3) 继发性肺结核:包括浸润性肺结核、结核球、干酪样肺炎、慢性纤维空洞性肺结核和毁损肺等。

(4) 气管、支气管结核:包括气管、支气管黏膜及黏膜下层的结核病。

(5) 结核性胸膜炎:包括干性、渗出性胸膜炎和结核性脓胸。

2. 肺外结核　肺外结核指结核病变发生在肺以外的器官和部位。如淋巴结(除外胸内淋巴结)、骨、关节、泌尿与生殖系统、消化道系统、中枢神经系统等部位。肺外结核按照病变器官及部位命名。

一、原发性肺结核

【疾病概要】

1. 病因病理　原发性肺结核(primary pulmonary tuberculosis)是指人体初次感染结核菌所引起的肺结核病,仅有 5%~15% 发展成临床活动性结核病。最常见于儿童,少数可见于青年。结核杆菌经呼吸道吸入后进入肺泡,产生急性渗出性改变,称为原发病灶。同时经淋巴管蔓延,引起结核性淋巴管炎与结核性淋巴结炎。肺部原发灶、局部淋巴管炎和淋巴结炎三者合称为原发综合征;附近可有胸膜反应。

2. 临床表现　常无明显的呼吸道症状,部分病人可出现不规则发热、慢性咳嗽、乏力、消瘦等症状,少数病人可出现压迫症状,如刺激性咳嗽、哮喘、呼吸困难等,多为肺门或纵隔肿大淋巴结压迫较大支气管所致。

【影像学表现】

1. X 线表现

(1) 原发综合征:典型者表现为原发病灶、淋巴管炎与肿大的肺门淋巴结连接在一起形成的哑铃状征象。原发病灶表现为肺野内云絮或斑片状阴影,边缘模糊,该病灶容易吸收。肺门和/或纵隔淋巴结肿大表现为向同侧肺野突出的致密影,在原发病灶和肺门肿大淋巴结之间的淋巴管炎则表现为线样或索条状模糊阴影(图 4-37A)。

(2) 胸内淋巴结结核:表现为肺门或纵隔区向肺野突出的类圆形高密度阴影,边缘模糊或清晰(图 4-37B)。

2. CT 表现

(1) CT 平扫可清晰显示肺内原发病灶、引流的淋巴管炎和肺门肿大的淋巴结炎,其形态学表现与 X 线表现相似;同时还能更好地显示肿大淋巴结的部位与分布以及是否钙化(图 4-38)。

(2) 增强扫描可以显示肿大淋巴结的内部结构与范围,多可出现环形强化或分隔样强化,中央为无强化的干酪坏死区。

【诊断与鉴别诊断】

儿童或青少年,平片或 CT 上见到由原发病灶、淋巴管炎与肿大的肺门淋巴结连接形成的哑铃状征象,或出现单纯肺门淋巴结肿大,结合临床不规则发热、慢性咳嗽、乏力、消瘦等症状,即可诊断为本病。需要与大叶性肺炎、支气管肺癌、淋巴瘤等鉴别。

1. 肺内原发病灶与大叶性肺炎鉴别　前者多呈云絮状或斑片状,伴肺门淋巴结肿大;后者病灶范围多较大或呈整个大叶范围分布,肺门淋巴结一般不增大。

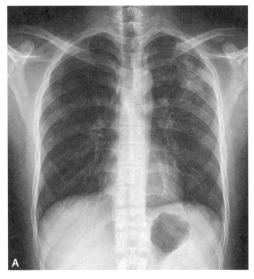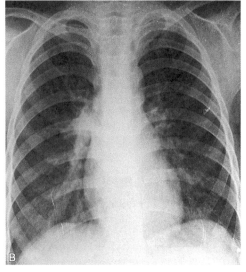

图 4-37　原发性肺结核的 X 线表现

A. 正位胸片: 原发综合征: 左上肺原发病灶、线状淋巴管炎、左侧肺门淋巴结肿大; B. 正位胸片: 胸
内淋巴结结核: 右肺门增大, 边缘清晰。

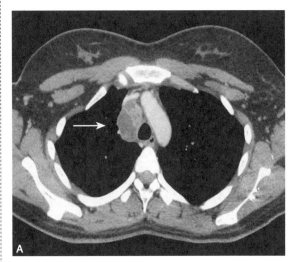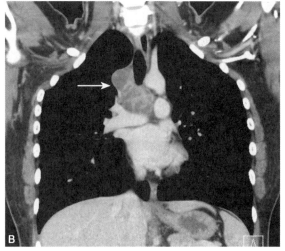

图 4-38　胸内淋巴结结核的 CT 表现

A. CT 横轴位增强; B. 冠状位重建: 右上纵隔可见软组织密度影(↑), 增强后呈环形强化(↑), 中间呈低密
度液化区。

2. 胸内淋巴结结核与支气管肺癌鉴别　后者发病年龄较大, 肺内病灶可有分叶和毛刺征象, 一般
无淋巴管炎的线状影, 肿大淋巴结多有融合, 易侵犯周围血管或气管, 引起压迫症状较重, 如上腔静脉
梗阻、哮喘与呼吸困难等, 纤维支气管镜检查有助于鉴别。

3. 胸内淋巴结结核与淋巴瘤鉴别　后者常为两侧肺门淋巴结肿大, 内部较少坏死, 一般无肺
结节。

二、血行播散型肺结核

【疾病概要】

1. 病因病理　血行播散型肺结核(hematogenous pulmonary tuberculosis)是由于结核杆菌进入血液
循环并播散到肺内, 引起病灶在两肺呈弥漫性分布。大量结核杆菌一次或短期内数次侵入血液循环
并播散入肺, 形成两肺弥漫分布大小为 1~2mm 的米粒样病灶, 称为急性粟粒性肺结核(acute military
pulmonary tuberculosis)。若少量结核杆菌在较长时间内反复多次侵入血液循环并播散入肺, 形成大小
不等的病灶, 多以增殖性病灶为主, 则称为亚急性或慢性血行播散型肺结核。

2. 临床表现 急性血行播散型肺结核大多起病急骤,中毒症状明显,高热、寒战、盗汗、乏力、咳嗽、咳痰、胸痛等,部分病人有消化道症状或脑膜刺激症状等。亚急性或慢性血行播散型肺结核病人可有不同程度畏寒、低热,常伴有盗汗、失眠、乏力、消瘦、咳嗽等症状。实验室检查:结核抗体试验阳性。

【影像学表现】

1. X 线表现

(1) 急性血行播散型肺结核:早期仅见肺纹理增强或两肺野呈磨玻璃密度改变,大约两周后可出现较典型的"三均匀"表现,即两肺野分布均匀、大小一致(直径 1～2mm)、密度均匀的弥漫性小结节状病灶(图 4-39A),肺纹理被掩盖而不易辨认。

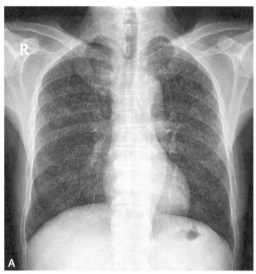
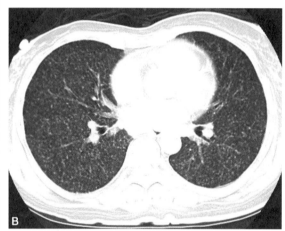

图 4-39 急性血行播散型肺结核的 X 线与 CT 表现

A. 正位胸片:两肺野分布均匀、大小一致(直径 1～2mm)、密度均匀的弥漫性小结节状病灶;B. CT 肺窗:两肺野分布均匀、大小一致(直径 1～2mm)、密度均匀的弥漫性小结节状病灶。

(2) 亚急性或慢性血行播散型肺结核:表现为"三不均匀"的特点,即两肺病灶大小不一致,密度不均匀,分布也不均匀,多以两中上肺野分布为多,下肺野分布少(图 4-40A)。

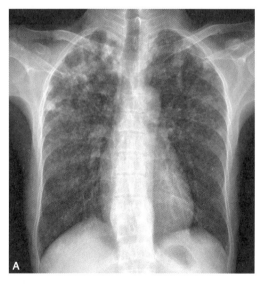
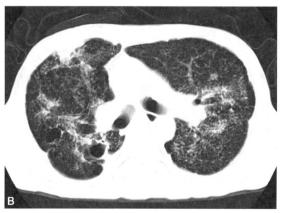

图 4-40 亚急性或慢性血行播散型肺结核的 X 线与 CT 表现

A. 正位胸片:两肺弥漫性粟粒及斑片病变,病灶大小不一致,密度不均匀,分布不均匀,以双上肺野分布为多,下肺野分布少;B. CT 肺窗:两肺可见大小不一,密度不均,分布不均的粟粒及斑片病变,右上肺并见多发薄壁空洞影。

2. CT 表现　CT 表现与 X 线表现相仿,但 CT 能显示急性血行播散型肺结核发病初期 X 线胸片不易显示的粟粒性病灶(图 4-39B),易显示亚急性或慢性血行播散型肺结核的结节内钙化(图 4-40B)。

【诊断与鉴别诊断】

根据影像学两肺野弥漫性小结节病灶,临床有畏寒、发热,伴有盗汗、乏力、消瘦、咳嗽等症状,即可考虑为本病。需要与肺弥漫性转移瘤、弥漫型肺泡细胞癌、矽肺鉴别。

1. 肺弥漫性转移瘤　两肺病灶大小不一,多以两侧中下肺野分布为多,结节灶 1~2 个月内逐渐增大,大多有原发性肿瘤病史,临床上多出现消瘦、虚弱、胸痛等症状。

2. 弥漫型肺泡细胞癌　病灶分布是上肺较下肺多(但肺尖病灶少),肺内带较外带多,病灶大小不一,可融合成较大结节或团片状,还可出现肺间质改变和胸腔积液及胸壁骨质破坏等恶性征象。

3. 矽肺　有明确的矽尘接触史,病灶以中肺野最多,肺尖一般无病灶;病灶大小较一致,多为 2~3mm,边缘较清晰;多有较严重的肺气肿;两肺门增大、增浓,结构不清。

三、继发性肺结核

【疾病概要】

1. 病因病理　继发性肺结核(secondary pulmonary tuberculosis)是指肺内已静止的原发病灶重新活动(内源性),或再次感染外界结核杆菌(外源性)而发生的肺结核病;是肺结核病中最常见的类型,多见于成年人。基本病理改变包括渗出性病变和增殖性病变和变质性病变(干酪样坏死),以上三种基本病变常同时存在,在治疗和发展过程中可以互相转化,从而引起肺结核病变的复杂性与多样性。

2. 临床表现　该型肺结核起病多缓慢。临床上分为全身中毒症状和呼吸系统症状两部分,前者包括午后低热、盗汗、乏力、纳差、体重减轻等,后者包括咳嗽、咳痰、咯血、胸痛和呼吸困难等。实验室检查痰中可找到结核杆菌,结核抗体试验阳性。

【影像学表现】

1. X 线表现　继发性肺结核重要特点是病变有好发部位和呈现多形性,前者是指肺结核病变多易发生在肺上叶尖段、后段、下叶背段,常常是多肺段受累;后者是指肺结核病灶内可出现渗出、增殖、纤维化、干酪坏死、钙化、空洞及其他肺野播散病灶等。

(1) 渗出浸润为主型:病灶表现为多发大小不等的斑片阴影,边缘模糊,有时其内可见空洞影,有时可见同侧肺门的引流支气管影。

(2) 干酪为主型:主要特点是以干酪病变为主。

1) 干酪样肺炎:表现为肺段或肺叶的实变影,其内密度可以不均匀,有时可见支气管播散的斑点或斑片状病灶(图 4-41A)。

2) 结核球(tuberculoma):是指干酪样病变被纤维组织所包裹而形成的球形病灶,好发于上叶的尖后段和下叶的背段,多为单发,形态呈圆形或椭圆形,边缘清楚,大小多在 2~3cm,密度较高,可出现环形或较大的钙化,有时可见厚壁空洞,在其周围肺野可见散在的增殖性、纤维性或钙化样病灶,称为卫星病灶(图 4-41B)。

(3) 空洞为主型:主要表现为多发纤维性厚壁空洞,伴有广泛的纤维条索病灶以及支气管播散病灶(图 4-41C),有时可见继发的支气管扩张和胸膜增厚等改变。

2. CT 表现　与 X 线基本相同,而 CT 图像的密度分辨力高和无重叠等优势,较 X 线平片能更清晰地显示病灶的形态和范围,可发现病灶内较小的空洞、轻微的病灶内钙化、支气管播散、支气管扩张和结核球周围的卫星灶(图 4-42)。在肺结核病的发现、活动性判定以及治疗随访中具有越来越重要的作用。

【诊断与鉴别诊断】

根据病变在好发部位(两肺上叶尖后段及下叶背段)和呈现多形性的影像学表现,以及午后低热、盗汗、乏力、纳差、体重减轻等全身中毒症状,咳嗽、咳痰、咯血、胸痛和呼吸困难等呼吸系统症状,影像学上即可诊断为本病,各类型需要与如下疾病鉴别:

1. 干酪样肺炎与大叶性肺炎的鉴别　前者病灶内多可见虫蚀样空洞,同侧或对侧肺野可见支气管播散病灶;后者病灶密度较均匀,部分可见空气支气管征,在叶间裂处边缘清晰,无其他肺野播散病灶。

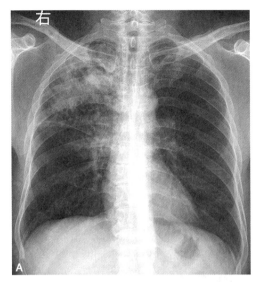
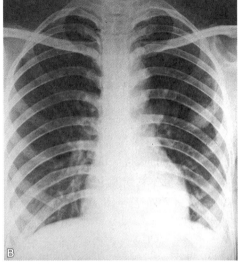
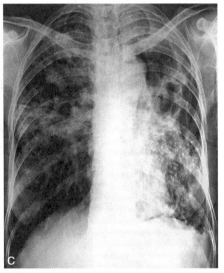

图 4-41 继发性肺结核的 X 线表现

A. 干酪样肺炎：右上肺多发不规则斑片状密度增高影，边界模糊；B. 结核球：左上肺类圆形
密度增高影，边界清晰，上方见结节状卫星灶；C. 慢性纤维空洞：两肺多发条索、斑块及结节
状密度增高影，部分病灶内见钙化影，左上肺见厚壁空洞影。

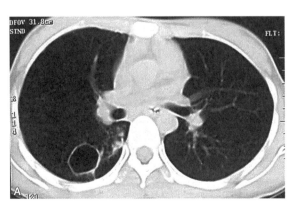
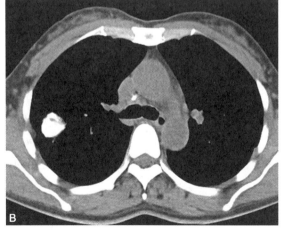

图 4-42 继发性肺结核的 CT 表现

A. 肺窗：空洞型，右肺下叶背段薄壁空洞，内壁光整，近肺门处见浸润性结核灶；B. 纵隔窗：结核球，右上肺
结核球伴团片状钙化，纵隔内淋巴结钙化。

2. 空洞为主型结核与肺脓肿的鉴别 前者以多发空洞为主,且伴有广泛的纤维化病变及支气管播散病灶等;后者在急性期多为厚壁空洞伴有气-液平面,边缘模糊不清,慢性者可为多发空洞和纤维化改变,但无支气管播散病灶。

3. 结核球与周围型肺癌的鉴别 前者形态呈圆形或椭圆形,边缘清楚,密度较高,可出现较大钙化;后者有空泡征、分叶征、边缘毛糙及胸膜凹陷征,增强扫描强化程度比前者显著。

四、支气管结核

【疾病概要】

支气管结核(bronchogenic tuberculosis)又称为支气管内膜结核,是指发生在气管、支气管黏膜和黏膜下层的结核病。肺结核病人中支气管结核发生率可达 10%~20%。支气管结核主要病理改变为支气管管壁增厚、管腔狭窄甚至闭塞。临床表现与继发性肺结核类似。

【影像学表现】

CT 检查主要表现为支气管内膜高低不平,管腔不规则狭窄,范围较长(可同时累及多支支气管),狭窄与扩张可同时存在于同一支支气管;病变支气管所辖肺叶可见斑片、空洞等播散病灶,甚至出现肺叶、肺段不张。CT 气道重建图像能更好地显示支气管病变(图 4-43)。

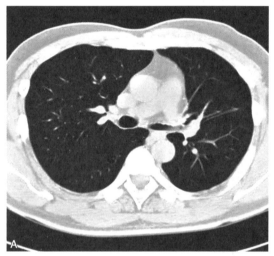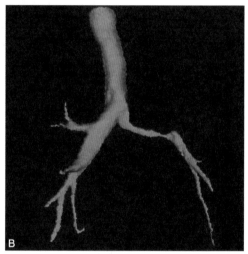

图 4-43 支气管结核的 CT 表现
A. CT 肺窗:左主支气管及左上叶支气管内膜不整,管腔不规则狭窄,病灶范围较长;B. CT 支气管树三维重建:更清楚显示支气管不规则狭窄及范围。

五、结核性胸膜炎

【疾病概要】

1. 病因病理 结核性胸膜炎(tuberculosis pleuritis)是结核杆菌及其代谢产物进入高敏感状态的胸膜腔引起的胸膜炎症,可分为干性和渗出性结核性胸膜炎,前者不产生明显渗液;后者是由于机体对结核杆菌存在高过敏性反应,形成胸腔内渗液,多为单侧,液体一般为浆液性或血性,可呈游离状态,也可以被局限于胸腔某一部位,即包裹性胸腔积液。

2. 临床表现 多见于儿童与青少年。干性胸膜炎可无明显症状,有时表现为微热和轻度胸痛,也有的病人表现为高热和较明显的胸痛,呈尖锐的针刺样疼痛。渗出性胸膜炎表现为发病急剧,高热,伴有全身不适,乏力、盗汗、食欲减退等结核中毒症状;当积液量很大时可出现气急和呼吸困难。

【影像学表现】

干性结核性胸膜炎影像学上呈阴性表现。渗出性结核性胸膜炎表现为胸腔积液的征象,详见"本章第三节"。

【诊断与鉴别诊断】

儿童与青少年,出现胸腔积液,多为渗出性结核性胸膜炎所致。中老年病人,出现胸腔积液,特别是积液量较多时,需要与胸膜转移瘤与恶性间皮瘤鉴别;胸膜的恶性肿瘤多为大量积液,肋胸膜及纵隔胸膜环行增厚,有胸膜肿块或结节。

（廖伟雄）

第八节 肺 肿 瘤

一、支气管肺癌

【疾病概要】

1. 病因病理 支气管肺癌(bronchogenic carcinoma of lung)是指起源于支气管上皮、腺体或细支气管及肺泡上皮的原发性恶性肿瘤。

肺癌病因尚不明确,认为与吸烟、空气污染、长期接触放射性物质等密切相关。根据肺癌的组织发生,分鳞状上皮癌(鳞癌)、腺癌、鳞腺癌、大细胞癌、小细胞癌及类癌。根据肺癌发生的部位,分为中央型、周围型和弥漫型。

中央型肺癌是指发生于主支气管、叶支气管和肺段支气管的肺癌,有管内型、管壁型、管外型三种生长方式,肿瘤生长引起支气管腔不同程度的狭窄,可引起支气管支配区域的阻塞性肺气肿、阻塞性肺炎和阻塞性肺不张。

周围型肺癌是指发生于肺段以下支气管的肺癌,大体病理形态为肺内结节与肿块,生长方式多为浸润性生长,当肿瘤较大时瘤内可发生组织坏死形成癌性空洞。

弥漫型肺癌多发生于细支气管以下呈弥漫性生长和分布。肿瘤可表现为两肺弥漫性结节,也可沿肺泡壁蔓延形成大块肺组织的实变,也称为肺炎型肺癌。

肺癌主要有三种转移途径:

（1）淋巴转移:常见的部位为肺门与纵隔淋巴结。

（2）血行转移:出现肺内转移结节和脑、骨骼、肾上腺等部位转移灶。

（3）胸膜转移:转移到胸膜引起胸腔积液、胸膜结节及胸膜不规则增厚等。

2. 临床表现 早期一般无症状,肺癌进展到一定程度,多表现为咯血、刺激性咳嗽和胸痛。当肿瘤发生转移时,可出现相应的临床症状和体征。

【影像学表现】

1. X线表现

（1）中央型肺癌

1）直接征象:小病灶可有肺门轻度增大或肺门结构不清,肿瘤进展增大后表现为肺门区不规则高密度肿块影。

2）间接征象:癌组织引起支气管的阻塞征象。支气管部分狭窄可出现阻塞性肺气肿和阻塞性肺炎,后者特点是病变在同一部位反复发作,不易吸收;当支气管被肿瘤组织完全阻塞时则出现阻塞性肺不张。右肺上叶肺不张时,肺叶体积缩小,水平裂向上向内移位,凹面向下,与肺门区肿块的下缘相连,形成反置的或横置的S状,称为反S征或横S征(图4-44)。

3）转移征象:肺门淋巴结转移引起肺门影增大,纵隔淋巴结转移可引起纵隔阴影增宽。其他转移可表现肺内结节、胸腔积液、肋骨破坏等。

（2）周围型肺癌

1）直径2cm以下的肺癌多为结节阴影,边缘多模糊不清,有时类似于斑片状阴影。

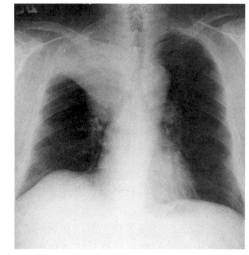

图4-44 中央型肺癌
右上肺不张边缘与右肺门肿块边缘形成反S征。

2）进展期肺癌肿较大,肿块的边缘可呈凹凸不平的分叶征或长短不一的毛刺征(图4-45),侵犯胸膜可引起胸膜凹陷征。肿块密度一般较均匀,部分可形成不规则厚壁空洞,以鳞癌多见。

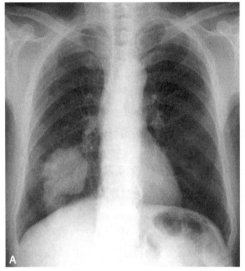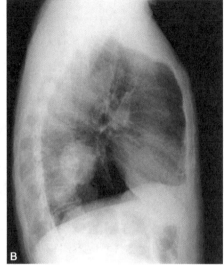

图 4-45　周围型肺癌
右肺下叶不规则软组织肿块,可见分叶征。

3）转移征象:表现为肺内多发结节或弥漫粟粒结节影,胸腔积液及肋骨破坏等。

(3)弥漫型肺癌:表现为两肺弥漫性分布的结节状阴影,呈粟粒状,以两肺中下野分布为多。

2. CT 表现

(1)中央型肺癌

1）直接征象:瘤体征象表现为肺门区分叶状肿块或支气管腔内的结节及息肉样影;支气管壁不规则增厚,引起支气管腔的狭窄与截断(图4-46B)。

2）间接征象:CT平扫可清晰显示病变支气管狭窄引起的阻塞性肺气肿、阻塞性肺炎或阻塞性肺不张(图4-46A)。CT增强扫描有助于区分肺门区的肿块和远端阻塞性肺不张,当阻塞远端的支气管发生扩张并充满黏液时,因不强化可出现 V 形阴影或 Y 形阴影,称黏液支气管征。

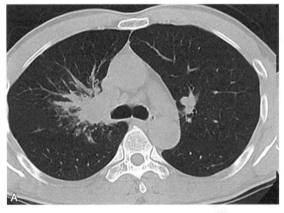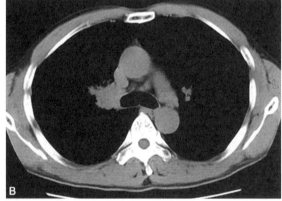

图 4-46　中央型肺癌 CT 表现
A.肺窗:右肺门不规则软组织影,可见阻塞性炎症;B.纵隔窗:右上叶支气管开口处软组织影。

3）转移征象:主要表现为肺门和纵隔的淋巴结肿大、融合,以气管分叉下、主动脉弓旁、上腔静脉后、主肺动脉窗等处多见,增强显示更加明显。

(2)周围型肺癌

1）瘤体形态:较大肿瘤分叶征较常见,分叶征表现为肿块边缘出现凹凸不平的轮廓,以深分叶多见。

2）瘤体密度：2cm 以下肺癌多表现为实性结节、磨玻璃样结节或磨玻璃样与实性混合结节。磨玻璃密度影是指结节病灶的全部或大部分区域密度较淡似磨玻璃样，不掩盖其中的肺纹理，边缘多较清楚。在结节病灶内可见直径<5mm 的小透亮区，为空泡征。CT 易显示肿瘤空洞及钙化，空洞多为厚壁，内壁凹凸不平，有壁结节，钙化多为斑片状或结节状。增强扫描肿瘤增强的幅度较大，比平扫的 CT 值增加 15～80Hu，呈均匀或不均匀性强化。

3）瘤体边缘与邻近结构征象：多数肿瘤边缘毛糙有毛刺征，毛刺征表现为结节或肿块边缘较短细而僵直呈放射状的细线影（图 4-47）。肿瘤周围的血管向其聚集，有的血管在肿瘤边缘中断，有的穿过肿瘤，为血管聚集征；肿瘤与邻近胸膜之间出现三角形阴影，其尖端与肿瘤周边的线状影相连，为胸膜凹陷征。

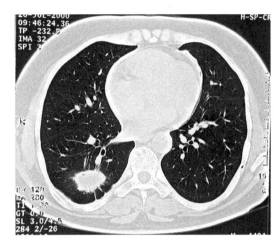

图 4-47　周围型肺癌 CT 表现
右肺下叶不规则软组织块影，可见毛刺征。

（3）弥漫型肺癌：可表现为两种情况：①两肺分布大小不等的小结节或小斑片影，内有小泡状透亮区（空泡征或小泡征）。②肺段、肺叶分布的多发肺实变影，可见空气支气管征，特点是支气管不规则狭窄，管壁扭曲、僵硬，呈枯树枝状，有时可出现蜂窝征；增强扫描可在肺实变的病灶中出现强化血管影，称"血管造影征"。

3. MRI 表现

（1）中央型肺癌：MRI 平扫不仅可显示肿块形态、大小、支气管狭窄等征象，还有助于显示肺门与纵隔淋巴结增大以及肿瘤侵犯血管及心脏。肿瘤在 T_1WI 上表现为略低信号，在 T_2WI 上表现为不均匀高信号。

（2）周围型肺癌：MRI 显示肺结节与肿块的征象不如 CT，但 MRI 三维方向的成像有助于肿块准确定位，尤其是肺尖和靠近纵隔的病灶，也有助于判断纵隔淋巴结、胸壁和心脏与大血管的受侵情况。在 T_1WI 上，肿瘤多呈略低或中等信号，T_2WI 呈不均匀高信号，增强表现与 CT 增强类似。

组图：肺癌
CT 表现

【诊断与鉴别诊断】

根据平片中出现肺门区肿块、阻塞性肺不张或阻塞性肺炎，CT 中出现支气管壁增厚、腔内或腔外出现肿块，可考虑为中央型肺癌。需要与支气管内膜结核鉴别。支气管内膜结核病变范围较广泛，可出现狭窄后再扩张的表现，远端肺组织可出现支气管播散灶。

根据平片或 CT 表现，肺内软组织肿块形态不规则，有毛刺征、分叶征或空洞及胸膜凹陷征等征象，可明确诊断为周围型肺癌。需要与结核球、炎性假瘤鉴别。结核球易出现各种形态的钙化，可见卫星灶；炎性假瘤呈卵圆形，边界多光滑清楚，纵隔内无肿大淋巴结。

二、肺转移瘤

【疾病概要】

1. 病因病理　肺转移瘤是指肺内或肺外的原发性恶性肿瘤转移到肺内形成的肿瘤。转移途径包括血行转移、淋巴道转移和肿瘤直接侵犯，其中血行转移最常见。瘤栓经血行到达肺小动脉及毛细血管后，浸润并穿过血管壁，在肺间质或肺泡内生长，形成肺转移瘤。

2. 临床表现　病人初期可无明显症状，晚期主要表现为咳嗽、呼吸困难、胸痛、咯血及消瘦等症状。病人多有原发性肿瘤史。

【影像学表现】

1. X 线表现

（1）血行转移：表现为两肺弥漫分布、大小不等的结节状或肿块阴影，边界清晰，以两肺的中下野多见(图 4-48)。较小的弥漫分布的转移灶可呈小片状或粟粒结节影,边界模糊。不典型者表现为肺内单发结节或肿块阴影,可出现空洞、钙化等。

(2)淋巴道转移:表现为网状及多发细小结节影。

2. CT 表现

(1)血行转移:表现为两肺随机分布的大小不等的结节状或肿块影,多为球形,边缘清楚,密度均匀。少数可出现空洞及钙化,钙化多见于成骨肉瘤肺转移(图 4-49)。

(2)淋巴道转移:表现为沿淋巴管分布的结节,支气管血管束增粗,边缘有结节状突起,小叶间隔增厚呈串珠状改变,在叶间裂和胸膜下亦可见结节影,可合并胸腔积液,多有肺门纵隔淋巴结肿大。

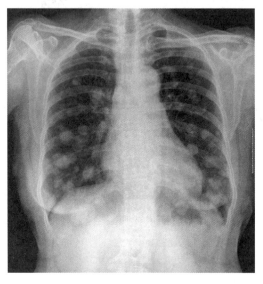 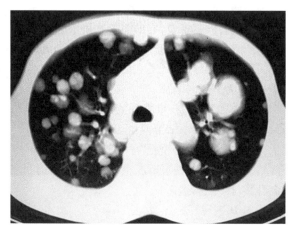

图 4-48 肺转移瘤 X 线表现
双肺弥漫分布、大小不等的结节影。

图 4-49 肺转移瘤 CT 表现
双肺随机分布大小不等的球形影,边界清楚,密度均匀。

3. MRI 表现 肺转移瘤多不采用 MRI 检查,肿瘤侵犯纵隔或胸壁时,MRI 有助于观察肿瘤的范围及受侵犯结构的变化。

【诊断与鉴别诊断】

根据平片或 CT 表现,肺内出现多个大小不等的结节或肿块影,结合临床具有原发性恶性肿瘤病史,可直接诊断为肺转移瘤。若平片或 CT 中表现为肺部网状结节病变伴肺门纵隔淋巴结肿大,结合临床存在原发性恶性肿瘤病史,也可诊断为肺转移瘤。

需与急性血行播散型肺结核鉴别。急性血行播散型肺结核表现为肺内结节大小、分布与密度均匀一致,同时结核临床症状典型。

三、肺良性肿瘤

(一)肺错构瘤

【疾病概要】

1. 病因病理 肺错构瘤(hamartoma)是正常肺组织因内胚层与间胚层发育异常而形成。根据发生部位分为周围型与中央型,周围型是指发生于肺段以下支气管和肺内的错构瘤,中央型是指发生在肺段及肺段以上支气管腔内者。周围型肺错构瘤多见,在肺内形成结节及肿块,组织学上主要由软骨、纤维结缔组织、平滑肌和脂肪等组织构成。

2. 临床表现 周围型肺错构瘤一般无临床症状,多偶然发现,较大者可出现咳嗽、咯血或气短等症状;中央型肺错构瘤可引起阻塞性肺炎而出现咳嗽、咳痰、发热及胸痛等症状。

【影像学表现】

1. X 线表现 周围型肺错构瘤表现为肺内类圆形的结节状或肿块状阴影,边缘清晰,多无分叶征,可有切迹。部分病变可出现钙化,典型呈"爆米花"样钙化(图 4-50)。中央型肺错构瘤多表现为阻

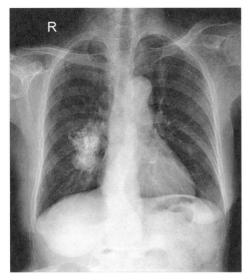

图 4-50　肺错构瘤 X 线表现
右下肺门旁不规则软组织肿块,边缘清楚,其内
见"爆米花"样钙化。

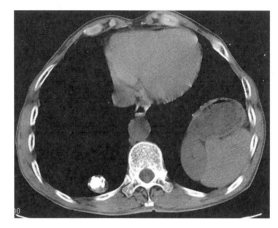

图 4-51　肺错构瘤 CT 表现
右下肺类圆形肿块,其内见"爆米花"样钙化。

塞性肺炎征象,支气管腔内的小肿瘤病灶难以显示。

2. CT 表现　周围型肺错构瘤多在 2.5cm 以下,少数可达 5cm,表现为肺野周边部位的圆形或类圆形肿块,多数边缘光滑清晰,部分病灶可出现分叶或切迹。典型征象为瘤体内呈"爆米花"样钙化并有脂肪组织成分,CT 值为−120~−30Hu(图 4-51)。增强扫描大多数无明显强化。中央型肺错构瘤在薄层 CT 图像上有时可见支气管腔内结节状阴影,边缘光滑。

【诊断与鉴别诊断】

平片发现肺内边缘光滑类圆形软组织块影,见爆米花样钙化,要考虑肺错构瘤可能,CT 显示瘤体内有脂肪密度,可明确诊断为肺错构瘤。钙化的肺错构瘤需要与结核球鉴别,结核球多伴有空洞和卫星病灶。

（二）肺硬化性血管瘤

【疾病概要】

1. 病因病理　肺硬化性血管瘤(pulmonary sclerosing hemangioma,PSH)是一种少见的肺良性肿瘤。PSH 的病因不清,认为可能起源于不成熟的肺泡上皮细胞,且具有向肺泡细胞、Clara 细胞及支气管上皮分化的能力。

2. 临床表现　多见于中年女性,常无临床症状,偶有咳嗽胸痛,咯血。

【影像学表现】

1. X 线表现　肺内单发结节或肿块,大小不等,病变多呈圆形或类圆形,边缘光整、规则,境界清晰,大部分病灶无明显分叶和切迹,无毛刺,其内密度均匀,少数可有钙化灶,周围无卫星灶。

2. CT 表现　类圆形结节或肿块影,边缘光整,密度均匀,形态规则。无毛刺、空洞及卫星灶,偶有钙化,无胸膜凹陷征。"空气新月征"认为是 PSH 的特殊征象,即肿瘤的某一周边呈现弧形含气空腔(图 4-52A)。由于 PSH 是一种富血管的良性肿瘤,增强扫描时病灶一般呈中等均匀强化,"贴边血管征"为增强后的一种征象,表现为肿瘤周边明显强化的点线状血管影,先于病灶早期强化并与肺动脉增强程度相近,产生原因为肿瘤推挤、压迫周围的血管结构,从而产生聚拢、包绕等现象(图 4-52B)。

【诊断与鉴别诊断】

平片和 CT 平扫发现肺部孤立性结节或肿块,边缘光整、境界清,要考虑到本病可能,CT 增强扫描病灶明显强化,伴有空气新月征、贴边血管征,排除周围型肺癌、结核球、错构瘤等疾病可诊断为肺硬化性血管瘤。

需要与周围型肺癌、结核球、错构瘤等疾病鉴别。周围型肺癌表现为肺内孤立肿块影,边缘毛糙常有分叶毛刺和胸膜凹陷征;结核球边缘较清楚,常伴有卫星病灶,增强扫描强化不明显;错构瘤边缘

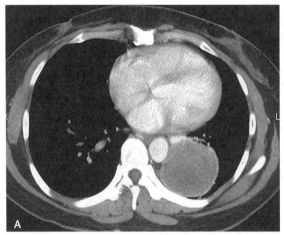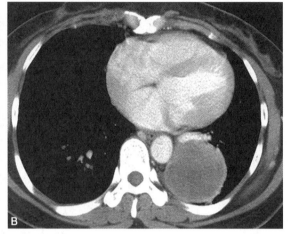

图 4-52 肺硬化性血管瘤 CT 表现
A. 病灶边缘可见空气新月征;B. 增强扫描:病灶中度强化,可见贴边血管征。

较光整,可有爆米花样钙化及脂肪密度等典型征象。

第九节 其他肺部疾病

一、肺曲霉病

【疾病概要】

1. 病因病理　因人体抵抗力降低,真菌侵入引起的肺部疾患称为肺真菌病(又称为肺霉菌病)。肺曲霉病(pulmonary aspergillosis)为肺部最常见的真菌病,主要致病菌为烟曲霉。根据感染方式分为寄生性、侵袭性及变态反应性三种:寄生性常继发肺原有空洞或空腔内,分泌的菌丝形成游离状态的真菌球;侵袭性为曲霉引起的肺部炎症、化脓及肉芽肿性病变,病变范围可较广泛;变态反应性肺曲霉又称"过敏型支气管-肺曲霉病",由过敏体质者吸入大量曲霉孢子后,机体对曲霉发生变态反应,支气管分泌的黏液增多,黏稠度增加,曲霉的菌丝增加了黏液的黏液度,支气管腔内分泌物不易排出则形成黏液栓。

2. 临床表现　临床表现多样性,与入侵曲霉的量和机体对曲霉发生的变态反应有关。一般表现为咳嗽、咳痰、咯血、不规则低热、乏力和消瘦等,颇似肺结核症状。

【影像学表现】

1. X 线表现

(1) 寄生性:以曲霉球最有特征性,表现为肺部空洞或空腔内的圆形或类圆形致密影,边缘较光整,密度较均匀,曲霉球可有斑点状钙化或边缘钙化。立位与卧位投照比较,曲霉球的位置可有改变,但总是处于近地位。由于曲霉球不侵及空洞(腔)壁,体积小于空洞(腔)的内腔,在曲霉球与空洞(腔)壁之间可见新月形空隙,称为空气半月征。

(2) 侵袭性:表现为一侧或两侧肺野的单发或多发斑片状影,也可表现为肺叶或肺段的实变影,少数可形成空洞。

(3) 变态反应性:表现为支气管黏液嵌塞,多发生于两肺上叶,表现为沿肺段或亚段支气管分布,呈指套状、柱状致密影;由于支气管内黏液的阻塞,可引起肺组织实变和不张。

2. CT 表现　肺曲霉球在 CT 上表现为薄壁空洞或空腔内的光滑孤立球形灶,呈软组织密度,有时可见钙化,可见空气半月征,增强扫描无强化,曲霉球随体位改变而改变(图 4-53)。侵袭性感染肺部可出现结节或肿块或片状实变影,结节或肿块周围可见环绕的磨玻璃样密度环,形似晕轮,故称为晕轮征。变态反应性表现为 V 形、Y 形、葡萄状或指套状阴影,向肺门方向集中,边缘清楚,增强扫描无强化,远端的肺组织可有肺不张表现。

笔记

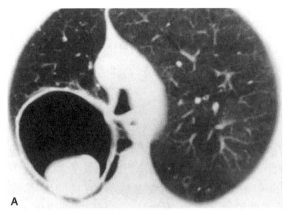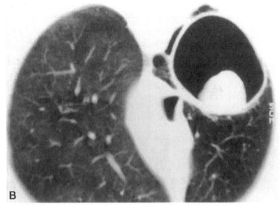

图 4-53　肺曲霉球 CT 表现

A. 仰卧位:薄壁空洞内见边缘光滑软组织密度球形影;B. 俯卧位:病灶随体位改变而改变。

【诊断与鉴别诊断】

平片或 CT 表现为肺内空洞或空腔内出现边缘光整的球形软组织影,有空气半月征,可随体位改变而改变,即可诊断为肺寄生性曲霉病。肺部出现单发或多发结节或肿块或片状实变影,排除其他疾病也要考虑到本病可能。肺部出现 V 形、Y 形、葡萄状或指套状阴影,向肺门方向集中,边缘清楚,CT 增强扫描无强化时要考虑到本病。

二、肺棘球蚴病

【疾病概要】

1. 病因病理　肺棘球蚴病(pulmonary hydatid disease)又称为肺包虫病,为误食入犬绦虫卵污染的食物或饮水引起的感染,犬绦虫蚴寄生肺内所致。

虫卵在胃内孵化为幼虫,幼虫经肠壁侵入肠系膜小静脉,随血液循环进入人体各部,经右心室进入肺内的形成肺棘球蚴,肺棘球蚴的囊壁可分为内外两层,内层为胚层,能分泌液体,外层为角质层。包虫囊囊内充满液体,液体含有毛钩和头节,胚层向囊内长出多个发生囊,其内有头节,头节脱落形成多数子囊。囊肿外囊破裂与支气管相通后,气体可进入内、外囊之间。

2. 临床表现　病人多有牧区居住史,一般无症状,合并感染时可有咳嗽、咳痰、咯血及胸痛。巨大囊肿引起呼吸困难。囊肿破裂可咯出囊壁碎片,在痰或胸腔积液内可见包虫毛钩或头节。Casoni 皮内试验和补体结合试验阳性。

【影像学表现】

1. X 线表现　肺棘球蚴病的囊肿常位于两肺下野,以右肺下野多见,呈圆形或椭圆形,单发或多发,其大小 1～10cm 不等,密度均匀一致,边缘光滑清楚。少数囊肿边缘可有环形钙化。囊肿大小和形态随呼吸或体位可有轻微变化,巨大囊肿可压迫周围肺组织。外囊破裂与支气管相通时,囊肿上部可见新月形透亮带,不受体位变化的影响。内外囊同时破裂与支气管相通时,可出现液平面。如完全破裂,内囊塌陷,漂浮于液平面上,使液气面凹凸不平,状如"水上浮莲",此为包虫囊肿破裂的典型 X 线征象。

2. CT 表现　肺棘球蚴病的囊肿呈单发或多发的圆形或类圆形阴影,呈水样低密度,边缘光滑,密度均匀,中央可出现点状密度影,呈囊内子囊或囊内囊(图 4-54)。当外囊

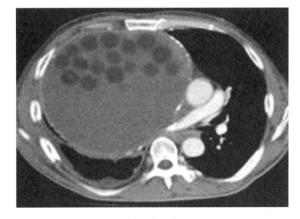

图 4-54　肺棘球蚴病的 CT 表现

右肺巨大的囊性病灶,呈类圆形,周边可见蛋壳样钙化,其内见多个子囊。

破裂后,在囊肿上部可见新月形透亮带。当内外囊完全分离时,可见水上浮莲征。

【诊断与鉴别诊断】

根据平片表现肺内出现圆形或椭圆形密度增高影,CT 表现肺内囊肿、有囊内囊或水上浮莲征,结合病人在特定地区居住和存在家畜接触史,同时包虫皮肤试验与补体结合试验阳性,可诊断为肺棘球蚴病。

三、结节病

【疾病概要】

1. 病因病理　结节病(sarcoidosis)为原因不明的多系统肉芽肿性疾病,可累及淋巴结、肺、胸膜等器官,以呼吸道受累为著。病理学特征为多器官的非干酪性肉芽肿,两肺门淋巴结最常受累,其次为气管旁和主动脉弓旁淋巴结。淋巴结受累后肿大,但一般不融合。肺内病变主要分布在肺间质,沿支气管血管周围及小叶间隔蔓延。急性病人经治疗后肉芽肿消退,慢性病人常导致进行性肺纤维化。

2. 临床表现　好发于 20~40 岁,女性多见。常见症状为低热、咳嗽、乏力及胸闷等。其他症状有肝脾肿大、皮肤结节、关节疼痛、腮腺肿大、外周淋巴结肿大等。Kveim 试验阳性。

【影像学表现】

1. X 线表现　肺门、纵隔淋巴结肿大为结节病最常见表现,特点为多组淋巴结肿大。典型者两侧肺门、纵隔淋巴结对称性肿大,境界清楚,呈马铃薯形。结节病肺部改变为两肺弥漫性网状结节影,结节大小不一,较大结节直接为 1.0~1.5cm,密度均匀,边缘较清楚,酷似肺转移瘤。

2. CT 表现　肺门、纵隔多发对称性淋巴结肿大,大小为 1~3cm,密度均匀,边界清楚,增强均匀强化(图 4-55)。肺部可见结节或肿块影,HRCT 显示肺内支气管血管束增粗,边缘不规则,周围有大小不等的结节影,胸膜下小叶间隔增厚和细小蜂窝影。少数可有胸腔积液,可自然吸收或发展为胸膜肥厚。

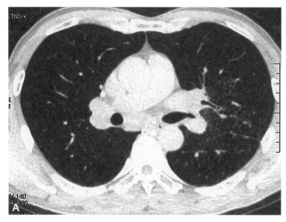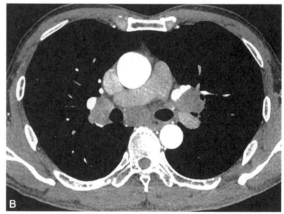

图 4-55　肺结节病 CT 表现

A. 双侧肺野散在分布小结节影,双侧肺门增大;B. 双侧肺门及纵隔多个肿大淋巴结。

3. MRI 表现　可见两侧纵隔、肺门淋巴结肿大,肿大淋巴结在 T_1WI 上呈中等或略低信号,T_2WI 呈中等或略高信号,信号较均匀。

【诊断与鉴别诊断】

中青年病人,平片或 CT 显示两侧肺门淋巴结对称性肿大伴有或不伴有肺内结节或网状结节影,可诊断为结节病。需要与胸内淋巴结结核、淋巴瘤、淋巴结转移等鉴别。

胸内淋巴结结核常为单侧淋巴结肿大,CT 增强扫描可出现环形强化。淋巴瘤以纵隔淋巴结肿大为主,肺门较少累及,常合并胸外淋巴结肿大。淋巴结转移多有原发性肿瘤病史或肺内转移灶,两侧肺门淋巴结对称性肿大少见。

四、硅沉着病

【疾病概要】

1. 病因病理　硅沉着病(silicosis)又称为矽肺,是由于长期吸入一定浓度的含有游离二氧化硅粉尘所引起的肺部弥漫性纤维化。多见于采矿、陶瓷、耐火材料、石英制粉等机械制造业的工人。

病理改变是粉尘被吸入后引起肺慢性进行性肺间质纤维化及矽结节形成。通常粉尘中游离二氧化硅含量越低,肺间质纤维化改变越明显,矽结节密度淡而轮廓较为模糊;游离二氧化硅含量越高,肺内矽结节越致密清楚。矽结节可以互相融合形成大结节或融合成团块。

2. 临床表现　矽肺早期可无任何症状,晚期则可出现咳嗽、气短、胸闷、胸痛、呼吸困难等症状。

【影像学表现】

1. X 线表现

(1) 肺纹理改变:肺纹理可增多、增粗、紊乱,呈网状。

(2) 结节阴影:矽结节是诊断矽肺的主要依据,典型的矽结节表现为致密且孤立的小结节阴影,大小约 3mm,轮廓清楚。

(3) 团块状阴影:随着病变发展,矽结节逐渐增大增多,融合成致密而均匀的团块,其边缘清楚,常见于两侧上肺野外带,典型在两肺呈对称蝶翼状(图 4-56)。

(4) 肺门改变:肺门影增大,密度增高,有时可见淋巴结蛋壳样钙化。

(5) 胸膜增厚:肋膈角变钝或消失。

(6) 肺气肿:可为弥漫性或局限性肺气肿。

(7) 矽肺合并结核:肺结核为矽肺的主要并发症,病灶多位于肺尖或锁骨上下区。

2. CT 表现　CT 检查为诊断矽肺重要方法,能更早检出病变,更详细了解病灶的分布、内部改变及一些继发性改变,如显示小矽结节影、网状或线状影、肺气肿、肺门淋巴结蛋壳状钙化及胸膜改变等(图 4-57)。

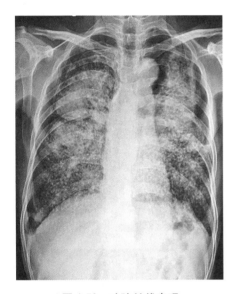

图 4-56　矽肺 X 线表现
双肺弥漫分布结节影,双肺上野团块影呈蝶翼状。

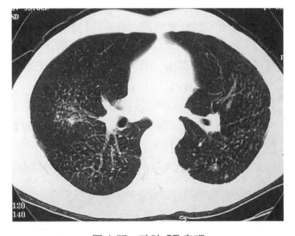

图 4-57　矽肺 CT 表现
双肺散在分布多个小结节影及网状影。

【诊断与鉴别诊断】

根据肺部出现弥漫性结节影,结合职业病史,可明确诊断矽肺。需要与急性血行播散型肺结核、弥漫性肺癌鉴别。急性血行播散型肺结核表现为两肺均匀分布、大小、密度一致的粟粒状阴影,病人有急性中毒症状。弥漫性肺癌表现为两肺大小不一的小结节影。

第十节　纵　隔　疾　病

纵隔肿瘤(mediastinal tumor)是纵隔的主要病变,其种类繁多,共同表现为纵隔内肿块性病变。纵隔肿瘤的好发部位常有一定的规律性,前纵隔肿瘤中胸骨后甲状腺肿位于前纵隔上部,胸腺瘤和畸胎瘤多位于前纵隔中部;中纵隔肿瘤以淋巴瘤常见,位于中纵隔的上中部;后纵隔肿瘤以神经源性肿瘤多见。

纵隔肿瘤早期无明显症状,或仅有胸骨后不适及隐痛。随着肿瘤逐渐长大,压迫或侵及邻近器官,可出现相应症状。上腔静脉受压可出现颈静脉增粗;气管受压可出现刺激性干咳、气急;食管受压可出现吞咽困难;喉返神经受压可出现声音嘶哑,交感神经受压可出现 Horner 综合征,迷走神经受压可出现心率慢、恶心、呕吐,膈神经受压可出现呃逆及膈麻痹。

一、胸内甲状腺肿

【疾病概要】

1. 病因病理 胸内甲状腺肿(intrathoracic goiter)包括胸骨后甲状腺及先天性迷走甲状腺。胸骨后甲状腺常为颈部甲状腺肿向胸骨后的延伸,与颈部相连,先天性迷走甲状腺与颈部甲状腺无任何联系。病理性质可为甲状腺增生肿大、甲状腺囊肿、甲状腺腺瘤或甲状腺癌。

2. 临床表现 多见于 40 岁以上人群及女性,临床可无症状,偶然在体检时发现;部分可因肿物压迫纵隔结构而出现相应症状。通常在颈部可扪及肿大的甲状腺。

【影像学表现】

1. X 线表现 上纵隔增宽,向两侧或一侧肺野突出,肿块与颈部甲状腺肿相连,侧位显示胸骨后软组织影。气管受压移位、变形,多向对侧和后方移位,透视下肿块可随吞咽动作而上下移动(图 4-58)。

2. CT 表现 肿瘤大多位于气管前方和侧方,邻近结构受压移位,多平面重组(MPR)可以清楚显示其与颈部甲状腺相连(图 4-59)。肿瘤密度稍高于周围软组织密度,常见囊变、出血、钙化等。增强扫描实质部分强化明显,且持续时间较长。

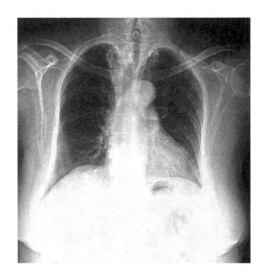

图 4-58　胸内甲状腺肿
右上纵隔增宽,气管受压向对侧偏移。

3. MRI 表现 胸内甲状腺肿呈不均匀长 T_1、长 T_2 信号,冠状面及矢状面成像可清晰显示肿块与甲状腺下极相连,增强实质部分明显强化,钙化及囊变区不强化。

【诊断与鉴别诊断】

根据平片表现前上纵隔占位,肿块与颈部甲状腺相连,病灶可随吞咽动作上下移动,CT 表现气管

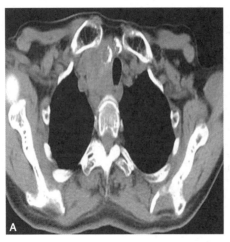
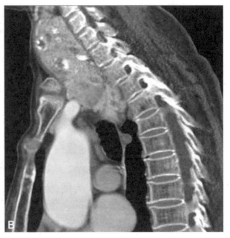

图 4-59　胸内甲状腺肿
A. 气管右侧软组织块影,可见钙化,气管受压偏移;B. MPR 示肿块与颈部甲状腺相连,其内密度不均,可见囊变灶。

旁高密度影,增强呈持续明显强化,可诊断为胸内甲状腺肿,诊断时需注意并存的甲状腺腺瘤、囊性变,特别是甲状腺癌可能。

二、胸腺瘤

【疾病概要】

1. 病因病理　胸腺瘤(thymoma)是最常见的纵隔肿瘤之一,起源于未退化的胸腺组织。约占前纵隔肿瘤的50%,多数为成年人。

胸腺瘤分为侵袭性和非侵袭性。侵袭性胸腺瘤边缘不规则,可侵犯邻近结构,如胸膜、心包或肺部等;非侵袭性胸腺瘤被覆完整的包膜,轮廓光滑整齐。

2. 临床表现　多偶然发现纵隔肿物。肿瘤长大到一定程度时,可因肿物压迫而出现胸痛、胸闷、咳嗽及胸前部不适。30%~50%的胸腺瘤病人合并重症肌无力。

【影像学表现】

1. X线表现　肿瘤多位于前纵隔的中部偏上,正位胸片可见纵隔影增宽,较大者可向纵隔的一侧或两侧突出,可呈圆形、椭圆形或分叶状,少数可有钙化,侧位可见前纵隔内肿块影(图4-60)。

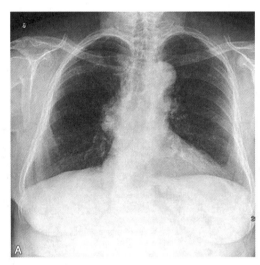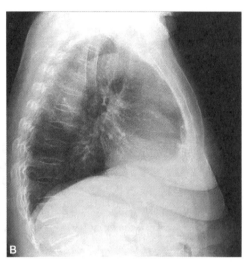

图4-60　胸腺瘤

A.正位:纵隔影增宽,向右肺野呈半弧形突出;B.侧位:肿块位于胸骨后前纵隔中部。

2. CT表现　肿瘤位于升主动脉或上腔静脉前方或一侧,呈圆形、卵圆形或分叶状肿块,边缘光滑,部分肿瘤内可有囊变或钙化(图4-61)。大的胸腺瘤可位于中线两侧。侵袭性胸腺瘤呈浸润性生长,边缘毛糙不整,与邻近器官间的脂肪间隙消失,侵犯胸膜出现胸膜面多发结节及胸腔积液(图4-62)。增强扫描时肿瘤呈中度均匀强化,坏死囊变区不强化。

3. MRI表现　T_1WI一般肿瘤呈中等或略低信号,T_2WI多呈中等略高信号,肿瘤内的囊变区为长T_1、长T_2信号影。MRI不能显示肿瘤内的钙化,侵袭性胸腺瘤表现为肿瘤与周围组织结构分界不清。

【诊断与鉴别诊断】

根据平片表现为前纵隔软组织块影,CT表现为大血管前方类圆形或分叶状软组织影像,增强扫描中度强化首先考虑为胸腺瘤,若病人有重症肌无力表现,则可确诊。需要与胸腺增生鉴别,后者胸腺虽增大,但形态正常。

三、畸胎类肿瘤

【疾病概要】

1. 病因病理　畸胎类肿瘤(teratoid tumor)为纵隔常见肿瘤,来源于原始生殖细胞,由于胚胎期第3对鳃弓发育异常,部分多潜能组织、细胞迷走脱落,并随着心血管的发育进入胸腔形成肿瘤。畸胎类肿瘤包括皮样囊肿(囊性畸胎瘤)和实性畸胎瘤,皮样囊肿均为良性,实性畸胎瘤有良、恶性之分,畸胎

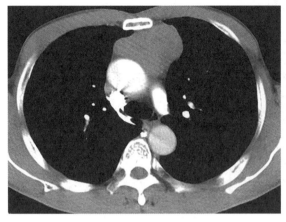

图 4-61　胸腺瘤 CT 表现
升主动脉前方分叶状肿块,边界清楚,密度均匀。

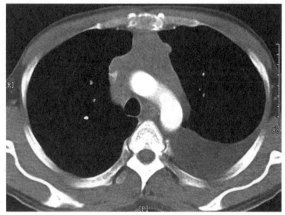

图 4-62　侵袭性胸腺瘤 CT 表现
大血管周围不规则软组织影,脂肪间隙消失,左侧胸腔积液。

类肿瘤内可含有皮脂样物质、脂肪、牙齿、骨和软骨等成分。

2. 临床表现　较小肿瘤多在常规检查中发现;较大肿瘤可产生压迫症状,如胸痛、咳嗽、呼吸困难等,典型者可咳出毛发、钙化物等。

【影像学表现】

1. X 线表现　畸胎类肿瘤多位于前纵隔的中部,呈圆形或椭圆形,边缘光滑,多房性囊肿可呈分叶状。肿块影的密度可不均匀,皮样囊肿壁可发生蛋壳样钙化;如瘤体内出现牙齿、骨骼影,即为畸胎类肿瘤特征性表现。

2. CT 表现　皮样囊肿为圆形或椭圆形的单房或多房囊性肿块,囊内呈均匀一致的液性密度,囊内可有脂肪密度,囊壁可有蛋壳状钙化。实性畸胎瘤呈混杂密度肿块,其实性部分为软组织密度,囊变部分呈水样密度,瘤体内的脂肪、牙齿、骨骼和钙化成分是特征性表现(图 4-63)。如肿瘤呈浸润性生长则提示为恶性。增强扫描肿瘤实性部分及囊壁均有不同程度的强化,囊性部分及脂肪不强化。

3. MRI 表现　瘤体呈混杂信号,实性畸胎瘤的信号不均匀,脂肪在 T_1WI 及 T_2WI 呈高信号,钙化呈无信号区。

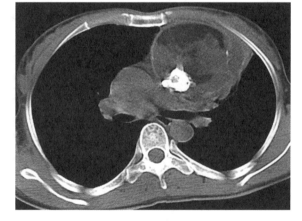

图 4-63　畸胎瘤 CT 表现
前纵隔混杂密度肿块,其内见脂肪密度及钙化灶。

组 图:畸胎瘤 CT 表现

【诊断与鉴别诊断】

根据平片表现前纵隔肿块,其内见钙化或骨骼影,CT 可见脂肪成分,可明确诊断为畸胎瘤。需要与钙化的胸腺瘤鉴别,胸腺瘤的瘤体内无脂肪组织。

四、淋巴瘤

【疾病概要】

1. 病因病理　淋巴瘤(malignant lymphoma)为起源于淋巴结或结外淋巴组织的恶性肿瘤。病理上分为霍奇金病(Hodgkin disease,HD)和非霍奇金淋巴瘤(non-Hodgkin lymphoma,NHL)。HD 以侵犯淋巴结为主,常从颈部淋巴结肿大开始,向纵隔淋巴结扩散,侵犯纵隔较 NHL 多见。NHL 常呈跳跃式,病变广泛,结外器官易受累。

2. 临床表现　任何年龄均可发病,以青少年多见。早期常无症状,仅触及浅表淋巴结增大。中晚期可出现发热、乏力、贫血及消瘦等症状,常伴肝脾肿大。

【影像学表现】

1. X 线表现　淋巴瘤多同时侵及纵隔及肺门区多组淋巴结,表现为纵隔向两侧增宽,边缘清楚,呈分叶状,气管及大支气管受压变窄。

2. CT 表现　纵隔内多发淋巴结肿大,肿大的淋巴结可以融合成团块,也可以分散存在(图 4-64)。较大肿块中心可发生坏死,纵隔结构可受压移位。增强扫描肿大的淋巴结有轻、中度强化。可有胸腔积液、心包积液、胸膜结节等肿瘤侵犯征象。

3. MRI 表现　MRI 能明确显示肿大淋巴结分布,可借助流空效应来区分淋巴结与血管,肿大淋巴结在 T_1WI 为等信号,T_2WI 呈中高信号。

【诊断与鉴别诊断】

根据平片所见,纵隔影向两侧增宽,气管受压,CT 表现为纵隔内多发淋巴结肿大或融合成块,增强扫描见肿大的淋巴结呈轻、中度强化,结合临床有发热、乏力等表现,可考虑为淋巴瘤。需要与结节病、淋巴结核、转移性淋巴结肿大鉴别。结节病淋巴结肿大一般具有对称性,且以肺门为主;淋巴结结核多为单侧,增强为环形强化;转移性淋巴结肿大多有原发性病灶,多见于老年人。

组图:淋巴
瘤 CT 表现

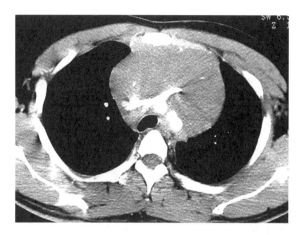

图 4-64　淋巴瘤 CT 表现

前、中纵隔多个肿大淋巴结融合成块,大血管受压变扁。

五、神经源性肿瘤

【疾病概要】

1. 病因病理　神经源性肿瘤(neurogenic neoplasm)是常见的纵隔肿瘤,占全部纵隔肿瘤的 14%～25%,绝大多数位于后纵隔脊柱旁沟。神经源性肿瘤分来源于交感神经的节细胞神经瘤、节神经母细胞瘤、交感神经母细胞瘤和来源周围神经的神经鞘瘤、神经纤维瘤、恶性神经鞘瘤。

2. 临床表现　多数病人无临床症状,体检时偶然发现纵隔肿块;少数病人可有胸痛、肩背疼痛等压迫症状。

【影像学表现】

1. X 线表现　肿瘤位于后纵隔脊柱旁沟,呈圆形、椭圆形向一侧纵隔突出,边缘光滑;侧位与脊柱重叠,可见椎间孔扩大,邻近骨质可有吸收或破坏(图 4-65)。

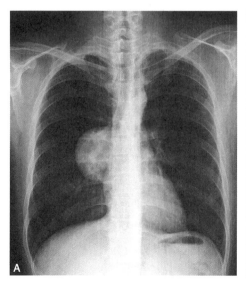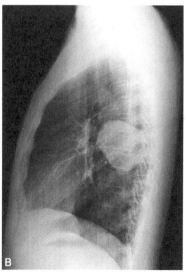

图 4-65　后纵隔神经源性肿瘤

A.肿瘤呈圆形突向右侧肺野,边缘光滑;B.侧位肿瘤与脊柱重叠。

147

2. CT 表现　肿瘤位于后纵隔脊柱旁沟,呈类圆形实性肿块,密度较均匀;肿瘤侵及椎管内外时,CT 可清楚显示病变呈哑铃状形态,同时伴有椎间孔扩大;附近肋骨、椎体可有压迫性骨质缺损(图 4-66)。恶性者呈浸润性生长,边界不清,邻近骨质侵蚀性破坏。增强扫描肿瘤呈轻、中度强化。

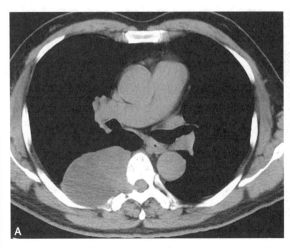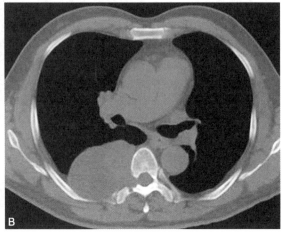

图 4-66　神经源性肿瘤 CT 表现
A.脊柱旁沟椭圆形软组织块影,边界清楚,与椎管脊髓相连呈哑铃状;B.骨窗:同侧椎间孔扩大。

3. MRI 表现　后纵隔肿瘤呈长 T_1、长 T_2 信号,增强扫描时肿瘤有强化;MRI 显示椎管内、外哑铃状生长的肿瘤,观察脊髓的受压情况较 CT 有优势。

【诊断与鉴别诊断】

影像学上显示后纵隔实性肿块,首先考虑为神经源性肿瘤,需要与椎旁脓肿鉴别,椎旁脓肿多为梭形,中心液化性坏死,结合椎体破坏可鉴别。

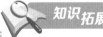

肺内肿块与纵隔肿块鉴别

在胸部平片显示的肿块,首先要明确肿块位置是位于肺内还是纵隔内,需要结合多种征象进行定位,以下几点有助于肿块的定位:

1. 肿块最大径在肺内提示肺部肿块,反之,是纵隔肿块。
2. 肿块与胸膜的夹角是锐角提示肺内肿块,是钝角提示纵隔肿块。
3. 肺内肿块随呼吸上下移动,纵隔内肿块不随呼吸移动。
4. 肺内肿块很少压迫气管,纵隔内肿块常压迫气管、支气管。
5. 肺内肿块易引起继发性肺不张、局限性肺气肿、阻塞性肺炎,纵隔内肿块很少引起阻塞性改变。

第十一节　胸 部 创 伤

胸部创伤(thoracic trauma)比较常见,外界暴力可导致胸部出现各处损伤,如肋骨骨折、肺挫伤、液气胸、外伤性膈疝等。

一、肋骨骨折

【疾病概要】

1. 病因病理　肋骨骨折(fracture of rib)在胸壁创伤中十分常见,多见于第 3~10 肋骨腋部及背部,不同的外界暴力作用方式所造成的肋骨骨折病变可有不同特点,肋骨骨折可以是不完全性骨折,也可以是完全性骨折并移位,多根肋骨骨折可导致胸廓塌陷。

2. 临床表现 主要症状是胸痛,呼吸或活动加剧。

【影像学表现】

1. X线表现 肋骨骨折表现为骨皮质断裂及断端移位,多发生在第3~10肋骨腋段,常伴有气胸、液气胸、皮下气肿及纵隔气肿等;不完全性骨折、断端无移位的骨折易漏诊(图4-67)。

2. CT表现 CT检查易于发现肋骨骨折,并可显示肋软骨骨折,能同时发现肺、胸膜腔及软组织的外伤后改变。三维重建技术可清楚显示肋骨骨折类型及部位(图4-68)。

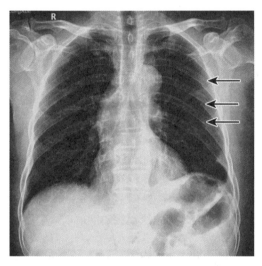

图4-67 肋骨骨折
左侧多根肋骨骨折,断端稍移位。

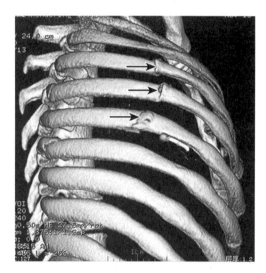

图4-68 肋骨骨折
CT三维重建显示右侧多根肋骨骨折。

【诊断与鉴别诊断】

根据平片或CT骨折影像表现,结合明确胸部外伤史,可明确诊断肋骨骨折。不完全性骨折及无移位的骨折易漏诊,应行CT薄层扫描及三维重建技术明确诊断。

二、胸膜创伤

【疾病概要】

1. 病因病理 胸壁外伤一旦累及胸膜,气体进入胸膜腔称为外伤性气胸,若同时伴有胸腔出血及渗出则为液气胸,若破裂口呈活瓣,则进气多出气少,称为张力性气胸。

2. 临床表现 外伤性气胸或液气胸的临床症状与气胸或液气胸的量有关,少量时症状不明显,大量时有气急或呼吸困难。胸壁外伤所致的气胸比液气胸常见,液气胸常见于锐器伤,故多为血气胸。血气胸如果失血过多,可导致血压下降,甚至发生失血性休克。

【影像学表现】

1. X线表现 气胸的典型X线表现为肺野外带透亮度增高,无肺纹理,内带为压缩的肺组织(图4-69)。大量气胸时,肺组织向肺门回缩,呈软组织影。大量气胸或张力性气胸常显示纵隔及心脏向健侧偏移。液气胸可见液气平面。

2. CT表现 主要用于显示少量的气胸、液气胸和胸部其他外伤导致的改变(图4-70)。

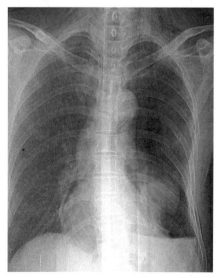

图4-69 液气胸
左侧多根肋骨骨折,左侧液气胸。

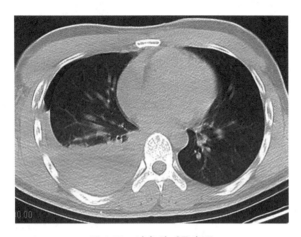

图 4-70　液气胸 CT 表现
右侧胸腔上方新月状无肺纹理区,右侧胸腔积液。

【诊断与鉴别诊断】

根据平片或 CT 有气胸与液气胸影像学表现,结合外伤史,可作出明确诊断,少量气胸时应仔细观察以防漏诊。

三、肺部创伤

（一）肺挫伤

【疾病概要】

1. 病因病理　肺挫伤(contusion of lung)是由撞击胸部引起的肺组织损伤或爆炸气浪的冲击向肺组织传导引起的肺损伤。肺挫伤时肺泡破裂或肺内血管受冲击而破裂,肺挫伤病理改变是肺血液和血浆渗入肺间质和肺泡腔内。

2. 临床表现　主要为胸痛、咯血及呼吸困难。

【影像学表现】

1. X 线表现　平片表现为不规则斑片状或大片状高密度影,边缘模糊,不按肺叶、肺段分布,与受伤的部位有关(图 4-71)。若伤后 48h 病变不吸收反而发展,则提示可能继发感染。

2. CT 表现　与平片相同(图 4-72)。对轻微的肺挫伤,CT 表现为边缘模糊的磨玻璃样密度影。

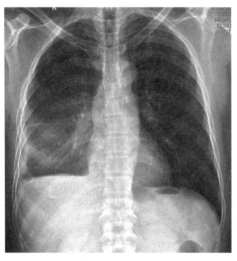

图 4-71　肺挫伤
右下肺野大片状淡薄模糊影。

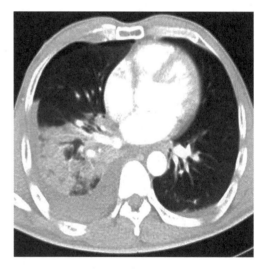

图 4-72　肺挫伤 CT 表现
右下肺大片状密度增高影,其内密度不均。右侧液气胸。

【诊断与鉴别诊断】

根据平片或 CT 表现肺内形态不规则的高密度影,边缘模糊,结合外伤史可明确诊断。有时需要与感染性病变鉴别,临床病史有助于诊断与鉴别诊断。

（二）肺撕裂伤

【疾病概要】

1. 病因病理　肺撕裂伤(laceration of lung)是暴力作用于肺,使肺组织破裂。肺组织撕裂后在弹力的作用下,边缘组织回缩,形成气囊腔,腔壁主要由肺间质及萎陷出血的肺泡组成,伴巨噬细胞及纤维组织。血液完全充盈撕裂腔时形成血肿,若气体与血液同时存在则形成液气囊腔。囊腔在初期可增大,直至囊内压与周围肺组织的压力达到平衡。

2. 临床表现　可有明显胸痛、咳嗽、痰中带血,严重者发生昏迷、休克。

【影像学表现】

1. X线表现　肺撕裂伤早期通常被出血阴影所遮盖,撕裂部位呈不规则高密度影,若有血肿形成,可表现为类圆形高密度影。外伤性肺气囊形成时则表现为薄壁的囊腔,囊内可有液平。

2. CT表现　肺撕裂根据损伤机制、CT表现及肋骨骨折等情况分为4型:Ⅰ型表现为肺内含气或气液平面的囊腔,少数为肺内的含气裂隙,这型撕裂多为外力致肺泡破裂。Ⅱ型表现为脊椎旁肺野内的含气或液气平面的囊腔,常多发聚集成簇,这型为在外力的作用下肺绕椎体旋转引起的剪切伤(图4-73)。Ⅲ型表现为肋骨骨折处的胸壁下肺野小囊腔或裂隙,多为单发,这种撕裂伤为肋骨骨折刺破肺组织所致。Ⅳ型发生于胸膜增厚粘连引起的肺撕裂,较少见。

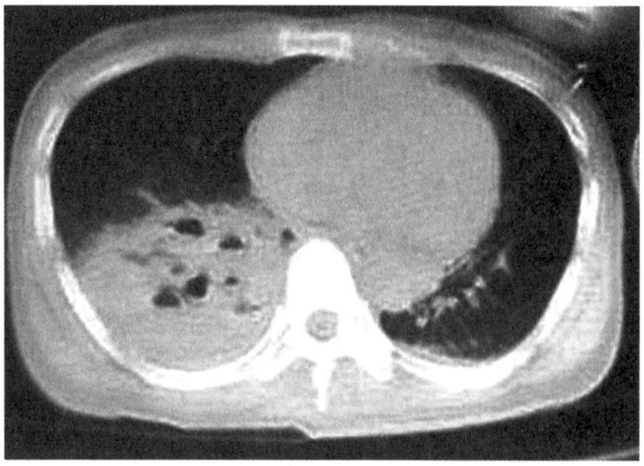

【诊断与鉴别诊断】

根据平片或CT表现为不规则或类圆形含气、气液或高密度影,结合重度的胸部钝性损伤史可明确诊断肺撕裂伤,表现严重者可伴有支气管的断裂、膈肌破裂等外伤性改变。

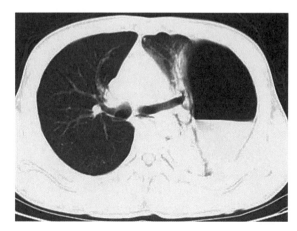

图4-73　肺撕裂伤CT表现
右下肺脊柱旁类圆形高密度影,其内见多个液气平面囊腔。

四、外伤性膈疝

【疾病概要】

1. 病因病理　外伤性膈疝(traumatic diaphragmatic hernia)是由于直接穿透性损伤、胸腹部严重闭合性损伤导致膈肌破裂,腹腔脏器疝入胸腔。

外伤性膈疝可因直接损伤(刀刺伤、枪弹伤、膈肌手术后)或间接暴力(爆震伤、挤压伤、坠伤),引起腹腔内脏器疝入胸腔,常发生于左侧膈肌。疝入胸腔的脏器以胃肠道最常见。

2. 临床表现　胸部以剧烈疼痛、呼吸困难为主要表现。腹部可出现腹膜刺激征,重者可出现肠梗阻表现。

【影像学表现】

1. X线表现　膈肌升高;膈上出现异常阴影,如胸腔内出现胃肠道影、胃泡、肠道气液平面;心脏、纵隔向健侧移位;肺萎陷、盘状肺不张;患侧胸内出现液平面;部分病人可有肋骨骨折征象(图4-74)。

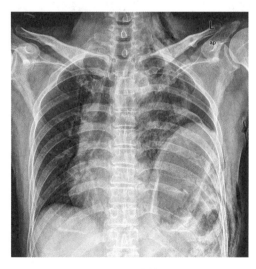

图4-74　外伤性膈疝
左侧胸腔见胃肠道影,左侧肋骨骨折、气胸,纵隔向对侧偏移,皮下积气。

图4-75　外伤性膈疝CT表现
左侧胸腔见胃肠影,邻近肺组织压迫性肺不张。

急性期病人,如疑有创伤性膈疝、无禁忌时,可从鼻腔插入胃管,X线透视下见胃管在膈肌正常平面以上并呈盘旋状,或经胃管注入60~90ml碘剂,显示胃在胸腔内,即可确定诊断。

2. CT表现 CT扫描检查能确定膈疝的位置及疝入胸腔脏器的性质,可有膈肌的连续性中断及腹腔内脏疝入胸腔征象(图4-75)。仰卧位CT扫描时,可见疝入胸腔的腹腔内脏因失去破裂的膈肌支托而坠落,与后胸壁相贴。

【诊断与鉴别诊断】

根据平片和CT表现为胸腔内见胃肠道影,结合明确的外伤史,可直接诊断为外伤性膈疝。少数病人外伤后数年才做影像学检查,易被误诊为先天性膈疝,因此详细追问病史十分重要。

小 结

平片和CT是呼吸系统疾病最常用的影像学检查方法。本章重点介绍了呼吸系统正常、基本病变影像表现,肺部炎症、肺结核、肺肿瘤、纵隔肿瘤、胸部创伤的影像学表现及鉴别诊断。

(罗天蔚)

读片窗 1

病人,男,70岁,发热咳嗽1个多月,抗感染治疗1周后,行CT检查(读片窗图4-1)。应考虑何种疾病?

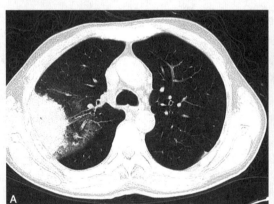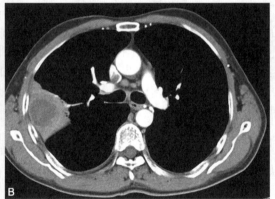

读片窗图4-1

文档:病例分析

读片窗2

病人,男,63岁,反复咳嗽咳痰10余年,再发加重伴低热1周,行CT检查(读片窗图4-2)。请分析影像表现,应考虑何种疾病?

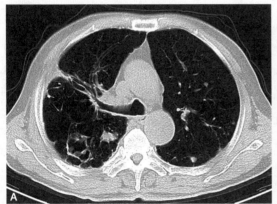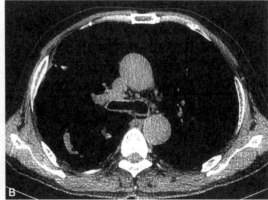

读片窗图4-2

读片窗3

病人,男,45岁,长期抽烟,体检发现肺部病变,行CT检查(读片窗图4-3),应考虑何种疾病?

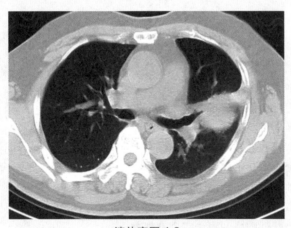

读片窗图4-3

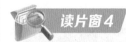读片窗4

病人,男,18岁,发现颈部淋巴结肿大。请分析治疗前后的影像表现(读片窗图4-4),应考虑何种疾病?

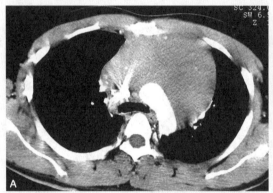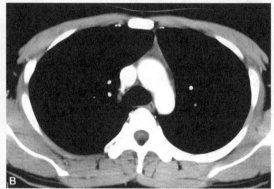

读片窗图4-4
A. 治疗前;B. 治疗后

扫一扫,测一测

思考题

1. 肺脏各部分的正常影像学表现有哪些?

2. 纵隔是如何分区的? 其影像学表现有哪些?

3. 肺的基本病变有哪些? 良性与恶性肺结节或肿块 CT 表现有何不同?

4. 空洞与空腔的概念有何不同? 肺空洞分为哪几型? 各见于哪些疾病?

5. 阻塞性肺不张的 X 线与 CT 表现有哪些?

6. 胸膜基本病变有哪些? 胸腔积液是如何分类的? 各有何影像学表现?

7. 大叶性肺炎与小叶性肺炎的影像表现有哪些?

8. 继发性肺结核的 X 线表现有哪些?

9. 支气管扩张的临床表现与分型有哪些? 在 CT 上如何诊断支气管扩张?

10. 何谓原发综合征? 各有哪些 X 线与 CT 表现?

11. 血行播散型肺结核有哪两种亚型? 其主要的影像学表现有何不同?

12. 如何划分中央型肺癌与周围型肺癌? 各有哪些典型的影像学征象?

13. 纵隔如何划分? 常见纵隔肿瘤各有哪些影像学特点?

学习目标

1. 掌握：各种影像学检查方法的检查价值；常见先天性和后天性心脏大血管疾病的影像学表现及鉴别诊断。

2. 熟悉：正常和基本病变影像学表现；常见先天性和后天性心脏大血管疾病的临床表现。

3. 了解：常见先天性和后天性心脏大血管疾病的病因病理。

第一节　影像学检查方法及优选

一、影像学检查方法

（一）X线检查

1. 透视　透视可以观察心脏及大血管的形态及搏动。但由于透视影像清晰度差,不能留下永久的记录等缺点,现在已很少用于观察心脏及大血管病变。

2. 平片　平片主要用于观察心脏、大血管的位置、形态及肺循环情况。常规投照体位为后前位、右前斜位、左前斜位和侧位(图5-1)。

3. 心血管造影　心血管造影是借助导管技术将对比剂快速注入心腔或大血管内,以显示腔内形

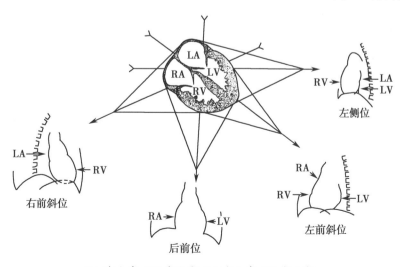

RA-右心房;RV-右心室;LA-左心房;LV-左心室。

图5-1　心脏、大血管的正常投影

态、大小和部位等解剖结构及其动态变化,是一种有创性的检查。可分为右心造影、左心室造影、主动脉造影和冠状动脉造影等。随着 CT 血管造影(CTA)、磁共振血管成像(MRA)的发展和广泛应用,用于诊断目的的心血管造影正在逐渐减少,目前主要用于复杂先天性心脏病、冠状动脉检查和介入治疗。

(二)CT 检查

分平扫和增强扫描。平扫只能显示心脏大血管的轮廓和钙化斑块,诊断价值有限,因此观察心脏大血管情况的 CT 检查必须是增强扫描。

普通 CT 扫描由于时间分辨力较低,受心脏搏动的影响大,心肌与心腔内血液的密度接近而影像对比不明显,因此,诊断价值有限。

16 层以上的多层螺旋 CT(MSCT)、双源 CT 由于扫描速度快,成像时间短,辅助对比增强和心电门控技术,可获得高质量轴位和三维重建图像,其 CT 血管造影(CTA)的影像质量已接近心血管造影水平(图 5-2),故适用于心脏大血管形态、功能及血流动态的检查。

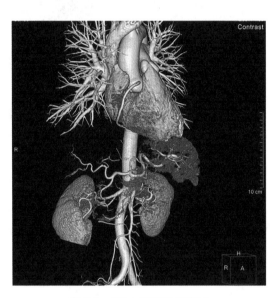

图 5-2　CT 血管造影(CTA)

(三)MRI 检查

磁共振成像用于心脏大血管检查的优势在于:

1. MRI 为无辐射、无创伤性检查。

2. 在自旋回波序列,腔内血流因流空效应呈黑的信号区,在梯度回波序列,流动的血液产生高信号。因而,心肌和血管壁组织与血流的信号间存在良好的天然对比。MRI 能清楚地显示心内膜、瓣膜、心肌、心包与心包外脂肪。

3. MRI 为三维成像,可进行任意平面断层扫描并重复显示心脏、大血管的解剖结构,也可定量测定心脏的体积和重量。

4. MRI 心脏电影可动态显示心脏收缩和舒张期的心脏瓣膜运动、血流动力学和心肌收缩率等,可测定收缩期容积、舒张期容积、射血分数与每搏输出量。磁共振血流定量技术可测定血流速度和血流量。心脏^{31}P 的波谱分析,可用于研究心肌能量代谢、心肌缺血、梗死及其演变过程和细胞代谢水平的心功能,对心脏病(含缺血性心脏病)的早期诊断和功能代谢研究具有重要意义。

标准的横轴位是心脏大血管 MRI 检查的常规成像方位。其他还包括左前斜位、冠状位、平行于室间隔的心脏长轴位、垂直于室间隔的心脏长轴位、垂直于室间隔的心脏短轴位等(图 5-3)。

二、各种检查方法的优选

(一)先天性心脏、大血管异常

以 X 线平片检查为基础,再辅以超声检查,多可明确诊断。复杂的畸形可选择 MRI 或 MSCT,必要时再行心血管造影。

(二)后天性心脏病

以 X 线平片检查为基础,再辅以超声检查,多可明确诊断。必要时可再行 MSCT 或 MRI 检查。冠心病现在逐渐采用 MSCT 或双源 CT 的 CT 血管造影(CTA)检查进行筛查和术后随访,MRI 检查可以判断心肌梗死后是否有存活心肌,对选择治疗方案有重要价值。

(三)大血管疾病

平片对诊断主动脉瘤、主动脉夹层、肺动脉栓塞没有价值,选择 CT 或 MRI 增强扫描可明确诊断,只有需要介入治疗时才进行心血管造影。

(四)心包疾病

超声、CT 或 MRI 检查心包积液均很敏感,可发现少量积液。当存在中量或大量积液时 X 线平片才有典型表现。对于缩窄性心包炎,平片只有出现心包钙化时才能诊断,而 CT、MRI 可以直接显示心包的增厚情况。

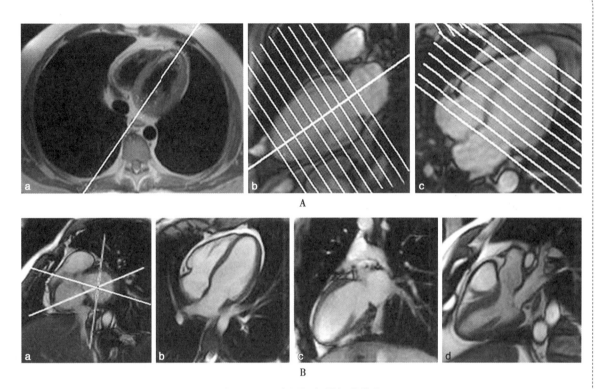

图 5-3 心脏 MRI 扫描标准体位

A. a 为心脏轴位; b 为平行于室间隔的左心室长轴位; c 为垂直于室间隔的左心室长轴位; B. a 为心脏短轴位; b 为四腔心位; c 为平行于室间隔的左心室长轴位; d 为双口位。

第二节 正常影像学表现

一、X 线表现

（一）平片上心脏大血管的正常投影

1. 后前位 正常心影约 2/3 位于胸骨中线左侧, 1/3 位于右侧, 心尖指向左下。心影分为左、右两缘（图 5-4A）。

右心缘分为上、下两段, 两者之间有一个浅的切迹。上段较直为上腔静脉与升主动脉的复合影, 下段弧度大、密度高, 由右心房构成。

左心缘由三段组成, 上段为球形, 向左膨凸, 呈弓状影, 是主动脉弓与降主动脉的起始部构成的主动脉结, 老年人明显。中段由肺动脉主干外缘构成, 称为肺动脉段或心腰, 该段可平直、轻

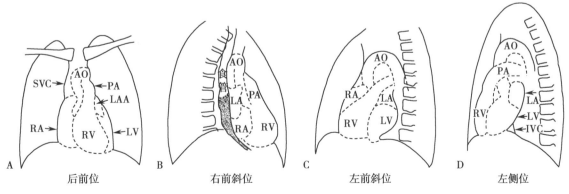

图 5-4 心脏四位片

A. 后前位; B. 右前斜位; C. 左前斜位; D. 左侧位。SVC-上腔静脉; RA-右心房; RV-右心室; AO-主动脉; PA-主肺动脉; LAA-左心房耳部; LA-左心房; LV-左心室; IVC-下腔静脉。

度凹陷或略有膨凸。下段较长、明显向左膨凸,由左心室构成。透视下,左心室段与肺动脉段的搏动方向相反,两者的交点称为相反搏动点,是判断左、右心室增大的依据之一。左心室的左下端为心尖部。

后前位一般用于观察右心房、左心室、上腔静脉、下腔静脉、升主动脉、主动脉结、肺动脉主干等大血管的轮廓以及进行心脏大血管的测量。

2. 右前斜位 心影分为前、后两缘(图5-4B)。

心前缘自上而下分三段。上段较平直,为升主动脉影。中段为肺动脉主干和右心室漏斗部(圆锥部)。下段最长,大部由右心室构成,仅膈上的一小部分为左心室心尖部。两室构成心前缘的比例因旋转角度而异,旋转角度大于45°时主要由右心室构成。心前缘与胸壁之间的三角形尖端向下的透明区,称为心前间隙或胸骨后区。

心后缘分为两段。上段为升主动脉后缘、弓部、气管及上腔静脉重叠影;下段由心房构成,上部较长段为左心房,略呈弧形,下部较短,为右心房。食管与左心房后缘相邻。

右前斜位主要用于观察左心房、肺动脉主干和右心室漏斗部。

3. 左前斜位 60°左前斜位上,X线几乎与室间隔走行平行,相互重叠的心影对称分开,右前方一半为右心,左后方一半为左心。心影分为前、后两缘(图5-4C)。

心前缘分为三段,自上而下为升主动脉、右心房耳部、右心室。心前缘与胸壁之间斜行的长方形间隙,称为心前间隙。

心后缘与脊柱分开,分为上、下两段。上段是主动脉弓。主动脉弓下的透亮区称主动脉窗,窗内有气管分叉、左主支气管及其伴行的左肺动脉。下段为房室阴影,其上部一小部分为左心房,其下部大部分为向后膨凸的左心室。左心室段的下端深吸气时可见一处切迹即室间沟,为左、右心室分界的重要标志,垂位型心脏更容易见到。心膈面后缘常可见一斜行带状阴影,为下腔静脉。降主动脉自弓部向下垂行于心后间隙内或与脊柱相重叠。

左前斜位主要用于观察左、右心室、右心房和胸主动脉全貌,了解左肺动脉、左心房与左主支气管的关系。

4. 左侧位 心影呈椭圆形分为前、后两缘(图5-4D)。心前缘与胸骨间的倒三角形透明区,称心前间隙。

心前缘自上而下分为升主动脉、右心室的漏斗部与肺动脉主干及右心室三段。

心后缘上段一小部分为左心房,下段大部分由轻度后凸的左心室构成,并转向前与膈肌成锐角相交,后心膈角处的三角形阴影为下腔静脉。心后缘、脊柱前缘与膈肌形成一狭长的心后间隙。

左侧位主要是观察左心房、左心室,尤其是左心房,其次是右心室漏斗部。

(二)心脏大小的测量

正位胸片上测量心胸比例来判断心脏的大小。心脏横径(T_1+T_2)与胸廓横径(T)之比即为心胸比例(CTR)。正常≤0.5,最大不超过0.52。大于此数值应认为心脏增大。此法比较简便,但受体型以及膈肌位置的影响,只能对心脏大小作粗略估计,不适用于横位型与垂位型心脏的测量(图5-5)。

(三)影响心脏大血管的生理因素

正常心脏大血管的外形和大小受许多因素的影响,包括年龄、性别、呼吸、体位、体型等,其中以体型的影响最大。根据体型不同,正常心影可分为以下类型(图5-6):

1. 垂位型心脏 垂位心多见于瘦长体型,胸廓狭长,膈肌位置低,心影狭长,呈垂位,心纵轴与水平面的夹角 α>45°,心膈面小,心胸比例常小于0.5,肺动脉段轻度凸出。

2. 斜位型心脏 斜位心又称为中间型心脏,常见于体型适中或健壮者,心影呈斜位,心纵轴与水平面的夹角 α 约为45°,心胸比例约为0.5。

3. 横位型心脏 横位心见于矮胖体型,胸廓短而宽,膈肌位置高,心纵轴与水平面的夹角 α<45°,心膈面大,心胸比例大于0.5,主

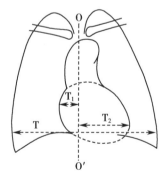

图5-5 心胸比例测量
OO′为纵轴线;T 为胸廓横径;T_1 为右心脏横径;T_2 为左心脏横径。

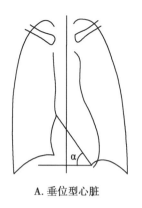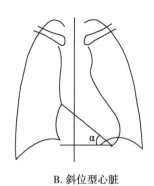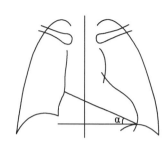

A.垂位型心脏　　　　　　　B.斜位型心脏　　　　　　　C.横位型心脏

图 5-6　体型和心脏类型

动脉结明显,心腰凹陷。

（四）正常心脏大血管的造影表现

1. 上、下腔静脉和右心房　上腔静脉在后前位上位于上纵隔右侧,侧位位于气管前方,垂直向下与右心房自然相连。下腔静脉居右后心膈角处,较上腔静脉略宽,过膈肌后立即汇入右心房。右心房正位像呈椭圆形,居脊柱右缘,侧位在中下方略偏后,位于右心室和左心房之间。右心房耳部凸向左前上方,近似三角形,部分与右心室流出道和肺动脉根部重叠。三尖瓣居脊柱的右侧,为右心房、右心室的分界(图 5-7A、B)。

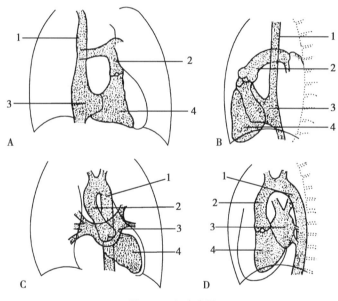

图 5-7　心脏造影

A、B. 右心导管造影:1-上腔静脉;2-肺动脉;3-右心房;4-右心室;
C、D.左心导管造影:1-降主动脉;2-升主动脉;3-左心房;4-左心室。

2. 右心室和肺动脉　前后位右心室居脊柱左缘,略呈直立圆锥状,左缘为室间隔面,右缘为三尖瓣口,其内肌小梁较粗。侧位右心室居心影前下方,与右心房部分重叠(图 5-7A、B)。右心室顶端为流出道,呈锥状。肺动脉瓣向下至室上嵴一段称漏斗部,其内壁光滑。在前后位上主肺动脉干起自肺动脉瓣口部,向左上斜位于升主动脉的左侧,在脊柱左缘分为左、右肺动脉。侧位肺动脉主干向后上斜行位于升主动脉的前方。

3. 肺静脉和左心房　肺静脉变异较多,一般于近肺门处汇合成两个支干引流入左心房,位置较肺门动脉的水平低。左心房在前后位上呈横椭圆形,居中偏左,大部分位于气管分叉下方的心影内,其前下方经二尖瓣与左心室相连。左心房耳部向左凸出,狭长形(图 5-7C、D)。

4. 左心室和主动脉　左心室在前后位片上呈斜置的长椭圆形,侧位略呈三角形(图 5-7C、D)。上端为主动脉瓣,流出道位于瓣下,呈圆筒状,边缘光滑。心腔前缘由室间隔构成,可以此位置作左心室造影以显示室间隔缺损。主动脉起自左心室流出道上端,根部位于肺动脉干右后并稍下方,主动脉瓣叶上主动脉壁有三个袋状膨隆,称为主动脉窦,分别称为左、右和无冠(后)窦。侧位和左前斜位可观察主动脉全貌,自主动脉弓发出无名动脉、左颈总动脉及左锁骨下动脉。

5. 冠状动脉　①左冠状动脉:起自左冠状窦,随即分成前降支及旋支。前降支走行于前室间沟,下行至心尖,主要分支有对角支、前(室)间隔支。旋支走行于左侧房室沟内,终止于心脏膈面,主要分支有钝缘支、左心房旋支、房室结支(图5-8)。②右冠状动脉:起自右冠状窦,走行于右侧房室沟,沿心脏右缘至心后缘。主要分支有圆锥支、窦房结支、后降支、后(室)间隔支(图5-8)。

组图:冠状动脉 VR

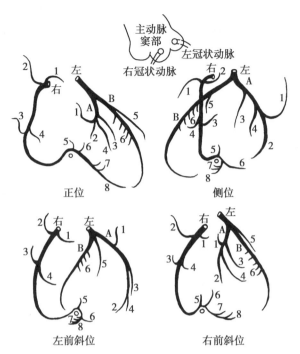

右冠状动脉:1-圆锥支;2-窦房结支;3-房旋支;4-心室支;5-房室结支;6-左心室后支;7-间隔后支;8-后降支;
左冠状动脉:A-旋支;1-房旋支;2-房室支;3-第一边缘支;4-第二边缘支;B-前降支;5-斜支;6-间隔前支

图5-8　冠状动脉造影

二、CT 表现

(一)心脏大血管

正常心脏大血管 CT 扫描代表性的层面:

1. 主动脉弓上层面(胸锁关节平面)　左头臂静脉呈水平走行,横过左颈总动脉和无名动脉的前方,与右头臂静脉汇合成上腔静脉。

2. 主动脉弓层面(图5-9A)　气管前方为自右前斜向左后的主动脉弓,其右前方为上腔静脉,上腔静脉后方为呈弓形的奇静脉。

3. 主-肺动脉窗层面　其上界为主动脉弓下缘,下界为左肺动脉,前方为升主动脉,内后方为气管。在此层面可同时观察到升主动脉和降主动脉,两者比例为(2.2~1.1):1。奇静脉弓大多位于此层面,自后向前越过右上叶支气管上线汇入上腔静脉。

4. 主肺动脉及左、右肺动脉层面(图5-9B)　此层面主肺动脉与两侧肺动脉呈"人"字形排列。主肺动脉向左向后延伸为左肺动脉,而左上肺静脉则见于左肺动脉的外后方;主肺动脉向后、向右延伸为右肺动脉,位于上腔静脉和中间段支气管之间走行,右上肺静脉则位于右肺动脉的外侧。正常主肺动脉直径不应超过29mm。

5. 左心房层面(图5-9C)　左心房位于主动脉根部及右心耳后方,奇静脉、食管及降主动脉前方。左心房前后径为30~45mm。此平面常同时显示食管奇静脉隐窝、冠状动脉主干及主要分支的近段。

6. "四腔心"层面(图5-9D)　需注射对比剂才能区分左、右心房和左、右心室,心腔和心壁。

7. 心室层面　在增强扫描时,可见左、右心室及室间隔。

组图:冠状动脉 CT

(二)心包

CT 扫描时几乎均能显示心包壁层,正常厚度为1~4mm,脏层心包由于较薄,CT 扫描常难显示。

三、MRI 表现

(一)心脏

1. 横轴位　横轴位是最基本的心脏断面,呈不典型的"四腔心"。横轴位可以为其他心脏 MRI 检查体位提供定位图像。左心室平均直径为45mm,室壁及室间隔厚度约为10mm;右心室平均直径为35mm,室壁厚度约为5mm。

2. 冠状位　冠状位可较好显示左心室腔及左心室流出道、主动脉窦和升主动脉的形态、走行,并能显示左心房、右心房后部的上腔静脉入口形态。

3. 矢状位　心脏矢状切面心腔及心壁的形态结构变异较大,因此矢状位主要用于心脏 MRI 扫描

笔记

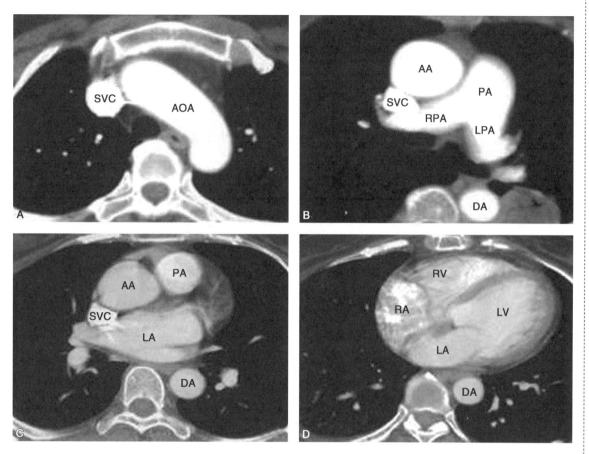

图 5-9　心脏、大血管正常 CT 表现

A. 主动脉弓层面:SVC-上腔静脉,AOA-主动脉弓;B. 主肺动脉及其分叉层面:AA-升主动脉,SVC-上腔静脉,
PA-主肺动脉,RPA-右肺动脉,LPA-左肺动脉;C. 左心房层面:AA-升主动脉,SVC-上腔静脉,PA-主肺动脉,
LA-左心房,DA-降主动脉;D. "四腔心"层面:RA-右心房,RV-右心室,LA-左心房,LV-左心室,DA-降主动脉。

的定位。

（二）心包

心包因其壁层纤维组织的质子密度低,T_1 值长、T_2 值短,故无论 T_1WI 还是 T_2WI 均表现为低信号。正常心包厚度为 1~4mm,心包在右心室前面显示较清楚,在左心室后外侧等处常显示不清。

（三）血管

磁共振血管成像是基于血管内血液流动产生的磁共振信号,其强弱取决于血液的流速。应用磁共振血管成像"亮血"技术,血流呈白色的高信号,运用"黑血"技术,血流呈黑色的低信号。磁共振于不同扫描体位和层面在心外脂肪的衬托下可显示冠状动脉及其主要分支(图 5-10)。

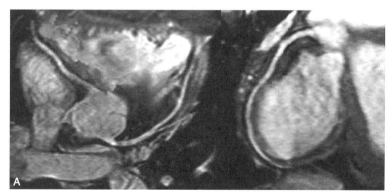
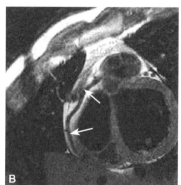

视频:心脏
MRI 电影

图 5-10　大血管正常 MRI 表现

A. 冠状动脉亮血序列;B. 冠状动脉黑血序列。

第三节 基本病变影像学表现

一、X 线表现

（一）心脏外形改变

一般指在后前位上心脏和大血管的大致形状的改变,这种改变并不代表具体的心脏大血管疾病。习惯上分为以下几种类型(图 5-11)。

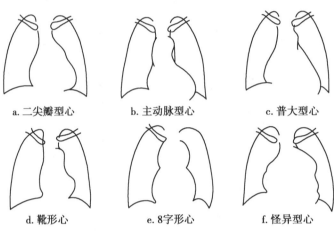

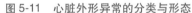

| a. 二尖瓣型心 | b. 主动脉型心 | c. 普大型心 |
| d. 靴形心 | e. 8字形心 | f. 怪异型心 |

图 5-11 心脏外形异常的分类与形态

1. 二尖瓣型心 肺动脉段凸出,心尖圆隆上翘,主动脉结缩小或正常,右或/和左心缘不同程度地向外膨凸,似梨形。通常反映右心负荷过大或以其为主的心腔变化,常见于二尖瓣疾患、房间隔缺损、肺动脉瓣狭窄、肺动脉高压和肺源性心脏病等。

2. 主动脉型心 肺动脉段凹陷,心尖下移,升主动脉向右膨凸,主动脉结多增宽,左心室段延长。通常反映左心负荷过大或以其为主的心脏变化,常见于主动脉瓣疾患、高血压、冠心病或心肌病等。

3. 普大型心 心脏均匀地向两侧增大,肺动脉段平直,主动脉结多数属于正常。反映左右双侧负荷增加的心腔变化,或因心包病变等心外因素所致。常见于心包、心肌损害或右心房显著增大。

4. 移行型心脏 如二尖瓣-主动脉型、二尖瓣-普大型。

5. 其他类型心脏 如靴形心,反映右心排血受阻伴右心室漏斗部发育不全,心上型完全性肺静脉畸形引流可形成 8 字形心,缩窄性心包炎和心脏肿瘤可形成分叶状心影。

（二）心脏房室增大

1. 左心房增大 一般先向后、向右膨凸,然后向上、向左膨凸(图 5-12)。

（1）后前位片:左心房向右增大时可达或超过右心房边缘,形成右心缘的"双重密度"或"双重边缘",又称为"双弓征",亦称"双心房影",是左心房增大的可靠征象。左心房耳部增大时可

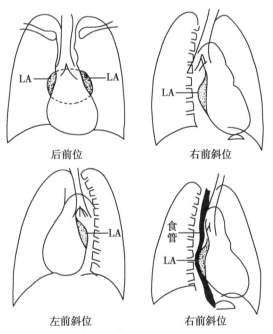

图 5-12 左心房增大
后前位:右侧出现双弓征;左前斜位:左心房向后上增大,左主支气管受压上抬;右前斜位:左心房向后增大、食管受压后移;LA-左心房。

见左心室段与肺动脉段之间的左心房耳部膨凸,形成左心缘第三弓影。气管隆嵴角度增大。

(2)左前斜位:心后缘左心房段隆凸,与左主支气管间的透明带消失,明显者可向上后方推压左主支气管,使其受压移位或变窄。

(3)右前斜位或左侧位吞钡检查:食管中下段局限性向后受压移位,此征象是左心房增大分度的主要依据。有食管前缘压迹而无移位者为轻度增大;压迹伴轻度移位止于胸椎前缘者为中度增大;明显移位与胸椎重叠者为高度增大(图5-13)。

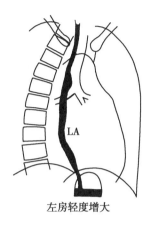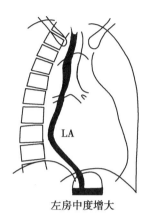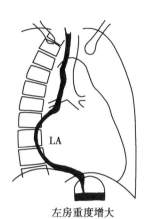

左房轻度增大　　　　　左房中度增大　　　　　左房重度增大

图5-13 左心房增大的分度

左心房增大主要见于二尖瓣病变、各种原因引起的左心衰竭和动脉导管未闭、室间隔缺损等先天性心脏病。

2. 右心房增大　一般先向右前方膨凸,然后向后、向左膨凸(图5-14)。

(1)后前位片:右心房段向右上膨凸,右心房/心高比值>0.5为右心房增大常见且较敏锐的征象。上腔静脉或/和下腔静脉扩张,为右心房增大的间接征象。

(2)左前斜位:心前缘上段向上或/和向下膨凸,该段延长,有时与其下方的右心室段构成"成角现象"。

(3)右前斜位:心后缘下段呈圆弧状膨凸,为右心房体部增大的表现。

单发的右心房增大少见,常与右心室增大并存。右心房增大见于右心衰竭、房间隔缺损、三尖瓣病变和心房黏液瘤等。

3. 左心室增大　一般先向左下膨凸,然后向后上膨凸(图5-15)。

(1)后前位片:左心室段延长,心尖下移;左心室段向左膨隆,相反搏动点上移,心腰凹陷。

(2)左前斜位:心后缘下段向后下膨凸、延长,与脊柱重叠。心室间沟向前下移位。

(3)左侧位:心后缘下段向后膨凸超过下腔静脉后缘1.5cm可视为左心室增大。心后食管前间隙变窄或消失。

左心室增大常见于高血压病、主动脉瓣病变、二尖瓣关闭不全、室间隔缺损和动脉导管未闭等。

4. 右心室增大　一般先向前、向左上膨凸,然后向下后膨凸(图5-16)。

(1)后前位片:心尖圆隆、上翘;肺动脉段饱满、凸出,为右心室增大的间接征象。

(2)左前斜位:心前缘右心室段向前膨凸;心膈面延长,心室间沟向后上移位。

(3)右前斜位:肺动脉段下方的圆锥部膨凸,为右心室增大的早期表现。

(4)左侧位:心前缘下段前凸,与胸骨的接触面增大。

流出道狭窄或循环阻力增加可导致右心室增大,如肺动脉狭窄、肺动脉高压、二尖瓣狭窄等;也可因血液的过量充盈导致右心室增大,如房间隔缺损、室间隔缺损。

(三)肺循环异常

1. 肺血增多　肺血增多为肺动脉血流量增多,也称为肺(动脉)充血。主要见于:①不合并右心排血受阻的左向右分流或双向分流畸形,如房间隔缺损、室间隔缺损、动脉导管未闭等;②导致心排血量增加的疾病,如贫血、甲状腺功能亢进等。

X线表现:①肺纹理增粗、增多、边缘清楚;②肺动脉段凸出,两肺门动脉扩张,透视下可见肺动脉

组图:左心室增大

组图:右心室增大

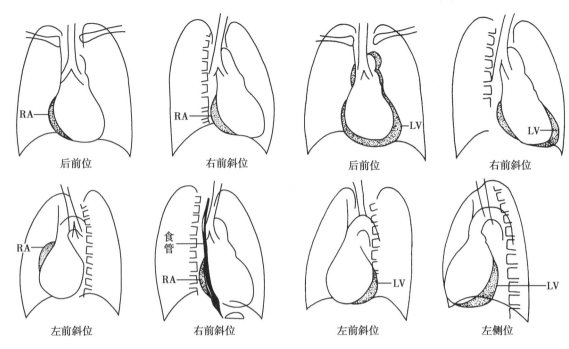

图 5-14　右心房增大

后前位:右心缘第二弓增大;左前斜位:右心房增大;右前斜位:心后间隙消失,食管无受压移位;RA-右心房。

图 5-15　左心室增大

后前位:左心缘下段凸出,主动脉弓扩大;左前斜位:左心室扩大,与脊柱重叠,心后间隙缩小和消失;右前斜位:心影前缘凸出,并向下延伸,心后间隙缩小;左侧位:心影后缘下段膨隆,心后间隙缩小;LV-左心室。

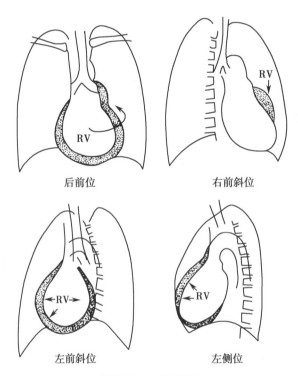

图 5-16　右心室增大

后前位:心脏向左旋转,肺动脉段凸出;左前斜位:心前缘向前膨隆;右前斜位:肺动脉段凸出,右心室段膨凸;左侧位:心前缘膨隆;RV 为右心室。

段及两侧肺门血管搏动增强,呈扩张性搏动,称"肺门舞蹈";③肺野透明度正常。

2. 肺血减少 肺血减少指肺动脉血流量减少,亦称肺(动脉)缺血。主要见于:①右心排血受阻或兼有右向左分流畸形,如肺动脉瓣狭窄、法洛四联症等;②肺动脉阻力-压力升高,如原发性和继发性重度肺动脉高压;③肺动脉分支本身的重度狭窄、阻塞性病变,如肺动脉血栓栓塞、一侧肺动脉缺如、发育不全等。

X线表现:①肺纹理变细、稀疏;②肺门动脉正常或缩小;③肺野透明度增加;④肺血严重减少,如体动脉分支的支气管动脉、膈动脉、肋间动脉与头臂干的分支建立侧支循环,在肺野内显示为扭曲而紊乱的血管影,有时类似于肺血增多,常见于肺动脉闭锁的病人;⑤肺动脉段可平直、凹陷或凸出。凸出者多为肺动脉瓣狭窄后扩张或肺动脉高压所致。

3. 肺动脉高压 引起肺动脉高压的原因主要有:①肺动脉血流量增加,如左向右分流畸形;②心排血量增加;③肺小动脉阻力增加,多为肺血管分支本身的疾患;④肺胸疾患,如肺气肿、慢性支气管炎、肺纤维化等。

肺动脉高压的发生机制见图5-17。

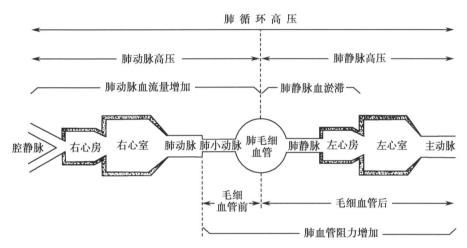

图 5-17 肺动脉高压的分类及发生机制示意图

X线表现:①肺动脉段明显凸出;②肺门动脉扩张,搏动增强,肺动脉外围分支纤细,有时与肺门动脉之间有一个突然分界,称肺门截断现象或"残根"征;③右心室增大。

4. 肺静脉高压 引起肺静脉高压的原因主要有:①左心房阻力增加,如二尖瓣狭窄、左心房内肿瘤等;②左心室阻力增加,如主动脉瓣狭窄、高血压和各种病因所致的左心衰竭;③肺静脉阻力增加,如各种先天性、后天性疾患所致的肺静脉狭窄、阻塞等。

X线表现:

(1)肺淤血:肺血管纹理普遍增多、轻度增粗,边缘模糊;肺门影增大,边缘模糊;肺野透明度降低。

(2)间质性肺水肿:出现各种不同部位小叶间隔水肿增厚投影的间隔线,因最早由Kerley所描述,又称为克氏线。分为A、B、C三种,以克氏B线最常见。克氏B线表现为长2~3cm、宽1~3mm的水平横线,多位于肋膈角区,常见于二尖瓣狭窄和慢性左心衰竭。克氏A线是长5~6cm、宽0.5~1.0mm的自肺野外围斜行引向肺门的线状阴影,无分支,与支气管和血管走行不一致,多位于上叶,常见于急性左心衰竭。克氏C线呈网格状影,多位于肺下野,常见于严重肺静脉高压病人。常伴有少量胸腔积液。

(3)肺泡性肺水肿:分布于一侧或两侧肺的斑片状阴影,边缘模糊,常融合成片,肺尖及肺野边缘部分很少受侵犯,有的以两肺门为中心,表现为"蝴蝶"状阴影。阴影在短期内变化较大,经恰当的治疗可在数小时或数日内吸收。

(四)心力衰竭

1. 左心衰竭 多见于冠心病心肌梗死及心肌病等。X线表现:①明显的肺淤血;②间质性和肺泡性肺水肿;③左心室、左心房增大;④胸腔积液。肺泡性肺水肿为急性左心衰竭的重要指征,而间质性

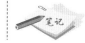

肺水肿则多见于慢性左心衰竭。肺水肿和胸腔积液的出现反映有肺静脉高压,淋巴回流受阻。X线平片检查左心衰竭的阳性发现早于临床症状出现之前,根据左心增大、肺淤血和间质性肺水肿等典型左心衰竭的X线表现,即可诊断。

2. 右心衰竭 多见于肺源性心脏病等。X线表现:①右心室增大;②右心房增大,明显增大而搏动增强者提示有相对性三尖瓣关闭不全;③上腔静脉或/和奇静脉扩张;④胸腔积液较常见,可单侧或双侧,胸腔积液可达中等量程度;⑤有时可见右侧膈肌抬高,此为右心衰竭时腹水和肝肿大所致。右心衰竭的X线表现常出现较晚,往往中心静脉压已有明显升高,而X线平片尚看不到右心衰竭的征象。

3. 全心衰竭 无论左心衰竭或右心衰竭,最后均可导致全心衰竭。全心衰竭的X线表现为:①心脏为普大型,各部的轮廓尚可见;②心脏搏动减弱,主动脉搏动亦可减弱;③左心衰竭严重时,肺表现为淤血和肺水肿。右心衰竭严重时,肺内充血改变不明显;④上腔静脉扩张时右上纵隔阴影增宽。全心衰竭和心包积液的鉴别有时很困难,二者心脏外形均为普大型。大量心包积液各房室的弧影消失,心影呈"烧瓶"状,搏动减弱甚至消失,但主动脉搏动一般正常或稍减弱。

二、CT 表现

(一)心脏异常

1. 心肌的异常表现

(1) 心肌厚薄的改变:增强CT扫描可良好显示心肌的厚度。肥厚型心肌病可显示非对称性肌肥厚和肌小梁肥大的征象。心肌梗死的病人可见局部心肌变薄及室壁瘤形成。但房、室间隔的缺损较难直接显示。

(2) 心肌密度的改变:冠状动脉病变常导致心肌血供的改变,最终导致心肌缺血性损害,心肌纤维由结缔组织取代。增强扫描时表现为局部心肌密度降低或无强化区;而心肌原发性或继发性肿瘤均表现为与正常心肌不同的增强表现,肿瘤增强后的密度根据其性质可高于或低于正常心肌。

(3) 心肌运动的异常:心电门控超高速CT可反映局部心肌缺血等病变所致的运动异常,如心肌梗死时局部心室壁有反常运动。电影CT可反映心室容积的变化,并测定射血分数,定量测定由心肌运动异常所致的心排血量的变化。

2. 心腔的异常表现

(1) 心腔大小的改变:CT增强扫描可直观显示心腔内径的变化,如心腔扩大(扩张型心肌病)、心腔狭小(肥厚型心肌病);心肌梗死后左心室室壁瘤可见心室腔局部向外扩张。

(2) 心腔内密度的改变:心腔内肿块或心内血栓,增强CT表现为高密度的心腔血池内有低密度的充盈缺损。

(二)心包异常

1. 心包缺损 心包部分性缺损多见,完全性缺损仅占9%,左侧约70%,右侧占4%在,膈心包缺损占17%。

2. 心包渗出 正常的心包腔含10~20ml液体,心包积液达50ml时CT扫描即可检出。少量的渗出液于仰卧检查时,常聚集在左心室与右心房的后外侧。大量渗出时则形成环绕心脏的水样密度带,使壁层心包与心脏的距离加大,此时的心包积液约在200ml以上。

3. 心包增厚和钙化 结核性或放射性心包炎常引起心包增厚,心包厚度为5~20mm,可束缚心脏的舒张,也可呈局限性增厚,引起两侧心室进行性舒张功能障碍。部分增厚的心包内可出现钙化。钙化常提示炎症的后期,CT扫描为检测钙化最敏感的检查方法,并能准确定位和观察范围。

(三)血管异常

1. 位置异常 CT平扫和增强扫描可直接显示大血管位置的异常。如右位主动脉弓表现为主动脉弓位于气管的右侧且常存在迷走的左锁骨下动脉。

2. 管径异常 CT增强扫描可直接显示大血管的异常管径,如扩张(主动脉瘤)、狭窄(冠心病)等。

3. 密度的异常 血管壁的钙化,CT表现为高密度影,CT值可达200Hu以上。主动脉出现夹层时,CT增强扫描可区分真腔、假腔和内膜片,增强后表现为真腔与假腔之间的密度差异,假腔的显影及排空均较真腔稍延迟,真腔常受压、变形或移位。

组图:心脏
异常CT

笔记

三、MRI 表现

（一）心脏异常

1. 心肌的异常

（1）信号的改变

1）信号强度改变：不同原因致心肌缺血时的 MRI 信号主要与心肌局部的含水量和供血动脉的完整性有关。在急性缺血期，因局部心肌的含水量增加，在 T_2WI 上见信号增强，而当心肌纤维化时，局部心肌的信号在 T_1WI 和 T_2WI 上均表现为降低。原发性心肌病时，MRI 增强扫描可见心肌内有一个或多个异常信号区。

2）信号连续性中断：MRI 在多体位的断层上可同时观察到房、室间隔心肌信号连续性中断，提示有房、室间隔缺损。SE 脉冲序列表现为心肌局部无信号区，GRE 序列 MRI 电影可见高信号血池中缺损部有异常高速血流信号影。

（2）厚薄的改变：MRI 可直接显示心壁的厚度，如在心肌的急性缺血区，可见局部心肌变薄，而在肥厚型心肌病时，可见心室壁增厚。

（3）运动异常：电影 MRI 可动态显示心壁运动的情况。如心肌梗死时，局部室壁变薄，甚至形成室壁瘤，无运动或伴有反向运动。此外，还可应用心肌空间标记技术准确检测局部心肌的运动情况。

（4）占位性改变：心肌肿瘤在 MRI 上主要为高信号的混杂信号灶。

2. 心腔的异常

（1）大小的改变：MRI 在获取标准的心脏长、短轴位像后可准确测量心腔径线的改变，如扩张型心肌病表现为心腔内径普遍扩大。各种先天性、后天性心脏病表现为以不同的房室增大为主的心脏增大。

（2）信号的改变：心腔内异常信号主要见于左心房黏液瘤。SE 脉冲序列 T_1WI 上多呈均匀或不均匀的中等信号，T_2WI 上为不均匀的较高信号，其形态随心动周期改变。此外，腔内的异常信号还可见于心腔内血栓。

（二）心包异常

1. 缺损 多为局限性缺损，常发现于左侧心包，无明显临床症状。MRI 可见心包壁层缺如，心包外脂肪局限性消失。有时见心脏自缺损部凸出并成角。左侧心包缺损时可见升主动脉与肺主动脉之间有楔形肺组织嵌入。

2. 渗出 多为渗出性心包炎所致，心包内液体异常增多，使得心包脏、壁层间距增大，MRI 少量积液时主要位于右心房侧壁和左心室后侧壁的外侧，SE 脉冲序列心包呈低信号；血性积液或心包积血时，可见中、高信号，T_2WI 上呈均匀高信号。由于心包积液随心脏搏动而流动，心包积液的信号强度在心动周期内有所不同，收缩期信号偏低，舒张期偏高。

3. 增厚及钙化 增厚常见于缩窄性心包炎，MRI 显示心包脏、壁层界线不清，心包腔闭塞，呈不规则增厚，以右心多见且增厚明显，其厚度大于 4mm，甚至超过 20mm，SE 脉冲序列 T_1WI 呈中等或低信号，心包钙化斑块为极低信号。少数高信号提示为肉芽组织。

（三）血管异常

1. 管径的改变 表现为局限性管腔扩张（如主动脉瘤）或缩小（如冠心病）。

2. 腔内信号的改变 血流信号改变的原因是血流速度的改变，在大血管近瓣膜处的信号改变主要提示局部有反流。如在主动脉夹层时因真腔与假腔内血流速度不同而出现信号差异，其他如腔静脉内的瘤栓可导致管腔内出现软组织的异常信号等。

组图：心脏异常 MRI

第四节 先天性心脏、大血管位置异常

一、镜面右位心

【疾病概要】

1. 病因病理 镜面右位心（dextrocardia）是心脏和大血管在胸腔的位置犹如正常心脏的镜中像。

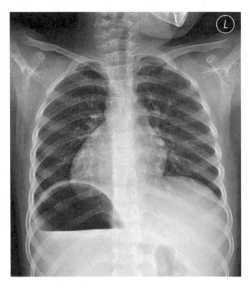

图 5-18　镜面右位心
正位片：心尖向右，胃泡在右。

此外，肺左右叶、胃、脾及肝脏等脏器也可反转。

2. 临床表现　多无症状。

【影像学表现】

1. X 线表现　心尖指向右侧，心脏及大血管影像 2/3 在右侧胸腔，1/3 在左侧胸腔，左右肺位置反转，所以水平裂在左侧，胃泡在右侧（图 5-18）。

2. CT 和 MRI 表现　心脏长轴指向右胸腔，心脏各房、室和大血管位置反转，但各房、室以及大血管关系正常，血液循环正常。多合并腹腔脏器位置反转。

【诊断与鉴别诊断】

影像学上发现心脏及大血管位置呈镜面样反转，即可诊断。

二、右位主动脉弓

【疾病概要】

1. 病因病理　正常人主动脉弓为左位，对后方的食管造成左前压迹，右位主动脉弓则与之相反。可伴有其他先天性心脏畸形。

2. 临床表现　多无症状。

【影像学表现】

1. X 线表现　正位平片见主动脉结位于右侧（图 5-19A）；食管吞钡检查，右位主动脉弓将食管推向左前方；主动脉造影可确诊。

2. CT 表现　主动脉弓层面扫描可见主动脉弓位于食管右侧，主动脉弓跨越右主支气管后，降主动脉位于右侧胸腔内（图 5-19B）。

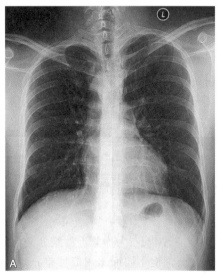
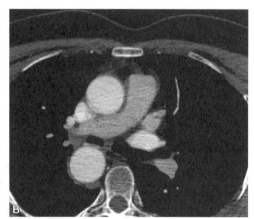

图 5-19　右位主动脉弓
A. 平片示主动脉结在右侧；B. CT 示降主动脉在右侧。

3. MRI 表现　横断面可见主动脉弓、降主动脉位于右侧纵隔，右前斜矢状位扫描可完整显示右位主动脉弓的走行和主动脉弓上血管的分支排列情况。MRI 还有利于发现并存的其他心脏、大血管畸形。

【诊断与鉴别诊断】

影像学上发现主动脉弓位于右侧即可诊断。

（杨义耀）

第五节　先天性心脏病

一、房间隔缺损

【疾病概要】

房间隔缺损(atrial septal defect,ASD)是最常见的先天性心脏病之一,女性发病率较高,可单独存在或与其他心血管畸形并存。

1. 病因病理　按缺损部位可分为原发孔型缺损和继发孔型缺损。原发孔型缺损多由心内膜垫发育障碍所致,缺损位置靠前下,常伴二尖瓣或三尖瓣发育异常,此型较少见;继发孔型缺损由原始房间隔自行吸收过多或继发于房间隔生长不足导致,缺损位置位于房间隔中心部位,此型约占该病的80%。缺损数目通常为1个,偶尔可多个,大小多在1~4cm。

正常情况下左心房压力大于右心房,当房间隔存在缺损时,左心房的血液可分流入右心房,右心血容量增加,肺动脉扩张,肺血增多。随病变发展,肺小动脉壁内膜增厚、管腔变窄,病程晚期右心房压力超过左心房,出现右向左分流或双向反流。

2. 临床表现　缺损小多无症状,缺损较大者可出现劳累后心悸、气促、乏力,咳嗽、咯血,易患呼吸道感染;后期出现右向左分流时可有发绀、晕厥等症状。听诊:胸骨左缘第2、3肋间可闻及收缩期杂音。

【影像学表现】

1. X线表现　缺损小时,X线表现可正常。缺损较大时,心影为"二尖瓣"型,右心房、右心室增大;肺血增多,肺动脉段突出,肺门血管影扩张,周围肺纹理增多增粗,透视可见"肺门舞蹈征";主动脉结缩小或正常(图5-20)。

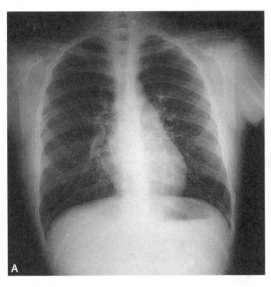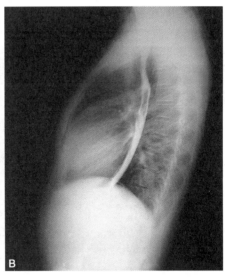

图5-20　房间隔缺损

A.正位片示双肺血增多,肺动脉段突出,右心房与右心室增大,心脏为"二尖瓣"型;B.侧位片示右心房与右心室增大。

2. CT表现　直接征象为房间隔连续性中断,可显示缺损位置、大小及数量;间接征象为右心房、右心室增大、肺动脉扩张。

3. MRI表现　房间隔信号连续性中断或消失,继发改变如右心房、右心室增大、肺动脉扩张等(图5-21)。

【诊断与鉴别诊断】

平片显示右心房、右心室增大,肺血增多,结合临床在胸骨左缘第2、3肋间听到收缩期杂音即可考虑为房间隔缺损。需要与室间隔缺损相鉴别,室间隔缺损可伴有左心室增大,右心房不大,临床杂音位置在胸骨左缘第3、4肋间。

CT或MRI显示房间隔连续性中断或消失即可明确诊断为房间隔缺损。

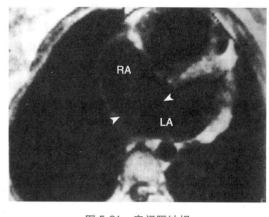

图5-21 房间隔缺损

MRI轴位SE序列T_1WI显示房间隔缺损(箭头之间)。RA:右心房;LA:左心房。

二、室间隔缺损

【疾病概要】

1. 病因病理 室间隔缺损(ventricular septal defect,VSD)简称室缺,根据缺损部位不同,可分为膜部缺损型、漏斗部缺损型和肌部缺损型。其中,膜部缺损型最常见,位置较高,缺损面积较大。

正常情况下左心室压力大于右心室,由于室间隔存在缺损,产生左向右分流,肺循环血流量增加,而体循环血流量不足,导致左心室代偿性肥厚。肺血流量长期增加使肺血管发生改变,出现肺动脉高压,并逐渐导致右心室压力升高,分流量减少,甚至出现双向分流。

2. 临床表现 临床表现取决于缺损的大小,左向右分流量小时,病人可无任何症状;缺损较大时,可表现为发育较差,常有心悸、气短、易感冒、肺部感染;听诊:胸骨左缘第3、4肋间可闻及收缩期杂音,心前区及心底部可闻及收缩期震颤,肺动脉瓣第二心音亢进,患儿活动后口唇及指、趾出现发绀。

【影像学表现】

1. X线表现

(1)平片:缺损较小时,X线表现可正常。缺损较大时,左、右心室增大,以左心室增大为主;肺动脉段突出,肺血增多,肺门血管影扩张、增粗,透视可见"肺门舞蹈"征;主动脉结正常或缩小(图5-22)。

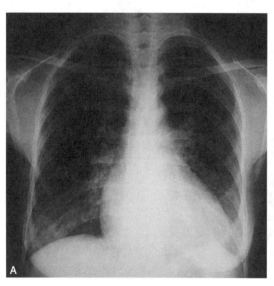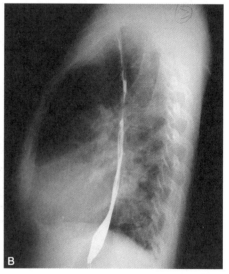

图5-22 室间隔缺损

A.正位片示双肺血增多,心脏为"二尖瓣"型,左、右心室增大,主动脉结小,肺动脉段突出;B.侧位片示心脏左、右心室增大。

(2)心血管造影:经股动脉选择左心室造影,左心室显影的同时右心室显影是其特点,并可显示室间隔缺损的部位及大小。

2. CT表现 直接征象为室间隔连续中断,可显示缺损的部位和大小;间接征象为左右心室增大,以左心室增大为主,肺动脉扩张。

3. MRI表现 可显示室间隔信号的不连续、中断、缺失。MRI电影可显示左右心室间的分流以及心室收缩期肺动脉腔内异常的高信号血流。

【诊断与鉴别诊断】

平片显示肺血增多,左、右心室增大,以左心室增大为主,结合临床在胸骨左缘第3、4肋间听到收缩期杂音即可考虑为室间隔缺损。需要与房间隔缺损相鉴别,房间隔缺损有右心房增大,不伴有左心室增大,临床杂音位置在胸骨左缘第2、3肋间。

左心室造影见左心室显影同时右心室显影即可确诊为室间隔缺损;CT或MRI显示室间隔连续性中断或消失也可确诊为室间隔缺损。

三、动脉导管未闭

【疾病概要】

1. 病因病理　动脉导管位于主动脉峡部和肺动脉根部之间,出生后不久即闭合,若1岁内不闭合,称动脉导管未闭(patent ductus arteriosus,PDA)。未闭导管长6~20mm,直径2~10mm,按其形态分为圆柱型、漏斗型和窗型(图5-23)。

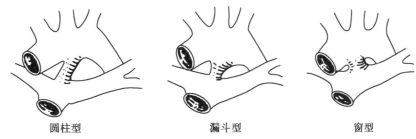

圆柱型　　　　　　漏斗型　　　　　　窗型

图5-23　动脉导管未闭分型示意图

主动脉压力高于肺动脉,主动脉内的血液经未闭的动脉导管分流入肺动脉。导管口越小,管越长阻力越大,分流量少;导管口越大阻力低,分流量大。分流的血经肺循环后通过左心房回到左心室,所以左心的容量和压力负荷均增大。右心射血阻力增加,右心负荷也大,只是左心较右心严重。导管口更大时,主动脉压直接传至肺动脉,造成肺动脉高压及右心压力过负荷。当肺血管阻力高于体循环时,出现右向左为主的双向分流。

2. 临床表现　与分流量多少有关,分流量少,病人可无症状;分流量较大时出现活动后心悸、气短、反复呼吸道感染;大量分流时,早期可发生左心衰竭。听诊:胸骨左缘2、3肋间可闻及连续性杂音,若出现肺动脉高压,杂音可减弱。

【影像学表现】

1. X线表现　平片见肺血增多,左心室增大,肺动脉段突出;部分病人出现主动脉结增宽。伴有肺动脉高压时,可出现左、右心室都增大(图5-24)。

2. CT表现　直接征象为主动脉弓下层面见左肺动脉根部与降主动脉之间有一条管道相通;间接征象为当PDA较大时可有左心负荷增大、肺动脉高压表现。

3. MRI表现　主动脉弓降部内下壁与左肺动脉起始段上外壁间见管状或漏斗状低信号或无信号影。

【诊断与鉴别诊断】

平片显示左心室增大、肺血增多,结合临床胸骨左缘2、3肋间闻及连续性杂音即可考虑为动脉导管未闭。要注意与房间隔缺损、室间隔缺损鉴别,鉴别要点如下:

1. 房间隔缺损　①右心房、右心室增大;②主动脉结缩小或正常;③听诊:胸骨左缘第2、3肋间闻及收缩期杂音。

2. 室间隔缺损　①左、右心室增大,以左心室增大为主;②主动脉结缩小或正常;③听诊:胸骨左缘第3、4肋间闻及收缩期杂音。

四、法洛四联症

【疾病概要】

1. 病因病理　法洛四联症(tetralogy of Fallot,TOF)是最常见的先天性发绀型心脏病,包括肺动脉

组图:动脉导管未闭

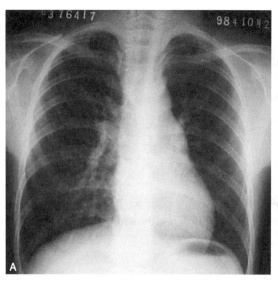
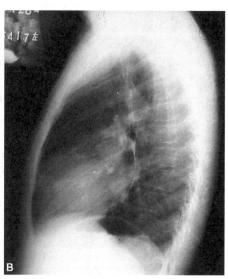

图 5-24 动脉导管未闭
A.正位片示肺血增多,主动脉结增宽,左心室增大;B.侧位片示左心室增大。

狭窄、室间隔缺损、主动脉骑跨和右心室肥大四种畸形,其中前两种最重要。

肺动脉狭窄使右心室漏斗部肌肉肥厚;主动脉向前、右方移位,又因肺动脉狭窄,心脏收缩期大部分血液射向主动脉,使主动脉管径增粗,为肺动脉的 3~4 倍;右心室因流出道梗阻而肥厚,主动脉因接受含氧量少的静脉血而使病人出现发绀。

2. 临床表现 病人发育较迟缓,活动能力下降,常有发绀,多在出生后 4~6 个月内出现,久之可有杵状指、趾,易气短、喜蹲踞或缺氧性晕厥等。胸骨左缘 2~4 肋间可闻及较响亮的收缩期杂音及震颤,肺动脉第二音减弱或消失。

【影像学表现】

1. X 线表现

(1)平片:主要表现为肺血减少,心腰部凹陷,主动脉升部、弓部多有不同程度增宽和凸出,心尖圆隆上翘,心影呈靴形;25%~30%的病人合并右位主动脉弓(图 5-25)。

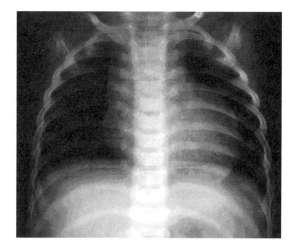

图 5-25 法洛四联症
肺血减少,主动脉升部、弓部增宽,心脏呈靴形,右心室增大。

组图:法洛
四联症

(2)心血管造影:经静脉右心造影于收缩期时左心室及主动脉早期显影,并可见心室水平的双向分流,主动脉骑跨在室间隔之上,升主动脉扩张、增粗,漏斗部狭窄、细长呈管状。

2. CT 表现 可见右心室流出道狭窄、主动脉转位、室间隔缺损及右心室肥大。

3. MRI 表现 MRI 电影能清晰显示肺动脉瓣狭窄程度;右心室壁肥厚,甚至达到或超过左心室壁的厚度;升主动脉扩张、前移,并骑跨于室间隔上。

【诊断与鉴别诊断】

平片显示肺血减少,右心室增大,心腰部凹陷,呈靴形心影,结合临床病人的发绀和听诊情况,可考虑为法洛四联症。右心造影见左心室及主动脉和右心室同时显影,肺动脉漏斗部狭窄即可确诊。CT 或 MRI 检查发现右心室流出道狭窄、主动脉转位、室间隔缺损及右心室肥大也可明确诊断。

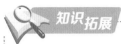

先天性心脏病的分类

先天性心脏病按其血流动力学改变,可分为左向右分流(房缺、室缺等)、右向左分流(法洛四联症)和无分流(右位主动脉弓)三类,临床上一般将其分为有发绀(法洛四联症)和无发绀(房缺、室缺等)两大类,X线上则根据肺血管表现分为肺血增多(房缺、室缺等)、肺血减少(法洛四联症)和肺血无明显变化(右位主动脉弓)三类。

第六节　后天性心脏病

一、冠状动脉粥样硬化性心脏病

【疾病概要】

1. 病因病理　冠状动脉粥样硬化性心脏病(coronary atherosclerotic heart disease),简称冠心病。冠状动脉粥样硬化导致冠状动脉管腔狭窄、闭塞,心肌缺血缺氧。

病变血管以左前降支最常见,其次为左旋支、右冠状动脉及左冠状动脉主干。当冠状动脉主干或重要分支狭窄≥50%时,部分病人于运动时出现心肌缺血;冠状动脉完全闭塞时可导致心肌梗死。若出现缺血或梗死面积较大,累及乳头肌或室间隔时可引起乳头肌断裂、室间隔穿孔、室壁瘤和心室破裂。

2. 临床表现　主要表现为心绞痛、心律失常。

【影像学表现】

1. X线表现

(1) 平片:冠心病不合并其他异常时,平片上多无异常表现。少数可表现为心脏不同程度的增大,以左心室增大为主。左心衰竭时伴肺淤血及肺水肿。继发室壁瘤时表现为左心缘局限性膨凸,左心室缘搏动减弱或者出现反向搏动,左心室壁钙化。

(2) 冠状动脉造影:冠状动脉造影是冠心病诊断的金标准,可显示冠状动脉管腔内的充盈缺损、不同程度狭窄或闭塞(图5-26)。

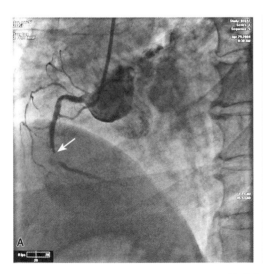
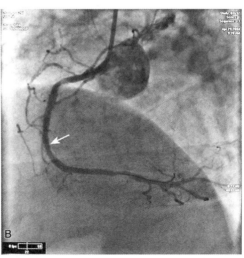

图 5-26　冠状动脉粥样硬化性心脏病
A.右冠状动脉主干呈局限性狭窄(箭);B.内支架植入术后,右冠状动脉管腔几近正常(箭)。

2. CT表现　可直接显示管腔内斑块形成,又可根据CT密度值将斑块分为钙化斑块、非钙化斑块和混合斑块,CT值较低的斑块富含脂质为软斑块,容易破裂栓塞远端的动脉分支;CT值较高的斑块富含纤维,CT 值更高的钙化斑块是不易脱落的稳定斑块(图 5-27A)。CT 血管造影(CTA)能对管腔狭窄程度、形态特征、病变范围进行定量或半定量分析(图 5-27B)。

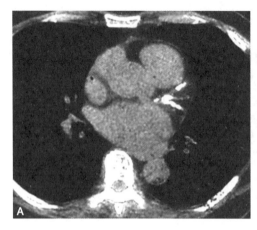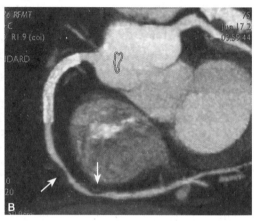

图 5-27 冠状动脉粥样硬化性心脏病
A. CT 平扫示沿冠状动脉走行的斑点状、条索状高密度钙化影;B. CTA 示右侧冠状动脉近段管
腔内支架,形态良好,管腔通畅,远段血管管壁可形成附壁斑块,管腔狭窄(箭)。

3. MRI 表现 磁共振血管成像(MRA)可显示冠状动脉,因其检查时间长、图像空间分辨力不如 CT 血管造影(CTA),临床未广泛应用。

急性心肌梗死时,梗死灶在 T_2WI 呈高信号,室壁变薄,运动减弱,增强扫描出现延迟强化;陈旧性心肌梗死时,T_1WI 和 T_2WI 梗死灶均表现为心肌变薄、信号降低,以 T_2WI 更加明显。

【诊断与鉴别诊断】
CTA 或冠状动脉造影显示冠状动脉狭窄或闭塞,结合临床心绞痛病史即可确诊为本病。

二、高血压性心脏病

【疾病概要】
1. 病因病理 高血压性心脏病(hypertensive heart disease)是由于长期高血压引起的左心室或以左心室为主的心脏增大甚至心功能不全。

高血压按病因可分为原发性和继发性高血压。原发性高血压的基本病理基础为全身细小动脉广泛性痉挛,造成周围血管管流阻力增大使动脉血压升高,可对动脉系统、心、脑、肾等器官造成损害。因外周血管阻力增加,久而久之则引起左心室肥大,进一步则影响左心房导致肺淤血,严重者可波及右侧心脏引起右心乃至全心衰竭。

2. 临床表现 主要为头痛、头晕、失眠、心悸、气短等高血压症状。左心衰竭时,可表现为呼吸困难、端坐呼吸、咯血和心绞痛等。

【影像学表现】
1. X 线表现 因高血压的程度和时间长短不同表现各异,轻者心脏不大或左心室圆隆,肺血管纹理正常;重者左心室增大,主动脉迂曲、延长及扩张,心脏为“主动脉”型,并伴有不同程度的肺淤血及间质性肺水肿等。

2. CT 表现 可显示左心室径线增大及升主动脉扩张。

3. MRI 表现 左心室腔相对缩小,左心室壁及室间隔弥漫性对称性肥厚,信号均匀(图 5-28)。升主动脉扩张、壁增厚,但不累及主动脉窦。当左

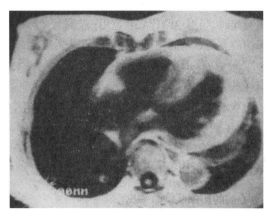

图 5-28 高血压性心脏病
MRI 心电门控自旋回波序列 T_1WI 显示左心室各壁及室间隔均匀性增厚,信号均匀。

心室失代偿时电影 MRI 可见左心室壁收缩与舒张功能减弱。

【诊断与鉴别诊断】

长期高血压病人，影像学上出现左心室增大、主动脉增宽表现可以诊断为高血压性心脏病。

三、风湿性心脏病

【疾病概要】

1. 病因病理 风湿性心脏病(rheumatic heart disease,RHD)分为急性风湿性心肌炎与慢性风湿性心瓣膜病。前者是风湿热累及心脏，包括心包、心肌、心内膜，以心肌受累较重，影像学缺乏特征性表现。后者是急性期后的慢性心脏瓣膜损害，导致瓣膜的开闭功能障碍。病变可累及任何瓣膜，以二尖瓣损害最常见，其次为主动脉瓣，可为联合瓣膜受累。

基本病理改变为瓣叶不同程度增厚、卷曲，可伴钙化，瓣叶交界粘连，开放受限，造成瓣口狭窄；瓣叶变形，乳头肌和腱索缩短、粘连使瓣膜关闭不全。瓣膜狭窄常合并瓣膜开放不全。

二尖瓣狭窄使左心房压力升高，导致左心房扩大和肺循环阻力增加，最后产生肺循环高压。因右心负荷加重，使右心室肥大增大。二尖瓣关闭不全时，左心室收缩使部分血液向左心房反流，造成左心房压力升高、增大。如果累及到肺循环，也可引起肺循环高压。

2. 临床表现 瓣膜损害较轻或心功能代偿期，可无明显临床症状，仅有轻度活动后心悸、气短。二尖瓣狭窄时，表现为易疲劳、劳力性呼吸困难、咯血等，心尖部可闻及隆隆样舒张期杂音。二尖瓣关闭不全时，表现为心悸、气短、左心衰竭等，心尖部可闻及收缩期杂音。

【影像学表现】

1. X线表现

(1) 二尖瓣狭窄:心影呈"二尖瓣"型，肺动脉段突出，左心房及右心室增大，以左心房增大为主，出现心左缘第三弓影及心右缘双心房影；左心室及主动脉结缩小，支气管分叉角度增大；肺血增多，表现为肺淤血，严重时可出现间质性肺水肿或肺循环高压表现(图 5-29)。

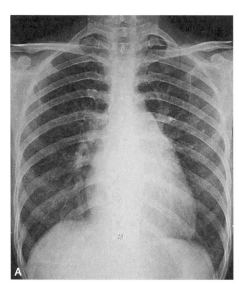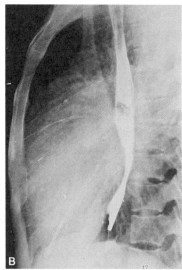

图 5-29 风湿性心脏病二尖瓣狭窄

A. 正位片示双肺淤血，主动脉结小，肺动脉段突出，左心房、右心室增大；B. 侧位片示左心房、右心室增大。

(2) 二尖瓣关闭不全:轻度二尖瓣关闭不全时肺血可正常或有轻度肺淤血，左心房、左心室可不同程度增大；重度二尖瓣关闭不全时左心房和左心室明显增大，常伴右心室增大。

联合瓣膜损伤时，心脏呈高度增大，当瓣膜受累程度不同时，X 线常仅显示受累较重的瓣膜病变的征象。

2. CT 表现

(1) 二尖瓣狭窄:常规 CT 检查可见二尖瓣瓣膜钙化及左心房增大、右心室肥大；多层螺旋 CT

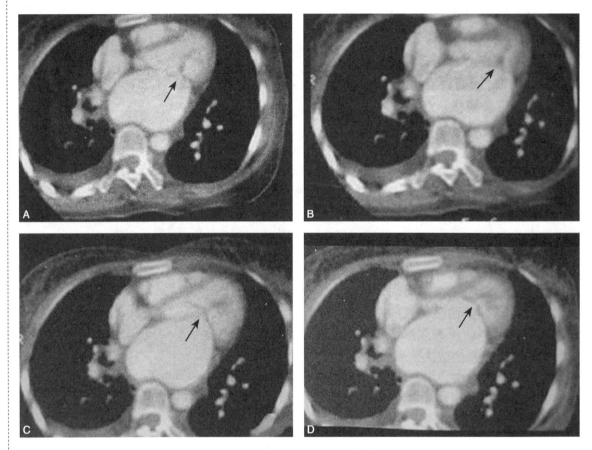

图 5-30　风湿性心脏病二尖瓣狭窄
心脏长轴位电影示瓣环开放受限,瓣叶增厚(↑),左心房增大。

(MSCT)的心电门控电影扫描,可显示瓣口狭窄的情况(图 5-30)。

(2) 二尖瓣关闭不全:可见左心房、左心室增大,右心室不同程度增大。

3. MRI 表现

(1) 二尖瓣狭窄:可显示左心房增大、右心室肥大及左心房内血栓影;MRI 电影可显示心室舒张期通过狭窄的二尖瓣口后喷射的血流,呈流空的无信号影。

(2) 二尖瓣关闭不全:可显示左心房和左心室增大;MRI 电影可显示心室收缩期左心房内经二尖瓣口血液反流所致的低信号影。

【诊断与鉴别诊断】

影像学上显示肺淤血,左心房、右心室增大,结合临床心尖部闻及隆隆样舒张期杂音即可诊断为慢性风湿性心脏病(二尖瓣狭窄);若影像学上显示肺淤血,左心房、左心室、右心室增大,结合临床心尖部闻及收缩期杂音即可诊断为慢性风湿性心脏病(二尖瓣关闭不全);若影像学上显示肺淤血,左心房、左心室、右心室增大,结合临床心尖部闻及收缩期和舒张期双期杂音即可诊断为慢性风湿性心脏病(二尖瓣狭窄伴关闭不全)。

四、肺源性心脏病

【疾病概要】

1. 病因病理　肺源性心脏病(cor pulmonale)简称肺心病,是由于慢性胸肺疾病、胸廓畸形、肺血管病变等,引起肺动脉压力升高,导致右心室肥大甚至右心功能不全。

2. 临床表现　临床表现主要有咳嗽、咳痰、心悸等,部分病人可有咯血。合并心功能衰竭时,可出现心慌、气急、呼吸困难、发绀、颈静脉怒张、肝肿大、腹水、下肢水肿等症状。

【影像学表现】

1. X 线表现

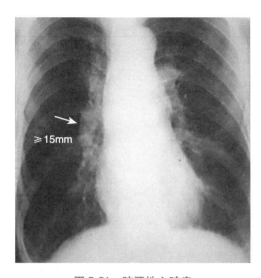

图 5-31　肺源性心脏病
桶状胸,肺野透亮度增高,两肺纹理增多;肺动脉段突出,右下肺动脉段扩张,横径大于 15mm (↑),外围肺血管纹理稀疏,形成"肺门残根征";右心室增大。

（1）慢性胸肺疾病、胸廓畸形表现,如慢性支气管炎、广泛肺组织纤维化、肺气肿、胸膜肥厚及胸廓畸形等。

（2）肺动脉高压表现,可见肺动脉段突出,右下肺动脉增粗,横径大于 15mm,外围肺血管细小,形成"肺门残根征"。

（3）右心室增大(图 5-31)。

2. CT 表现　可显示肺气肿和肺部病变,增强扫描见主肺动脉、左右肺动脉扩张,肺门动脉粗细与外周不成比例,右心室及室间隔肥厚。

3. MRI 表现　SE 序列 T_1WI 示肺动脉及其主干增粗,内可见血流高信号,提示肺动脉高压导致血流淤滞;右心室壁及室间隔明显增厚;右心房也可扩大,腔静脉扩张。GRE 序列电影 MRI 可见三尖瓣(收缩期)反流和肺动脉瓣(舒张期)反流,并可显示右心室的收缩和舒张功能。

【诊断与鉴别诊断】

影像学上显示肺动脉高压、右心室增大,结合病人有多年慢性胸肺疾病史与右心衰表现即可诊断为本病。

五、心肌病

【疾病概要】

1. 病因病理　心肌病(cardiomyopathy)指侵犯心肌的病变,分为原发性和继发性。原发性心肌病原因不明,可分为扩张型、肥厚型和限制型;继发性心肌病原因很多,有感染性、内分泌和代谢性、中毒、药物过敏、肉芽肿等。由于心肌及其间质炎性改变或退行性变,造成心肌收缩力下降、心腔内血量增多,从而使相应房室增大。

扩张型心肌病占原发性心肌病的 70%,心脏呈球形增大,主要侵犯左心室或双心室,以心腔扩大为主,通常肌壁不厚,心室收缩功能减退,本型多见于中青年,以男性为多。

肥厚型心肌病占 20%,心肌肥厚,心腔不扩张,且多缩小、变形,心室容量减少。本型多见于青少年,男女无差别。

限制型心肌病最少见,主要指心内膜心肌纤维化和嗜酸细胞增多性心内膜心肌病。由于心内膜心肌瘢痕形成,限制了心脏的充盈,晚期可发生心腔闭塞。

2. 临床表现　病人常有心悸、气促、胸痛、眩晕、心律失常及心力衰竭等,有时可有胸部压迫感,腹胀、咯血、肺部啰音及肝肿大、颈静脉怒张等。胸骨左缘可有杂音与震颤,具体表现取决于心肌病的类型,无特异性。

【影像学表现】

1. X 线表现

（1）扩张型心肌病:心脏中度至高度增大,为普大型或主动脉型,各房室均可增大,而以左心室增大为主;两心缘搏动减弱;多伴有不同程度的肺淤血,间质性肺水肿(图 5-32)。

（2）肥厚型心肌病:心脏一般不增大或仅左心室轻度增大,心脏搏动正常或增强;肺血管纹理多为

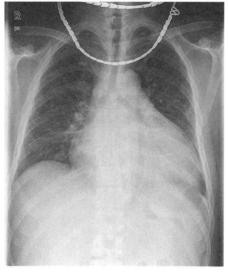

图 5-32　扩张型心肌病
双肺淤血,心脏呈普大型,各房室均增大,左心室增大为著。

正常。

（3）限制型心肌病：心脏轻至中度增大，有时可见胸腔或心包积液。

2. CT 表现

（1）扩张型心肌病：心脏呈球形增大，左右心室腔扩大，心室壁变薄。

（2）肥厚型心肌病：心室壁和室间隔增厚。

（3）限制型心肌病：心脏体积增大，心室壁增厚，心室腔缩小甚至闭塞。

3. MRI 表现

（1）扩张型心肌病：可见左右心室腔扩大，心室壁变薄（图5-33）。

（2）肥厚型心肌病：MRI 扫描可显示异常肥厚的心肌，在 T_1WI 上多呈均匀中等信号（图5-34），T_2WI 上则见心肌内点状高信号；增强扫描见肥厚室壁内局灶性异常增强区，左心室舒张功能受限，运动幅度增加。

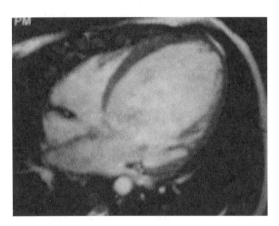
图 5-33　扩张型心肌病
MRI 扫描示左心室腔扩大，室壁厚度偏薄。

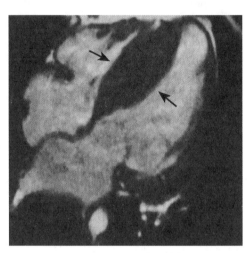
图 5-34　肥厚型心肌病
MRI 扫描示异常肥厚的室间隔。

（3）限制型心肌病：心脏体积增大，心室壁增厚，心室腔缩小。

【诊断与鉴别诊断】

心肌病诊断较难，无典型临床特征。根据 X 线平片心脏房室的增大情况，心脏搏动的改变，CT、MRI 心室腔大小、形态及肌壁厚度的表现，排除继发因素所致的心腔扩大或心肌肥厚，可考虑为扩张、肥厚型或限制型心肌病。

第七节　心 包 疾 病

一、心包积液

【疾病概要】

1. 病因病理　正常心包腔内液体量约 10～20ml，当心包腔内液体量超过 50ml 时称为心包积液（pericardial effusion，PE）。小于 100ml 者为少量积液，100～500ml 为中等量积液，大于 500ml 者为大量积液。

引起心包积液原因很多，有结核性、化脓性、病毒性、风湿性等，以结核性最常见。积液性质可为血、脓、纤维蛋白等。积液使心包腔内压力升高，达到一定程度时，可压迫心脏导致心室舒张功能受限，心房和体肺静脉回流受阻，从而使心房和静脉压力升高，心脏收缩期排血量减少，甚至可出现心脏压塞。

2. 临床表现　少量积液，病人可无临床症状。大量积液时，病人表现为乏力、发热、心前区压痛；急性者可有心脏压塞症状，如呼吸困难、面色苍白、发绀、端坐呼吸等。体检：心音遥远、颈静脉怒张、心包摩擦音、血压及脉压均降低、肝肿大和腹水等。

【影像学表现】

1. X线表现　心包积液在 300ml 以下者,X 线可无明显改变;中等量以上心包积液典型 X 线征象为心影向两侧扩大为普大型或烧瓶样,心腰及心缘各弓的正常分界消失,心膈角变钝,心脏搏动普遍减弱甚至消失,上腔静脉不同程度扩张,主动脉搏动可正常,数日至 1 周内心影大小可有明显变化,肺纹理多正常(图 5-35)。

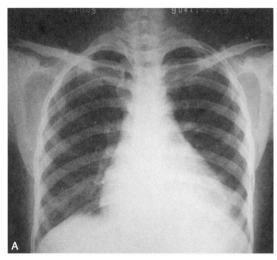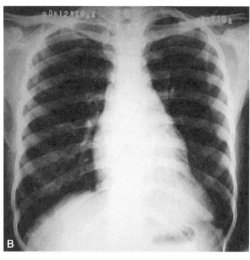

图 5-35　心包积液

A. 心脏呈普大型,心腰部及心缘各弧段正常分界消失;B. 经治疗 1 个月后复查,心影明显缩小。

组图:心包积液

2. CT 表现　CT 平扫可见心包增厚(厚度大于 4mm),密度随积液的性质而异,多为水样密度,也可为血样高密度。CT 增强扫描时,壁层心包强化,使心包内的积液显示更清楚,但密度无变化。仰卧位 CT 扫描时,少量心包积液常聚集在左心室和右心房的后外侧,大量积液则形成包绕心脏的水样密度带。局部粘连而引起的包裹性积液好发于右前外侧和背侧。

3. MRI 表现　MRI 对心包积液更为敏感,且具有一定的定性功能,信号强度根据积液的性质不同而不同。浆液性积液 T_1WI 上多呈均匀低信号,炎性积液并蛋白含量高者则呈不均匀高信号,血性积液多呈高信号,肿瘤所致积液呈不均匀的混杂信号,其内可见中等信号的结节影;T_2WI 上积液呈高信号。

【诊断与鉴别诊断】

平片显示心影呈烧瓶样向两侧增大,心腰及心缘各弓的正常分界消失,结合临床表现要考虑到心包积液的可能,注意要与其他引起心影为普大型改变的心脏病鉴别,若短期内随访心影明显增大或缩小,则可基本明确诊断。CT 或 MRI 见心包内积液,即可确诊。

二、缩窄性心包炎

【疾病概述】

1. 病因病理　缩窄性心包炎(constrictive pericarditis,CPC)主要为心包积液吸收不彻底,引起心包脏、壁层肥厚、粘连、钙化,逐渐发展而成。一般以心室面,包括膈面增厚、粘连为著,右心侧较左心侧增厚更明显,而大血管根部较轻。心包异常增厚,首先限制心脏的舒张功能,使体、肺静脉压力升高,静脉回心血量下降,心排血量降低,继而亦可限制心脏收缩功能,导致心力衰竭。

2. 临床表现　病人多表现为乏力、发热、心前区疼痛,严重者出现呼吸困难和心脏压塞的其他症状,如面色苍白或发绀、腹胀、水肿或端坐呼吸。体检可发现颈静脉怒张、腹水、奇脉、心音低钝和静脉压升高等。

【影像学表现】

1. X线表现　心脏大小多为正常或轻度增大,少数可中度增大;两侧或一侧心缘僵直,各弓分界不清,心脏外形常呈三角形或近似三角形;心脏搏动减弱,甚至消失;上纵隔影增宽;心包钙化是本病的特征性表现,可呈蛋壳状、带状、斑片状等高密度影,多分布于右心室前缘、右心房和房室沟区;上腔静脉、奇静脉扩张;左心房压力升高时可出现肺淤血征象;可伴胸腔积液和胸膜改变(图5-36)。

2. CT 表现　可见心包增厚(厚度大于4mm),有时可见高密度钙化影。

3. MRI 表现　可见心包增厚,在 SE 脉冲序列 T_1WI 和 T_2WI 上多呈中等信号,其内可见极低信号的钙化影。

【诊断与鉴别诊断】

平片显示心脏外形不整,有钙化影包绕可提示本病,CT 或 MRI 上见到心包异常增厚、钙化,即可诊断为本病。

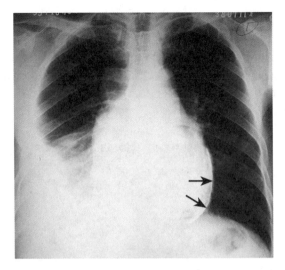

图 5-36　缩窄性心包炎

正位片示心影呈不规则型,心尖部见蛋壳状钙化,右侧胸膜肥厚粘连(↑)。

第八节　大血管疾病

一、主动脉瘤

【疾病概述】

1. 病因病理　主动脉瘤(aortic aneurysm)为主动脉局部病理性扩张(扩张主动脉内径大于邻近正常管径的1.5倍以上)。按病理解剖和组织结构可分为真性和假性动脉瘤。真性动脉瘤由动脉壁的三层组织构成;动脉壁破裂后形成血肿,血肿与周围包绕的结缔组织构成假性动脉瘤。

主动脉瘤按病因可分为粥样硬化、感染、创伤、先天性、大动脉炎、梅毒、白塞综合征与马方综合征等。根据临床表现可分为囊状、梭形和混合型等。各种动脉瘤均可不断增大直至破裂而死亡。

2. 临床表现　症状和体征主要来自瘤体对周围组织器官的压迫侵蚀,主要症状有疼痛、气短、咳嗽、声音嘶哑、吞咽困难或咯血等。体检可有胸壁静脉怒张、腹部搏动性肿块等,听诊可有杂音与震颤。

【影像学表现】

1. X 线表现

(1)平片:纵隔影增宽或形成与主动脉某部相连的局限性肿块影,肿块可见扩张性搏动,瘤壁钙化;瘤体压迫侵蚀周围器官而引起邻近气管或食管的移位及狭窄,或与瘤体阴影相适应的脊柱或胸骨的侵蚀性骨质缺损。

(2)血管造影:病灶与主动脉同时显影,瘤囊内有对比剂充盈;瘤周若有对比剂外渗,为主动脉瘤外穿。

2. CT 表现　CT 平扫与增强扫描可显示血管局部扩张形成的动脉瘤,并可显示瘤的大小、形态、部位及与周围结构的关系;螺旋 CT 三维重建图像可以从不同解剖角度直观显示动脉瘤的主要征象及病变范围(图5-37)。

3. MRI 表现　SE 和 GRE 快速成像 MRI 电影,无需对比增强可从不同体位显示主动脉局部扩张形成的动脉瘤的形态、大小、类型、范围、瘤壁情况、附壁血栓以及瘤体与主动脉分支、周围组织结构的关系等形态和血流动态变化。

【诊断与鉴别诊断】

影像学上显示主动脉局部异常扩张(扩张主动脉内径大于邻近正常管径的1.5倍以上)即可诊断为主动脉瘤。

视频:腹主动脉瘤

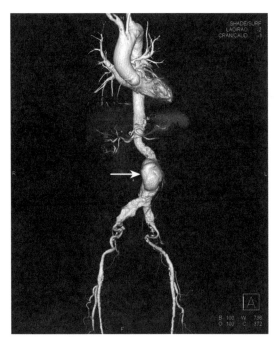

图 5-37　腹主动脉瘤
腹主动脉局部扩张形成动脉瘤（箭）。

裂样、刀割样，可向颈部及腹部放射。

二、急性主动脉综合征

急性主动脉综合征（acute aortic syndrome，AAS）又称急性胸痛综合征（acute chest pain syndrome），包括主动脉夹层（aortic dissection，AD）、主动脉壁间血肿（intramural hematoma，IMH）、主动脉穿透性溃疡（penetrating atherosclerotic ulcer，PAU）等一组有相似临床症状的主动脉病变。

（一）主动脉夹层

【疾病概要】

1. 病因病理　主动脉夹层（aortic dissection，AD）是主动脉内膜和部分中层撕裂，血流经破裂口灌入，使主动脉壁中层分离形成壁内血肿或"双腔主动脉"，即真腔和假腔。DeBakey 将此病分为三型（图 5-38）：Ⅰ型内膜撕裂口在升主动脉近端，夹层伸展到主动脉弓及降主动脉；Ⅱ型夹层起源于升主动脉，终止于无名动脉水平；Ⅲ型夹层发生于胸主动脉降部，向下延伸可达腹主动脉。

2. 临床表现　主要症状为胸背痛，有如撕

【影像学表现】

1. X 线表现

（1）平片：可见上纵隔或主动脉影增宽、主动脉（内膜）钙化内移、心影增大。连续短期复查上述征象多呈进行性加重。

（2）主动脉造影：对比剂在真腔内通过内膜破裂口时发生喷射、外溢或壁龛样突出。当对比剂进入假腔后，在真假腔之间可见线条状透亮影，为撕裂的内膜片，有时可见充盈缺损，为附壁血栓。

2. CT 表现　平扫可显示主动脉壁钙化内移；增强扫描可见主动脉形成真、假腔两个腔，两个腔之间的条状影为撕裂的内膜片，通常真腔较小，受压变形，而假腔较大，内可有附壁血栓（图 5-39）。容积重建（VR）图像更有利于显示病变。

3. MRI 表现　可显示真腔与假腔，两者的血流速度不同，真腔内血流速度快，一般显示无信号；假

视频：DeBakey Ⅰ型主动脉夹层

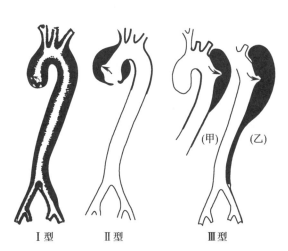

图 5-38　主动脉夹层分型示意图

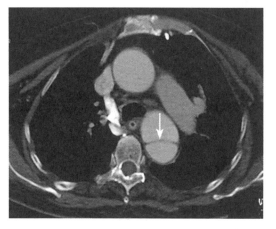

图 5-39　主动脉夹层
CT 横断层图像显示胸主动脉真、假双腔，中间线状低密度影为内膜片（箭）。

腔内血流速度慢,常可出现信号,内可有附壁血栓,呈中高信号;内膜片位于真假腔之间,呈等信号或低信号。由于成像速度慢,MRI在该病的诊断中很少使用。

【诊断与鉴别诊断】

平片见到主动脉钙化内移,结合撕裂样的胸背痛要考虑到本病可能,CT、MRI或血管造影见到主动脉形成真、假腔及分离的内膜片即可确诊为主动脉夹层。

（二）主动脉壁间血肿

【疾病概要】

1. 病因病理　主动脉壁间血肿(intramurai aortic hematoma,IMH)指主动脉壁内出血或主动脉壁内局限血肿形成,也被称为无内膜破口的主动脉夹层或不典型主动脉夹层,占急性主动脉综合征的10%~20%。

最常见原因是主动脉中层囊性坏死和滋养血管破裂或"主动脉壁梗死",血液溢出至中膜外层靠近外膜的部分,另一可能原因是来自穿透性溃疡和斑块破裂。

2. 临床表现　主要症状为突发的急性胸背痛,如撕裂样、刀割样,与主动脉夹层类似。

【影像学表现】

1. CT表现　CT成像速度快,是诊断该病的最佳方法。平扫可显示主动脉壁呈环形或新月形增厚,血肿密度高于主动脉腔内的血液;增强扫描血肿无强化,环形或新月形增厚的主动脉壁连续完整(图5-40)。

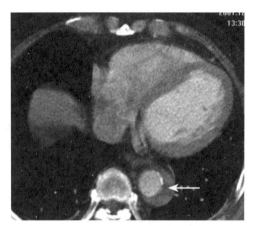

图5-40　主动脉壁间血肿
CT增强图像显示胸主动脉壁呈新月形增厚,不强化(箭)。

2. MRI表现　由于成像速度慢,MRI在该病的诊断中很少使用。

【诊断与鉴别诊断】

CT显示主动脉壁呈环形或新月形增厚,无内膜撕裂口,增强扫描血肿不强化即可考虑主动脉壁间血肿。由于都是以急性胸痛为主要症状发病,要注意与主动脉夹层鉴别,鉴别要点如下:

主动脉夹层:①主动脉形成真、假腔;②两腔之间可见内膜片呈条状影;③CT血管造影(CTA)图像可明确内膜破口的位置、夹层的范围以及真、假腔。

（三）主动脉穿透性溃疡

【疾病概要】

1. 病因病理　主动脉穿透性溃疡,全称是穿透性动脉粥样硬化性溃疡(penetrating atherosclerotic ulcer,PAU),指在主动脉粥样硬化基础上形成的溃疡,高血压、年龄和动脉粥样硬化病变是溃疡形成的主要因素。

病理改变为粥样硬化斑块破裂形成溃疡,溃疡穿透内弹力层并在动脉壁中层内形成血肿,血肿多为局限性或只延伸数厘米,不形成假腔。斑块破裂还可导致内中膜局限性夹层形成,扩展至外膜则可形成假性动脉瘤。病史长者,在溃疡的基础上,管腔逐渐扩张可形成动脉瘤。

2. 临床表现　病人常无明显症状,大多偶然发现;部分病人主要表现为剧烈的急性胸痛,放射至两肩胛中间区域,与急性主动脉夹层表现类似。

【影像学表现】

CT 表现:CTA 特征性表现为主动脉壁不规则增厚、钙化,对比剂渗入到主动脉壁内并在局部形成大小不一的"囊袋状"突出,类似于"龛影",呈"蘑菇状"或"指状"等,周围常伴壁内血肿,但没有内膜片和假腔。如果有较长一段内膜片,也可称为"局限性夹层"。

【诊断与鉴别诊断】

主动脉穿透性溃疡当主动脉内膜的龛影口部较大、壁间有局限性少许血流时,需要与局限性主动脉夹层鉴别。局限性主动脉夹层的假腔范围较长,可见钙化的内膜向主动脉腔内移位,而主动脉穿透性溃疡的"血肿"多为局限性或只延伸数厘米,不形成假腔。

三、肺动脉栓塞

【疾病概要】

1. 病因病理　肺动脉栓塞(pulmonary embolism,PE)是内源性血栓或外源性栓子栓塞肺动脉或其分支所引起的呼吸系统和循环系统功能障碍的综合征,发病率和病死率均较高。栓子可包括血栓、脂肪、空气、羊水等,其中下肢深静脉血栓脱落后随血液循环进入肺动脉导致栓塞是主要病因。当肺栓塞并发肺出血或肺坏死时称为肺梗死。

2. 临床表现　主要取决于栓塞的部位和病变范围。可无明显临床症状或仅有轻微不适,部分病人可有呼吸困难、胸痛、咯血等。化验:血浆 D-二聚体浓度升高。

【影像学表现】

1. X 线表现

(1) 平片:可见区域性肺纹理稀疏、纤细、肺透明度增加或肺叶、肺段不张;还可有肺动脉高压,心影增大,主要是右心室增大。

(2) 肺动脉造影:可见肺叶或肺段动脉中断或充盈缺损。

2. CT 表现　多层螺旋 CT 血管成像(MSCTA)是诊断肺栓塞的较常用和可靠的方法。直接征象为肺动脉腔内的充盈缺损(表现为肺动脉及其分支腔内偏心性或类圆形充盈缺损)或闭塞(肺动脉分支内无对比剂充盈)(图 5-41)。间接征象包括主肺动脉影增宽、局限性肺动脉分支血管影稀疏、肺段楔形实变以及胸腔积液等。

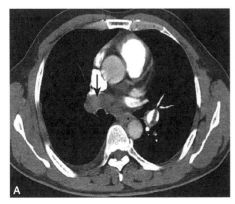
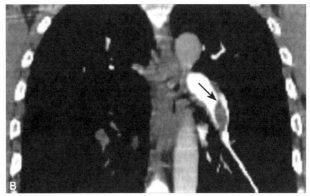

图 5-41　肺动脉栓塞
CT 增强扫描示右肺动脉全栓塞及左肺动脉内条片状栓子形成。

3. MRI 表现　肺动脉栓塞在 SE 序列上呈中等或高信号影。由于肺动脉通常无信号,靠近肺门较大血管内的栓子因有信号显示而被检出。远离肺门的小栓子虽有信号,但难以与其他疾病相鉴别。应用 Gd-DTPA 做增强扫描时可以显示栓子部位为非血流区。

【诊断与鉴别诊断】

怀疑本病必须行 CT 增强扫描,MSCTA 显示肺动脉及其分支闭塞或腔内有充盈缺损即可确诊为肺动脉栓塞。

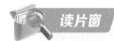

小 结

本章主要介绍了 X 线、CT、MRI 在心脏大血管疾病中的临床应用价值,心脏大血管正常及基本病变的 X 线、CT、MRI 表现,常见先天性和后天性心脏大血管疾病的影像学表现及其鉴别诊断。

(魏晓洁)

读片窗

病人,女,17 岁,劳累后有心悸、气促,易患呼吸道感染,听诊胸骨左缘第 2 肋间可闻及收缩期杂间,影像学检查见读片窗图 5-1。应考虑何种疾病?

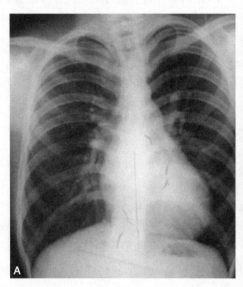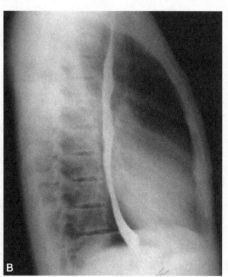

读片窗图 5-1

文档:病例分析　　　　扫一扫,测一测

思考题

1. 试述心脏各房室在四个体位片上的投影位置。

2. 试述各房室增大的影像表现。

3. 试述肺血增多、肺血减少、肺动脉高压及肺静脉高压的发病机制及影像表现。

4. 试述房间隔缺损、室间隔缺损、动脉导管未闭和法洛四联症的病理及影像诊断。

5. 试述风湿性二尖瓣狭窄的病理及影像诊断。

6. 试述肺源性心脏病的病理及影像诊断。

7. 试述冠心病的病理及影像诊断。

8. 试述心包积液、缩窄性心包炎的病理及影像诊断。

9. 试述心肌病的病理及影像诊断。

10. 试述主动脉夹层的病理及影像诊断。

11. 试述主动脉壁间血肿的病理及影像诊断。

12. 试述肺动脉栓塞的病理及影像诊断。

学习**目标**

1. 掌握：影像学检查方法的优选；乳腺增生症、乳腺纤维腺瘤和乳腺癌的影像学表现及鉴别诊断。
2. 熟悉：正常影像学表现；乳腺增生症、乳腺纤维腺瘤和乳腺癌的临床表现。
3. 了解：乳腺增生症、乳腺纤维腺瘤和乳腺癌的病因病理。

乳腺主要由乳腺导管、腺体及间质组成。影像学检查方法主要包括 X 线摄影、MRI 等。

第一节　影像学检查方法及优选

一、影像学检查方法

（一）X 线检查

包括钼靶 X 线摄影和乳腺导管造影。因乳腺腺体组织随月经周期而有所变化，乳腺钼靶 X 线摄影检查的最佳时间是月经后的 1～2 周。摄片时应同时进行两侧摄片，以便对比。标准摄影位置是侧斜位（mediolateral oblique，MLO）和轴位（craniocaudal，CC），轴位又称为头尾位、上下位。钼靶 X 线片显示乳腺层次丰富，对比度高，并能清晰地显示皮肤、皮下脂肪、腺体、结缔组织和血管等结构。乳腺导管造影能使乳腺导管显影，以观察乳腺导管有无狭窄、扩张、阻塞、侵蚀和充盈缺损等。

（二）MRI 检查

MRI 检查，采用特制的乳腺相控阵表面线圈，病人取俯卧位，双乳自然悬垂于线圈的双孔内。扫描范围包括全部乳腺。扫描方位采用横断位、冠状位和矢状位。扫描常用的成像序列包括自旋回波序列、快速自旋回波序列、梯度回波序列及脂肪抑制序列等。常规检查 T_1WI 和 T_2WI，应同时行动态增强检查。根据需要加做磁共振弥散加权成像（DWI）和磁共振波谱成像（MRS）检查。

二、各种检查方法的优选

乳腺钼靶 X 线摄影是乳腺疾病常用的筛查方法。乳腺导管造影主要用于乳头溢液的病人。MRI 检查无辐射，可获得清晰的软组织图像，能发现较小的病灶，应用不同序列及不同成像技术如脂肪抑制技术、DWI 和动态增强扫描对乳腺疾病的诊断价值较大，但对钙化不敏感。

第二节　正常影像学表现

一、X 线表现

（一）钼靶 X 线平片

正常乳腺组织在 X 线钼靶摄影片上显示为密度中等或略低、边缘模糊的小片状和羽毛状影,其间夹杂脂肪组织,位于前部的脂肪称皮下脂肪,将皮肤与乳腺分开,皮下脂肪内可见大而浅表的静脉。乳房悬韧带显示为皮下脂肪中介于乳腺与皮肤间的细条带状影。乳腺后方与胸壁间的脂肪称乳房后间隙。一般正常乳腺实质轮廓略呈半球形,钼靶 X 线表现随年龄不同而异。

1. 青春期　乳腺内主要为腺体结缔组织,呈均匀的致密影。乳腺周围有厚 1.0mm 左右光滑的薄层皮肤包绕。皮下脂肪及腺体间脂肪呈磨玻璃样密度,其内可见自乳头向四周呈放射状分布的乳腺导管影。

2. 成人期、哺乳期　乳腺腺体增殖、脂肪增加,腺体表现为结节状致密影。

3. 老年期　绝经期后乳腺腺体萎缩,主要为脂肪组织及结缔组织,显示为低密度脂肪背景上向乳头方向集中的索条状及网状影。

乳腺因内部结构差异,可分为:①萎缩退化型(脂肪型):腺体萎缩,大量脂肪组织取代了腺体组织,见于老年期;②腺体型:腺体呈团状高密度影,夹杂低密度脂肪,见于成人期、哺乳期。③致密型:乳腺大部为腺体或结缔组织,脂肪组织甚少,表现为致密影,见于年轻未孕女性(图 6-1)。

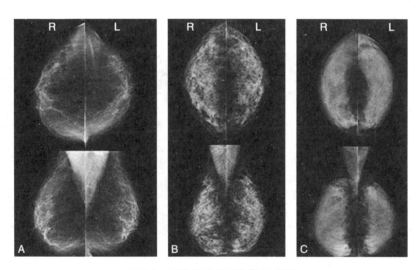

图 6-1　正常乳腺分型钼靶 X 线图
A. 脂肪型;B. 腺体型;C. 致密型。

（二）乳腺导管造影

乳腺导管自乳头向里逐级分支变细,呈树枝状。自乳头开口处起分为:一级乳腺导管(宽 0.5～2.3mm,长 1～3cm),二级乳腺导管(宽 0.5～2.0mm);三级乳腺导管(宽 0.2～1.0mm)等。正常乳腺导管分支走行自然,管壁光滑、均匀,管内无残缺现象。造影时,若注射压力过高,对比剂可进入腺泡内形成斑点状致密影(图 6-2)。

二、MRI 表现

MRI 可清楚显示乳腺的皮肤、乳头、皮下脂肪、乳腺实质、肌肉、血管和结缔组织。乳腺在 MRI 上的表现因所选择的脉冲序列不同而异,信号强度依据个体的乳腺组织特点而变化。乳腺内的脂肪组织在 T_1WI 上显示为高信号,T_2WI 上显示为中高信号。腺体组织显示为中等信号,低于脂肪而略高于肌肉信号。乳腺导管组织以矢状位 MRI 图像最清楚直观,显示为向乳头汇集的不规则分支状结构,呈

笔记

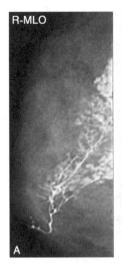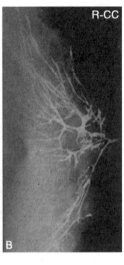

图 6-2 乳腺导管造影 X 线图
A. 侧斜位；B. 轴位。右侧乳腺导管造影正常表现：乳管呈分支状，管壁光整、柔软。

略高于胸壁肌肉且明显低于相邻脂肪的中等信号。采用脂肪抑制序列成像，乳腺内的脂肪显示为低信号，而腺体组织为中等信号。增强扫描时，正常乳腺组织呈轻微强化，信号强度缓慢渐进性增加，强化程度不超过强化前信号强度的1/3，强化峰值在延迟期。萎缩退化型（脂肪型）乳腺主要是脂肪信号，其内仅见一些 T_1WI 及 T_2WI 均显示为低至中等信号的索条状"乳腺小梁"（图 6-3A）；致密型乳腺以实质成分为主，T_1WI 及 T_2WI 显示为均匀性的低至中等信号，周围有高信号的皮下脂肪环绕（图 6-3B）；腺体型乳腺介于脂肪型和致密型之间，显示为在高信号的脂肪组织中可见斑片状中等信号的腺体组织。

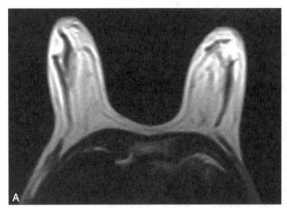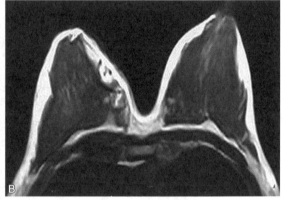

图 6-3 正常乳腺 MRI 平扫 T_1WI 图
A. 脂肪型；B. 致密型。

第三节 常 见 疾 病

一、乳腺增生症

【疾病概要】

1. 病因病理 乳腺增生症（hyperplasia of breast）又称为乳腺结构不良（mammary dysplasia），好发于30~40岁的女性，在乳腺疾病中发病率最高，多为双侧发生。本病是内分泌障碍性疾病，组织学上为以乳腺组织增生和退行性变为特征的病变，常伴有上皮和结缔组织的异常组合。

2. 临床表现 主要为乳房胀痛和肿块，部分病人疼痛与月经周期有关，常在月经前疼痛加重，月经来潮后减轻甚至消失。体检发现一侧或双侧乳腺呈弥漫性增厚或多发肿块。

【影像学表现】

1. X 线表现　显示为乳腺内边界模糊的局限性或弥漫性片状、棉絮状或大小不一的结节状影。小乳管高度扩张形成囊肿时,显示为直径多小于 1cm 呈圆形或卵圆形密度稍浅淡的阴影(图 6-4)。

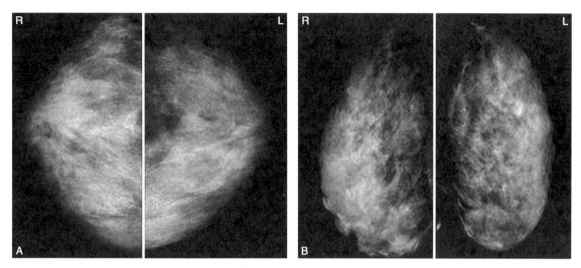

图 6-4　双侧乳腺增生症钼靶 X 线图

双侧乳腺密度增高,乳腺内见大片状、团状及结节状密度增高模糊影。

2. MRI 表现

(1) 平扫:增生的导管腺体组织与正常乳腺组织信号相似,在 T_1WI 上显示为低或中等信号;在 T_2WI 上显示为高信号,信号强度随增生组织内含水量的变化而异,含水量越高信号强度越高,囊肿在 T_1WI 上呈低信号,在 T_2WI 上呈高信号。在 DWI 图像上,可为高信号,亦可为高于或略高于正常腺体的信号。ADC 值较高,在 ADC 图像上显示为低于或略低于正常腺体的信号。

(2) 增强扫描:行动态增强扫描,多数病变显示为多发或弥漫性小片状或大片状、轻度至中度逐渐明显的渐进性强化,强化程度常与增生轻重程度成正比,增生越重,强化越明显,MRI 增强动态曲线图多为缓慢上升的单相型,早期增强率低(图 6-5)。

【诊断与鉴别诊断】

根据钼靶片为乳腺体积增大,实质增厚,呈弥漫的片状、结节状致密阴影表现,MRI 增生腺体组织呈多发片状或块状、T_1WI 为低或中等信号,T_2WI 为高信号、增强扫描呈轻、中度渐进性强化、动态曲线图为缓慢上升的单相型表现,结合临床与月经周期有关的乳房胀痛和肿块即可诊断为本病。需要与乳腺纤维腺瘤、乳腺癌鉴别。

1. 纤维腺瘤　①肿瘤呈圆形或椭圆形,边缘清晰锐利,可有分叶;②肿瘤密度或信号均匀,可见较粗的钙化;③增强扫描,呈轻度均匀强化。

2. 乳腺癌　①肿瘤呈不规则形,边缘不光整,伴有毛刺、分叶、切迹;②肿瘤密度或信号不均匀,内可见泥沙样的钙化;③MRI 增强扫描,肿块呈不规则明显强化;④肿瘤浸润局部皮肤导致皮肤增厚、凹陷及乳头内陷等征象。

二、乳腺纤维腺瘤

【疾病概要】

1. 病因病理　乳腺纤维腺瘤(fibroadenoma of breast)是乳腺最常见的良性肿瘤,多见于 30 岁以下的女性。肿瘤发生与乳腺组织对雌激素的反应过度有关。乳腺纤维腺瘤来源于乳腺小叶内纤维组织和腺上皮,根据肿瘤内含有腺上皮和纤维组织比例的差异,可分为腺瘤、纤维腺瘤和腺纤维瘤。肿瘤大多位于乳腺外上象限,发生于一侧或两侧,亦可单发或多发,常呈圆形或类圆形,部分呈结节状,少数可有分叶,边界清晰光整,有完整的包膜,常可推动,肿瘤生长缓慢,大小为 2~3cm,多不超过 5cm。

2. 临床表现　一般无自觉症状,大多为偶然发现。触诊时可触及表面光滑、质韧、可推移、与皮肤

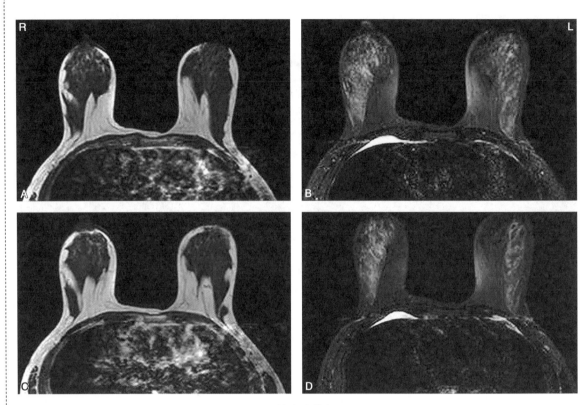

图 6-5 双侧乳腺增生 MRI 图

双侧乳腺见大片状、团状及结节状影,$T_1WI(A、C)$呈稍低信号,$T_2WI(B、D)$呈稍高信号。

无粘连的类圆形肿块。

【影像学表现】

1. X线表现 肿瘤多呈圆形或类圆形,边缘清晰光整,偶有分叶。肿块可单个或多个,显示为均匀一致的中等密度影,近似正常的腺体组织。肿块推压周边脂肪组织可出现一层薄的透亮环(晕环)。肿瘤内钙化极少见,偶见呈环状、块状或斑点状的粗大钙化影(图 6-6)。

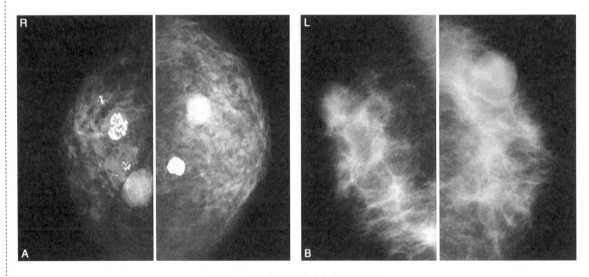

图 6-6 乳腺纤维腺瘤钼靶 X 线图

A. 右侧乳腺多发纤维瘤,肿块呈块状及结节状钙化;B. 左侧乳腺纤维瘤,肿块呈类圆形,边缘清晰光整,无分叶、切迹和毛刺。

2. MRI 表现(图 6-7)

(1)平扫:肿瘤在 T_1WI 上为低或略低信号,信号强度类似于邻近腺体组织,因周围高信号脂肪组

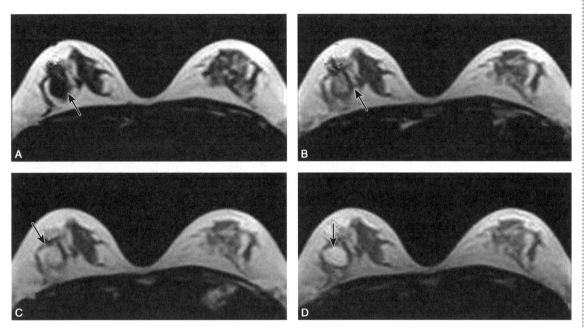

图 6-7　乳腺纤维腺瘤 MRI 图

右侧乳腺纤维瘤：$T_1WI(A)$呈低信号、$T_2WI(B)$呈稍高信号、动态增强扫描(C、D)显示病变轮廓清晰,信号强度随增强时间呈渐进性增加,强化方式由中心向外围扩散,呈离心样强化,边缘整齐。

织衬托,肿瘤的边缘显示清楚,为圆形或类圆形,可有浅分叶,内部信号均匀。在 T_2WI 上信号由肿瘤组织的成分所决定,纤维组织增生为主的腺瘤呈低信号,而以腺管增生为主的腺瘤及混合型腺瘤,呈高信号。伴有囊变和钙化的腺瘤在 T_1WI、T_2WI 上信号不均匀。在 DWI 图像上肿瘤多显示稍高信号。ADC 值较高,在 ADC 图像上多为低于或略低于正常腺体的信号。

（2）增强扫描：多为不同程度的均匀强化,伴有囊变和钙化时,强化常不均匀。MRI 增强动态曲线图多为缓慢上升的单相型,早期强化率较低,部分病变可表现为平台型或流出型,早期强化率较高。

【诊断与鉴别诊断】

根据钼靶片为圆形或类圆形、边缘清晰光整、密度均匀一致的肿块表现,MRI 呈圆形或类圆形、边缘清楚、信号均匀、DWI 为稍高信号、ADC 为低于或略低于正常腺体的信号、增强扫描为不同程度的均匀强化肿块、动态曲线图为缓慢上升的单相型表现,结合青年女性,临床触及表面光滑、质韧、可推移、与皮肤无粘连的类圆形肿块表现即可诊断为本病。需要与乳腺癌鉴别。

乳腺癌　①肿瘤呈不规则形,边缘不光整,伴有毛刺、分叶、切迹;②肿瘤密度或信号不均匀,内可见泥沙样的钙化;③MRI 增强扫描,肿块呈不规则明显强化;④肿瘤浸润局部皮肤导致皮肤增厚、凹陷及乳头内陷等表现。

三、乳腺癌

【疾病概要】

1. 病因病理　乳腺癌(carcinoma of the breast)是妇女最常见的恶性肿瘤之一,好发于 40～60 岁绝经期前后的妇女,多位于乳腺外上象限。乳腺癌大多来源于导管上皮,少部分来自乳腺小叶终末导管。乳腺癌根据其结构可分为导管癌和小叶癌,根据基底膜是否被累及分为非浸润型癌和浸润型癌。在组织学上 WHO 将乳腺癌分为非浸润型、浸润型和 Paget 病三大类。非浸润型癌即原位癌,分为导管内原位癌和小叶原位癌。浸润型癌是指肿瘤穿破乳腺导管或腺泡基底膜侵入间质,约占乳腺癌的80%,分浸润型导管癌和浸润型小叶癌,浸润型导管癌是乳腺癌中最常见的类型,约占 70%,肿瘤界线不清,坚硬,常从肿瘤实质向周边脂肪内伸展,呈蟹足状或星状,位于乳头下的肿瘤,因纤维组织收缩常使乳头下陷。

2. 临床表现　主要为乳腺肿块、疼痛、乳头回缩、乳头溢液和溢血等。

【影像学表现】

1. X线表现 肿瘤呈结节状或不规则形高密度影,边缘模糊,常伴有长短不一的毛刺、分叶、切迹(图6-8),肿块密度不均。因触诊时肿瘤组织与周围的水肿带不能区分,而在X线片上肿瘤的密度高于水肿带,导致扪及肿块的大小常大于片中所示,这是乳腺癌的特征之一。肿块内或肿块外可见成簇细沙砾样或针尖样的高密度钙化,部分病例仅见成簇的钙化而无肿块。邻近皮肤可局限性增厚、凹陷。可有腋窝淋巴结肿大。

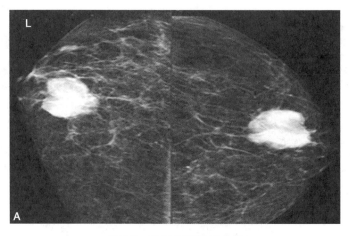

图 6-8 乳腺癌钼靶 X 线图
左乳可见一个高密度肿块,形态不规则,有分叶和毛刺。

2. MRI 表现

(1) 平扫(图6-9):肿瘤在T_1WI上呈低信号,在T_2WI上呈高于正常导管腺体组织、低于脂肪组织的高信号或混杂信号。肿瘤边缘不整齐,常呈分叶状,伴有放射状毛刺。MRI 对钙化不敏感,显示不佳。在 DWI 像上肿瘤多呈明显高信号,ADC 值较低,在 ADC 图像上呈明显低信号。

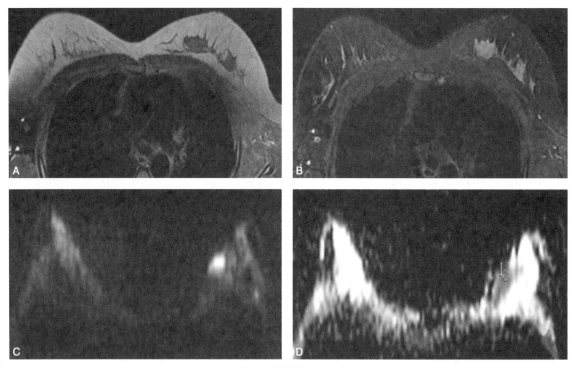

图 6-9 乳腺癌 MRI 图
左侧乳腺癌:左乳不规则形肿块,在T_1WI(A)上呈稍低信号,在脂肪抑制T_2WI(B)上呈高信号,肿瘤边缘不整齐,可见分叶、毛刺,在 DWI(C)上呈明显高信号,在 ADC(D)上呈明显低信号。

(2) 增强扫描(图 6-10):肿瘤因组织类型不同,可呈不同程度的强化。黏液腺癌强化最明显。MRI 增强动态曲线图大多为快进快出的流出型,早期强化率高。

【诊断与鉴别诊断】

根据钼靶片为结节状或不规则形、边缘见毛刺和分叶、密度不均伴沙砾样或针尖样钙化的肿块表现,MRI 肿块边缘不整齐、分叶状、T_1WI呈低信号、T_2WI呈混杂信号、DWI 呈明显高信号、ADC 呈明显低信号、增强扫描为明显不规则强化、动态曲线图为快进快出的流出型表现,结合临床乳腺肿块、疼痛、乳头回缩、乳头溢液和溢血表现即可诊断为本病,需要与乳腺纤维腺瘤鉴别。

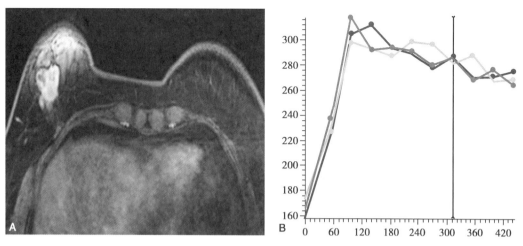

图 6-10 乳腺癌 MRI 动态增强图

右侧乳腺癌:增强扫描(A)呈明显强化,增强动态曲线图(B)为快进快出的流出型。

乳腺纤维腺瘤的特点:①肿瘤呈圆形或椭圆形,边缘光滑锐利;②肿瘤密度或信号均匀,可见较粗的钙化;③增强扫描,呈轻度均匀强化;④好发于青年女性。

小 结

本章介绍了 X 线与 MRI 检查在乳腺常见疾病中的临床应用和方法优选、乳腺正常 X 线与 MRI 表现。系统阐述了乳腺增生症、乳腺纤维腺瘤和乳腺癌的病因病理、临床表现、X 线与 MRI 表现、影像诊断和鉴别诊断。

(李锡忠)

读片窗

病人,女,40 岁,发现右侧乳腺肿块 3d,入院查体:右侧乳腺肿块,质地硬,固定,局部皮肤呈橘皮样。行钼靶检查和 MRI 平扫及增强扫描,表现见读片窗图 6-1。请分析病变性质。

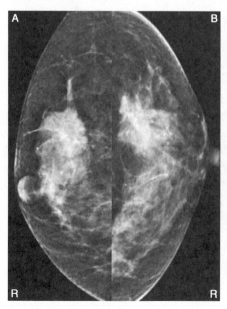
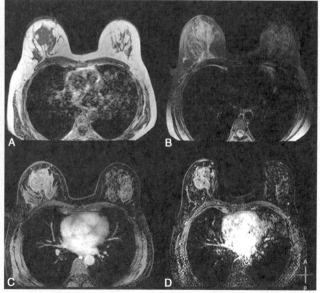

读片窗图 6-1

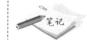

文档:病例分析　　　　　　　扫一扫,测一测

思考题

1. 试述乳腺癌的影像诊断要点。
2. 试述乳腺纤维腺瘤的钼靶 X 线和 MRI 表现。
3. 简述乳腺小叶增生的钼靶 X 线和 MRI 表现。

第七章　消化系统

学习目标

1. 掌握：各种影像学检查方法的检查价值；胃肠道、肝胆胰脾和急腹症等常见疾病的影像学表现及鉴别诊断。

2. 熟悉：消化系统正常影像学表现和胃肠道基本病变的影像学表现；胃肠道、肝胆胰脾和急腹症常见疾病的临床表现。

3. 了解：胃肠道、肝胆胰脾和急腹症等常见疾病的病因与病理。

消化系统包括胃肠道和胆道等中空器官以及肝脏、胰腺等实质性器官。脾脏本身属于单核-巨噬细胞系统，但因其位于左上腹，与消化器官关系密切，故将脾脏的影像学检查纳入本章。消化系统除了食管大部分位于胸腔，其余均在腹腔内。由于胃肠道与肝胆胰脾的影像检查方法有较大的不同，故将胃肠道与肝胆胰脾分别介绍。

第一节　胃　肠　道

一、影像学检查方法及优选

（一）X线检查

胃肠道X线检查包括普通X线检查（腹部平片和透视），X线钡剂造影和X线血管造影。胃肠道为软组织密度，与周围组织缺乏自然对比，X线透视和平片仅对发现胃肠道异常气体、钙化和异物有一定价值。X线钡剂造影是胃肠道的主要检查手段。利用气钡双对比技术将钡剂涂布在胃肠道黏膜面并用气体扩张胃肠内腔，可以勾画出胃肠道黏膜面的细微结构，能够检出早期和微小的病变。钡剂造影同时可以观察胃肠道的动力和功能，是其他检查方法无法比拟的。X线血管造影可用于胃肠道血管性病变、富血管肿瘤、胃肠道出血的检查和介入治疗。

胃肠道钡剂检查应包括：

1. 黏膜像　用少量钡剂显示黏膜皱襞轮廓、结构。

2. 充盈像　用钡剂充满受检器官，使食管、胃肠腔适度扩张，显示受检器官的形态、轮廓和蠕动等情况。

3. 加压像　用压迫器对受检器官进行适度压迫，以显示局部黏膜皱襞的柔软度和胃肠腔内凹陷性病变和隆起性病变的特征。

4. 气钡双对比像　用适量的气体可使胃肠腔适度扩张，使钡液均匀涂布在内壁黏膜面上。双对比像可显示黏膜面的细微结构，如胃黏膜面的胃小区、胃小沟和结肠黏膜面的无名小沟、无名小区，利于微小病变的显示。

常用钡剂造影检查方法有如下几种：

1. 食管钡餐检查 观察食管内扩张度及通畅性和黏膜皱襞、轮廓、蠕动。

2. 上消化道钡餐检查 检查范围包括食管、胃、十二指肠。

3. 全消化道钡剂检查 检查范围包括食管、胃、十二指肠、小肠和结肠。可在胃钡餐检查后每隔30~60min复查,了解钡剂在胃肠道内运行、小肠黏膜变化、肠曲位置以及胃肠腔有无狭窄扩张,了解盲肠、升结肠和横结肠的轮廓、袋型和肠腔有无狭窄或扩张等情况,钡剂到达降结肠、乙状结肠和直肠时,由于水分被吸收,钡剂变黏稠,对肠腔的显示效果不理想。

4. 插管法小肠灌肠检查 通过口腔或鼻腔将小肠灌肠导管插入小肠,将导管头端位于十二指肠空肠曲远侧约15cm处,注入低浓度钡剂,行小肠钡灌肠检查。

5. 结肠钡剂灌肠检查 进行肠道清洁准备后,经肛门插管灌注钡剂和气体,进行气钡双对比造影,观察结肠的袋型、轮廓、黏膜面的情况。

钡剂或空气灌肠还可用于诊断肠套叠、乙状结肠扭转、结肠癌所致梗阻及先天性肠旋转不良等,也可用于肠套叠和乙状结肠扭转的整复。

(二)CT检查

一般先CT平扫,后根据需要行增强扫描。

CT可清晰显示胃肠道管壁的改变、腔内外的异常以及周围组织结构的继发性改变,了解肿瘤性病变侵犯的范围、病变与周围器官或组织间的关系、淋巴结转移及远隔器官转移等情况,有助于肿瘤的分期、制订治疗方案和治疗后的随访。CT仿真内镜技术可清晰显示胃肠道内腔的改变,也可用于结肠肿瘤的筛查。

(三)MRI检查

一般先进行MRI平扫,然后根据需要行增强扫描。

MRI用于直肠肿瘤的术前分期较为成熟,可以显示肠道管壁结构、管腔外改变和邻近器官的变化。随着技术不断进步,MRI在胃肠道病变检查的应用范围也在不断扩大。

(四)影像学检查方法的优选

胃肠道病变首先选择气钡双对比造影,发现肿瘤性病变,再选择CT检查进行肿瘤的分期,条件允许时也可进一步行MRI检查。

二、正常影像学表现

(一)X线钡餐造影

1. 食管 食管连接下咽部与胃,入口位于环状软骨下缘(相当于第6颈椎)水平,于第10、11胸椎水平与贲门相连。分为颈、胸、腹三段。

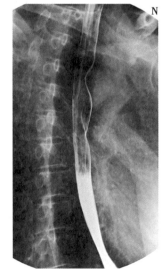

正常食管轮廓光滑整齐,管壁伸缩自如,宽度可达2~3cm。食管黏膜皱襞表现为2~6条纵行相互平行的纤细条纹影,通过贲门与胃小弯的黏膜皱襞相连续。右前斜位是观察食管的常用位置,可见3个生理性压迹(图7-1)。主动脉弓压迹位于第4、5胸椎高度,呈半月弧形,随年龄增加而加深。左主支气管压迹为左主支气管斜行经过食管左前方而形成。左心房压迹可呈浅弧形,左心房增大时压迹明显。

2. 胃 胃以贲门上连食管,以幽门下通十二指肠。由贲门至幽门的右上缘为胃小弯,其外下缘称胃大弯,胃小弯弯曲处为角切迹。以贲门口为中心,半径2.5cm大小的圆形区域称为贲门区。贲门入口水平线以上称为胃底穹窿部,立位时含气,又称胃泡。贲门与角切迹间称为胃体,角切迹与幽门间为胃窦。幽门近侧约3cm范围的胃窦称幽门前区。幽门为连接胃和十二指肠的长约5mm的短管,宽度随括约肌收缩而异。

图7-1 食管生理压迹
食管吞钡检查右前斜位,显示主动脉弓压迹、左主支气管压迹。

胃的形状一般分四型:

(1)钩型胃:位置与张力中等,胃角明显,形如鱼钩,胃下极大致平髂嵴连线水平,见于正常体型者。

（2）牛角型胃：位置与张力高，呈横位，上宽下窄，胃角不明显，形如牛角，见于肥胖体型者。

（3）瀑布型胃：胃泡大而后倾，胃体小、张力高，造影时钡剂由贲门进入后倾的胃底穹窿部，待充满相当量后再溢入胃体，犹如瀑布。

（4）长型胃：又称无力型胃，位置与张力均低，胃腔上窄下宽如水袋状，角切迹明显，胃下极常在髂嵴平面以下，多见于瘦长体型（图7-2）。

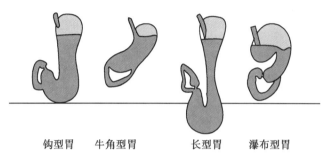

钩型胃　　牛角型胃　　　　长型胃　　瀑布型胃

图 7-2　胃的分型示意图

胃小弯侧轮廓光滑，胃底及胃体大弯侧多呈锯齿状。胃黏膜皱襞表现为条纹状透明影，形态可塑，胃的充盈状态、服钡多少、加压轻重等因素均可影响皱襞的粗细和走行。胃体小弯侧黏膜皱襞与小弯平行走行，宽度一般不超过 5mm，大弯黏膜皱襞较粗，呈横行或斜行，胃底部皱襞呈网状不规则排列，胃窦部黏膜皱襞主要与小弯平行，有时也可呈斜行。

胃气钡双对比造影时，可显示胃黏膜面的微皱襞——胃小沟和胃小区。正常胃小区呈大小为 1~3mm 的多边形影像，胃小沟呈网格状宽约 1mm 细线影，显示胃小沟和胃小区对检出胃黏膜面的微小病变有重要价值（图7-3）。

胃蠕动波的多少和深浅与胃的张力有关，蠕动由胃体上部开始，有节律地向幽门推进，同时波形逐渐加深，一般同时可见到 2、3 个蠕动波。幽门前区无蠕动波，呈整体向心性收缩，使胃幽门前区呈细管状，将钡剂排入十二指肠。但不是每一次胃窦收缩都将钡剂排入十二指肠。胃的排空时间与胃张力、蠕动、幽门功能和精神因素等有关，一般为 2~4h。

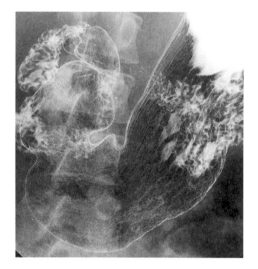

图 7-3　胃小沟和胃小区
胃气钡双对比造影像，显示胃黏膜面细微结构，胃小沟和胃小区呈网格状。

3. 十二指肠　十二指肠是小肠的第一部分，约在第 1 腰椎水平右侧起自幽门，止于第 2 腰椎平面左侧的十二指肠空肠曲，全长为 25~30cm，全程呈 C 形，胰头被包绕其中。一般分为球部、降部、水平部和升部。

球部轮廓光滑整齐，气钡双对比造影时黏膜面呈磨玻璃状，气体少或无气体时黏膜皱襞为纵行的纤细条纹。降部以下黏膜皱襞相似呈羽毛状。球部为整体性收缩，可一次性将钡剂排入降部，降部及升部蠕动，将钡剂呈波浪状推入空肠，有时可见逆蠕动。

低张双对比造影时，肠腔增宽，黏膜皱襞呈环状或龟背状花纹。降部中段内侧壁的局限性肩样突起，称为岬部，为乳头所在处，乳头正面观呈椭圆形，边缘光滑，横径一般不超过 1.0cm，长径不超过 1.5cm（图7-4）。

4. 空回肠　空回肠之间无明显分界，其近侧 3/5 为空肠，位于左中上腹，蠕动活跃，黏膜皱襞呈羽毛状。远侧 2/5 为回肠，位于右中下腹及盆腔，肠腔略小于空肠，蠕动不活跃，皱襞少而浅。小肠灌肠造影时，肠腔扩张，黏膜皱襞呈环状。末端回肠在右髂窝处与盲肠相接，称为回盲部。回盲瓣的上下缘呈唇状突起。充钡的小肠呈连续性排列，钡剂运行自然，各部肠管粗细均匀，加压时肠管柔软且活

笔记

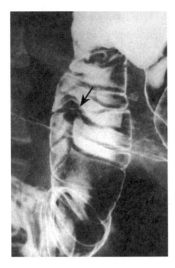

图 7-4 十二指肠乳头
十二指肠低张双对比造影俯卧位显示十二指肠乳头呈椭圆形隆起(↑),围绕隆起可见斜行和纵行黏膜皱襞。

蠕动而改变。

动良好。小肠蠕动呈推进性运动,空肠蠕动迅速有力,回肠蠕动慢而弱。服钡后 2~6h 钡首可达盲肠,7~9h 排空。

5. 结肠 结肠绕行于腹部四周,起于盲肠止于直肠,分盲肠、升结肠、横结肠、降结肠、乙状结肠和直肠。升、横结肠交界处为结肠右曲,又称结肠肝曲,横、降结肠交界处为结肠左曲,又称结肠脾曲。盲肠、横结肠、乙状结肠位置和长度变化较大,降结肠和直肠位置较为固定。结肠宽度变化也较大,以直肠壶腹部最宽,其次为盲肠。

结肠充钡时显示特征性的结肠袋,呈双侧大致对称的袋状突出,肠袋之间为半月襞形成的不完全间隔,结肠袋的数目、大小、深浅可因人和结肠充盈状态而异。横结肠以前明显,降结肠以下逐渐变浅,至乙状结肠接近消失,直肠则无结肠袋。在低张气钡双对比造影图像上(图 7-5),结肠轮廓清晰,充气肠腔的边缘表现为光滑而连续的线条状影。黏膜面可见细小网状的微皱襞影像,即结肠的无名沟和无名区。无名沟表现为与肠管横径平行的微小浅沟,它们相互平行或交叉形成网状结构,为无名区。钡剂排空后,结肠黏膜皱襞呈纵、横、斜三种方向交错的不规则纹理,以盲肠、升结肠和横结肠明显,皱襞形态可随

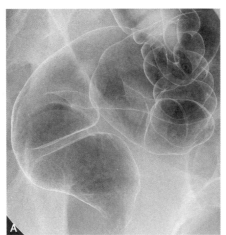
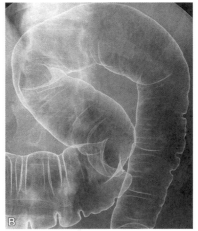
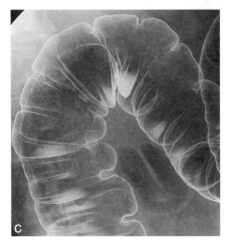

图 7-5 结肠低张气钡双对比造影图像
A. 直肠侧位;B. 脾区结肠;C. 肝区结肠。

笔记

结肠的蠕动为总蠕动,起于右半结肠,强烈的蠕动波将钡剂迅速推向左半结肠,直至直肠,引起排便感。结肠的充盈和排空时间差异较大,一般口服钡剂后 6h 可达结肠肝曲,12h 可达结肠脾曲,24～48h 排空。

6. 阑尾 结肠气钡双对比造影时阑尾显示率高,表现为位于盲肠内下方的长条状影,粗细均匀,边缘光滑,易于推动。阑尾常与盲肠同时排空。阑尾不显影、充盈不均匀或其中有粪石造成的充盈缺损不一定是病理改变。

（二）CT 检查

食管在胸部 CT 横断面图像位于胸椎及胸主动脉前方。腔内有气体或液体时则可观察食管壁的厚度,厚度因扩张程度而异。食管穿过膈肌后转向左进入胃贲门,胃食管连接部表现为管壁局限性增厚,不要误认为是病变。

胃壁的厚度因扩张程度而异,充分舒张时正常胃壁的厚度不超过 5mm,且整个胃壁均匀一致。增强扫描可显示三层结构,黏膜层强化程度较高,黏膜下层强化程度较低,肌层强化程度也较高(图 7-6)。

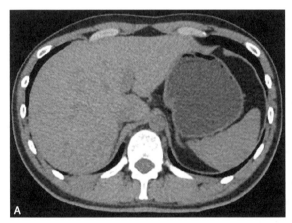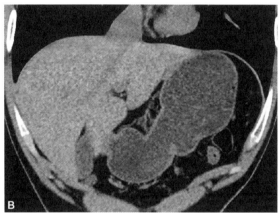

图 7-6 胃适量充水后 CT 轴位与冠状位显示胃壁厚度均匀
A. CT 轴位;B. CT 冠状位。

十二指肠降段位于胰头右侧,向下绕过胰头和钩突,水平段横过中线,走行于腹主动脉、下腔静脉与肠系膜上动静脉之间。肠壁厚度与小肠相同。

小肠肠腔内含较多气、液体时,CT 可较好地显示肠壁,小肠壁厚约 3mm,回肠末端肠壁厚可达5mm。CT 增强扫描能较好地显示小肠系膜、腹膜、网膜等小肠肠腔外的结构。

结直肠内含有气体或粪便,正常肠壁厚 3～5mm。冠状位图像可以反映结直肠在腹腔的位置、分布以及与结直肠系膜、邻近器官的解剖关系。

（三）MRI 检查

胃肠道管壁的信号特点与腹壁肌肉类似。在肠腔内充盈对比剂和肠外脂肪的衬托下,可清楚地显示病变对肠壁和肠外侵犯的情况。

三、基本病变影像学表现

（一）X 线表现

X 线钡剂造影显示胃肠道的内腔和内壁,而黏膜下层、肌层及浆膜等结构不能直接显示。胃肠道的炎症、溃疡、肿瘤等可造成形态和功能的变化。

1. 充盈缺损 来自胃肠道壁的隆起性病变,向管腔内突出,X 线钡剂造影检查时显示未被钡剂充填所形成的影像,称为充盈缺损(filling defect)。多见于胃肠道的肿瘤,也可见于炎性病变如肉芽肿、黏膜皱襞的明显肥厚及静脉曲张。CT 和 MRI 可显示形成 X 线上充盈缺损的隆起性病变与胃肠道壁的关系(图 7-7)。

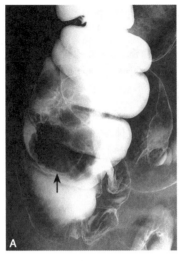
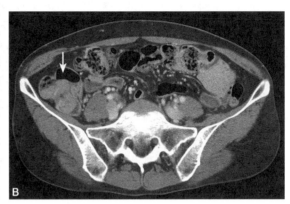

图 7-7　盲肠区肿块
A. 结肠钡灌肠显示充盈缺损影(↑);B. CT 可见肠腔内肿块(↑)。

2. 龛影与憩室　胃肠道管壁黏膜及其黏膜以下组织的溃烂并形成组织缺损(溃疡)后,胃肠道充盈对比剂时,如溃疡位于切线位,则显示局部轮廓向腔外突出的影像,称为龛影(crater,niche)。非切线位投影时则与胃肠道对比剂重叠而不能显示。X 线气钡双对比造影时,若龛影位于近地侧,轴位投影则多为充钡的坑穴;若位于远地侧,则可能勾画于其轮廓。

根据切线位影像上溃疡龛影与胃肠道轮廓的关系,溃疡龛影可分为腔内龛影和腔外龛影。良性溃疡多表现为腔外龛影,而恶性溃疡的龛影多显示为腔内或半腔内半腔外(图 7-8)。

憩室是由于胃肠道管壁的局部组织薄弱和内压升高,或是由于管腔外邻近组织病变的粘连、牵拉造成管壁各层向外突出呈囊袋状影像。与龛影不同,憩室内有正常的黏膜皱襞通过。憩室可发生于胃肠道的任何部位,以食管、十二指肠降部、小肠和结肠多见(图 7-9)。

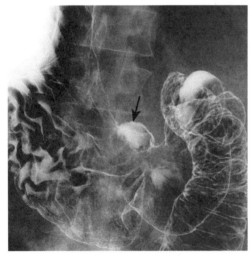
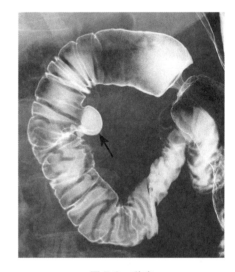

图 7-8　龛影
胃小弯角切迹处龛影,向腔外突出(↑)。

图 7-9　憩室
十二指肠低张双对比造影,显示十二指肠降段憩室呈袋状突出,边缘光滑,十二指肠黏膜皱襞进入憩室内(↑)。

3. 狭窄与扩张　胃肠道在正常情况下,因肌层的张力使管腔维持一定的大小,病变导致胃肠道超过正常范围的持久性管腔缩小,称为狭窄。管腔超过正常限度的持久性的管腔增大称为扩张或扩大。

病变性质不同引起管腔狭窄的形态与范围亦不相同：①癌肿引起的狭窄多较局限，边缘多不整齐，管壁僵硬，局部常触及包块（图7-10）。②良性肿瘤或黏膜下肿瘤造成的管腔狭窄，边缘多整齐，管壁较柔软，分界清楚。③腔外肿块或邻近脏器肿大引起的管腔狭窄多在管腔一侧，可见整齐的压迹。④炎症或纤维瘢痕收缩引起的狭窄，范围多较广泛，与正常胃肠道无明显分界，边缘可较光滑；局限性肠炎可呈节段性。⑤先天性狭窄的边缘多光滑而较局限。如先天性肥厚性幽门狭窄、胃隔膜、环状胰腺等。⑥肠粘连引起的狭窄形状不规则，伴有肠管的移动度受限，或相互聚拢。⑦痉挛性狭窄具有形态不固定和可消失性的特点。

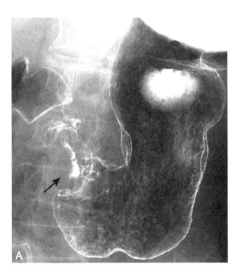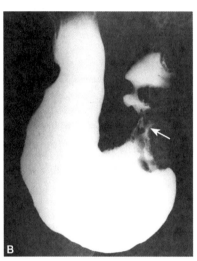

图 7-10　胃窦狭窄（胃窦癌导致胃窦狭窄）
A. 仰卧位（↑）；B. 俯卧位（↑）。

胃肠道显著狭窄，肠内容物通过障碍，则称为梗阻。梗阻近端常有液体和气体的积聚，管腔扩大（图7-11），同时伴有蠕动增强，如幽门梗阻和肠梗阻。

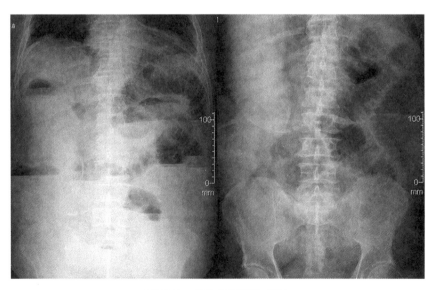

图 7-11　肠腔扩张积气、积液
肠梗阻：立位片见多个液平，仰卧位片见肠腔积气扩张。

4. 黏膜皱襞的改变

（1）黏膜皱襞破坏：表现为正常黏膜皱襞影像消失，代之以杂乱而不规则的钡影。与正常的黏膜皱襞有明确分界，从而造成了黏膜皱襞中断现象。多由恶性肿瘤侵蚀所致（图7-12）。

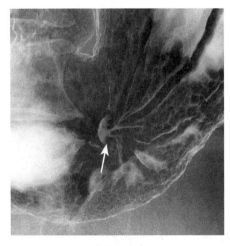

图 7-12　黏膜皱襞纠集、中断(↑)

（2）黏膜皱襞平坦:表现为皱襞的条纹状影变得平坦而不明显,严重时可完全消失。黏膜层和黏膜下层的恶性肿瘤浸润,或者黏膜层和黏膜下层的炎性水肿、炎性细胞浸润,可引起黏膜皱襞平坦。

（3）黏膜皱襞增粗和迂曲:表现为透明条纹影增宽,伴有走行迂曲、结构紊乱,因黏膜和黏膜下层炎性浸润、肿胀和结缔组织增生所致。多见于慢性胃炎。

（4）黏膜皱襞纠集:表现为黏膜皱襞从四周向病变区集中,呈放射或车辐状。常因慢性溃疡性病变产生的纤维结缔组织增生、瘢痕收缩而造成。有时浸润型胃癌的收缩作用也可造成类似改变,但显示僵硬而不规则,有黏膜中断征象(图 7-12)。

（5）胃微皱襞改变:胃小区大小、胃小沟粗细及形态的改变对疾病的早期诊断具有一定价值。中度和重度萎缩性胃炎,胃小区增大,且大小不均,胃小沟增粗、密度增高。良性溃疡周围胃小区和胃小沟存在,但大小及粗细不均。胃癌局部胃小区和胃小沟完全破坏消失,其周围可见极不规则的沟纹。由于胃小区和胃小沟因各种原因并非均能清晰显示,故在判断分析时要慎重。

（二）CT、MRI 表现

CT、MRI 能清楚显示胃肠道管壁增厚、肿块,了解腹腔淋巴结和远隔器官有无转移,明确肿瘤分期。

1. 胃肠道管壁增厚　CT 和 MRI 图像能清晰地显示出胃肠道管壁增厚,为判断病变存在及其性质提供了重要依据。炎症性疾病如 Crohn 病等常引起较长节段的肠壁增厚。而肿瘤的壁内浸润多造成局限性向心性增厚,甚至形成肿块。恶性淋巴瘤对管壁的浸润,壁增厚可达 70～80mm,并可向壁外浸润。

2. 肿块　可显示腔内、腔外肿块。良性肿块形态规则,表面光滑。恶性肿块形状多不规则,表面可有不规则溃疡。

3. 周围脂肪层改变　周围脂肪层的变化可用于判断肿瘤有无浆膜层外浸润和是否与周围脏器粘连。炎性病变和恶性肿瘤浸润可致脂肪层显示模糊、消失。但消瘦者脏器周围脂肪层薄,不易判断。

4. 邻近脏器浸润　当肿块与邻近脏器分界不清时要考虑到病变可能侵犯了邻近脏器。

5. 淋巴结转移　一般认为淋巴结直径超过 15mm 对诊断转移有意义(图 7-13)。

6. 远隔脏器转移　胃肠恶性肿瘤可发生远隔脏器转移如肺、骨等。

四、食管疾病

（一）食管异物

【疾病概要】

1. 病因病理　食管异物(foreign body of esophagus)指某种物质嵌留于食管内不能通过,分为透 X 线异物和不透 X 线异物,前者包括果核、塑料制品、木制品及细小鱼刺等,后者包括硬币、义齿、骨骼、徽章等。

食管异物多停留在食管的生理狭窄处,以食管入口处最常见,其次为主动脉弓压迹处。异物可损伤食管壁,引起局部食管壁充血、水肿甚至溃疡形成。尖锐异物可穿破食管壁引起食管周围炎、纵隔炎症甚至脓肿形成。

2. 临床表现　一般有明确的异物吞咽史,有异物感、作呕等症状或因异物刺激出现的频繁吞咽动作。可伴有刺痛感或吞咽困难,若损伤食管引起出血、穿孔或者感染时,可出现相应的症状和体征。

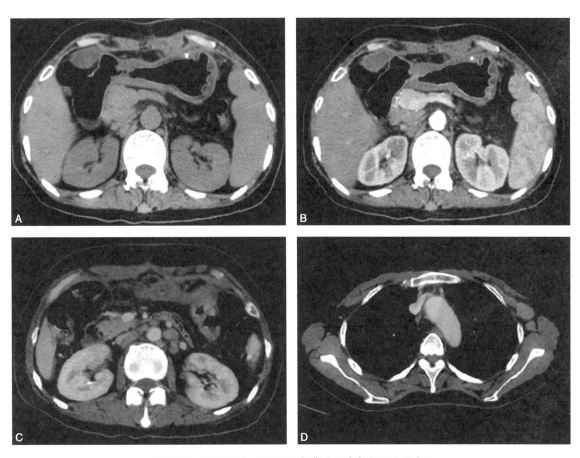

图 7-13　胃淋巴瘤(CT 显示腹膜后和腋窝淋巴结增大)
A.CT 平扫:胃壁弥漫性增厚;B.CT 增强扫描:胃壁轻度强化;C.腹膜后淋巴结增大;D.左腋窝见增大淋巴结。

【影像学表现】

1. X 线表现　不透 X 线异物多为金属异物,透视与摄片即可明确异物的位置、大小、形状。异物多呈特殊形态的高密度影。食管内不透 X 线的扁平样异物如硬币,由于食管的横径大于前后径,常呈冠状位,与气管内呈矢状位不同(图 7-14)。

透 X 线异物需行食管钡餐或钡棉检查。较大嵌顿异物显示钡剂或钡棉通过受阻,异物较小时产生部分性梗阻,可见钡剂偏向一侧或绕过异物分流而下,少量钡剂涂抹于异物表面可勾画出异物的形状。刺入食管壁的尖刺状异物如鱼刺等,常见钡棉勾挂征象,经反复吞咽或多次饮水后仍不能冲去,可间接提示异物的存在。

2. CT 表现　不透 X 线异物可见食管内高密度影,CT 密度分辨力高,多数透光异物也可在 CT 图像上显示。

【诊断与鉴别诊断】

病人明确的误咽史和明显的症状,结合影像表现,不难诊断。

(二) 贲门失弛缓症

【疾病概要】

1. 病因病理　贲门失弛缓症(achalasia of cardia)是原发性食管神经肌肉功能障碍

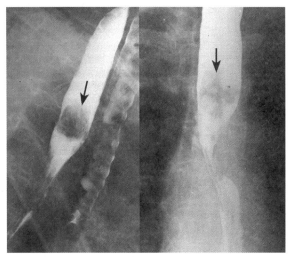

图 7-14　食管内异物
食管腔内异物形成充盈缺损,边缘毛糙不清(↑)。

性疾病。食管壁 Auerbach 神经丛变性,神经节细胞减少甚至缺如,造成食管肌肉失去正常神经支配而导致动力障碍,食管下括约肌对吞咽动作的松弛反应障碍,引起食管功能性梗阻,伴发食管上段扩张。

2. 临床表现 起病缓慢,病程长,多见于 20~40 岁,女多于男。表现为吞咽困难、胸骨后沉重感或阻塞感以及纵隔内邻近器官压迫症状。重者可有呕吐。常继发吸入性肺炎、食管炎。

【影像学表现】

1. X 线表现

(1)平片:食管严重扩张者胸部正位像可见纵隔影增宽,内可见气液平面。胃泡内少气或无气。

(2)钡餐造影:显示食管扩张,管腔内存留大量液体以及食物残渣,钡剂似雪花样分散于液体中。食管下端狭窄呈漏斗状、萝卜根状或鸟嘴状,狭窄段长短不一,边缘光滑,管壁柔软,钡剂可间歇性地通过狭窄段进入胃内,狭窄段内可见正常的纵行黏膜皱襞(图 7-15)。

2. CT 表现 食管下段呈进行性狭窄,局部管壁对称性增厚,食管外脂肪层完整。狭窄段上方食管明显普遍性扩张,食管腔内可见大量液体和食物残渣。

3. MRI 表现 显示食管下端漏斗状狭窄,狭窄段呈对称性肥厚,信号与肌肉相似,腔外脂肪层完整。中上段食管扩张,腔内含水,T_1WI 呈低信号,T_2WI 呈高信号。

【诊断与鉴别诊断】

钡餐造影显示食管扩张,管腔内有大量液体和食物残渣,食管下端狭窄呈萝卜根状,结合病人有长期咽下困难症状,可以诊断为本病。CT 或 MRI 显示局部管壁对称性增厚。需要与食管下端浸润型癌鉴别。后者食管狭窄段分界明显,边缘不规则,黏膜皱襞破坏,狭窄段不随呼吸动作、钡餐量的多少或解痉药的应用而改变,而贲门失弛缓症的食管下端狭窄呈移行状,边缘光滑,黏膜正常,口服解痉药后,狭窄段有所扩张。

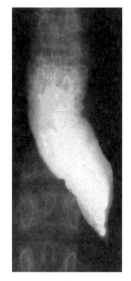

图 7-15 食管贲门失弛缓症
食管下端鸟嘴状缩窄,边缘光滑,上方食管扩张。

(三)食管静脉曲张

【疾病概要】

1. 病因病理 食管静脉曲张(esophageal varices)是因静脉回流障碍引起的食管黏膜下的静脉丛异常迂曲扩张。分为起自食管下段的上行性食管静脉曲张与起自食管上段的下行性食管静脉曲张,上行性曲张占绝大多数,为门静脉高压的重要并发症,常见于肝硬化。下行性食管静脉曲张常由上腔静脉阻塞引起。

门静脉高压时,门静脉血流阻力增加,回流不畅,其远端分支胃冠状静脉、食管静脉丛、胃短静脉均有淤血扩张,导致侧支循环开放,门静脉血经上述静脉与侧支循环逆流入上腔静脉,从而形成食管下端与胃底的静脉曲张。静脉曲张起始于食管下段,并从下段逐渐向上蔓延,晚期可累及上段。

2. 临床表现 食管静脉曲张可无明显症状。但食管黏膜由于静脉曲张,管壁变薄,缺乏弹性,易被粗糙食物损伤或因溃疡糜烂导致血管破裂,引起急性大出血。临床上出现呕血或柏油样便,严重者出现休克甚至死亡。常合并脾肿大、脾功能亢进、腹水及肝功能异常等门脉高压表现。

【影像学表现】

1. X 线表现 钡餐造影是食管静脉曲张的首选检查方法,但呕血期间应禁用。

轻度静脉曲张表现为食管下段黏膜皱襞增粗或稍显迂曲,管壁柔软,边缘不光整,略呈锯齿状,钡剂通过良好。随着曲张程度加重,食管黏膜皱襞明显增粗、迂曲,呈串珠状或蚯蚓状充盈缺损,管壁边缘凹凸不平呈锯齿状,收缩不佳,排空延迟,可波及食管中段。重度食管静脉曲张,病变可累及食管全长,腔内出现大小不一的圆形或环状充盈缺损,并可相互衔接呈曲链状。透视下食管蠕动及收缩明显减弱,钡剂排空延迟,管腔增宽,但管壁仍柔软,无局部的狭窄和阻塞(图 7-16)。胃底静脉也可出现曲张,表现为胃底贲门附近黏膜皱襞呈多发息肉状,即圆形、卵圆形或弧形充盈缺损,偶可呈团块状。

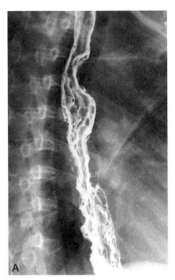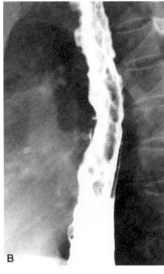

图 7-16 食管静脉曲张
食管黏膜皱襞明显增粗、迂曲。

2. CT 表现　平扫可见食管壁及胃底壁增厚,食管壁黏膜下、食管下段周围区、贲门周围和肝胃韧带区出现卵圆形、蚯蚓状扩张迂曲的曲张静脉影。增强扫描可显示明显强化的食管周围和胃底迂曲的血管团,并可显示扩张的脾静脉。

3. MRI 表现　由于流空效应,曲张的静脉在 T_1WI 及 T_2WI 像上呈低信号。增强扫描静脉期可显示曲张的静脉影明显强化。

CT 与 MRI 可同时显示肝脏原发性病变的情况。

【诊断与鉴别诊断】

钡餐造影显示食管黏膜皱襞增粗迂曲,管壁柔软,结合病人肝硬化等病史可以诊断为本病。CT 与 MRI 可显示肝脏原发病灶情况,也可显示较粗大的静脉侧支循环情况。需要与膈上疝囊出现粗大迂曲或颗粒状胃黏膜皱襞和食管下段癌鉴别。前者在胃内充盈钡剂后显示膈上疝囊等食管裂孔疝特征性表现,较易区别。食管下段癌有进行性吞咽困难,吞钡可见环形狭窄或腔内龛影或充盈缺损,黏膜破坏,管壁僵硬,管腔狭窄不能扩张,与静脉曲张不难区别。

（四）食管裂孔疝

【疾病概要】

1. 病因病理　食管裂孔疝(esophageal hiatus hernia)是指腹腔内的脏器通过膈食管裂孔进入胸腔的疾病,疝入的脏器多为胃,是膈疝中最常见的一种。

食管裂孔疝的病因可为先天性和后天性,以后天性者多见。先天发育不全或后天性的外伤、手术及腹内压升高、高龄均可致食管裂孔加大,膈食管膜与食管周围韧带松弛变性,致胃经裂孔向上疝入。其他因素如慢性食管炎、食管溃疡的瘢痕收缩也可使食管短缩并发本病。根据疝囊能否可以回复分为可回复性和不可回复性两类。凡脏器能滑动于食管裂孔上、下者,称为滑动性食管裂孔疝或可回复性食管裂孔疝,往往在卧位或腹内压升高时疝出,立位时恢复正常。不可回复性食管裂孔疝又分为先天性短食管型、食管旁型和混合型。先天性短食管型裂孔疝少见,胃并非真正疝入,因为它从未位于膈下。食管旁型疝入胸腔的部分胃,依附于食管下端并与之平行,贲门管与胃的交界点仍位于膈下。

本病有胃食管反流,易合并反流性食管炎甚至形成溃疡。

2. 临床表现　可有胸骨后烧灼感、上腹部不适、反酸、嗳气、呕吐等,常在饱食后发生,平卧、弯腰或咳嗽时加重。并发疝囊扭转或嵌顿时可引起相应的严重症状。

【影像学表现】

1. X 线表现

（1）透视或胸腹部平片:轻型可无明显异常,重者可在心影后方见囊袋状影,内可见气液平面,心膈角模糊甚至闭塞,以卧位或头低位时明显。

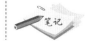

（2）钡餐造影：可显示膈上疝囊，表现为膈上一处充钡的囊状影，边缘光整或毛糙不齐，疝囊内可见粗大而迂曲的黏膜皱襞与膈下胃黏膜皱襞相连。疝囊大小不等，上界与食管间有一处收缩环，称"A"环，为上升的食管下括约肌收缩所致，与其上方的食管蠕动无关。当胃食管前庭段上行时，其鳞状上皮和柱状上皮形成的交界环也上升至膈上，管腔舒张时，于疝囊的侧壁可见对称性或单侧切迹，称食管胃环或"B"环，此环浅时仅 1~2mm，深时可达 5mm，通常位于"A"环下方 2cm 处。疝囊的下界为疝囊下部通过膈食管裂孔时所形成的环状切迹，宽度常超过 2cm。另外，食管裂孔疝还有食管反流、食管胃角变钝、食管下段迂曲增宽及反流性食管炎等间接征象。

不同类别的食管裂孔疝有不同的 X 线表现：

1）滑动型：膈上疝囊多为胃食管前庭段和部分胃底构成，于卧位、头低位时出现，立位时消失。

2）短食管型：显示为较短的食管下方接一个扩大的膈上疝囊，疝囊一般位于左膈上。

3）食管旁型：贲门仍位于膈下，部分胃底经食管裂孔向上疝至食管左前方。

4）混合型：贲门位于膈上，钡剂可同时进入膈下之胃腔和膈上疝囊内，疝囊常较大，可压迫食管形成压迹，亦可见反流征象（图 7-17）。

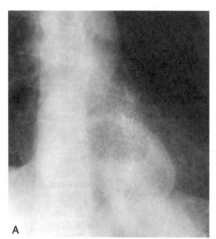
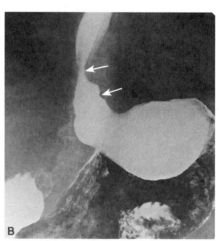
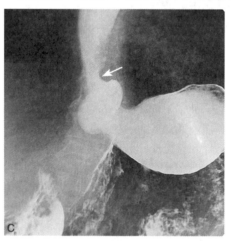

图 7-17 食管裂孔疝
A.胸部平片见心影内类圆形透亮区，似有液平；B.钡餐检查显示胃疝至膈上，疝囊边缘可见"B"环（↑）；C.显示膈上胃囊和疝囊上方的"A"环（↑）。

2. CT、MRI 表现 可见部分胃腔穿过膈肌在膈上胸腔内，冠状位和矢状位图像可更直观地显示膈上胃囊（图 7-18）。

【诊断与鉴别诊断】

钡餐造影显示膈上疝囊，疝囊内见胃黏膜即可诊断为食管裂孔疝，CT 或 MRI 发现胃底或胃体部分在膈上胸腔内，也可确诊。

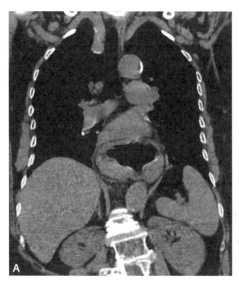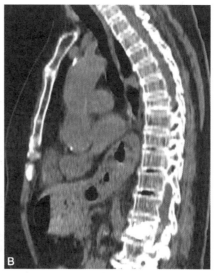

图 7-18 食管裂孔疝 CT 冠状位和矢状位图像

（五）食管癌

【疾病概要】

1. 病因病理　食管癌（carcinoma of esophagus）是起源于食管黏膜的恶性肿瘤，为消化道最常见的恶性肿瘤之一，其发病率北方高于南方，以男性居多，男女之比为 3:1~8:1，发病年龄以 50~60 岁者居多。

食管癌组织学上以鳞状细胞癌最常见，腺癌和腺鳞癌等少见。癌组织浸润限于黏膜层或黏膜下层，无淋巴结转移者，称为早期食管癌。肉眼类型可分为隐伏型、糜烂型、斑块型和乳头状型。癌组织浸润深达肌层后，称为进展期癌。肉眼形态可分为 3 型：

（1）蕈伞型：肿瘤如蘑菇状向管腔生长，表面多不规则。

（2）溃疡型：肿瘤表面形成溃疡，溃疡边缘不整，周围有环状隆起，底部凹凸不平。

（3）浸润型：癌肿在管壁内呈浸润性生长，使食管壁增厚，管腔变窄，近端食管腔明显扩张。

2. 临床表现　早期食管癌多无明显症状。进展期食管癌可出现进食阻挡感、胸骨后疼痛及烧灼感。病变发展则出现进行性吞咽困难。晚期出现贫血、消瘦及恶病质等。

【影像学表现】

1. X 线表现　钡剂造影对食管癌的诊断和治疗后随访有重要价值。

进展期食管癌钡剂造影可显示黏膜破坏，病变局部食管壁僵硬，轮廓毛糙，严重者管腔狭窄，钡剂通过受阻，其上方食管扩张。病变上下端分界清楚。

钡剂造影表现可反映大体病理特征（图 7-19）。①蕈伞型：表现为管腔内菜花状或蘑菇状充盈缺损，与正常食管分界清楚，病变局部食管壁轮廓毛糙僵硬。②溃疡型：表现为食管轮廓内龛影，龛影长径与食管的纵轴一致，周围可见环绕龛影的透亮带，管腔有轻或中度狭窄，管壁轮廓毛糙僵硬。③浸润型：管腔狭窄，管壁僵硬，病变上方食管显著扩张。

低张气钡双对比造影可显示早期食管癌。见黏膜皱襞增粗、迂曲、中断；或在黏膜面显示小龛影；或黏膜面显示隆起的小结节。轮廓毛糙，管壁局限性僵硬。

2. CT、MRI 表现　可见食管壁呈环形或不规则增厚，腔内有时可见软组织肿块影，管腔狭窄（图 7-19C）。可显示肿瘤向周围结构侵犯的情况和有无淋巴结肿大，用于肿瘤分期。

【诊断与鉴别诊断】

钡餐造影显示管腔狭窄、管壁僵硬、黏膜皱襞破坏、腔内龛影和充盈缺损，即可诊断为进展期食管癌。早期癌由于病变表浅，需要用优质的气钡双对比造影方可显示，若发现黏膜皱襞增粗、迂曲、中断，黏膜面小龛影，黏膜面小结节，轮廓毛糙，管壁局限性僵硬，需密切结合内镜检查。CT 和 MRI 可显示病灶浸润深度和邻近结构侵犯以及局部淋巴结有无增大。需要与食管黏膜下肿瘤、贲门失弛缓症和食管静脉曲张鉴别。

组图：食管癌

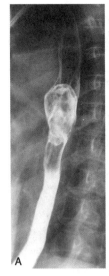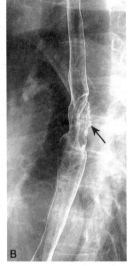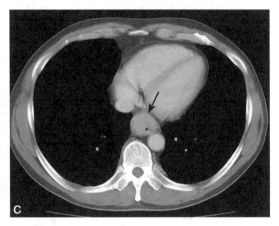

图 7-19 食管癌
A. 肿块型;B. 溃疡型;C. CT 显示食管腔狭窄,管壁增厚。

1. 食管黏膜下肿瘤 食管平滑肌瘤较常见。钡餐造影可见圆形或卵圆形充盈缺损,边缘光滑,与正常食管分界清楚。钡剂通过肿瘤区时可出现分流、偏流现象。肿瘤表面黏膜皱襞展平、消失,表面有糜烂或溃疡可出现龛影,邻近的食管壁柔软。肿瘤向腔外生长,若体积较大,可表现为纵隔内软组织块影。CT 可见显示边缘光滑的黏膜下软组织肿块,明显不均匀性强化。

2. 贲门失弛缓症 病史较长,食管下端狭窄呈漏斗状、萝卜根状或鸟嘴状,边缘光滑,管壁柔软,服用硝酸异戊酯可缓解,钡剂通过狭窄段显示黏膜皱襞正常。

3. 食管静脉曲张 常有肝硬化门脉高压病史,食管黏膜皱襞呈串珠状、蚯蚓状充盈缺损,但无明显破坏、中断,管壁仍柔软,管腔可扩张,不难鉴别。

五、胃部疾病

（一）慢性胃炎
【疾病概要】

1. 病因病理 慢性胃炎(chronic gastritis)是由多种病因引起的胃黏膜慢性炎性病变,病因不清,可能与高级神经活动功能障碍、营养不良及物理性、化学性有害因素的持续或反复刺激有关。分型方法多,常用的分型为浅表型、萎缩型与肥厚型。浅表型胃炎病理表现为黏膜充血、水肿,表面可有糜烂出血点。慢性萎缩型胃炎表现为黏膜呈灰色或灰绿色,黏膜皱襞可平坦、变薄或消失,黏膜表面常有糜烂。肥厚型胃炎的黏膜皱襞则粗糙宽大,扭曲紊乱,数量减少。

2. 临床表现 常缓慢起病,大部分病人可无明显症状,部分有消化不良的表现。如食欲减退、上腹部饱胀不适、隐痛、反酸、嗳气等,少数病人可有上消化道出血表现。萎缩性胃炎时,则胃液减少,无反酸症状。肥厚型胃炎可有类似于溃疡的规律性上腹疼痛。

【影像学表现】

X 线钡剂造影难以作出与病理分类一致的诊断。X 线钡剂造影时,胃炎表现为胃空腹潴留、胃黏膜增粗、迂曲、胃小区增大、胃小沟增宽、多发表浅龛影及息肉样充盈缺损;胃窦部张力高,可呈向心性狭窄。

【诊断与鉴别诊断】

钡剂造影见有黏膜皱襞增粗、胃小沟与胃小区改变、胃空腹潴留、胃窦部张力高等表现,排除可引起胃黏膜皱襞肥厚的胃淋巴瘤、胃底静脉曲张等疾病,结合临床可考虑本病。

（二）胃溃疡
【疾病概要】

1. 病因病理 胃溃疡(ulcer of stomach)是胃壁溃烂形成的组织缺损。好发于 20～50 岁,男性多于女性。溃疡好发于胃小弯近幽门侧,尤以胃窦部最多见。多为单发,呈圆形或椭圆形,直径多为5~2.0cm,边缘整齐。溃疡口部较为光整,底部较平坦,可深入黏膜下层、肌层和浆膜层,甚至穿破胃壁,形成穿孔性溃疡。急性穿孔可形成急性腹膜炎,慢性穿孔则与周围器官组织粘连。晚期纤维组织增生,导致周围黏膜纠集、胃变形。

2. 临床表现 主要为节律性上腹部疼痛,性质为钝痛、灼痛、胀痛或剧痛,且疼痛与进食有较明显的关系,多出现在餐后0.5~1h,至下次餐前自行消失。

【影像学表现】

X线钡剂造影是发现和诊断胃溃疡常用和有效的方法。可分为直接征象和间接征象。

1. 胃溃疡的直接征象 龛影是胃溃疡的直接征象,龛影多见于小弯侧胃角附近,切线位突出胃轮廓之外,呈乳头状、锥状或其他形状,其边缘光滑清楚,底部平整或略不平。龛影口部常有一圈黏膜水肿造成的透明带,是良性溃疡的重要特征。它有以下三种表现形式:

(1) 黏膜线:龛影口部有一条宽1~2mm的光滑整齐的透明线。

(2) 项圈征:龛影口部有宽0.5~1.0cm的透明带,犹如一个项圈。

(3) 狭颈征:龛影口部明显狭小(图7-20)。慢性溃疡周围由于瘢痕收缩,龛影周围可见黏膜皱襞均匀性纠集,呈车轮状向龛影口部集中,且直达龛影口部。

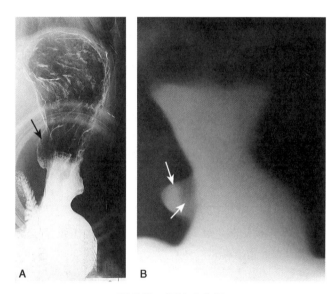

图7-20 胃溃疡龛影
A. 胃体中部小弯侧溃疡龛影,向腔外突出(↑);B. 胃体下部小
弯侧溃疡龛影,可见项圈征(↑)。

2. 胃溃疡的间接征象

(1) 胃大弯侧切迹:为胃小弯溃疡在胃大弯壁相对应处出现一切迹,使胃腔呈B形。

(2) 胃液分泌增多:空腹可见潴留液,钡剂涂布差,黏膜显示不清。幽门管溃疡,可引起幽门梗阻,伴有大量胃内潴留液和胃腔扩张。

(3) 胃变形:胃小弯侧溃疡瘢痕收缩,可使小弯缩短,形成"蜗牛胃"。

3. 特殊征象

(1) 穿透性溃疡与穿孔性溃疡:龛影深而大。其深度与多超过1.0cm,龛影大,呈囊袋状,可见气钡分层或气、液、钡分层现象。

(2) 胼胝性溃疡:龛影大,但大小不超过2.0cm,深度不超过1.0cm,龛影周围有较宽透明带,但龛影口部光滑整齐,常伴有黏膜纠集。

(3) 复合性溃疡:指胃及十二指肠同时发生溃疡。

(4) 溃疡愈合:溃疡愈合时,龛影变小变浅,浅小溃疡愈合后不留瘢痕,较大溃疡愈合后可遗留痕迹,使局部胃壁平坦,蠕动呆滞(图7-21)。

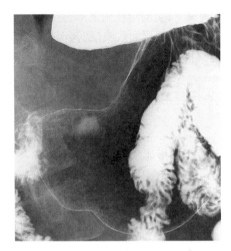

图 7-21　胃溃疡愈合后
胃小弯角切迹溃疡愈合后,龛影消失,局部
胃壁短缩。

低分化腺癌和未分化癌,以腺癌多见。

溃疡若出现下列征象,应考虑恶变:①龛影周围出现小结节状充盈缺损,犹如"指压迹";②周围黏膜皱襞呈杵状增粗或中断;③龛影变为不规则或边缘出现"尖角征";④治疗过程中龛影不愈合反而增大。

【诊断与鉴别诊断】

钡剂造影发现突出于胃轮廓外的龛影,伴有各种良性溃疡的征象时,即可诊断为本病。应与溃疡型胃癌(恶性溃疡)鉴别,主要从龛影的位置、形状、龛影口部的充钡状态、周围黏膜皱襞情况及邻近胃壁的柔软度与蠕动等方面作出综合分析(表 7-1)。

(三)胃癌

【疾病概要】

1. 病因病理　胃癌(carcinoma of stomach)是来源于胃黏膜上皮和腺上皮的恶性肿瘤。男女之比约为 3:1。病因不明。组织学类型为腺癌、黏液腺癌、印戒细胞癌、

表 7-1　胃良性溃疡与溃疡型胃癌的鉴别诊断

	良性	恶性
龛影位置	胃轮廓之外	胃轮廓之内
龛影形状	圆形或椭圆形,边缘光滑整齐	不规则,扁平状,半月形
龛影口部	黏膜线、项圈征及狭颈征等	指压迹征和裂隙征
龛影周围	黏膜皱襞呈均匀性纠集,越近龛影越细,直达龛影口部	环堤征,黏膜皱襞呈不均匀性纠集,破坏、中断
邻近胃壁	柔软,有蠕动波	僵硬,蠕动消失

根据癌细胞侵犯深度,分为早期癌和进展期癌。早期胃癌指癌组织仅侵及黏膜层或黏膜下层,无论有无淋巴结转移。肉眼形态可分为三型:

(1)隆起型(Ⅰ型):病变呈息肉状向胃腔内隆起,隆起高度>5mm。

(2)浅表型(Ⅱ型):病灶比较平坦,不形成明显隆起或凹陷。浅表型(Ⅱ型)分为三个亚型:

1)浅表隆起型(Ⅱa型):表面轻度隆起,高度≤5mm。

2)浅表平坦型(Ⅱb型):表面与周围胃黏膜几乎同高,无隆起或凹陷。

3)浅表凹陷型(Ⅱc型):表面有轻度癌性糜烂或浅的凹陷,其深度≤5mm。

(3)凹陷型(Ⅲ型):凹陷深度>5mm,但癌组织限于黏膜层和黏膜下层。

(4)混合型:以上形态混合存在,如Ⅲ+Ⅱc型、Ⅱc+Ⅲ以及Ⅱa+Ⅱc型等(图 7-22)。

癌组织浸润肌层后称为进展期癌。肉眼形态采用 Borrmann 分型:

Borrmann 1 型:肿瘤向腔内生长,形成不规则肿块,其基底部较宽。胃壁浸润不明显,肿块表面可有糜烂和溃疡。

Borrmann 2 型:肿瘤中心形成大溃疡,溃疡底部不平,边缘隆起、质硬,呈不规则环堤状,与正常胃壁分界清楚。

Borrmann 3 型:肿瘤与Ⅱ型相似,呈浸润性生长,与正常胃壁分界欠清楚。

Borrmann 4 型:肿瘤沿胃壁浸润性生长,使胃壁局限性或弥漫性增厚,不形成腔内肿块,也不形成大溃疡,根据受累范围分为局限性和弥漫性,增厚、僵硬,胃腔狭窄,称为"皮革胃"(图 7-23)。

胃癌进展期,癌组织可直接扩散至邻近器官或组织,如肝、胰腺及大网膜等。亦可沿胃的淋巴引流发生淋巴转移,以胃冠状静脉旁淋巴结及幽门下淋巴结最常见。可经门静脉转移至肝,其次是肺、骨及脑。亦可穿透浆膜发生种植性转移,有时卵巢形成转移性黏液癌,称为 Krukenberg 瘤。

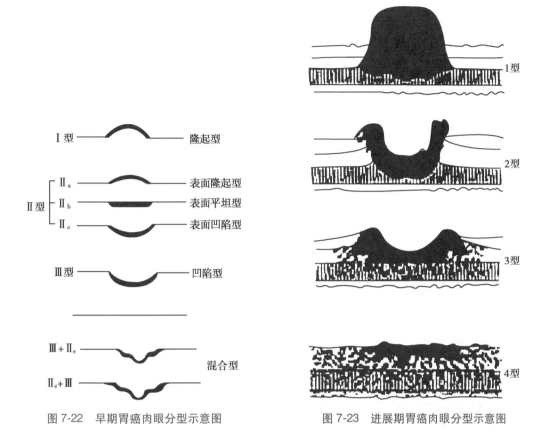

图 7-22 早期胃癌肉眼分型示意图　　　图 7-23 进展期胃癌肉眼分型示意图

2. 临床表现　早期胃癌临床症状不明显,易被忽略。随病变进展可出现上腹部不适、进食后饱胀、疼痛、食欲减退、消瘦等。疼痛多无节律性,进食多不能缓解,部分病人有恶心、呕吐。癌组织破坏血管后可引起呕血、黑便等消化道出血症状。位于贲门、幽门部位的癌肿可引起消化道梗阻症状,晚期可出现转移及恶病质。

【影像学表现】

1. X线表现

(1) 早期胃癌:X线气钡双对比造影可显示黏膜面的微细结构,对早期胃癌的诊断具有重要价值。

隆起型(Ⅰ型):气钡双对比造影显示类圆形隆起突向胃腔,高度超过5mm,基底宽,表面多呈不规则结节状。加压像显示充盈缺损的形态可变。

浅表型(Ⅱ型):气钡双对比造影可见局限性胃小区与胃小沟破坏,表面呈不规则颗粒状或结节,有轻微的凹陷或隆起,多数病灶界线清楚(图7-24)。

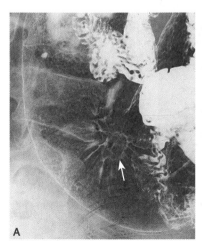
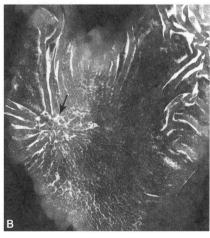

图 7-24　Ⅱc 型早期胃癌
A.胃窦部后壁可见局部胃小沟破坏,呈大小不规则结节状,周围可见细小黏膜皱襞纠集(↑);B.手术切除标本涂钡照片,显示表浅凹陷边界清楚,不整齐,周围黏膜皱襞纠集(↑)。

凹陷型（Ⅲ型）：双对比像与加压像表现为形态不规则，边界明显的龛影，其周边的黏膜皱襞可呈截断杵状或融合等，需要与良性溃疡龛影区别。

（2）进展期胃癌

Borrmann 1 型：表现为胃腔内不规则充盈缺损，表面欠光滑，与邻近胃壁分界清楚，局部黏膜皱襞破坏消失，受累胃壁蠕动消失（图 7-25A）。

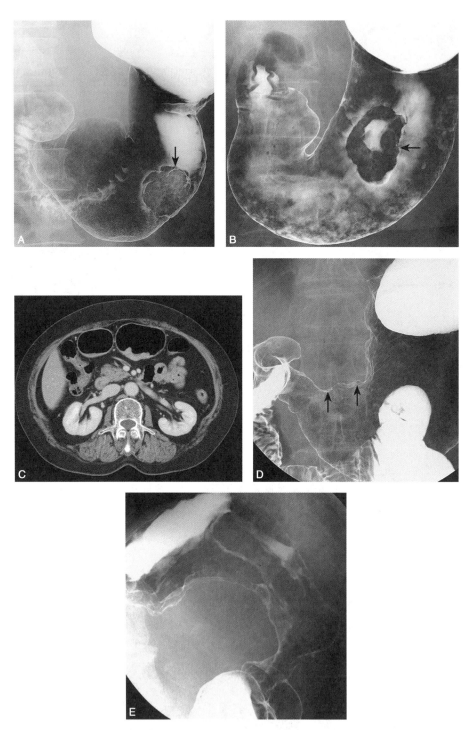

图 7-25　各种类型进展期胃癌

A. Borrmann 1 型（肿块型），胃气钡双对比造影清楚显示肿块的轮廓和边缘（↑）；B. Borrmann 2 型（局限溃疡型），胃气钡双对比造影显示胃体后壁溃疡龛影，周围有清楚的环堤（↑）；C. Borrmann 2 型（局限溃疡型），CT 增强扫描显示胃壁局限性增厚，分界较清，病变部位强化明显；D. Borrmann 3 型（弥漫溃疡型），胃气钡双对比造影显示胃体下部胃窦部管腔缩窄，边缘僵硬不规则（↑），龛影表浅，分界不清；E. Borrmann 4 型（弥漫浸润型），胃腔弥漫性狭窄，黏膜皱襞粗大僵硬。

Borrmann 2 型和 Borrmann 3 型均表现为胃腔内不规则龛影,多呈半月形,外缘平直,内缘不规整,有多个尖角,周围绕以宽窄不等的透亮带,称为"环堤",环堤的龛影侧可见结节状或指压迹状充盈缺损。上述龛影和环堤形成的影像称为"半月综合征",可伴有黏膜的纠集,但中断于环堤外。Borrmann 2 型与 Borrmann 3 型的不同点是前者的龛影较局限,环堤的轮廓锐利清楚;而后者的龛影较浅较大,环堤的外缘正常胃壁逐渐移行,分界不清(图 7-25B、C、D)。

Borrmann 4 型:表现为局限性或弥漫性胃腔狭窄变形,胃壁僵硬,不规则,蠕动消失,与正常胃壁分界不清,黏膜皱襞增宽、挺直或呈结节状,且加压无变化。胃腔扩张受限,称为"皮革胃"(图 7-25E)。

(3) 胃贲门癌:为发生于贲门口为中心半径 2.5cm 内的癌肿,表现为贲门区软组织肿块,呈结节状、分叶状或半球形,病变常累及胃底与胃体上部,胃壁僵硬而致胃腔不能扩张,黏膜粗糙或中断,也可伴有贲门区不规则龛影,当累及食管下端时,管腔变窄,边缘多不规则,黏膜破坏不连续,透视下吞钡观察可见因肿块阻挡而形成的钡剂转向、分流或喷射征象(图 7-26)。

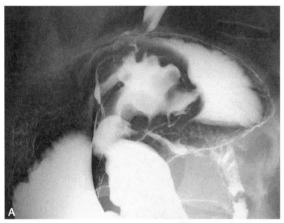
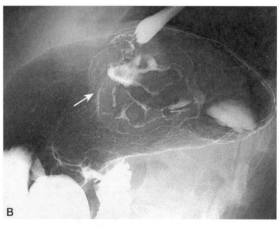
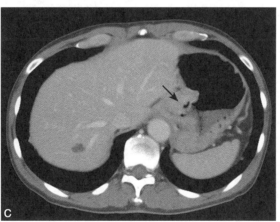

图 7-26 胃贲门癌
A. 胃气钡双对比造影薄钡法显示贲门区不规则龛影;B. 胃气钡双对比像显示病变表面与边界(↑);C. 贲门层面 CT 图像,显示贲门部不规则肿块(↑)。

(4) 胃窦癌:胃窦癌可引起胃窦局限性狭窄,狭窄段多呈漏斗状,重者呈长条形或线形,狭窄的边缘极不规则,胃壁僵硬,蠕动消失,狭窄近端与正常胃交界分明,可出现"肩胛征"或"袖口征"。前者指狭窄的胃窦与其近端舒张的胃壁相连处呈肩胛状,后者则表现为狭窄近端随蠕动推进套在僵硬段上呈袖口状。

2. CT 表现 可见胃壁不规则增厚、胃腔狭窄,胃内软组织肿块或肿块表面有不规则的凹陷;强化扫描肿瘤呈不同程度的强化(见图 7-25C、图 7-26C);若胃周围脂肪线消失则提示癌肿已突破胃壁,并可显示肝脏及腹腔、腹膜后淋巴结转移等征象。淋巴结增大,一般认为>5mm 时为转移,但<5mm 时也可有转移,CT 薄层扫描对评价小病灶有更大优势(图 7-27)。

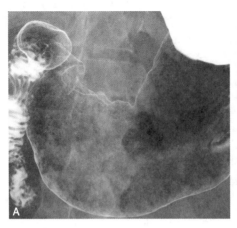
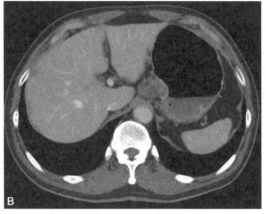

图 7-27 胃癌淋巴结转移

A. 气钡双对比造影显示胃窦小弯隆起型病变,B. CT 图像显示胃小弯淋巴结增大。

3. MRI 表现 平扫 T_1WI 像上肿瘤呈等或稍低信号,T_2WI 像上肿瘤呈中等高信号,DWI 上呈高信号,增强扫描时病灶多呈不均匀强化(图 7-28)。

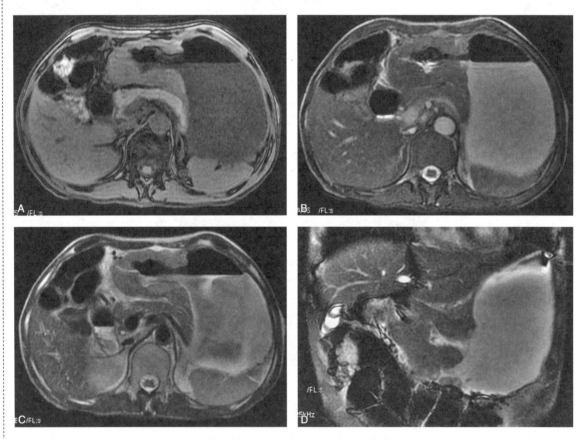

图 7-28 胃窦癌(MRI 多序列多方位成像显示)

MRI 横轴位 T_1WI(A)与 T_2WI(B、C)显示胃窦部胃壁增厚,局部管腔狭窄,冠状位 T_2WI(D)显示胃窦部胃壁增厚和管腔狭窄。

【诊断与鉴别诊断】

不同类型的胃癌根据其典型的钡剂造影表现,可以作出诊断。CT 与 MRI 对胃癌的诊断价值在于能了解胃癌向腔外浸润的程度及有无邻近脏器侵犯,判断有无局部淋巴结肿大及肝脏转移,利于肿瘤的分期,为制订治疗方案提供依据。

肿块型或蕈伞型胃癌需要与黏膜下肿瘤和胃粪石鉴别。胃黏膜下肿瘤表现为腔内球形或半球形充盈缺损,边缘光整,黏膜皱襞可展平消失,周围黏膜及蠕动正常,胃壁柔软,结合临床特征不难鉴别。胃石(bezoar)是进食某些特殊食物后在胃内聚集形成凝固物,既不能被消化,也不能顺利通过幽门。常见的胃石有柿石、山楂石等。胃石多呈圆形或椭圆形,大小不一,大者可引起幽门梗阻。钡剂造影显示胃内充盈缺损随体位而变化(图7-29)。表面往往附着一层较厚的钡剂,胃壁柔软。

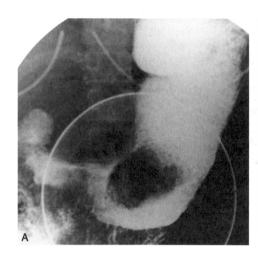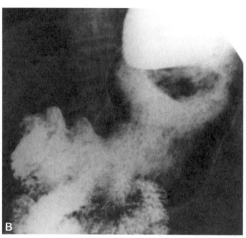

图7-29 胃石
A.立位加压像见胃窦部充盈缺损影,B.卧位充盈缺损影游至胃底部,胃内黏液和食物残渣较多。

浸润型胃癌需要与肥厚性胃炎鉴别。肥厚性胃炎无黏膜皱襞破坏,胃壁有弹性而不僵硬,低张造影可扩张,狭窄的境界不清,无袖口征或肩胛征。

胃良性溃疡与溃疡型胃癌的鉴别见表7-1。

(四)胃间质瘤

【疾病概要】

1. 病因病理 胃间质瘤(gastrointestinal stromal tumor,GIST)是胃的原发性间叶源性肿瘤,起源于胃肠道未定向分化的间质细胞,镜下可见富含梭形和上皮样细胞。传统上多诊断为平滑肌瘤,免疫组化显示酪氨酸激酶生长因子受体(tyrosine kinase growth factor receptor,KIT蛋白或CD117)可与平滑肌肿瘤、神经鞘瘤等肿瘤区别。但这类肿瘤均为黏膜下肿瘤,在影像学上较难区分。

依肿瘤发生发展方向,可分为腔内型、腔外型和腔内腔外型。腔内型肿瘤位于黏膜下,以向腔内生长为主;腔外型肿瘤主要位于浆膜下,可向腹膜腔、大网膜及邻近组织生长;腔内腔外型,肿瘤同时向腔内腔外生长,呈"哑铃状"。肿瘤多为单发,呈圆形、卵圆形,少数可多发。

2. 临床症状 早期无症状,肿瘤较大或发生并发症时可出现症状。可有胃肠道出血、贫血、体重减轻等症状。

【影像学表现】

1. X线表现 钡剂造影腔内型间质瘤表现为腔内边缘光滑的圆形、卵圆形或分叶状充盈缺损,切线位肿瘤呈半圆形突向腔内,黏膜皱襞直达肿瘤边缘,可延伸至肿瘤表面,形成"桥形皱襞"。气钡双对比像显示黏膜面光滑。较大的肿块表面可出现龛影。腔外型肿瘤较小时,可无明显改变。肿瘤较大时可见胃受压移位或胃壁局限性凹入。局部黏膜拉直、分离或呈弧形,局部加压时不易分开。肿瘤靠近贲门时,很少侵犯食管。有时可见较深的溃疡向外延伸,有时可见胃内龛影和胃外肿块同时存在。

间质瘤有恶变倾向:若肿瘤直径大于5.0cm,表面有溃疡,中心坏死,有瘘管或囊变,形态不规则,有分叶,血管造影显示肿瘤血管明显不规则,迂曲粗细不均时,应倾向于恶性间质瘤的诊断。

2. CT表现 平扫胃腔内或腔外或腔内外同时累及的软组织肿块,密度均匀或不均匀,增强扫描可显示明显均匀或不均匀强化(图7-30)。

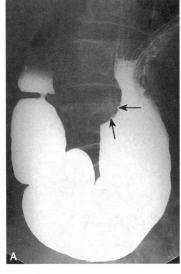
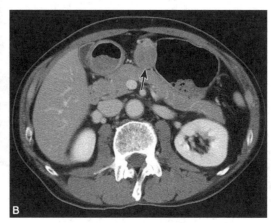

图 7-30 胃间质瘤

A. 胃钡剂造影充盈像,见胃体中部小弯弧形压迹(↑);B. CT 扫描显示肿块大部分位于胃腔外(↑),手术病理证实间质瘤,c-kit(+)。

3. MRI 表现 平扫 T_1WI 像上肿瘤呈等或稍低信号,T_2WI 像上肿瘤呈中等高信号,DWI 上可呈高信号,增强扫描时病灶明显强化。

【诊断与鉴别诊断】

钡剂造影显示胃黏膜下肿瘤表现,首先要考虑到胃间质瘤可能,但胃间质瘤的确诊需依据病理免疫组织化学检查 KIT 蛋白(CD117)阳性表达。腔内型肿瘤应与来源于胃肠黏膜层的肿瘤鉴别,腔外型肿瘤应与胃肠腔外肿块鉴别,部分黏膜下肿瘤可根据 CT 或 MRI 的表现判断病理性质或良恶性。黏膜层来源的良性肿瘤所形成的充盈缺损表面可呈颗粒状;恶性肿瘤表面多不规则,可形成不规则龛影,导致管腔狭窄,管壁僵硬,容易引起梗阻。

（五）胃淋巴瘤

【疾病概要】

1. 病因病理 胃淋巴瘤(gastrointestinal lymphoma)占胃肠道淋巴瘤的 50%~70%,多为非霍奇金淋巴瘤。可为原发性或继发性。起自胃黏膜下的淋巴组织,单发或多发,其生长形式多样,可向内侵犯黏膜层,也可向外达肌层甚至浆膜层,进而累及邻近区域的淋巴结。可以溃疡为主,或以隆起为主,也可呈浸润性生长,仅表现为单一类型的少见。分化程度不同的淋巴瘤肉眼观也不相同,高度恶性者常为弥漫性浸润,呈多发肿块,有广泛溃疡,穿孔多见,且常有淋巴结受累。低度恶性者生长较缓,浸润表浅,累及淋巴结少见。

2. 临床表现 早期无症状,病变进展可出现上腹痛、食欲不振、消瘦、恶心、呕吐、黑便及弛张热等症状,可伴有表浅淋巴结肿大与肝脾肿大。

【影像学表现】

1. X 线表现 钡剂造影,可表现为局限性或广泛性浸润。广泛性浸润者黏膜皱襞巨大,排列紊乱,犹如广泛性胃炎,但压之形态不变。有的广泛性浸润可使胃腔缩小,胃轮廓呈锯齿状,形如胃癌的皮革状胃。局限性浸润表现为黏膜皱襞不规则、胃壁柔软度消失,位于胃窦时形成漏斗样狭窄,形如胃窦浸润癌,也可表现为胃腔内不规则龛影,很像溃疡型胃癌,有的呈多发溃疡,或者表现为不规则充盈缺损,类似于蕈伞型胃癌,但有的轮廓可比较光滑。

2. CT 表现 平扫可表现为胃内巨大肿块但胃周脂肪间隙尚存,或者胃壁弥漫浸润增厚,胃腔上部扩张,幽门梗阻少见。增强扫描病灶强化。虽然胃癌和淋巴瘤均有淋巴结肿大,但如果淋巴结肿大达肾门区或淋巴结巨大时应考虑淋巴瘤(图 7-31、图 7-13)。

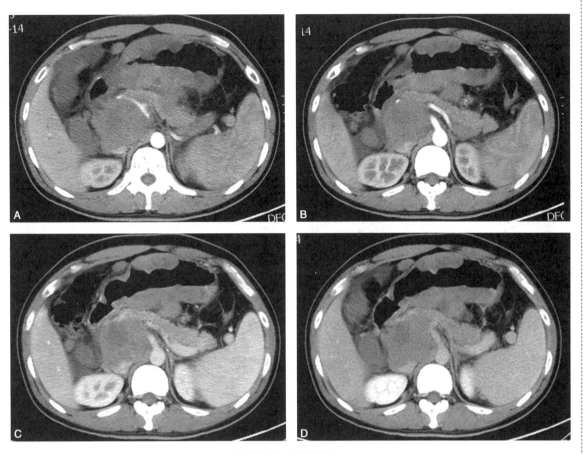

图 7-31 胃淋巴瘤

A、B.CT 增强扫描动脉期;C.静脉期;D.延迟期,显示胃壁弥漫性增厚,轻度强化。胰头后见巨大肿块。

3. MRI 表现　平扫可见胃内巨大肿块或者胃壁弥漫浸润增厚,T_1WI 像上肿瘤呈等或稍低信号,T_2WI 像上肿瘤呈中等高信号,DWI 上可呈高信号,增强扫描时病灶强化。可伴有多发淋巴结肿大。

【诊断与鉴别诊断】

胃淋巴瘤缺乏特征性影像表现,常需要与胃癌和其他肿瘤鉴别。当出现下列表现时,提示病变可能为淋巴瘤:①病变虽然比较广泛,但胃蠕动仍然存在。②黏膜皱襞增粗较广泛,形态较固定。③类似于胃癌的革囊状胃,但胃腔并不缩小。④腔内多发或广泛肿块,伴有溃疡,有其他部位淋巴瘤表现。⑤病变明显,但临床一般情况较好。⑥CT 显示胃壁增厚,但周围脂肪层仍保持完整,管腔缩窄程度低,增强扫描强化程度低,常伴有腹腔内较大淋巴结。

（刘林祥）

六、十二指肠及小肠疾病

（一）十二指肠溃疡

【疾病概要】

1. 病因病理　十二指肠溃疡(duodenal ulcer)发病率比胃溃疡高,多见于青壮年,好发于十二指肠球部,少数发生于球后部及降部。病理改变与胃溃疡相似,但一般较胃溃疡小而浅,直径多在 1cm 以内。胃和十二指肠同时发生溃疡,称为复合性溃疡。

2. 临床表现　主要症状为周期性节律性上腹部疼痛,多在进食后 3~4h 发生,持续到下次进餐后缓解,伴有反酸、嗳气,当有并发症时可有呕吐咖啡样物、黑便、梗阻、穿孔等临床表现。

【影像学表现】

钡剂造影是十二指肠溃疡的常用影像学检查方法。

龛影是十二指肠溃疡的直接征象,充盈加压时可见圆形或类圆形钡斑,边缘光整,周围常有一圈

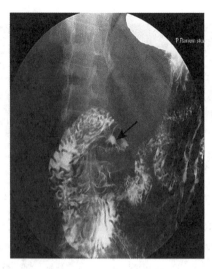

图 7-32 十二指肠球部溃疡
上消化道钡剂造影示十二指肠球部变形,可见类圆形龛影(↑),周围黏膜呈放射状纠集。

光滑整齐的透亮带,或见放射状黏膜皱襞纠集。切线位时龛影呈突出于腔外的小锥形、乳头状或半圆形。球部变形也是诊断球部溃疡的常见而重要的征象,可呈山字形、三叶状、花瓣状、管状变形、假性憩室形成或不规则变形等,许多球部溃疡不易显示龛影,但若球部变形恒定存在,也可作出溃疡的诊断(图 7-32)。此外,由于炎症刺激可见激惹征象,表现为钡剂通过迅速,在球部不易停留,迅速排空。还可见到球部固定的压痛、幽门痉挛或梗阻及胃分泌增多等表现。

【诊断与鉴别诊断】
根据上消化道钡剂造影显示球部龛影,可明确诊断为十二指肠溃疡;恒定的球部变形,结合临床表现周期性、节律性上腹部疼痛,亦可诊断为本病。需要与十二指肠炎进行鉴别,十二指肠炎也可有球部的痉挛与激惹征,但无龛影,也无变形。

（二）十二指肠憩室
【疾病概要】
1. 病因病理 十二指肠憩室(duodenal diverticulum)为肠壁局部向外膨出的囊袋状病变,少数可并发憩室炎症。多见于中年以上的病人,在整个消化道憩室中,发病率最高,好发于十二指肠降段的内后壁,其次为十二指肠空肠曲交界处,可单发或多发。

2. 临床表现 多无明显症状,常在胃肠道造影时偶然发现,并发憩室炎时,可有上腹部疼痛等症状。

【影像学表现】
1. X 线表现 钡剂造影是十二指肠憩室的常用检查方法,以仰卧位或右前斜位更易发现病变。憩室充钡后常呈圆形、椭圆形囊袋状突出影,大小不一,边缘光滑整齐,常有一个狭颈与肠腔相连,内可见正常的黏膜皱襞与周围黏膜皱襞相连,透视下憩室可收缩将钡剂排空(图 7-33)。较大憩室立位检查可见气、液、钡分层现象。合并憩室炎时,其周围黏膜皱襞可增粗,轮廓不整齐,局部有激惹征象,排空延迟或局部有压痛。

2. CT 表现
（1）平扫:主要表现为十二指肠腔外邻近的液气囊状影和单纯气性囊状影,少部分病人可表现为单纯性液性囊状影,可见囊壁增厚,亦有部分病例不能发现囊壁的存在。

（2）增强扫描:憩室壁增厚呈环状强化。

【诊断与鉴别诊断】
钡剂造影显示十二指肠肠壁囊袋状突出影,内有正常黏膜皱襞通过,即可诊断为十二指肠憩室;CT 显示十二指肠肠壁外邻近出现液气囊影或单纯气性囊状影,应考虑到本病,行钡剂造影可明确诊断。

（三）肠系膜上动脉压迫综合征
【疾病概要】
1. 病因病理 肠系膜上动脉压迫综合征(superior mesenteric artery compression syndrome)是因肠系膜上动脉位置异常,压迫十二指肠水平段引起的十二指肠淤积扩张。

正常情况下肠系膜上动脉在第一腰椎水平起源于腹主动脉,向前进入肠系膜根部并向下斜行,与腹主动脉形成一夹角,一般超过 45°,十二指肠水平段在腹膜后比较固定,在第三腰椎水平通过其间。

单图:十二指肠憩室 CT 平扫

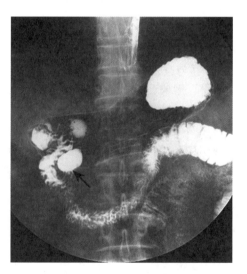

图 7-33 憩室
钡剂造影示十二指肠降段囊袋状突出影,可见正常的黏膜皱襞通入(↑)。

笔记

若肠系膜上动脉开口位置过低,小肠系膜与后腹壁固定过紧或腹壁松弛内脏下垂使夹角变小,均可压迫十二指肠水平段,导致十二指肠淤积扩张。

2. 临床表现 病程一般较长,多见于瘦长体型,女性多于男性,主要症状为食后胀痛、恶心、呕吐。病人采用俯卧位或左侧卧位时,症状可缓解。

【影像学表现】

1. X线表现 钡剂造影表现为十二指肠水平段钡剂通过受阻,梗阻端呈光滑整齐的纵行压迹,状如笔杆,称笔杆压迹或笔杆征,受阻近端肠管扩张,蠕动增强,并可见频繁的逆蠕动,立位或仰卧位时最明显,俯卧或左侧卧位时减轻或消失(图7-34)。

2. CT表现

(1)平扫:十二指肠水平段位于肠系膜上动脉与腹主动脉之间,间隙较小,近端肠管扩张。

(2)增强扫描:肠系膜上动脉与腹主动脉明显强化,清晰显示两者间隙较小,CT三维成像显示两者夹角变小,十二指肠水平段受压。

【诊断与鉴别诊断】

钡剂造影显示十二指肠水平段笔杆样纵行压迹,近端肠管扩张可以提示肠系膜上动脉压迫综合征可能,结合CT增强扫描显示肠系膜上动脉与腹主动脉之间夹角过小,可明确诊断为本病。

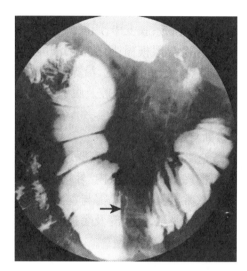

图7-34 肠系膜上动脉压迫综合征
上消化道造影示十二指肠水平段纵行笔杆状压迹,近端肠管扩张(↑)。

(四)小肠腺癌

【疾病概要】

1. 病因病理 小肠腺癌(adenocarcinoma of the small intestine)好发于十二指肠,其次为空肠近端与回肠远端,主要分为肿块型和浸润型,前者常呈结节状隆起或息肉状突入肠腔,后者多见,常沿肠壁浸润生长形成环形狭窄。病因与慢性炎症、乳糜泻等有关,特别是患Crohn病多年伴多发性狭窄的病人易患本病。

2. 临床表现 多与肿瘤所在部位有关,缺乏特异性。常有腹痛、胃肠道出血、肠梗阻,或伴有食欲减退、消瘦、乏力等。腹痛多在上腹部正中或偏右,呈慢性经过,并逐渐加重。消化道出血较常见,多为慢性失血,以黑便为主,病程长者则有贫血表现。

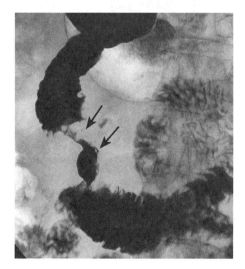

图7-35 小肠腺癌
钡餐造影示肠管局限性环状狭窄,壁僵硬,黏膜破坏(↑),近端肠管扩张。

【影像学表现】

1. X线表现 小肠造影检查,表现为肠腔内不规则充盈缺损,可伴有不规则龛影。或表现为局限性肠管狭窄,与周围肠管分界清楚,肠壁僵硬,黏膜皱襞破坏,边缘不整,病变近端肠管扩张(图7-35)。

2. CT表现

(1)平扫:主要表现为局部肠壁不规则增厚,肠腔狭窄,局部可见软组织肿块,肿块较大时可出现肠梗阻征象,病变近侧肠管积液、扩张,内有气液平面。

(2)增强扫描:肿块呈中等程度及以上强化,并可显示肠腔外浸润和淋巴结转移征象。

3. MRI表现

(1)平扫:肠壁增厚,肠腔内肿块在T_1WI上呈中等偏低信号,在T_2WI上呈中等偏高信号,DWI呈高信号影,若肿瘤较大发生坏死溃疡,信号可不均匀。

(2)增强扫描:肿块呈中等程度及以上强化。

单图:小肠腺癌CT增强

【诊断与鉴别诊断】

根据小肠造影显示肠腔内不规则狭窄或不规则充盈缺损,分界明显,伴黏膜皱襞破坏或不规则龛影,应考虑小肠腺癌的可能;CT 及 MRI 亦显示肠壁不规则增厚,肠腔狭窄,增强扫描呈中等程度及以上强化,或局部淋巴结增大可诊断为本病。需要与小肠恶性淋巴瘤、克罗恩病相鉴别,鉴别诊断如下:

1. 恶性淋巴瘤 ①好发于回肠且为多发;②较少形成环形狭窄;③黏膜皱襞破坏较轻。

2. 克罗恩病 ①好发于回肠末端;②肠腔狭窄呈偏心性;③卵石征和纵行溃疡是本病的重要特征;④可形成内、外瘘;⑤病变常呈节段性非对称性分布。

（五）小肠间质瘤

【疾病概要】

1. 病因病理 小肠间质瘤(small intestinal stromal tumors,SIST)是发生于小肠间叶组织的肿瘤,在原发性小肠肿瘤中并不少见,其中十二指肠约占 22%,空肠约占 45%,回肠约占 33%。病理上同胃肠道间质瘤一样,是一类独立来源于胃肠道原始间叶组织的非定向分化的肿瘤,部分可伴有平滑肌和/或神经鞘细胞的不完全分化。免疫组化染色时约有 95% 呈 CD117 阳性,70% 呈 CD34 阳性。根据肿瘤在肠壁间的部位及生长方式,国内分为腔外型、腔内型、腔内外型和壁间型;国外分为浆膜下型、黏膜下型、腔内型和哑铃型。

2. 临床表现 胃肠道出血较为常见,可表现为不明原因的贫血,大便隐血阳性。部分病人可触及腹部包块。

【影像学表现】

1. X 线表现 良性、恶性间质瘤的 X 线表现同其他胃肠道部位者相似,腔内型表现为肠腔内圆形或椭圆形充盈缺损;壁间型可呈半圆形,基底较宽,局部黏膜纹变平;腔外型表现为肠管外"充盈缺损",即无肠管的"空白区",可见局部肠管受压移位。良性者与周围肠管分界清楚,边缘光滑,恶性者肿瘤通常较大,瘤体直径常>5cm,可出现溃疡、中央坏死、瘘管及囊变等。

2. CT 表现

(1) 平扫:主要表现为肠管腔内或腔外软组织肿块,良性者一般体积较小,不超过 5cm,密度均匀,边界清楚,邻近肠壁无明显增厚。恶性者通常瘤体较大,常向肠腔外生长,多呈偏心性,边缘不整,密度不均,内可见坏死液化或溃疡形成。

(2) 增强扫描:良性间质瘤呈均匀强化,恶性间质瘤呈明显不均强化(图 7-36)。

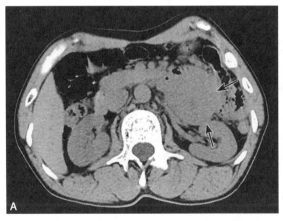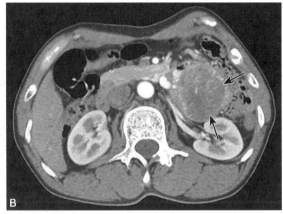

图 7-36 小肠间质瘤

A. CT 平扫:左侧腹腔见一团块状软组织影,边缘清楚,密度不均匀(↑);B. 增强后病灶明显不均匀强化(↑)(同一病例)。

3. MRI 表现

(1) 平扫:肠腔内软组织肿块,T_1WI 上呈较低或等信号,T_2WI 上呈不均匀高信号,DWI 可呈高信号影。

（2）增强扫描:明显强化,囊变区无强化。

【诊断与鉴别诊断】

小肠造影见肠腔内圆形或椭圆形充盈缺损或半圆形充盈缺损,基底较宽,局部黏膜纹变平或肠管外局部"空白区",只能提示局部有占位性病变;CT、MRI 显示跨肠腔内外生长或以腔外生长为主但也可向腔内生长的软组织肿块,增强扫描有明显强化,可首先考虑小肠间质瘤可能,确诊需结合免疫组化检查,CD117、CD34 阳性具有特征。需要与小肠腺癌及小肠淋巴瘤鉴别,鉴别诊断如下:

1. 小肠腺癌　①多见于十二指肠及空、回肠;②肠壁增厚伴有突入肠腔的软组织肿块;③病变肠管环形狭窄;④CT 或 MRI 增强扫描病变呈中等强化。

2. 小肠淋巴瘤　①肠壁增厚,肠腔狭窄与扩张交替;②肠腔内多发息肉状充盈缺损,伴有溃疡;③常见腹腔、肠系膜、肝门及腹膜后淋巴结肿大;④受累肠管较广泛。

（六）小肠淋巴瘤

【疾病概要】

1. 病因病理　小肠淋巴瘤(lymphoma of the small intestine)是最常见的小肠恶性肿瘤,可见于小肠的任何部位,以淋巴组织丰富的末端回肠最多见。

病理上肿瘤起源于肠壁黏膜下淋巴组织,向外侵犯浆膜、肠系膜及淋巴结,向内侵犯黏膜,可发生溃疡及结节状肿块。病变范围较广泛,无明确界线。

2. 临床表现　常见症状为腹痛,多为持续性钝痛,伴不规则发热、腹泻或腹泻与便秘交替出现等症状。

【影像学表现】

1. X 线表现　小肠钡剂造影是目前常用的检查方法之一。X 线表现可多种多样,常见的表现为:①多发性大小不等的结节状充盈缺损,可伴有溃疡;②广泛浸润为主者表现为肠壁增厚、僵硬,肠腔不规则狭窄,或狭窄与扩张相间存在;③肠腔张力低下扩张而无明显的充盈缺损,范围较长,为黏膜下神经丛或肌层受累所致;④病变向肠腔外侵犯时,可有小肠外压性移位及肠壁浸润表现。

2. CT 表现

（1）平扫:主要表现为肠壁明显浸润增厚,或肠腔内局部息肉状或不规则肿块,呈单发或多发节段分布,但较少引起肠腔狭窄和梗阻,特征性表现为受累肠腔呈"动脉瘤样"扩张。常伴肠系膜、腹腔、肝门及腹膜后淋巴结肿大。

（2）增强扫描:病灶强化程度相对较轻(图 7-37)。

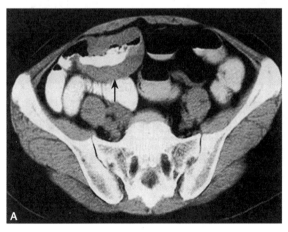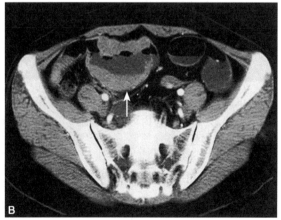

图 7-37　小肠淋巴瘤

A. CT 平扫;B. 增强检查,盆段回肠局部肠壁增厚,程度重,范围较大,肠腔扩大,强化程度较低(↑)。

3. MRI 表现

（1）平扫:肠壁增厚或肠腔内肿块,T_1WI 上呈等信号,T_2WI 上呈高信号。DWI 呈高信号影。

（2）增强扫描：轻、中度强化。

【诊断与鉴别诊断】

根据小肠钡剂造影显示肠腔内多发结节或息肉状充盈缺损,肠壁增厚的肠腔出现明显的增宽,较少引起肠梗阻,受累肠管范围较广泛,可提示小肠淋巴瘤可能;CT 或 MRI 显示肠壁增厚的程度和范围,并可显示肠系膜、腹腔、腹膜后淋巴结明显增大,可考虑诊断为本病。需要与克罗恩病相鉴别。克罗恩病的特点:①肠腔狭窄呈偏心性;②卵石征和纵行溃疡是本病的重要特征;③可形成内、外瘘;④病变常呈节段性非对称性分布。

（七）克罗恩病

【疾病概要】

1. 病因病理　克罗恩病(Crohn disease)是一种胃肠道慢性非特异性肉芽肿性炎性病变。好发于青壮年。病因未明,多数认为与自身免疫、感染及遗传等有关。本病可发生于胃肠道任何部位,但以末端回肠最多见,常累及邻近结肠。

病理形态特点是病变可局限于肠管一处或多处,呈节段性或跳跃性。炎症常波及肠壁各层和局部淋巴结,产生非干酪坏死性肉芽肿炎;病变处黏膜增厚,可形成纵行溃疡和裂隙溃疡,周围黏膜水肿突出表面呈鹅卵石样外观;晚期肠壁增厚变硬,纤维组织增生,致肠壁僵硬,肠腔狭窄。

2. 临床表现　起病隐匿,病程长,常反复发作。主要症状是腹痛与腹泻,腹痛多位于右下腹或脐周。少数伴腹部包块、肠瘘及周围脓肿。全身症状有发热、贫血、消瘦等。此外,可有关节炎、杵状指、口腔黏膜溃疡、虹膜炎等表现。

【影像学表现】

1. X 线表现　小肠钡剂造影是本病的主要检查方法之一,尤其是小肠双对比造影检查。根据病程的进展及受累部位不同,可有不同的 X 线表现。

早期:表现为病变肠段黏膜皱襞增粗、变平或消失,肠壁边缘不规则,局部可见激惹及痉挛性狭窄。

进展期:①黏膜面可见裂隙样溃疡,表现为突出于肠轮廓之外的尖刺状龛影,沿肠系膜侧分布;②黏膜及黏膜下水肿与肉芽肿形成,表现为息肉样充盈缺损,周围绕以纵横交错的裂隙样溃疡,呈铺路石状改变,故称卵石征。

晚期:①因肠壁大量纤维组织增生,病变段肠管狭窄,肠壁僵硬,钡剂通过时呈不规则的线样狭窄,称为线样征;②病变呈间断多发,即在两段病变肠管之间可有正常肠管,称为跳跃征;③因溃疡多发于肠系膜侧,对侧肠壁因痉挛收缩形成假憩室样征象,致病变肠管轮廓不对称(图 7-38)。

并发症:可见瘘管或窦道形成的钡影,可有肠壁瘘管或肠间瘘管征象。

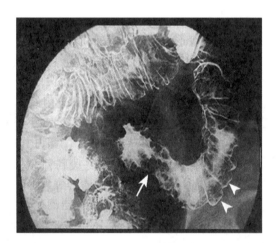

图 7-38　小肠克罗恩病

小肠造影,局部肠腔内可见卵石征(↑),系膜侧可见纵行线状溃疡,游离缘可见多发假憩室(▲)。

2. CT 表现　主要表现为节段性肠壁增厚,厚度一般在 15mm 以内。急性期由于黏膜下组织水肿肠壁可显示分层现象,黏膜层和浆膜层强化明显,黏膜下层水肿增宽,表现为靶征或双晕征、低密度环等;慢性期,肠壁呈均匀增厚,增强扫描呈均匀强化,肠腔狭窄;肠系膜可有多种改变,脂肪增生时,肠系膜变厚,肠间距增大;炎症浸润时,肠系膜脂肪密度增高;肠系膜蜂窝织炎,表现为混杂密度肿块影,界线模糊;肠系膜内局部淋巴结肿大,一般在 3~8mm;增强扫描肠系膜血管增多、增粗、扭曲,直小动脉拉长、间隔增宽、沿肠壁呈梳状排列,称为梳样征,提示处于克罗恩病的活动期。

3. MRI 表现

（1）平扫:肠壁呈节段性增厚,以系膜侧肠壁增厚为主,T_1WI 上呈等、低信号,T_2WI 上呈高信号。

（2）增强扫描:病变肠壁处于急性活动期可呈分层强化,内层与外层呈显著高信号,中层呈相对低信号;慢性期肠壁轻度均匀强化。肠系膜血管增多、增粗、扭曲,直小动脉拉长、间隔增宽、沿肠壁呈梳状排列。

组图：小肠克罗恩病CT与MRI

【诊断与鉴别诊断】

小肠钡剂造影显示病变好发于回肠末端,纵行溃疡、卵石征及肠管狭窄,呈节段性非对称性分布,CT、MRI 显示肠壁增厚,增强扫描增厚的肠壁呈中度均匀强化,可见分层,肠系膜血管可见梳样征,提示为克罗恩病。需要与肠结核、小肠淋巴瘤相鉴别,鉴别诊断如下:

1. 肠结核　①常见于回盲部;②病变具有连续性;③可见跳跃征;④回盲部上提短缩;⑤有临床结核病史。

2. 小肠淋巴瘤　①钡剂造影可见单发或多发结节状充盈缺损,或肠管狭窄,但病变范围一般比较广泛;②常见腹腔淋巴结和浅表淋巴结肿大;③腹痛、腹泻及发热等多为持续性。

（八）肠结核

【疾病概要】

1. 病因病理　肠结核(tuberculosis of intestine)在腹部结核中较为常见,可以与腹膜结核、肠系膜淋巴结结核同时并存。肠结核主要为含结核杆菌的痰液直接侵入肠黏膜所致,也可继发于肺结核。好发部位为回盲部,其次是回肠、空肠和升结肠。

病理上肠结核分为两型:

（1）溃疡型:多见于回肠末端,病变首先侵犯肠壁淋巴结,继而发生干酪样坏死,黏膜糜烂,形成大小不等的溃疡,最后纤维组织大量增生引起肠管瘢痕狭窄。

（2）增殖型:多见于回盲部,是黏膜下层大量结核性肉芽组织和纤维组织增生,形成大小不等的结节,致肠壁局限性增厚,肠腔狭窄和梗阻。

2. 临床表现　主要表现为腹痛,以右下腹部为主,伴低热、盗汗、消瘦、食欲不振等结核病的症状,可有腹泻或腹泻与便秘交替现象。

【影像学表现】

1. X 线表现　钡剂造影是本病主要的影像学检查方法。不同类型肠结核的 X 线表现各异。

溃疡型:钡剂通过病变肠管时激惹征象明显,表现为钡剂排空迅速,而病变近端与远端钡剂充盈良好,故也称为"跳跃征"。病变处黏膜皱襞不规则增粗、紊乱,可见多发斑点状或锯齿状小龛影(图 7-39)。

增殖型:以肠管不规则变形狭窄为主,伴有黏膜皱襞紊乱及多发小息肉样充盈缺损。回盲部结核可致盲肠缩短变形,肠壁增厚僵硬。

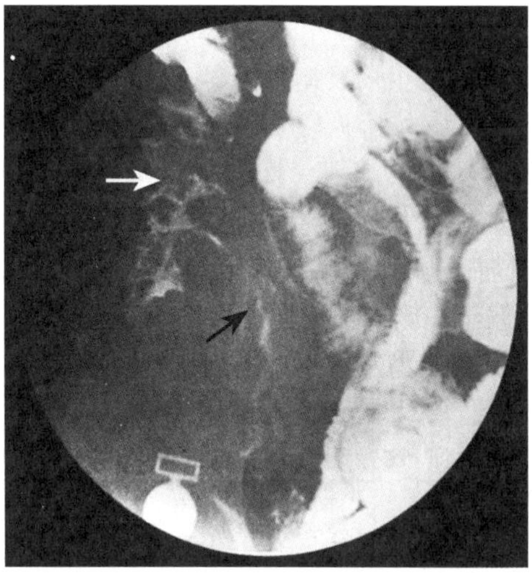

2. CT 表现

（1）平扫:受累肠管的肠壁增厚,或伴肠腔内多发息肉状突起,多为环形增厚,少数为内侧偏心性,增厚肠壁与正常肠壁逐渐过渡,多呈连续性,肠腔狭窄;若侵犯肠管周围组织,可表现为周围脂肪组织混浊,密度增高;亦可显示肠系膜淋巴结增大、钙化等腹腔内结核征象。

（2）增强扫描:病变段肠壁呈明显分层状强化,肠腔内息肉状突起可呈不规则强化,若并发腹腔淋巴结结核者,肿大淋巴结呈环状强化。

3. MRI 表现

（1）平扫:病变肠管肠腔狭窄,肠壁增厚,T_1WI 上呈等、低信号,T_2WI 上呈高信号。

（2）增强扫描:强化情况同 CT 增强扫描。

【诊断与鉴别诊断】

钡剂造影显示回盲部肠管痉挛收缩,可见跳跃征,小刺状突出肠腔外龛影,肠管不规则狭窄变形,

图 7-39　回盲部溃疡型肠结核

钡剂造影检查,回肠末端及盲肠痉挛收缩,钡剂充盈较少,病变回肠呈细线状(↑),两侧正常肠腔钡剂充盈良好,呈跳跃征。

黏膜皱襞破坏紊乱,多发小息肉状充盈缺损,结肠袋消失,回盲部上提短缩,可提示为肠结核可能;CT、MRI 显示肠壁增厚,增强扫描呈环状强化,可见腹膜腔淋巴结肿大,临床上有肺结核病史,排除克罗恩病、结肠癌后,可基本诊断为本病。主要应与回盲部克罗恩病、盲肠部结肠癌鉴别,鉴别诊断如下:

1. 回盲部克罗恩病 ①病变呈节段性分布;②游离缘常有假憩室样变形;③裂隙样溃疡和卵石征是其特征;④肠瘘或瘘道较为常见。

2. 盲肠部结肠癌 ①局限性充盈缺损,呈菜花状或环形肿块影;②形态不规则;③移行段较短。

七、结直肠疾病

(一)先天性巨结肠

【疾病概要】

1. 病因病理 先天性巨结肠(congenital megacolon)是由于胚胎发育过程中肠壁肌层内神经节细胞缺如或减少所形成的疾病,是较为常见的胃肠道发育畸形,以男性多见。

2. 临床表现 主要症状为便秘,多在新生儿期或生后几个月之内出现,表现为新生儿期胎粪排出延迟,同时可出现腹胀和呕吐,严重者数日排便 1 次,或需灌肠才可排便。

【影像学表现】

腹部平片和钡剂灌肠检查为先天性巨结肠的重要诊断方法。

腹部平片:可见低位性肠梗阻征象,胀气结肠位于腹部四周。侧位片显示充气肠管位于骶骨前方,直肠内多无气体。

钡剂灌肠:分为三段:

(1)狭窄段:多在直肠和乙状结肠远段,显示为一长短不一的狭窄肠腔,边缘光整或不规则。

(2)扩张段:在狭窄段上方的结肠显著扩张,肠壁明显增厚,有横行增粗的黏膜皱襞。

(3)移行段:位于狭窄段与扩张段之间,肠腔稍扩张,常呈漏斗状与扩张段相连(图 7-40)。

钡剂灌肠时应注意:①不用泻药,避免患儿并发症的发生;②清洁洗肠及调制钡剂要用等渗盐水,防止水中毒;③灌肠时压力不应太大,注入速度不宜过快,以免狭窄段被扩张;④肛管放置位置不宜过高,防止越过狭窄段而漏诊;⑤检查完毕后,应尽可能抽出肠内钡剂,以免钡剂在扩张段干结,形成低位肠梗阻。

【诊断与鉴别诊断】

根据腹部平片显示低位肠梗阻征象,结合临床表现,如新生儿期胎粪排出延迟,出现腹胀和呕吐,可提示先天性巨结肠可能,钡灌肠显示直肠、乙状结肠远段肠腔狭窄,近端肠管明显扩张,肠壁明显增厚,即可诊断为本病。

(二)溃疡性结肠炎

【疾病概要】

1. 病因病理 溃疡性结肠炎(ulcerative colitis)是一种非特异性的以溃疡为主的慢性结肠炎症。病因尚不明确,青壮年人多见,发病部位以直肠和左半结肠为主,可累及整个结肠与回肠末端。

病变多局限于黏膜及黏膜下层,早期为黏膜充血、水肿及炎性渗出,继而黏膜糜烂形成多发性小溃疡,并可融合成广泛的大片溃疡;慢性期黏膜过度增生形成炎性息肉;后期大量纤维组织增生及瘢痕收缩,使肠壁增厚、变硬,肠腔狭窄,肠管缩短。

2. 临床表现 多缓慢起病,主要症状为腹泻、大便带血或黏液血便,常伴阵发性腹痛及里急后重,病程长者可伴低热、贫血、消瘦等全身症状。

【影像学表现】

1. X 线表现 气钡双对比结肠灌肠造影是本病的主要影像学检查方法,灌肠时应低压缓慢进行,

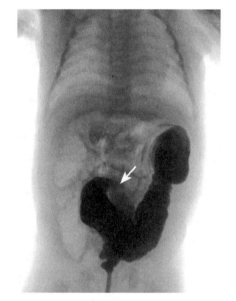

图 7-40 先天性巨结肠
钡灌肠示直肠与乙状结肠交界处狭窄,边缘不规则呈锯齿状(↑),近端肠管明显扩张。

防止溃疡出血或穿孔。其 X 线表现依其病理发展变化而异。

早期主要表现为肠道功能性改变,可见肠管痉挛狭窄,结肠袋变浅或消失,肠蠕动增强,钡剂通过及排空加快,有时钡剂呈分节散在,黏膜皱襞粗细不均、紊乱或消失。

当多发浅小溃疡形成时,充盈相显示结肠轮廓呈锯齿状改变,排空相见许多钡斑或小尖刺形成;若形成较大溃疡,可见肠轮廓外呈纽扣状或 T 字形龛影。

慢性期炎性息肉形成,可见多发大小不等的小圆形充盈缺损,黏膜皱襞粗乱;晚期由于肠壁广泛纤维化导致肠腔狭窄,肠管缩短,结肠袋消失,严重者肠管丧失舒缩功能,形如铅管状(图 7-41)。

2. CT 表现

(1)平扫:肠壁轻度增厚,肠腔变细,病变晚期肠管短缩;黏膜面因溃疡和炎性息肉形成可凹凸不平,因黏膜下水肿肠壁可出现分层现象,形成靶征;直肠周围间隙因脂肪浸润及纤维化可导致增宽。

(2)增强扫描:增厚的肠壁可分层强化。

【诊断与鉴别诊断】

结肠气钡双对比造影显示左半结肠为主的黏膜面多发小溃疡,轮廓毛糙,慢性期黏膜面小息肉状隆起,肠腔变形狭窄,肠管短缩,结肠袋消失呈管状,病变具有连续性,可诊断为溃疡性结肠炎。本病主要应与克罗恩病鉴别,鉴别如下:

结肠克罗恩病:①好发于回盲部,若发生于结肠则多位于盲肠和升结肠;②病变累及常为非对称性,对侧肠管形成假憩室;③病变为非连续性,常呈节段性跳跃性分布。

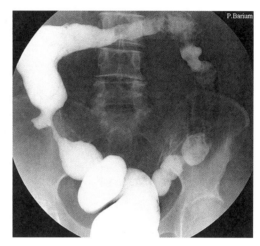

图 7-41 溃疡性结肠炎
钡灌肠示乙状结肠以上肠管明显不均匀缩窄,各段结肠明显短缩,结肠袋消失,呈铅管状。

(三)结肠癌

【疾病概要】

1. 病因病理 结肠癌(carcinoma of colon)是常见的胃肠道恶性肿瘤,发病率仅次于胃癌与食管癌。多发生于乙状结肠。

病理上分为三型:

(1)增生型:肿瘤呈菜花状或息肉状向肠腔内生长,基底较宽。

(2)浸润型:肿瘤沿肠壁四周浸润生长,致肠壁增厚,肠腔环形狭窄。

(3)溃疡型:肿瘤侵犯肠壁各层并向腔内生长,中央部分坏死形成溃疡,多为不规则形。

2. 临床表现 较早出现的症状是排便习惯改变与粪便形状改变(排便次数增多、腹泻、便秘、粪便中带血、脓或黏液)、腹痛;晚期出现腹部肿块和肠梗阻症状,伴贫血、消瘦等。

【影像学表现】

1. X 线表现 双对比钡灌肠造影是常用的 X 线检查方法。各种类型结肠癌的 X 线表现各异。

(1)浸润型结肠癌:主要表现为病变区肠管狭窄,呈向心性或偏心性狭窄,轮廓可光整或不规则,肠壁僵硬,黏膜皱襞破坏消失,病变界线清楚。本型常可致肠梗阻(图 7-42A)。

(2)增生型结肠癌:主要表现为肠腔内充盈缺损,呈息肉状或菜花状,基底宽,边界清楚,病变多位于肠壁一侧,局部肠壁僵硬,结肠袋消失,黏膜皱襞破坏中断(图 7-42B)。

(3)溃疡型结肠癌:特征性表现是位于肠腔内较大的龛影,形状不规则,有尖角,龛影周围有不同程度的充盈缺损与狭窄,与胃癌的"半月征"类似,黏膜皱襞破坏中断,肠壁僵硬,结肠袋消失。

2. CT 表现

(1)平扫:肠壁不规则增厚,肠腔狭窄,肠腔内软组织密度肿块,表面可有不规则的凹陷。

(2)增强扫描:肿瘤呈不同程度的强化,螺旋 CT 仿真内镜技术可观察结肠癌梗阻时肠腔内的情况。结肠癌行 CT 检查的重要价值在于判定癌肿对邻近器官的受侵情况以及有无淋巴结和远隔转移等,对肿瘤术前分期有重要价值。

组图:结肠癌 CT

笔记

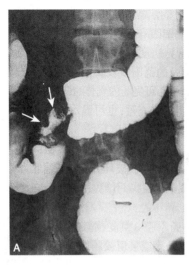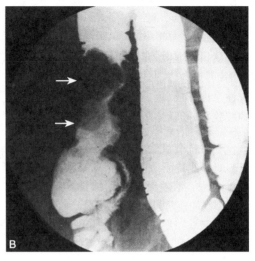

图 7-42 结肠癌

A.浸润型结肠癌,钡灌肠示横结肠管腔局限性向心性狭窄,管壁僵硬(↑),与正常肠管分界明显;B.增生型结肠癌,钡灌肠示升结肠肠腔内息肉状充盈缺损,基底宽(↑),局部黏膜破坏消失。

3. MRI 表现

(1)平扫:肠壁增厚,肠腔内软组织肿块,T_1WI 上癌肿信号低于直肠壁,T_2WI 呈较高信号。DWI表现为高信号影。

(2)增强扫描:病灶多呈不均匀强化。

【诊断与鉴别诊断】

钡灌肠显示肠腔内不规则充盈缺损、不规则龛影或肠腔不规则狭窄、肠壁增厚僵硬、黏膜破坏中断等,可诊断为结肠癌,CT、MRI 除了显示肠壁增厚,肠腔不规则狭窄外,还可显示肠腔外侵犯及淋巴结增大情况,有利于结肠癌的分期。主要应与结肠息肉、肠结核鉴别,鉴别如下:

1. 结肠息肉 主要与增生型结肠癌鉴别,前者充盈缺损光滑整齐,黏膜规则,无破坏中断现象,蠕动正常。

2. 增殖型肠结核 发生于盲肠的结肠癌应与增殖型肠结核鉴别,前者为局限性充盈缺损,形态不规则,后者的回肠末段与盲肠常同时受累,病变区与正常移行段较长,境界不清,充盈缺损相对完整,且有盲肠挛缩上移征象。

(四)结肠息肉及息肉综合征

【疾病概要】

1. 病因病理 结肠息肉(colonic polyp)为隆起于结肠黏膜上皮表面的局限性病变。若结肠内有为数甚多的息肉存在即称息肉综合征(polyposis syndrome)。好发于直肠和乙状结肠,也可广泛分布于整个结肠。组织学上结肠息肉可以是腺瘤性息肉、炎性息肉、错构瘤性息肉或增生性息肉,以腺瘤性息肉多见。

2. 临床表现 主要症状是反复少量便血,常为无痛性鲜红血液覆盖于粪便表面;继发感染时,可有黏液或脓液。息肉综合征有各自特征的表现。

【影像学表现】

1. X 线表现 双对比钡灌肠造影是本病首选的检查方法。结肠息肉一般表现为肠腔内境界光滑的圆形或椭圆形充盈缺损影,亦可呈分叶状,可带蒂,蒂长者呈条带状影,可有活动性。

2. CT 表现

(1)平扫:肠腔内表面的圆形或椭圆形软组织密度影,与毗邻肠壁的交角呈钝角或锐角改变,边缘光滑清楚。多平面重组(MPR)能较好地显示息肉,有利于病变与非病变的鉴别。

(2)增强扫描:息肉呈均匀性强化,轮廓显示更加清楚。CT 仿真内镜(CTVE)可发现肠腔内直径

5mm 的息肉及肠腔的宽窄情况,但不能发现息肉表面的糜烂、出血,对于鉴别结肠小的良、恶性息肉有局限性。

3. MRI 表现 磁共振仿真内镜(MRVE)表现为肠腔内圆形或椭圆形结节状隆起,表面光滑整齐,较大者可有分叶状改变。MRVE 对于直径>10mm 的结肠息肉灵敏度和特异度较高,而对于直径 6~10mm 的结肠息肉敏感性相对较低。

【诊断与鉴别诊断】

钡灌肠显示结肠腔内单发或多发圆形充盈缺损,境界清晰,带蒂者可有活动性,可诊断为结肠息肉。诊断与鉴别诊断的重要性在于判断息肉是否有恶变,如息肉体积在短期内迅速增大,外形不规则,基底部的局部肠壁因癌性浸润可见切迹征,带蒂的息肉增大形成宽基底肿块,无蒂的息肉中心形成溃疡凹陷,应考虑有恶变可能。若结肠内出现多发性息肉应与息肉综合征鉴别,鉴别诊断如下:

1. 家族性结肠息肉病(familial polyposis) 本病为常染色体显性遗传病,有明显的家族性,家族中其子女约半数有遗传的可能,多在 20~30 岁发病。病理上多为管状腺瘤,大小不等,可由数毫米至数厘米,量多而密集,实际临床上见到的本病病人的腺瘤数量很少少于 300 个,可在 300~3 000 个不等。本病属于癌前病变,易发生癌变。左半结肠的腺瘤相对较多,右半结肠较少。双重对比检查显示肠腔内息肉大小均匀一致,或大量密集成团块状(图 7-43)。若单个息肉直径大于 2.0cm,或表面粗糙不规则有分叶者,应警惕恶变可能。

2. Gardner 综合征(Gardner syndrome) 本病为常染色体显性遗传病,其病理、X 线表现与家族性结肠息肉病相同。但与前者不同的是本病常伴有颅骨及下颌骨多发性骨瘤和皮肤多发性表皮囊肿。有的还可出现阻生齿、多生齿、齿囊肿等牙齿异常,或有腹壁和肠系膜纤维瘤病等。本病亦属于癌前病变,恶变率与家族性结肠息肉病相同。

3. Peutz-Jeghers 综合征(Peutz-Jeghers syndrome) 本病为家族性遗传病,息肉体积较小,数目也较少;病人的皮肤、黏膜如口唇四周、口腔颊部、牙龈黏膜、手、足等

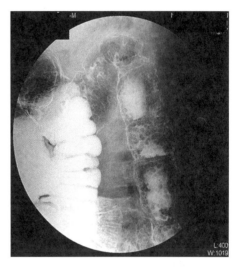

图 7-43 家族性结肠息肉病
结肠双对比检查示结肠腔内大量密集息肉样充盈缺损。

可见色素沉着。X 线表现为肠腔内成堆的菜花状充盈缺损,直径为 0.5~4.0cm,可带蒂或为广基底,数目和分布不均。本病病理上属于良性非增生性错构瘤,较少发生恶变。

4. Turcot 综合征(Turcot syndrome) 本病特征为结肠腺瘤性息肉伴发中枢神经系统胶质瘤。

5. 幼年性结肠息肉病(juvenile polyposis coli) 多见于儿童,具有遗传性,病理上属于错构瘤。息肉可单发亦可多发,多带蒂或炎性息肉,境界清楚,表面光整,孤立性幼年性结肠息肉病不属于癌前病变,无恶变倾向,但多发的幼年性结肠息肉病有癌变的可能。

(翁绳和)

第二节 肝脏、胆系、胰腺和脾

一、影像学检查方法及优选

(一)X 线检查

X 线检查包括透视和平片、血管造影、经皮经肝胆管造影(percutaneous transhepatic cholangiography,PTC)、内镜逆行胰胆管造影(endoscopic retrograde cholangiopancreatography,ERCP)、T 管造影等。透视和平片仅能显示较大钙化和异物,价值不大;血管造影目前主要用于肿瘤性病变的诊断和介入治

疗;经皮经肝胆管造影主要用于梗阻性黄疸的诊断和鉴别诊断;内镜逆行胰胆管造影可用于梗阻性黄疸的诊断,还可对胆管下段的小结石进行治疗;T 管造影为术后拔 T 管前的常规检查。

(二)CT 检查

CT 检查包括平扫和增强扫描。平扫前常规口服含 1%～2% 的有机碘水溶液或清水 500～800ml;增强检查常在平扫的基础上进行,使用高压注射器静脉注射离子型或非离子型对比剂 80～100ml,肝脏采用三期扫描,胰腺常采用双期扫描,怀疑肝血管瘤可做延迟扫描。

(三)MRI 检查

MRI 检查包括平扫、增强检查、磁共振胰胆管造影(magnetic resonance cholangiopancreatography,MRCP)等。平扫常规采用 SE 和 FSE 序列,T_1WI 和 T_2WI,必要时辅以脂肪抑制序列、化学位移成像、DWI;增强检查对比剂常用 Gd-DTPA 行动态增强扫描,静脉注射超顺磁性氧化铁(superparamagnetic iron oxide,SPIO)后扫描,可增加肿瘤检出率;MRCP 主要用于梗阻性黄疸的诊断和鉴别诊断。

(四)各种检查方法的优选

1. **占位性病变** 肝脏、胆系、胰、脾的占位性病变首选 CT 或 MRI 检查,必须平扫加增强扫描。
2. **梗阻性黄疸** 首选 MRCP 检查,也可行 CT 检查。若要进行胆管引流,则需行 PTC,若为胆总管下段小结石所致,可行 ERCP 进行治疗。
3. **炎症性病变** 首选 CT 或 MRI 检查,必须平扫加增强扫描。
4. **胆道结石** 首选 CT 或 MRI 检查,平扫即可。

二、正常影像学表现

(一)CT 表现

1. 肝脏

(1)平扫

1)密度:肝实质呈均匀软组织密度,CT 值为 40～70Hu,高于脾、胰和肾的密度;肝动脉、肝静脉和门静脉密度低于肝实质,表现为条状、分支状或圆点状低密度影。

2)大小:正常肝脏大小判断通法为:第一,膈顶至肝下缘上下径小于 15cm;第二,门静脉主干层面,肝右叶前后径不超过肝左叶前后径的 2 倍(1.2～1.9);第三,肝右叶横径大于尾叶横径的 2～3 倍。

3)分段:临床上按 Couinaud 划分法将肝脏分为八个功能段,肝中静脉纵向将肝分为左、右叶;肝右静脉将肝右叶分为前、后段;镰状韧带将肝左叶分为内、外侧段;横向于第一肝门水平沿右门静脉和左门静脉主干将肝右叶和肝左叶外侧段分为上下段。因此,肝脏八段分别为尾叶(Ⅰ段),左外上段(Ⅱ段),左外下段(Ⅲ段),左内段(Ⅳ段),右前下段(Ⅴ段),右后下段(Ⅵ段),右后上段(Ⅶ段),右前上段(Ⅷ段)(图 7-44)。

(2)增强扫描:肝脏增强 CT 自上而下逐层显示肝脏解剖,不同层面显示的肝脏形态也不同,第二肝门、肝门、胆囊窝及肾门层面为典型层面(图 7-45)。

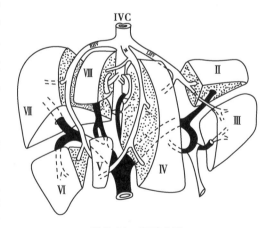

图 7-44 肝脏分段

IVC:下腔静脉;RHV:肝右静脉;M:肝中静脉;LHV:肝左静脉。

肝脏为双重供血器官,肝动脉占血供的 25%,门静脉占血供的 75%。故增强检查表现为:

1)动脉期:肝动脉明显强化,门静脉呈轻度高密度,肝实质和肝静脉无强化,脾脏强化明显高于肝脏。

2)门静脉期:门静脉和肝静脉强化明显,肝动脉内造影剂浓度下降,肝实质明显强化。

3)平衡期:肝实质仍明显强化,肝内静脉密度仍高于肝实质(图 7-46)。

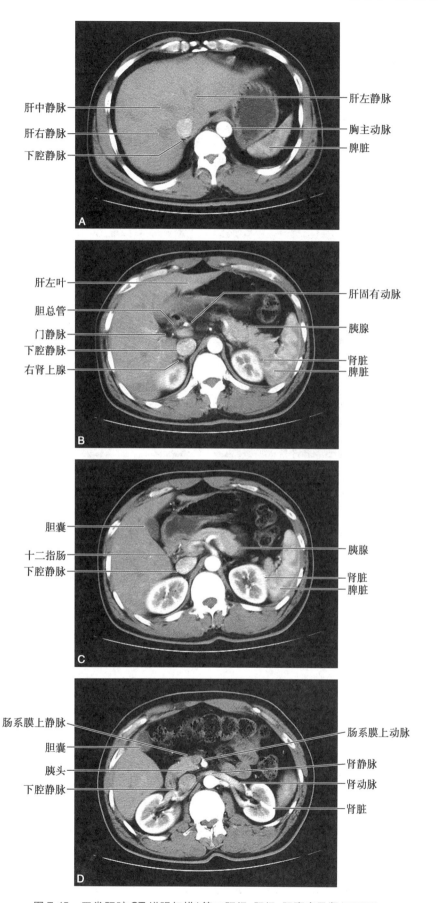

图 7-45 正常肝脏 CT 增强扫描(第二肝门、肝门、胆囊窝及肾门层面)
A. 第二肝门层面;B. 肝门层面;C. 胆囊窝层面;D. 肾门层面。

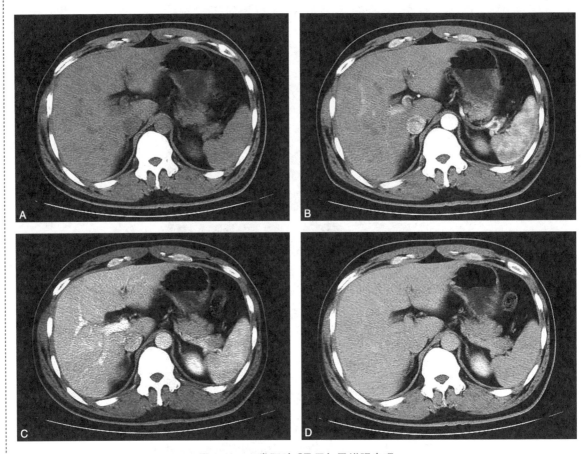

图 7-46 正常肝脏 CT 平扫及增强表现

A. 平扫:肝脏呈等密度,高于脾脏,其内血管呈低密度;B. 动脉期:肝动脉强化,脾脏强化明显高于肝脏;
C. 门静脉期:肝脏明显强化,门脉强化明显;D. 平衡期:肝脏增强明显下降。

2. 胆系

(1) 平扫

1) 密度:胆囊腔表现为均匀水样低密度,CT 值为 0~20Hu,壁光滑锐利,厚度为 2~3mm,肝内胆管不显影,肝外胆管尤其是胆总管可显示。

2) 形态、大小:正常胆囊位于肝门下方,肝右叶内侧,为卵圆形或梨形,长 7~10cm,宽 3~5cm,轮廓光滑整齐,分底部、体部、颈部三部分。肝内胆管呈树枝状分布,由左、右肝管汇合成肝总管,肝总管与胆囊管汇向下延续形成胆总管,胆总管长 4~8cm,内径 6~8mm。胆总管末端与胰管汇合后共同开口于十二指肠乳头部。

(2) 增强扫描:胆囊腔内无强化,胆囊壁表现为均匀一致的强化,胆总管显示为圆形或管状低密度区。

3. 胰腺

(1) 平扫

1) 密度:正常胰腺实质密度均匀,略低于肝脏。

2) 形态、大小:胰腺的位置、形态存在个体差异。一般胰尾位置最高,胰体位于中线,钩突是胰头最低的部分,为胰头向左下内方的楔形突出,前方可见肠系膜上动、静脉。脾静脉沿胰腺体尾部后缘走行,是识别胰腺的重要标志。正常胰头、体、尾与胰腺长轴垂直的径线可达 3cm、2.5cm、2cm,若以邻近椎体(多为第 2 腰椎)的横径为标准衡量胰腺的正常大小,则胰头部的厚度与相邻层面椎体横径的比为 1:1~1:2,胰体、胰尾为 1:3~2:3,60 岁以上老人的胰腺逐渐萎缩变细。

(2) 增强扫描:动脉期胰腺因血液供应丰富而表现为均匀显著强化,门静脉期和胰腺实质期胰腺强化程度逐渐减退。CT 血管造影(CTA)可清晰显示胰周动、静脉的解剖全貌。

4. 脾脏

笔记

（1）平扫

1）密度:脾密度均匀,略低于肝,正常 CT 值平均为 49Hu。

2）形态、大小:在横轴位图像上,正常脾的宽径不超过 6cm,上下径不超过 15cm,前后径不超过 5 个肋单元(一个肋骨断面或一个肋间隙为一个肋单元),脾的下缘不低于肝右叶最下缘,脾前缘不超过腹中线。

（2）增强扫描:动脉期脾呈不均匀强化,门静脉期和实质期脾的密度逐渐变均匀。

（二）MRI 表现

1. 肝脏

（1）平扫:正常肝实质信号均匀一致,T_1WI 呈中等信号,但高于脾的信号,T_2WI 呈低信号,明显低于脾的信号。肝动脉、门静脉、肝静脉及下腔静脉 T_1WI、T_2WI 表现为黑色流空信号,但肝内小血管因流动相关增强效应而呈高信号。肝内外胆管因含胆汁,T_1WI 呈低信号,T_2WI 呈高信号(图 7-47)。

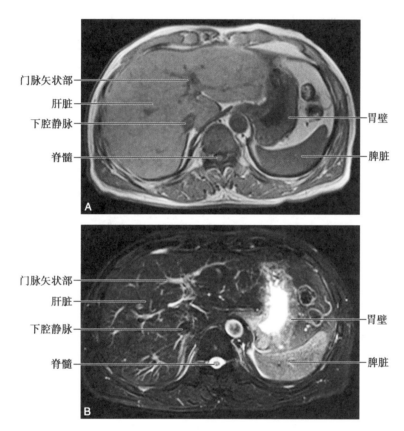

图 7-47 正常肝脏 MRI 表现

A. 肝脏 T_1WI 呈中等信号,高于脾的信号,肝内血管无信号,胆管为低信号;

B. 肝脏 T_2WI 呈低信号,低于脾的信号,肝内血管高信号,胆管为高信号。

（2）增强扫描:动脉期肝实质强化不显著,肝内动脉明显强化;门脉期及平衡期同 CT 增强表现。

2. 胆系

（1）平扫:胆囊壁 T_1WI、T_2WI 均为中等信号,腔内胆汁 T_1WI 为低信号(图 7-48A),较浓缩时为高信号,T_2WI 为高信号(图 7-48B)。胆总管正常横径 6~8mm,胆囊术后胆总管管径 10mm 内仍属于正常,胆管 T_1WI 为低信号,T_2WI 为高信号。

（2）磁共振胰胆管造影(MRCP):MRCP 可显示生理状态下的胆道,且具有无创伤性和多方位观察等优点,所见胆系结构影像清晰,优于经皮经肝胆管造影(PTC)、内镜逆行胰胆管造影(ERCP)、CT 检查,表现为边缘光滑整齐,均匀的高信号(图 7-48C)。

3. 胰腺

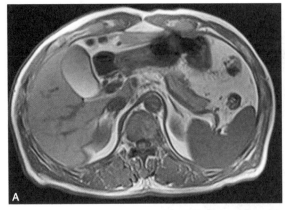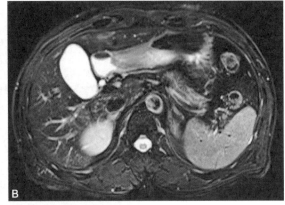

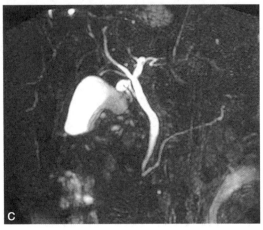

图 7-48　正常胆系 MRI 表现

A. T_1WI 胆囊壁呈中等信号,胆汁呈稍低信号,胆管呈低信号,正常胰腺信号强度与肝脏信号相似,胰腺周围脂肪为高信号,T_1WI 呈灰白信号;B. T_2WI 胆囊壁呈中等信号,胆汁呈高信号,胆管呈高信号,胰腺 T_2WI 呈灰黑信号;C. MRCP 可显示生理状态下的胆道。

(1) 平扫:T_1WI 与 T_2WI 呈均匀中低信号,周围脂肪组织为高信号。其背侧的脾静脉由于流空效应表现为无信号血管影,可勾画出胰腺的后缘。

(2) MRCP:能显示胰管的走行、分支、管径及通畅情况等。主胰管在 MRCP 上呈细条状高信号影。

4. 脾脏

(1) 平扫:脾在 T_1WI 中信号强度低于肝脏,在 T_2WI 中信号强度高于肝脏。脾门血管呈黑色流空信号,易于辨认。

(2) 增强:脾增强扫描同 CT。

三、肝脏疾病

(一) 肝硬化

【疾病概要】

1. 病因病理　肝硬化(cirrhosis)是以肝组织弥漫性纤维化、假小叶和再生结节形成为特征的慢性肝病。常见病因有病毒性肝炎、酒精中毒,其他病因有药物中毒、胆汁淤积、慢性心功能不全、寄生虫感染等。

在各种病因的作用下,肝细胞出现广泛的变性、坏死、纤维组织增生和肝细胞结节性再生,最终肝小叶结构和血液循环途径被改建,肝逐渐变形、变硬、体积缩小而发展为肝硬化。病理学按病变形态不同可分为小结节性肝硬化,结节直径<1cm;大结节性肝硬化,结节直径 1~3cm;及混合性肝硬化,大小结节共存。中晚期可引起门静脉高压、脾肿大、侧支循环建立及腹水等改变。

2. 临床表现　早期可无明显症状,中晚期出现不同程度的腹胀、消化不良、消瘦、贫血、黄疸、腹水、脾肿大和腹壁静脉怒张等门静脉高压表现。实验室检查显示血清转氨酶升高,白蛋白/球蛋白比例倒置。

【影像学表现】

1. X 线表现　钡餐造影可见胃底、食管静脉曲张。血管造影可见肝动脉分支减少、扭曲,脾静脉与门静脉扩张。

2. CT 表现　CT 扫描能充分反映肝硬化的大体病理形态改变。

(1) 平扫

1) 肝脏大小的改变:中晚期肝硬化可出现肝叶增大和萎缩,也可为全肝萎缩。常见为尾状叶、左叶外侧段增大,右叶、左叶内侧段萎缩,致肝脏各叶大小比例失调。

2) 肝脏形态轮廓的改变:结节再生和纤维化收缩,致肝表面凹凸不平,部分肝段正常形态消失(图 7-49A)。

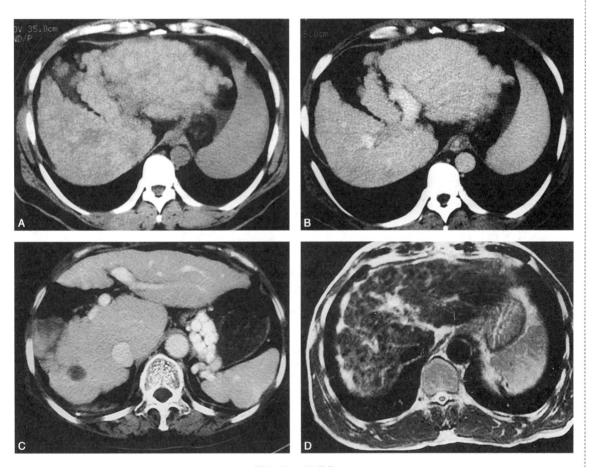

图 7-49　肝硬化

A. CT 平扫示肝内大小不等的结节,肝表面凹凸不平,肝裂增宽,脾肿大;B. CT 增强扫描示肝均匀强化,门静脉扩张;C. 另一例肝硬化,增强扫描示胃底静脉明显迂曲、扩张;D. 肝硬化 MRI T_2WI 示肝脏变形,肝实质内可见混乱的细小网格结构与低信号再生结节。

3) 肝密度改变:肝脂肪变性、纤维化可引起肝脏弥漫性或不均匀性密度降低,较大而多发的再生结节表现为散在的略高密度结节影。

4) 肝门、肝裂增宽,胆囊移位。

5) 继发改变:脾肿大、腹水、门静脉扩张、侧支循环形成、脾门、胃底、食管下段及腰旁静脉血管增粗扭曲。

(2) 增强扫描:再生结节强化方式与肝实质相同,呈均匀强化。出现门静脉扩张及侧支循环形成等表现可更加明确诊断(图 7-49B、C)。若合并门静脉主干或分支血栓形成,则门静脉周围出现大量迂曲增粗的侧支静脉,增强扫描于门静脉主干及左右主支周围出现大量扭曲、扩张的静脉血管丛,称为门静脉海绵样变。

3. MRI 表现 MRI 在显示肝脏大小与形态轮廓改变、肝门增宽、肝裂增宽、胆囊移位、脾肿大、腹水与门静脉扩张等方面与 CT 相同。

（1）平扫:肝再生结节 T_1WI 一般呈等信号,T_2WI 呈低信号,当结节信号发生改变时,应注意癌变可能。T_2WI 中肝硬化变细的血管和炎性纤维组织增生表现为肝实质结构紊乱,并可见高信号的细小网状结构(图 7-49D)。

（2）增强扫描:应用 Gd-DTPA 增强扫描,肝再生结节无明显强化。静脉注射超顺磁性氧化铁(super-paramagnetic iron oxide,SPIO)后进行对比,硬化结节因含有 Kupffer 细胞,可吞噬 SPIO,信号进一步降低。

【诊断与鉴别诊断】

根据中、晚期肝硬化典型的肝脏大小、形态、轮廓及密度与信号异常,以及脾肿大、门静脉高压改变等影像学表现,可以作出诊断。30%~50% 的肝硬化合并肝癌,诊断中应注意肝硬化再生结节与早期原发性肝癌的鉴别。前者多期增强扫描动脉期无强化,MRI T_2WI 为低信号;后者动脉期明显强化,门脉期强化程度降低,呈快进快出征象,MRI T_2WI 为稍高信号。

（二）脂肪肝

【疾病概要】

1. 病因病理 正常肝脏脂肪含量低于 5%,超过 5% 则可致脂肪肝(fatty liver)。脂肪肝的常见病因有肥胖、糖尿病、肝硬化、酗酒、库欣综合征、肝炎、激素治疗等。上述病因诱发甘油三酯和脂肪酸等脂类物质在肝内聚积、浸润,从而导致肝细胞脂肪变性。根据肝脏脂肪浸润的分布范围,分为弥漫性脂肪肝和局灶性脂肪肝;根据脂肪含量占肝总量的比重分为轻度脂肪肝、中度脂肪肝和重度脂肪肝。大体病理可见肝肿大、颜色变黄、油腻感,肝脂肪含量升高。

2. 临床表现 临床表现各有不同,轻度脂肪肝多在体检时偶然发现;中、重度脂肪肝有食欲不振、疲倦乏力、恶心、呕吐及体重减轻和肝区或右上腹隐痛等慢性肝炎表现;或在原发病的基础上出现肝肿大与高脂血症。

【影像学表现】

1. CT 表现

（1）平扫:显示肝密度降低,肝脏 CT 值低于脾脏 CT 值;弥漫性脂肪肝表现为全肝密度降低;局灶性脂肪肝表现为肝叶、肝段或亚段局部密度降低。肝密度显著降低时,肝内血管呈相对高密度而显示清晰,其走向、排列、大小、分支正常,无受压移位和被侵犯征象(图 7-50)。弥漫性脂肪肝内存在的正常肝组织称肝岛,表现为圆形或条形相对高密度。

（2）增强扫描:均匀强化,动态增强模式与正常肝脏相同;强化程度低于脾;强化的血管在脂肪浸润的肝实质内显示特别清晰(图 7-50)。肝岛表现为与脂肪浸润区同步均匀强化。

2. MRI 表现

（1）平扫:常规 MRI 检查,仅少数脂肪肝在 T_1WI 和 T_2WI 上见到稍高信号。应用化学位移成像的同相位(in-phase)和反相位(out-phase)成像,可以显示肝脂肪浸润,在反相位图像上,脂肪浸润的信号比同相位的信号明显下降为其特征。

（2）增强扫描:与 CT 增强表现相同。

【诊断与鉴别诊断】

根据 CT 平扫时肝脏弥漫性密度低于脾脏,肝内血管相对高密度而清楚显示,其走向、排列、大小、分支正常,无受压移位和被侵犯征象,增强扫描与正常肝脏相同,即可诊断为弥漫性脂肪肝。局灶性脂肪肝有时需要与肝肿瘤等占位性病变鉴别,局灶性脂肪肝表现为片状或楔形低密度区,对比增强 CT 可见病灶内血管分布正常,无占位效应。MRI 化学位移成像反相位中肝脏信号明显下降,即可诊断为脂肪肝。

（三）肝脓肿

【疾病概要】

1. 病因病理 肝脓肿(abscess of liver)为肝组织局限性化脓性炎症。根据致病微生物的不同可分为细菌性、阿米巴性、真菌性、结核性肝脓肿等,以细菌性肝脓肿常见,致病菌多为大肠埃希氏菌、金黄色葡萄球菌。

组图:脂肪肝 MRI

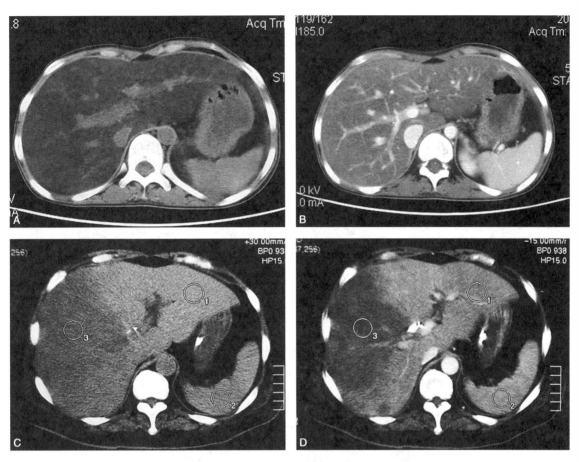

图 7-50　脂肪肝 CT 表现

A. 弥漫性脂肪肝,CT 平扫示肝密度明显降低,肝内血管显示更高密度;B. 弥漫性脂肪肝,CT 增强扫描示肝均匀强化,但强化程度低;C. 局灶性脂肪肝,CT 平扫示肝右叶呈楔形低密度区;D. 局灶性脂肪肝,CT 增强扫描示病灶强化差,但有血管通过。

　　病理上肝脓肿常为单发,也可为多发,多为单房,少数为多房。肝右叶脓肿多于左叶。全身或肝脏邻近器官化脓性感染的细菌及其脓毒栓子通过血液循环、胆道或直接蔓延等途径到达肝脏,导致局部肝组织充血、水肿,然后坏死液化形成脓腔;以多发小脓肿开始,最后融合形成大脓肿,周围肉芽组织增生形成脓肿壁。脓肿壁周围肝组织多伴水肿。

　　2. 临床表现　细菌性肝脓肿主要表现为寒战、发热、肝区疼痛和肝肿大、白细胞计数升高等急性感染表现。真菌性肝脓肿主要见于免疫功能低下或使用免疫抑制剂者。阿米巴肝脓肿病人多有阿米巴痢疾病史。

　　【影像学表现】

　　1. X 线表现　站立位腹部平片有时可见肝区含气或气液平面的脓腔影,同时可见右膈膨隆、右肺下叶盘状不张等表现。

　　2. CT 表现

　　(1) 平扫:显示肝内圆形或类圆形低密度病灶,中央为脓腔,可有间隔,CT 值略高于水而低于肝组织,部分可见气泡或气液平面;脓肿壁为脓腔周围的一条环形带,密度高于脓腔而低于正常肝实质(图 7-51A);急性期脓肿壁周围可见环状低密度水肿带,边缘模糊。

　　(2) 增强扫描:动脉期脓肿壁呈明显环形强化,脓腔和外周水肿带不强化。环形强化的脓肿壁和外周低密度水肿带形成"双环征"(图 7-51B),若同时可见脓肿壁内层的炎性坏死组织不强化呈低密度影,则形成所谓的"三环征"。门静脉期及延迟期扫描,脓肿壁仍进一步持续强化,多房脓肿的分隔有强化(图 7-51C)。"环征"和脓肿内的小气泡为肝脓肿的特征性表现。

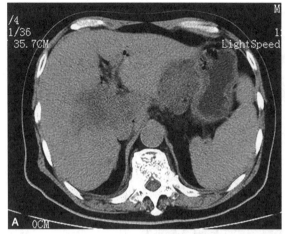
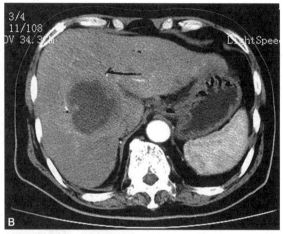
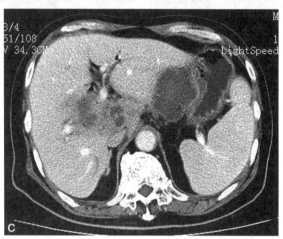

图 7-51 肝脓肿 CT 表现
A. 平扫,肝右叶及尾叶边界不清的低密度灶,并见脓肿壁小气泡;B. 增强动脉期,脓肿壁强化,呈"环征",
脓腔不强化;C. 增强门脉期,图 B 的下方层,可见多房脓肿,分隔强化。

3. MRI 表现

(1) MRI 平扫:脓腔 T_1WI 呈均匀或不均匀低信号,T_2WI 呈明显高信号;脓肿壁信号 T_1WI 高于脓腔而低于肝实质,T_2WI 呈中等信号。磁共振弥散加权成像肝脓肿的信号特点主要与脓液的成分有关,脓腔内含细菌、炎性细胞、黏蛋白、细胞碎片组织的黏稠酸性液体时,水分子扩散受限,DWI 呈高信号。

(2) 增强扫描:脓肿壁呈环形强化,多房脓肿的间隔也可增强。

【诊断与鉴别诊断】

根据细菌性肝脓肿多有肝肿大、肝区疼痛以及全身感染的临床表现,CT 及 MRI 上显示囊性病灶,特别是有典型"环征"、脓肿内小气泡、DWI 呈高信号时可以确诊。早期肝脓肿未液化时需要与肝癌鉴别,结合临床有无炎症反应,血甲胎蛋白(AFP)是否升高,抗感染治疗后复查脓肿吸收可资鉴别。多发性脓肿需与转移瘤鉴别,后者壁厚度不均,周围常无水肿带,有原发性肿瘤史。肝囊肿壁薄、无强化、周围无水肿带,易与肝脓肿鉴别。

（四）肝血管瘤

【疾病概要】

1. 病因病理　肝血管瘤(hepatic hemangioma)通常为海绵状血管瘤(cavernous hemangioma),是最常见的肝良性肿瘤,好发于女性。

肝海绵状血管瘤多为单发,大小不等,超过 5cm 者称巨大海绵状血管瘤。肿瘤内由扩张的异常血窦组成,其间有纤维组织不完全分隔,形成海绵状结构。偶见血栓和钙化。

2. 临床表现　常无任何症状,多在体检时偶尔发现。巨大血管瘤可出现上腹部胀痛不适,偶见肿

组图:肝脓肿 MRI

瘤破裂出血。病人全身状况良好。

【影像学表现】

1. X线表现 肝动脉造影表现为:①动脉期肿瘤边缘有斑点状、棉花团状显影,并可见肿瘤周围肝血管受压移位;②静脉期肿瘤显影逐渐向中央扩散,并出现轮廓清楚的肿瘤染色;③肝实质期肿瘤染色持续不退,表现为"早出晚归"征象。

2. CT表现

(1) 平扫:显示为肝实质内圆形或类圆形低密度肿块,密度均匀,边缘清楚,偶可见钙化灶。较大肿块内偶见更低密度区(图7-52A)。

(2) 增强扫描:CT多期增强扫描技术是检查海绵状血管瘤的关键。肝动脉期可见肿瘤边缘不连续的斑片状、结节状明显强化,密度接近同层腹主动脉(图7-52B);门静脉期可见强化灶互相融合并逐渐向肿瘤中心扩散,密度逐渐降低但仍高于正常肝组织;延迟扫描见整个肿瘤均匀性强化,密度进一步降低,但仍略高于或等于正常肝实质(图7-52C)。整个对比增强过程表现为快进慢出的特征。

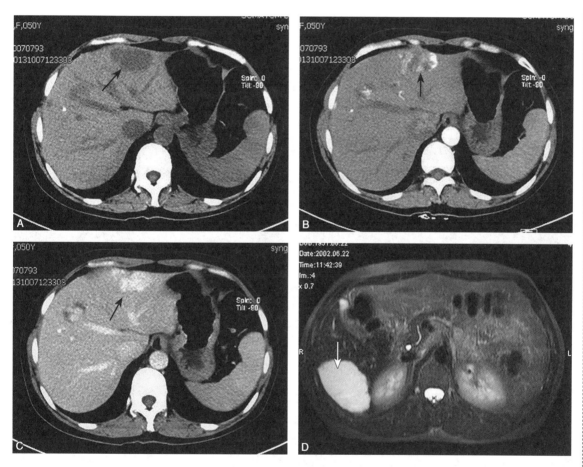

图 7-52 肝海绵状血管瘤

A.CT平扫:肝左叶见两枚低密度肿块,边界清楚(↑);B.CT增强动脉期:病灶边缘结节状强化,密度接近腹主动脉(↑);C.CT增强延迟扫描:对比剂完全填充病灶呈稍高密度(↑);D.肝海绵状血管瘤 MRI T_2WI 示肿块呈高信号(另一例)(↑)。

3. MRI表现

(1) 平扫:T_1WI 肿瘤表现为均匀低信号;T_2WI 肿瘤呈均匀高信号(图7-52D),且信号强度随回波时间的延长而增加,在肝实质低信号背景的衬托下,表现为边缘锐利的明显高信号病灶,称"灯泡征"。

(2) 增强扫描:T_1WI 动态扫描,肿瘤强化亦从边缘开始,逐渐向中心扩展,最后整个肿瘤强化形成高信号肿块。

【诊断与鉴别诊断】

根据CT平扫表现为边界清楚的低密度灶,多期增强扫描呈快进慢出的典型表现,90%的海绵状血管瘤可以确诊。MRI 发现"灯泡征",多期增强扫描呈快进慢出的表现,也可明确诊断。肝海绵状血管瘤常需要与肝细胞癌鉴别,肝癌呈快进快出的强化特点。

(五)局灶性结节性增生

【疾病概要】

1. 病因病理　局灶性结节性增生(focal nodular hyperplasia,FNH)为肝内少见的良性病变,病因不明。病理上,局灶性结节性增生由正常肝细胞、血管、胆管和 Kupffer 细胞组成,但无正常肝小叶结构。病灶中央为星状纤维瘢痕,向周围形成放射状分隔。肿块无包膜,但与周围肝实质分界清楚,大小多在 4~7cm。

2. 临床表现　一般无临床症状。肿物较大时可出现腹部包块,偶有肿块破裂出血等。

【影像学表现】

1. X 线表现　肝动脉造影表现为含有丰富病理血管的富血供肿块,实质期可见肿块染色,静脉期肿块在显影的肝质内呈充盈缺损,较大肿块可压迫周围血管移位。

2. CT 表现

(1) 平扫:通常表现为肝实质内等密度或稍低密度肿块,边界清楚,中央瘢痕表现为星形或裂隙状更低密度区(图 7-53A)。

(2) 增强扫描:螺旋 CT 多期扫描,动脉期病灶明显强化,门静脉期强化程度逐渐下降,最终呈等或稍低密度。中央星状瘢痕组织在动脉期不强化,随着时间的延长,低密度的星状瘢痕区域逐渐强化,是 FNH 的特征性 CT 表现(图 7-53B、C、D)。

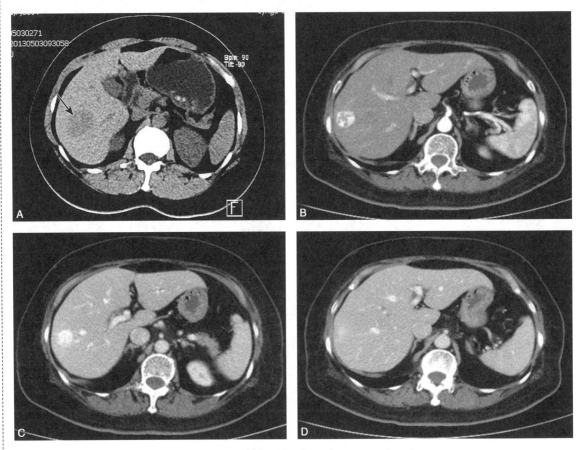

图 7-53　肝局灶性结节性增生 CT 表现

A. 平扫:肝右叶类圆形低密度肿块(↑);增强(另一例)B. 动脉期:肿块明显强化,其内可见条状未强化低密度影;C. 门静脉期:肿块强化程度下降,中央星状瘢痕区域逐渐强化;D. 延迟期:肿块呈等密度。

3. MRI 表现

(1) 平扫:肿块 T_1WI 和 T_2WI 均接近等信号,但多可与正常肝实质区分,如肿块内有星状纤维瘢痕组织,则表现为 T_1WI 低信号, T_2WI 高信号。

（2）增强扫描:动态增强扫描,动脉期为明显的均匀高信号,星状纤维瘢痕未强化呈低信号;门静脉期对比剂快速廓清,平衡期为等信号;星状纤维瘢痕区域表现为延迟强化。

【诊断与鉴别诊断】

根据肿块 CT 平扫呈等或低密度,MRI 平扫 T_1WI 和 T_2WI 均接近等信号,肿块内星状纤维瘢痕区域在 CT 平扫呈低密度,MRI 的 T_1WI 为低信号, T_2WI 为高信号;动态增强扫描肿块明显强化而纤维瘢痕表现为延迟强化可考虑本病。有时难与肝细胞癌、肝细胞腺瘤鉴别。肝细胞癌增强扫描呈现特征性快进快出表现,动脉期强化不均匀,门静脉期及延迟期快速廓清,多呈现低密度,与正常肝组织分界清楚,与局灶性结节性增生不同。肝细胞腺瘤 MRI 反相位上信号明显减低为其特征。

组图:肝局灶性结节性增生 MRI

（六）肝囊肿

【疾病概要】

1. 病因病理　肝囊肿(hepatic cyst)通常指先天性肝囊肿,病因不明。临床上分为单纯性肝囊肿和多囊肝,前者包括单发性肝囊肿与多发性肝囊肿,后者为常染色体显性遗传性病变,常合并多囊肾。

病理上肝囊肿可单发或多发,大小不等,囊壁很薄,囊内充满澄清液体。好发于肝右叶,生长缓慢。

2. 临床表现　一般无症状,常在体检时偶尔发现。巨大囊肿可致肝肿大、上腹部不适等。

【影像学表现】

1. X 线表现　较大囊肿行肝动脉造影时,动脉期可见血管受压移位,实质期显示边缘光滑的无血管区。

2. CT 表现

（1）平扫:显示肝实质内圆形低密度区,边缘清楚锐利,密度均匀,CT 值为 0～20Hu,单发或多发（图 7-54A）。

（2）增强扫描:可见囊内液体无强化,囊壁菲薄难以显示,囊肿境界更为清晰（图 7-54B）。发现弥漫性分布的肝囊肿时,应注意有无多囊肾存在,以排除多囊肝。此外,囊内出血时可见囊肿密度增高,但无强化。

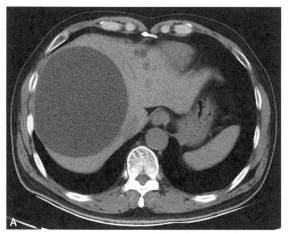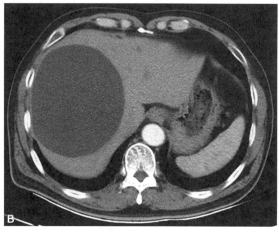

图 7-54　肝囊肿 CT 表现

A. 平扫,肝右叶较大囊性低密度病灶,边界清楚锐利;B. 增强,病灶无强化。

3. MRI 表现

（1）平扫:显示为边缘光滑锐利的圆形均匀信号区, T_1WI 呈低信号; T_2WI 呈高信号。囊肿内出血时,则 T_1WI 和 T_2WI 均呈高信号。

（2）增强扫描:囊肿无强化。

【诊断与鉴别诊断】

根据 CT 平扫呈边界锐利的圆形水样低密度区,MRI 呈长 T_1 和长 T_2 信号,增强扫描无强化即可明确诊断为肝囊肿。有时需要与肝脓肿和肝转移瘤鉴别,二者均有较厚的壁,且厚薄不一,增强扫描能明显强化,肝脓肿临床多有急性感染表现,肝转移瘤多有原发瘤病史,可资鉴别。

（七）肝细胞肝癌

【疾病概要】

1. 病因病理　肝细胞肝癌（hepatocellular carcinoma）亦称肝癌，约占原发性肝癌的 90% 以上。其发病与肝硬化、病毒性肝炎密切相关。

病理学大体分型：①巨块型，肿瘤直径≥5cm，最多见；②结节型，肿瘤直径<5cm；③弥漫型，小结节弥漫性遍布全肝，较少见。此外≤3cm 的单发结节，或 2 个结节直径之和不超过 3cm 的肝细胞癌称为小肝癌。

肝细胞癌主要由肝动脉供血，绝大多数为血液供应丰富的肿瘤，肿瘤一般呈膨胀性生长，压迫周围肝实质，导致纤维组织增生包绕肿瘤，形成假包膜。易侵犯门静脉和肝静脉引起血管内癌栓或肝内外血行转移；侵犯胆道引起阻塞性黄疸；淋巴转移引起肝门及腹主动脉旁淋巴结增大；晚期可转移至肺、骨骼、肾上腺和肾。

2. 临床表现　病人多有肝炎病史，早期一般无症状，中晚期表现为肝区疼痛、消瘦乏力、腹部包块等。病人血中肿瘤标志物 AFP 多为阳性。

【影像学表现】

1. X 线表现　肝动脉造影主要表现为：①肿瘤的供血肝动脉扩张，肿瘤内显示异常的肿瘤血管，周围肝血管可见受压移位；②静脉期肿瘤染色，并显示肿瘤大小、轮廓；③有时可见动静脉瘘、肿瘤湖征。

2. CT 表现

（1）平扫：巨块型和结节型肝癌表现为单发或多发、圆形、类圆形或不规则形肿块，呈膨胀性生长，有假包膜者则边缘清楚，多数为低密度或低密度区内有更低密度，少数表现为等密度或高密度。有时肿块周围出现小的结节灶，称为子灶。弥漫型肝癌可见广泛分布、边界不清的低密度小结节。小肝癌表现为肝实质内 3cm 以下的类圆形低密度结节，边界清楚或不清楚（图 7-55）。侵犯胆道系统，引起胆管扩张；肝门、腹主动脉旁淋巴结增大提示淋巴结转移；若同时出现肺、肾上腺、骨骼等部位的转移，亦是肝癌的重要征象。多合并有肝硬化。

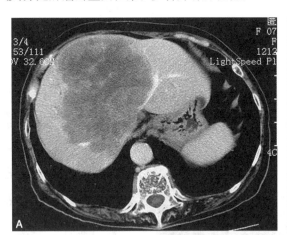
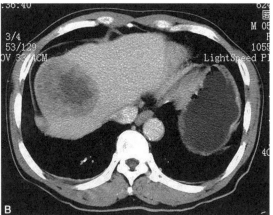
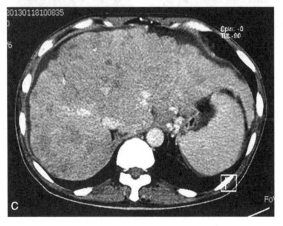

图 7-55　肝细胞肝癌（CT 增强门脉期）
A.巨块型；B.结节型；C.弥漫型。

（2）增强扫描:常规采取螺旋 CT 多期增强扫描。动脉期肿瘤迅速出现明显的斑片状、结节状强化,而此时正常肝组织尚未出现明显强化;门静脉期见门静脉和肝实质明显强化,而肿瘤的强化迅速下降;平衡期肝实质继续保持高密度强化,肿瘤密度持续下降则显示为低密度病灶。整个对比剂增强过程表现为快进快出的特征(图 7-56);如在动态 CT 系列图像上分别测定 CT 值并绘制时间-密度曲线,可见肝癌强化的时间-密度曲线呈速升速降形曲线。肿瘤假包膜常见,平扫与动脉期均呈低密度,门静脉期或平衡期为病灶周边环形高密度强化带。肝癌侵犯血管或癌栓形成,可见门静脉、肝静脉或下腔静脉扩张,增强后出现充盈缺损、管壁强化及肝周围杂乱侧支循环。

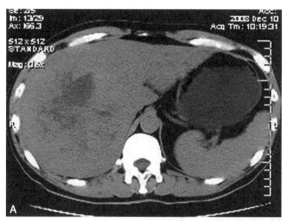
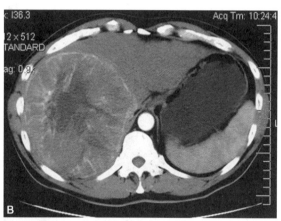
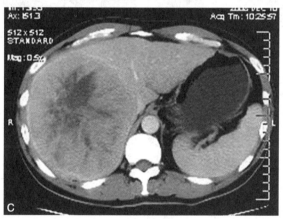

图 7-56　肝细胞肝癌 CT 表现

A. 平扫:肝右叶见边界不清的等密度或低密度肿块;B. 增强扫描动脉期:肝右叶巨大肿块不均匀明显强化,周围肝实质未见强化;C. 增强扫描门静脉期:肿瘤强化迅速降低,周围肝实质明显强化。

3. MRI 表现

（1）平扫:肿瘤 T_1WI 呈边界不清的稍低信号,T_2WI 呈略高于肝实质的高信号;若肿瘤内有脂肪变性、出血、坏死、囊变,可呈不均匀混杂信号;T_2WI 脂肪抑制序列肿瘤表现为边界更清楚的稍高信号;DWI 肿瘤多呈高信号。假包膜 T_1WI 像表现为环绕肿瘤的低信号环。静脉内癌栓 T_1WI 呈较高信号,T_2WI 上信号较低,且血管内正常流空效应消失。

（2）增强扫描:应用 Gd-DTPA 行增强扫描,肿块强化表现与 CT 相同。若应用超顺磁氧化铁（SPIO）进行增强扫描,因肝癌病灶内没有 Kupffer 细胞,SPIO 不被吞噬,所以 T_2WI 呈高信号,而正常肝脏 T_2WI 呈低信号。

（3）MRI 在肝细胞癌检查的应用价值是对小肝癌的检出以及与肝硬化再生结节、不典型增生结节的鉴别。肝硬化再生结节(regenerative nodule,RN)发展到不典型增生结节(dysplastic nodule,DN)仍为良性病变,病变进一步发展,在 MRI 检查中,T_2WI 上 DN 的低信号内有高信号,出现所谓"结中结",增强扫描有强化,提示有癌变的可能。小肝癌在 T_1WI 上多呈低信号,T_2WI 表现为稍高信号,Gd-DTPA对比增强,动脉期结节明显强化,门静脉期信号迅速下降。结节周围可有包膜(图 7-57)。

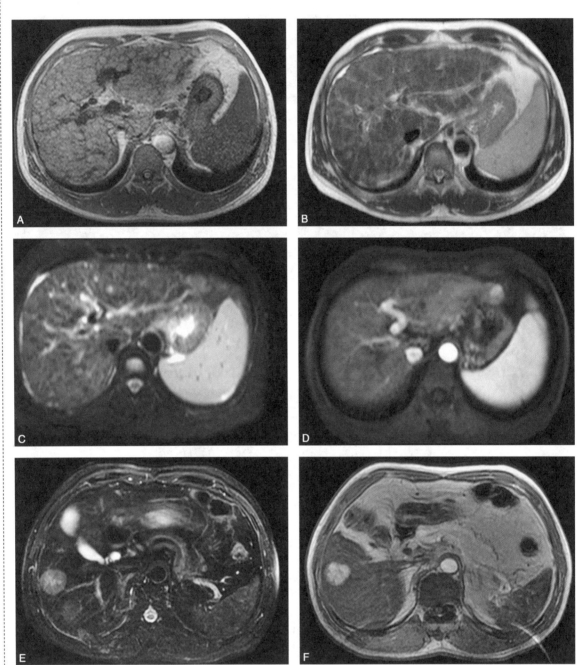

图 7-57　肝细胞肝癌 MRI 表现

A、B. 再生结节：全肝弥漫分布 T_1WI 高信号、T_2WI 低信号结节；C、D. 不典型增生结节：肝左叶外侧段见 T_2WI 低信号肿块（C），肿块内侧见稍高信号结节，T_1WI 增强（D），结节呈明显强化，为"结中结"，提示不典型增生结节有癌变；E、F. 肝右叶小肝细胞癌：肝右叶见 T_2WI 圆形稍高信号肿块，T_1WI 增强早期肿块呈明显强化。

【诊断与鉴别诊断】

　　肝硬化病人，CT 检查发现肝实质内单发或多发低密度肿块，MRI T_1WI 呈低信号，T_2WI 呈稍高信号，肿瘤边缘有假包膜，增强扫描动脉期明显强化，门脉期及延迟期对比剂迅速下降，呈快进快出特征，结合临床可明确诊断。若有门静脉、肝静脉内癌栓、肝门、主动脉旁、腔静脉旁淋巴结增大或远处转移则提示为晚期。肝癌需要与肝血管瘤、肝转移瘤、肝硬化结节等进行鉴别。

　　1. 肝血管瘤　增强扫描是鉴别的要点，动脉期表现为病灶边缘结节状、斑片状明显强化，门脉期向中央扩散并密度逐渐降低，延迟期呈略高密度或等密度，强化过程表现为快进慢出的特征。

　　2. 肝转移瘤　转移瘤常为多发，增强扫描肿块边缘性强化，但廓清速度不及肝癌快，且中央常有不强化的坏死区，有助于诊断转移瘤。

3. 肝硬化结节 T_2WI 呈低信号,增强扫描表现同正常肝脏。

（八）肝转移瘤

【疾病概要】

1. 病因病理 肝转移瘤是肝脏常见的恶性肿瘤。人体许多部位的恶性肿瘤都可以通过门静脉、肝动脉及淋巴道途径转移至肝脏,亦可直接侵犯肝脏。

病理上常为肝内多发结节,大小不一,易坏死、囊变、出血及钙化。肿瘤血供多少与原发性肿瘤有关。

2. 临床表现 早期无明显症状与体征,多在原发性肿瘤的症状基础上,出现肝区疼痛、肝肿大、消瘦、黄疸、腹水等。AFP 多阴性。

【影像学表现】

1. X 线表现 肝动脉造影:血管丰富的肝转移瘤表现为供血血管增粗、病理血管、肿瘤染色、动静脉瘘等类似于肝癌的表现;少血供的肝转移瘤则表现为邻近血管受压,有时见"手握球征",肿瘤血管不明显。

2. CT 表现

（1）平扫:可见肝实质内多发、大小不等的圆形或类圆形低密度病灶,边界模糊或清楚,密度均匀。发生坏死囊变时可见更低密度影,钙化或出血时表现为瘤内高密度灶。

（2）增强扫描:多期增强扫描,动脉期多表现为病灶边缘强化(图 7-58),门静脉期可见肿瘤均匀或不均匀性强化,平衡期强化消退。部分肿瘤中央见无强化的低密度区,边缘强化呈高密度,而外周为稍低于肝密度的水肿带,构成所谓的"牛眼征"。

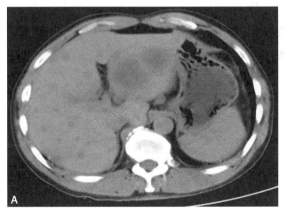
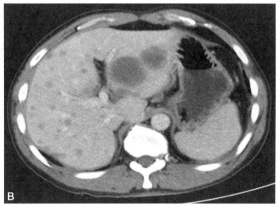

图 7-58 肝转移瘤 CT 表现

A. 平扫示肝内多发、大小不等的类圆形低密度病灶;B. 增强扫描示病灶边缘强化。

3. MRI 表现

（1）平扫

1）T_1WI:多显示为肝内均匀稍低信号灶,边缘清楚。若肿瘤中央发生坏死则表现为更低信号。

2）T_2WI:多表现为稍高信号灶。肿瘤中央坏死区信号强度更高,称为"靶征";有时肿瘤周围出现高信号环,称为"晕征",可能与肿瘤周边水肿或血液供应丰富有关。

3）DWI:多呈高信号。

（2）增强扫描:多呈环状强化。

【诊断与鉴别诊断】

根据原发性肿瘤病史,肝内多发病灶,典型者呈"牛眼症"或"靶症"及 AFP 检查阴性,可考虑肝转移瘤。有时需要与肝脓肿、肝囊肿及原发性肝癌鉴别。

四、胆系疾病

（一）胆囊炎

【疾病概要】

1. 病因病理 胆囊炎(cholecystitis)分为急性胆囊炎(acute cholecystitis)和慢性胆囊炎(chronic

组图:肝转移瘤 MRI

cholecystitis)。前者通常因胆道结石或蛔虫阻塞引起胆囊管阻塞、胆汁淤滞,继发细菌感染;后者多是急性胆囊炎治疗不彻底,反复发作所致,也可没有明显的急性过程。发病过程常与胆结石并存和互为因果关系。

病理上急性胆囊炎分为三型:急性单纯性胆囊炎、急性化脓性胆囊炎和急性坏死性胆囊炎。慢性胆囊炎主要是胆囊壁纤维组织增生和钙化,胆囊缩小,或因积水而增大。胆囊功能受损。常有结石并存。

2. 临床表现　多见于成年人,尤其以女性多见。急性胆囊炎常表现为急性发作的右上腹疼痛,呈持续性疼痛并阵发性绞痛,伴畏寒、发热、呕吐、黄疸等。体检右上腹压痛,墨菲(Murphy)征阳性。慢性胆囊炎症状不典型,常有右上腹隐痛、腹胀不适、消化不良等。

【影像学表现】

1. X 线表现　有时可见胆囊内阳性结石或胆囊壁钙化。

2. CT 表现

(1) 平扫:①急性胆囊炎可见胆囊增大,直径超过 5cm;胆囊壁弥漫性增厚超过 3mm;胆囊壁周围可出现一条环形低密度水肿带;可伴有胆囊结石;如胆囊坏死、穿孔,可见胆囊壁连续性中断,胆囊窝可见含有液平面的脓肿;胆囊内见到气体则提示为气肿性急性胆囊炎。②慢性胆囊炎表现为胆囊壁普遍性均匀或不均匀增厚(图 7-59),可见钙化;多数可见胆囊缩小;可伴有胆囊结石。

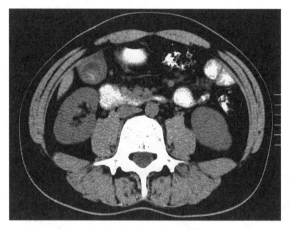

图 7-59　慢性胆囊炎 CT 表现
CT 平扫示胆囊壁普遍性均匀增厚,内可见斑点状高密度结石影。

(2) 增强扫描:①急性胆囊炎可见增厚的胆囊壁呈分层明显强化,内层强化持续时间较长,外层为无强化的组织水肿层。②慢性胆囊炎可见增厚的胆囊壁均匀性强化(图 7-59)。

3. MRI 表现

(1) 平扫:①急性胆囊炎显示胆囊增大,胆囊壁增厚。T_1WI 胆囊内胆汁呈低信号,水肿的胆囊壁呈低信号;T_2WI 胆囊内胆汁为高信号,胆囊壁水肿亦呈高信号。②慢性胆囊炎显示胆囊缩小,胆囊壁均匀或不均匀增厚。

(2) 增强扫描:同 CT 相似。

【诊断与鉴别诊断】

CT 及 MRI 显示胆囊增大,胆囊壁水肿增厚,增强扫描示分层或均匀强化,结合临床急性腹痛病史可诊断为急性胆囊炎。CT 及 MRI 上显示胆囊缩小,胆囊壁均匀增厚,增强扫描呈均匀强化,或伴有结石,可考虑慢性胆囊炎。慢性胆囊炎需要与胆囊癌鉴别,后者表现为胆囊壁显著不规则增厚,胆囊变形,壁僵硬等可资鉴别。

(二) 胆系结石

【疾病概要】

1. 病因病理　胆汁中胆色素、胆固醇、黏液物质和钙盐析出、凝集而形成结石。发生在胆管内的称胆管结石,发生在胆囊内的称胆囊结石,两者统称为胆系结石(cholelithiasis)。形成胆结石的原因尚不完全清楚,胆汁淤滞和胆道感染是两个重要因素。根据化学成分不同,胆结石可分为胆固醇性胆结石、胆色素性胆结石和混合性胆结石三种类型。

2. 临床表现　主要症状为反复、突然发作的右上腹绞痛,为持续性疼痛,3~4h 后缓解,并放射到后背和右肩胛下部,伴呕吐。查体右上腹部压痛。

【影像学表现】

1. X 线表现　平片可发现右上腹胆囊阳性结石,占 10%~20%。经皮经肝胆管造影(PTC)或内镜逆行胰胆管造影(ERCP)检查,可见胆囊或胆管内阴性结石所致的充盈缺损或胆道狭窄、梗阻。

2. CT 表现

（1）平扫：根据其化学成分不同，胆结石在 CT 平扫上可表现为高密度、等密度或低密度影三种类型。①胆囊内高密度结石常表现为单发或多发、圆形或多边形高密度影，常伴有慢性胆囊炎（图 7-60A）；等密度或低密度结石则可在胆囊造影 CT 上表现为低密度的充盈缺损，其位置随体位变化而改变。②肝内胆管结石多表现为点状、结节状或不规则形高密度影，与胆管走行方向一致，可伴有相应的胆管扩张。③肝总管或胆总管结石多表现为圆形高密度影，其周围或一侧可见低密度扩张的胆总管，形成所谓的"环靶"征或"半月"征（图 7-60B），同时见结石上方的胆管扩张（图 7-60C）。

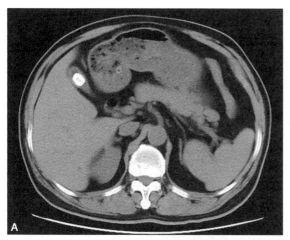
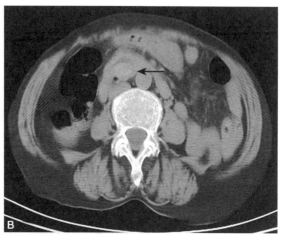
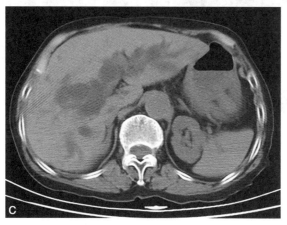

图 7-60　胆系结石 CT 表现

A. CT 平扫示胆囊内高密度结石影，胆囊萎缩，胆囊壁增厚；B. CT 平扫示胆总管内结石，胆总管扩张呈"半月征"（↑）；C. CT 平扫示胆总管结石以上胆管扩张。

（2）增强扫描：结石不强化，多同时伴胆囊炎或胆管炎，胆囊壁或胆管壁可发生强化。

3. MRI 表现

（1）平扫：胆系结石 T_1WI 多呈低信号，T_2WI 在高信号胆汁内可显示低信号的胆结石。MRCP 既能显示低信号结石的部位、大小、形态及数目等，也能显示梗阻上方的胆管扩张程度，扩张胆总管下端呈倒杯口状充盈缺损为胆总管结石的典型表现。

（2）增强扫描：同 CT 表现。

【诊断与鉴别诊断】

根据 CT 平扫胆囊或胆管内高密度，增强无改变，MRI T_1WI 和 T_2WI 均呈低信号，多可明确诊断为胆系结石。胆管结石常引起胆管梗阻，需要与胆管肿瘤、胆管炎症鉴别。

（三）胆囊癌

【疾病概要】

1. 病因病理　胆囊癌（carcinoma of gallbladder）是胆道系统最常见的恶性肿瘤，常发生在 50～70

组图：胆系结石 MRI

岁老年人,女性多见。

胆囊癌的发病与胆囊结石长期刺激致胆囊黏膜发生慢性炎症有关,胆囊癌多发生在胆囊体部和底部,80%为腺癌,其次为鳞癌。80%的肿瘤为浸润性生长致胆囊壁增厚;20%的肿瘤呈乳头状生长,肿块突入胆囊腔。晚期肿瘤可侵犯肝、十二指肠等周围器官,也可通过肝动脉、门静脉和胆道发生远处转移或/和淋巴道转移。

2. 临床表现 早期无特殊临床表现,仅有右上腹痛,食欲不振,恶心,呕吐等胆石症和胆囊炎的症状,后期可出现黄疸、发热、右上腹肿块和腹水等。

【影像学表现】

1. X线表现 进展期胆囊癌动脉造影可显示胆囊动脉增粗、受压移位以及血管受侵后的不规则、狭窄甚至闭塞等表现,肿瘤侵犯周围器官可出现相应部位的血管受侵犯改变。

2. CT表现

(1) 平扫:①胆囊壁不规则增厚;②单发或多发宽基底结节突入腔内,局部胆囊壁增厚;③肿块充满整个胆囊,周围肝实质受侵,呈边界不清的低密度影(图7-61A)。

(2) 增强扫描:不规则增厚的胆囊壁、结节或肿块有明显强化(图7-61B)。

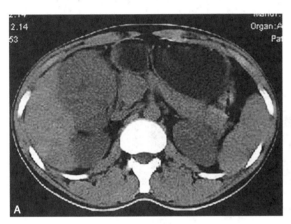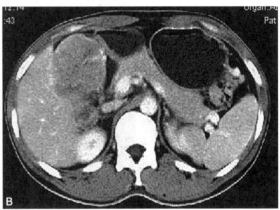

图7-61 胆囊癌 CT 表现
A.平扫,胆囊呈软组织肿块;B.增强扫描,显示肿块明显强化。

3. MRI表现

(1) 平扫:肿瘤 T_1WI 呈不均匀低信号,T_2WI 呈不均匀高信号。T_2WI 上肿瘤周围的肝实质形成不规则高信号带,提示肿瘤侵犯肝脏。

(2) 增强扫描:增强后出现不均匀强化。

【诊断与鉴别诊断】

根据 CT 平扫胆囊壁不规则增厚,胆囊腔内有大小不等的宽基底肿块,增强后不均匀强化,MRI T_1WI 呈不均匀低信号,T_2WI 呈不均匀高信号,结合临床表现,可考虑胆囊癌诊断。侵及肝脏的胆囊癌易于肝癌混淆,胆囊癌累及胆道引起的胆道扩张明显,而肝癌侵及胆道扩张较轻,同时容易发生门静脉癌栓。厚壁型胆囊癌需要与胆囊炎鉴别,胆囊壁明显不规则增厚,多数超过 1cm,增强扫描明显强化,侵犯周围肝实质支持胆囊癌诊断。

(四) 胆管癌

【疾病概要】

1. 病因病理 胆管癌(cholangiocarcinoma)指发生于左右肝管至胆总管下端的肝外胆管癌,不包括肝内胆管细胞癌。胆管癌发病原因不明。多为腺癌,少数为鳞癌。大体形态分为结节型、乳头型和浸润型,其中以浸润型最常见。结节型和乳头型在胆管内生长,形成肿块;浸润型则引起胆管局限性狭窄。肿瘤进展则发生胆管梗阻。依其发生部位分为上段胆管癌(肝门部胆管癌)、中段胆管癌和下段胆管癌,以上段胆管癌常见。

2. 临床表现 早期主要症状为上腹部隐痛或胀痛,继而出现进行性加重的梗阻性黄疸,晚期出现脂肪泻、陶土样大便等胆管梗阻表现。体检可发现上腹部包块、胆囊肿大。

【影像学表现】

1. X线表现　经皮经肝胆管造影（PTC）和内镜逆行胰胆管造影（ERCP）检查，可直接显示胆管癌的部位和范围。浸润型胆管癌可见胆管狭窄，呈突然性，境界清楚，边缘不整；结节型或乳头型则表现为胆管内不规整的充盈缺损，并伴有上部胆管扩张，肝内胆管扩张显著，形成所谓的"软藤"征。

2. CT表现　CT可显示胆管癌软组织肿块、胆管狭窄及其所致的上部胆管梗阻性扩张。

（1）CT平扫：肝内外胆管向心性扩张，扩张的胆管突然狭窄或截断，末端可见局部胆管壁增厚或形成软组织肿块（图7-62A）。

（2）增强扫描：肿块及增厚的管壁可见不同程度强化（图7-62B）。

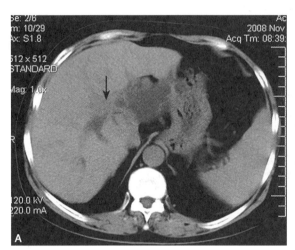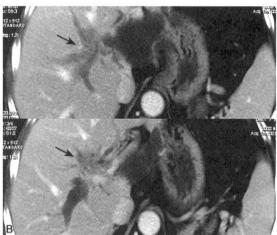

图7-62　胆管癌CT表现

A. 平扫示肝门境界不清肿块及胆管壁增厚，肝内胆管扩张（↑）；B.增强检查示肝门部肿块不均匀强化（↑）。

3. MRI表现

（1）平扫：表现与CT相似，扩张胆管表现为T_1WI低信号，T_2WI明显高信号，于胆管狭窄或截断部位可见T_1WI低信号，T_2WI呈不均匀高信号的软组织肿块。MRCP显示扩张胆管和梗阻部位，表现同经皮经肝胆管造影（PTC）或内镜逆行胰胆管造影（ERCP）（图7-63）。

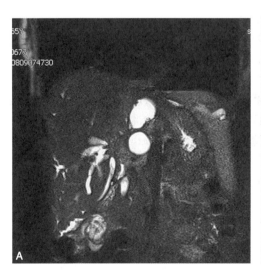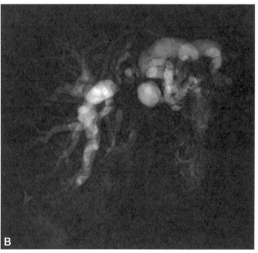

图7-63　胆管癌MRI表现

A. T_2WI示肝门部稍高信号不规则肿块；B. MRCP示肝内胆管扩张呈软藤状。

（2）增强扫描：对比剂选用 Gd-DTPA，肿块或增厚的胆管壁不同程度强化。

【诊断与鉴别诊断】

临床表现为进行性黄疸，影像学检查见胆管扩张，扩张胆管突然不规则狭窄或中断、胆管壁增厚或出现软组织肿块者可考虑为胆管癌。进行鉴别诊断时，需要排除胆管结石、慢性胆管炎所致的胆管狭窄。胆管结石 CT 扫描显示扩张胆管突然中断，末端见到高密度结石影，出现"环靶"征或"半月"征，MRI T_2WI 显示高信号扩张胆管的末端见到低信号影。胆管炎则表现为长范围的胆管鼠尾状狭窄，末端无阳性结石，也不显示软组织肿块影。

（五）胆道梗阻

【疾病概要】

1. 病因病理　胆道梗阻（obstruction of biliary tract）是由于胆道管腔狭窄或阻塞所致的胆汁通过障碍，临床出现以梗阻性黄疸为主要表现的胆汁代谢障碍综合征。梗阻可发生于任何部位的胆道。常见病因为胆管或胰头肿瘤、胆道结石和炎性狭窄。胆道梗阻发生后，主要病理改变是胆管扩张和黄疸，胆管扩张和黄疸的出现与梗阻时间、梗阻程度关系密切。

2. 临床表现　早期可无症状，梗阻进展则出现黄疸和皮肤瘙痒。当出现进行性黄疸并消瘦、贫血等症状时，应考虑恶性肿瘤的可能性；若伴有腹痛、发热或有胆道感染反复发作史者则多考虑为胆管结石或胆道慢性炎症。实验室检查，血胆红素升高和碱性磷酸酶增高。

【影像学表现】

1. 明确有无胆道梗阻　发现肝内、外胆管扩张并除外先天性所致者，多可明确有胆道梗阻。

（1）X 线表现：经皮经肝胆管造影（PTC）或内镜逆行胰胆管造影（ERCP）均可明确显示肝内、外胆管扩张，扩张的肝内胆管呈枯树枝状或软藤状；胆总管管径超过 1.0cm；扩大的胆管下端狭窄或阻塞。

（2）CT 表现：显示胆管扩张的准确率达 95%～100%。当肝内胆管直径达到或超过 5mm 时，即为胆内胆管扩张，表现为肝门及肝实质内呈树枝状分布的条带状低密度区，形如枯枝状、残根状、软藤状，增强扫描不强化。肝总管和胆总管扩张时，直径超过 1.0cm，在肝门至胰头间的连续层面中，呈圆或类圆形低密度影，此影消失的层面即提示胆道梗阻的部位。

（3）MRI 表现：可见肝内、外胆管管径增大，T_1WI 呈低信号，T_2WI 呈高信号；MRCP 可显示从肝门至肝外围由大到小高信号的扩张胆管，其下端可见梗阻部位。

2. 明确胆道梗阻的部位　临床上将胆道梗阻的部位分为四段：①肝门段，指左、右肝管和肝总管段；②胰上段，指进入胰腺之前的胆总管段；③胰腺段，指穿过胰腺组织的胆总管；④壶腹段，指胰腺段以下的胆总管。

（1）X 线表现：PTC、ERCP 检查可直接显示狭窄或阻塞的胆管，明确梗阻的部位。

（2）CT 与 MRI 表现：通过观察分析肝内胆管、胆总管扩张的水平，胆囊、胰管是否有扩张，以及狭窄阻塞周围的解剖结构来判断胆道梗阻的部位。出现一侧或两侧肝内胆管扩张而胆总管正常，胆囊不扩张，提示肝门段梗阻；胆总管扩张、胆囊扩张，但扩张的胆总管未达胰腺组织内，为胰上段梗阻；如果扩张的胆总管有胰腺组织包绕说明梗阻位于胰腺段；同时见到胰管扩张，出现双管征，则梗阻部位在壶腹段。螺旋 CT 的多平面重组（MPR）或胆系内镜逆行胰胆管造影（ERCP），可得到与经皮经肝胆管造影（PTC）相似的图像，判断梗阻部位更准确。

3. 明确胆道梗阻的病因　常见的胆管梗阻病因有胆管肿瘤、结石和炎症。影像学检查主要通过观察胆管扩张的形态和程度、梗阻部位、梗阻末端的胆管形态及有无肿瘤转移的征象等进行分析。一般认为扩张的胆管呈枯枝状或残根状多为良性病变，胆管扩张较轻；而软藤状中、重度扩张多为恶性肿瘤所致。梗阻部位越高，如在肝门部，恶性肿瘤的可能性增加；胰腺段和壶腹段恶性肿瘤和结石都有可能。肝、胆管等部位有恶性肿瘤存在，胆管梗阻应该考虑转移所致。扩张胆管末端形态异常改变的分析对胆管梗阻病因的诊断最重要。经皮经肝胆管造影（PTC）或内镜逆行胰胆管造影（ERCP）见良性狭窄范围长，呈鼠咬状；恶性肿瘤则表现边缘不规则，呈偏心或向心性狭窄或充盈缺损；结石引起的梗阻下端多出现边缘光滑的杯口状充盈缺损。CT 和 MRI 显示扩张胆管突然中断，即胆管由大变小在 2cm 之内,末端层面见到阳性结石影,出现"半月征"或"靶征",则可明确病因为胆管结石;末端层面见到软组织肿块,出现胆管不规则变窄,管壁增厚,提示为恶性肿瘤;如果胆管由大变小逐渐过渡,范围在 3cm 以上,多为炎性狭窄。

(韩晓磊)

五、胰腺疾病

(一)胰腺炎

【疾病概要】

1. 病因病理 胰腺炎(pancreatitis)的病因、病理较复杂,根据临床发病经过及病情不同可分为急性胰腺炎和慢性胰腺炎。

急性胰腺炎是常见的急腹症之一,常见的病因是胆道疾病或过量饮酒。病理上分为急性水肿性胰腺炎和急性出血坏死性胰腺炎两型,以前者多见,主要为胰腺组织的充血水肿,病情轻;后者主要为胰腺实质和胰腺邻近组织发生弥漫性出血、坏死、液化。

慢性胰腺炎多由急性胰腺炎反复发作所致,有些病例与长期酗酒有关。病理上胰腺纤维化,质地变硬,体积缩小,胰管狭窄伴节段性扩张,实质内可有钙化与假性囊肿形成。

2. 临床表现 多见于成人。急性胰腺炎起病急,主要症状为上腹部疼痛,为持续性剧痛,常放射到胸背部,伴恶心、呕吐等,重者有低血压、休克及腹膜炎体征。实验室检查:血、尿淀粉酶及胰蛋白酶升高。

慢性胰腺炎主要是反复中上腹部疼痛、消化不良、体重下降及糖尿病等。

【影像学表现】

1. X线表现 腹部平片检查,急性胰腺炎可见肠管积气,慢性胰腺炎可在胰腺区见到不规则斑点状钙化。ERCP 可显示慢性胰腺炎所致的胰管扭曲、变形、扩张、轮廓不规则和狭窄。

2. CT 表现

(1)平扫

1)急性水肿性胰腺炎:少数轻型病人,CT 检查可无阳性表现。多数病例表现为不同程度的胰腺弥漫性增大,密度正常或轻度下降,胰腺轮廓模糊,渗出明显者还可有胰周积液(图 7-64A)。

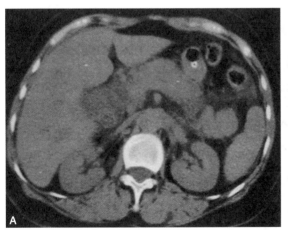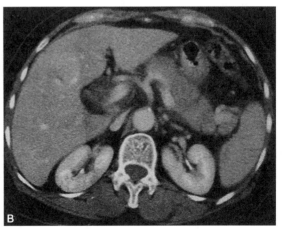

图 7-64 急性水肿性胰腺炎

A. CT 平扫胰腺体积弥漫性增大,轮廓模糊,未见坏死及胰周积液;B. 增强扫描可见胰腺均匀强化。

2)急性出血坏死性胰腺炎:主要表现为胰腺弥漫性增大,轮廓模糊,密度因水肿而降低,坏死区密度更低,出血区则密度增高(图 7-65A)。胰周脂肪间隙模糊消失,胰周积液明显,肾前筋膜增厚。有时在胰腺内或周围出现假性囊肿。重者可见胰腺蜂窝织炎、胰腺脓肿等。

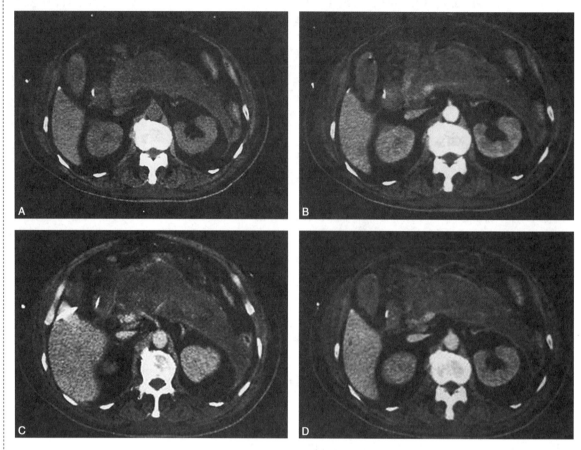

图 7-65 急性出血坏死性胰腺炎

A. CT 平扫:胰腺体积增大,密度明显不均匀降低;B. 增强动脉期;C、D. 增强扫描:门脉期残留胰腺组织轻度强化,坏死区域不强化。

3) 慢性胰腺炎:CT 表现多种多样,轻型病例可无明显异常。主要阳性表现有:胰腺体积缩小或增大,胰管不同程度扩张>5mm,典型者主胰管呈串珠状扩张,可存在胰管内结石、胰腺实质钙化和胰腺假性囊肿(图 7-66)。

(2)增强扫描:①急性水肿性胰腺炎表现为胰腺均匀性强化,无坏死区(图 7-64B)。②急性出血坏死性胰腺炎表现为不均匀强化,坏死区不强化与胰腺正常组织对比更加明显(图 7-65B、C、D)。③慢性胰腺炎一般不需要增强扫描,若形成胰头肿块,动态增强扫描无论在动脉期,还是在门脉期和实质期其强化的变化趋势基本与正常部分一致(图 7-66C、D)。

3. MRI 表现

(1)平扫

1) 急性胰腺炎:肿大的胰腺、胰内积液或胰外积液在 T_1WI 上表现为低信号,在 T_2WI 上表现为高信号;胰内出血 T_1WI、T_2WI 均表现为高信号。

2) 慢性胰腺炎:胰腺萎缩或局限性增大,T_1WI 呈混杂低信号,T_2WI 呈混杂高信号;假性囊肿 T_1WI 呈低信号,T_2WI 呈高信号,囊壁光滑均匀;胰腺钙化灶 T_1WI、T_2WI 均为低信号或无信号。MRCP 可显示主胰管僵直、扭曲及串珠样改变。

(2)增强扫描:与 CT 增强扫描所见相同。

【诊断与鉴别诊断】

CT 及 MRI 显示胰腺体积弥漫肿大、轮廓模糊伴水肿、坏死及出血,结合实验室检查血尿淀粉酶升高,即可诊断为急性胰腺炎。CT 及 MRI 显示胰腺弥漫性萎缩、胰管串珠状扩张伴钙化,即可诊断为慢性胰腺炎。慢性胰腺炎所致的胰腺局部增大需要与胰腺癌相鉴别,鉴别要点见"胰腺癌"。

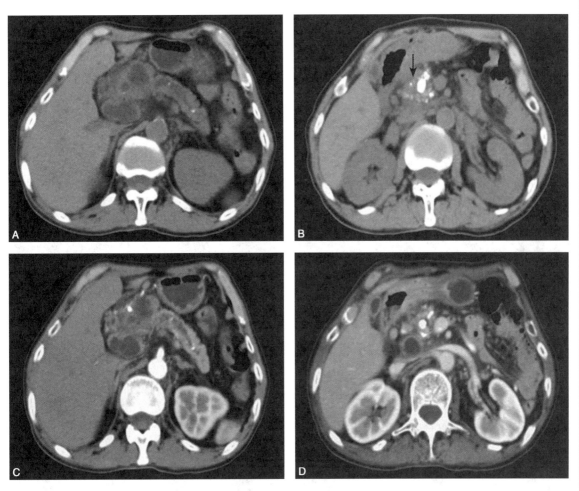

图 7-66 慢性胰腺炎

A、B. CT 平扫：胰头肿大伴多发假性囊肿，胰管扩张，胰腺多发性钙化；C. 增强动脉期；D. 增强门脉期：肿大的胰头与正常胰腺强化一致，假性囊肿壁轻度强化。

（二）胰腺癌

【疾病概要】

1. 病因病理　胰腺癌（pancreatic carcinoma）是胰腺最常见的肿瘤，可发生于胰腺任何部位，以胰头癌最常见，占 70%~80%。病理上，90% 的胰腺癌为导管细胞腺癌，为少血管性肿瘤。胰腺癌常直接侵犯邻近胰管、胆总管、十二指肠、胃窦后壁及腹腔动脉、肠系膜上动脉等，也可发生淋巴转移或血行转移至远处器官。

2. 临床表现　最常见的临床表现为腹部胀痛不适，黄疸、消瘦，也可见食欲减退、消化不良、腹泻等。胰头癌常因早期侵犯胆总管下端引起梗阻性黄疸而发现较早，胰体、尾部癌早期症状不明显。实验室检查：CA19-9 升高。

【影像学表现】

1. X 线表现　十二指肠低张气钡双重造影检查，可显示胰头癌肿块对十二指肠的压迫及侵犯等间接征象，主要表现为十二指肠内缘反"3"字形压迹、肠黏膜破坏。但现在很少用此方法诊断胰腺癌。

2. CT 表现　CT 是诊断本病首选的检查方法。

（1）平扫：主要表现为胰腺局部增大或出现肿块，胰腺外形失去正常形态。肿块可为等密度或略低密度（图 7-67A）。侵犯胰管、胆总管引起阻塞时，可见主胰管或胆总管扩张，两者同时受累并扩张时形成所谓的"双管征"。肿瘤侵犯邻近器官如十二指肠、胃窦后壁、结肠、大网膜等，可出现局部胃肠壁增厚、僵硬及脂肪间隙消失。肝脏是胰腺癌血行转移最常见的部位。淋巴转移时腹膜后淋巴结增大。

（2）增强扫描：正常胰腺组织明显强化，癌灶强化不明显而使肿瘤显示更加清楚（图 7-67B、C、

251

D）。当肿瘤较小未引起胰腺轮廓改变时,螺旋 CT 薄层双期扫描对提高早期胰腺癌的检出率有重要价值。当肿瘤侵犯胰周血管时,增强扫描表现为胰腺与血管之间的脂肪间隙消失,肿块包绕血管,血管形态不规则、狭窄、不显影或有癌栓形成。

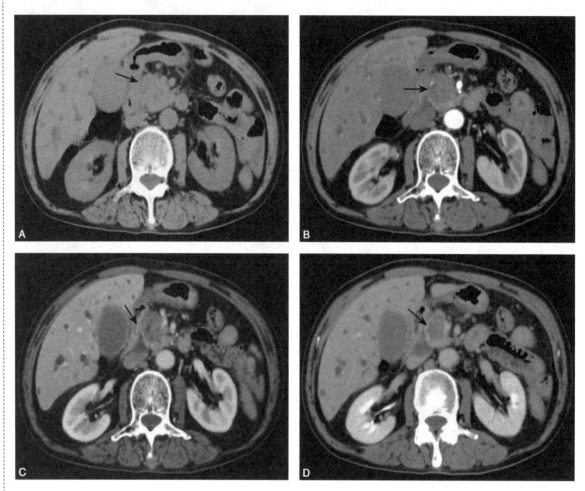

图 7-67　胰腺癌

A. CT 平扫:可见胰腺钩突肿大,境界模糊,内伴液化性坏死(↑);B. 增强动脉期(↑);C. 增强门脉期(↑);
D. 增强实质期:肿块轻度不均匀强化,程度低于正常胰腺,血管受侵,包埋于肿块内(↑)。

3. MRI 表现

（1）平扫:T₁WI 为略低信号或等信号,液化、坏死呈更低信号(图 7-68A),少数可有出血,呈点状、斑片状或不规则高信号区;T₂WI 为混杂或略高信号(图 7-68B),应用脂肪抑制技术可使肿块与正常胰腺的对比加大。DWI 肿块呈高信号(图 7-68C)。MRI 易显示周围血管受压、被包绕及瘤栓等;MRCP 可清楚显示梗阻扩张的胰管和胆管,其阻塞末端呈喙突状(图 7-68F),对诊断很有意义。

（2）增强扫描:注射 Gd-DTPA 后,梯度回波动脉期显示肿瘤最理想,表现为低信号(图 7-68D),门脉期及实质期仍为低信号(图 7-68E)。

【诊断与鉴别诊断】

CT 平扫显示边界不清的等或略低密度肿块,MRI 显示 T₁WI 略低或等信号、T₂WI 混杂或略高信号肿块,轻度强化,周围血管受侵,胰管、胆管梗阻性扩张,临床上 CA19-9 升高,可诊断为本病。需要与慢性胰腺炎、胰腺其他肿瘤相鉴别,鉴别要点如下:

1. 慢性胰腺炎　胰头增大但外形尚光滑,无明显分叶;肿块内可见钙化;肿块以纤维化为主,T₁WI 和 T₂WI 均为低信号;可形成假性囊肿;周围血管无明显侵犯。

2. 胰腺囊腺瘤和囊腺癌　囊性或囊实性肿块,边缘规则;周围血管和邻近结构为推移受压改变;增强扫描显示囊壁和壁结节不规则强化。

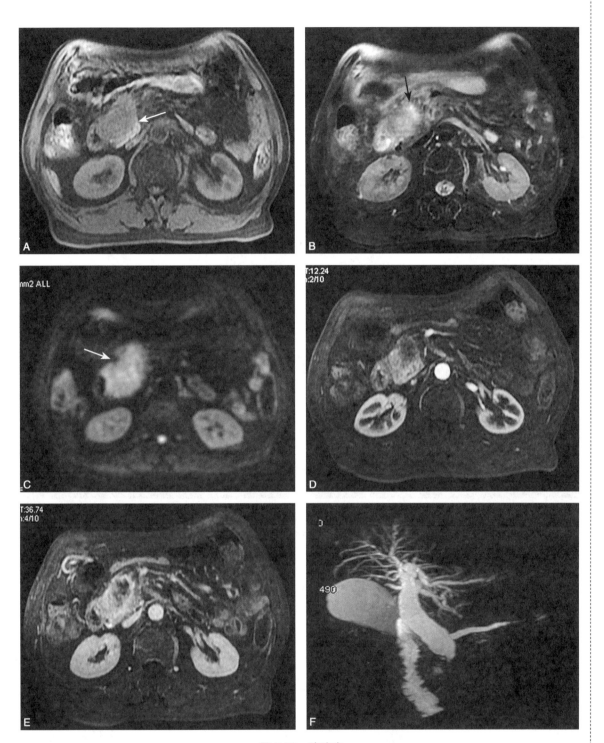

图 7-68 胰腺癌

A. T₁WI 胰头肿块呈略低信号(↑);B. T₂WI 肿块呈混杂信号(↑);C. DWI 肿块呈高信号(↑);D. 增强动脉期肿块呈不均匀强化;E. 增强实质期肿块仍呈低信号;F. MRCP 显示胰管、胆管扩张。

3. **胰岛细胞瘤** 大部分为功能性,在胰腺体尾部多见,有特异临床表现;血液供应丰富,强化明显,且强化持续时间比胰腺癌长。

（三）胰腺囊腺瘤和囊腺癌

【疾病概要】

1. **病因病理** 胰腺囊腺瘤和胰腺囊腺癌比较少见,可发生于胰腺的任何部位,以体尾部多见。囊腺瘤分为浆液性囊腺瘤和黏液性囊腺瘤两个类型。浆液性囊腺瘤又称为微囊腺瘤,以小囊为主,无恶变倾向。黏液性囊腺瘤多为大的单房或多房囊肿,囊内充满黏液,有潜在恶变危险,因此认为黏液性囊腺瘤是黏液性囊腺癌的癌前病变。

2. 临床表现 胰腺囊腺瘤生长缓慢,一般病史较长,囊腺癌常由囊腺瘤恶变而来,即使是原发性囊腺癌其病程也比胰腺癌长。主要临床表现为上腹胀痛或隐痛、上腹部肿块,其次有体重减轻、黄疸、消化道出血以及各种胃肠道症状和肝转移症状。

【影像学表现】

1. CT 表现

(1) 平扫:浆液性囊腺瘤常呈分叶状,边界清楚,典型者呈蜂窝状改变,囊内含低密度液体,中央纤维瘢痕或分隔有时可见不规则钙化或星芒状钙化(图 7-69A)。黏液性囊腺瘤常为单房大囊或由几个大囊组成,界线清楚,囊内有时可见直线状或弧形薄分隔,可见到乳头状结节(图 7-70A)。黏液性囊腺癌表现与黏液性囊腺瘤相似,单纯依靠影像学表现不易鉴别,囊壁厚薄不均,间隔不规则,明显的实性软组织肿块及周围血管浸润均提示囊腺癌可能性大。

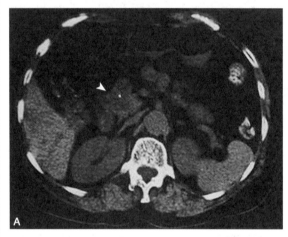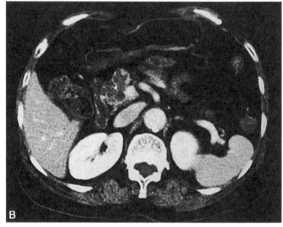

图 7-69 胰腺浆液性囊腺瘤

A. CT 平扫:肿瘤位于胰头,呈蜂窝状,境界尚清,中央纤维瘢痕呈日光放射状,内见点状钙化(箭头);B. 增强扫描:蜂窝状结构更加清晰。

(2) 增强扫描:浆液性囊腺瘤内纤维瘢痕或分隔强化,使蜂窝状结构更加清晰(图 7-69B)。黏液性囊腺瘤或黏液性囊腺癌可见囊壁、间隔及壁结节强化(图 7-70B)。

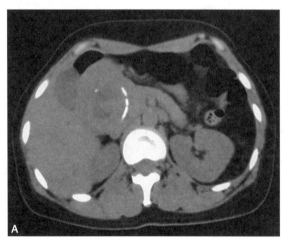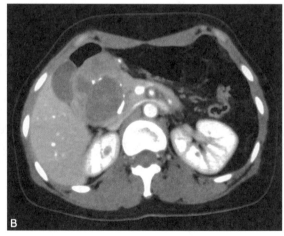

图 7-70 胰腺黏液性囊腺瘤

A. CT 平扫:胰头囊性肿块,囊壁钙化,内可见乳头状结节;B. 增强扫描:乳头状结节及囊壁轻度强化。

2. MRI 表现

（1）平扫:浆液性囊腺瘤呈蜂窝状改变,边界清楚,T_1WI 表现为均匀一致的低信号,T_2WI 表现为高信号,包膜、纤维间隔为低信号。黏液性囊腺瘤或囊腺癌呈单囊或多囊,T_1WI 表现为偏低信号,偶可呈高信号,T_2WI 表现为高信号,囊壁较厚,可有纤维分隔及乳头状突起,多囊时各囊腔信号强度可不同,原因可能与囊内出血、囊液内蛋白质含量多少有关。

（2）增强扫描:与 CT 增强扫描相同。

【诊断与鉴别诊断】

CT 及 MRI 显示多发小囊组成的蜂窝状病灶,即可诊断为浆液性囊腺瘤;CT 及 MRI 显示单房大囊或几个大囊组成的囊性肿块,提示可能是黏液性囊腺瘤。需要与胰腺假性囊肿和真性囊肿相鉴别,鉴别要点如下:

1. 胰腺假性囊肿　继发于胰腺炎,有胰腺炎病史;影像表现为囊壁薄而均匀,边缘光滑锐利,没有壁结节,内无分隔;增强扫描囊壁及囊内液体均无强化。

2. 真性囊肿　为先天性囊肿,壁菲薄、无强化。

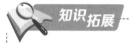

胰腺神经内分泌肿瘤

胰腺神经内分泌肿瘤(pancreatic endocrine tumours,PETs)是少见的源于胰腺内分泌细胞的肿瘤,按分泌激素的类型分为胰岛素瘤、胰高血糖素瘤、胃泌素瘤、舒血管肠肽瘤(VIP 瘤)、生长激素释放抑制激素瘤等,其中,15%~30% 为无功能性肿瘤。

CT 表现:①功能性 PETs 直径≤2cm,不造成胰腺形态和轮廓的改变,平扫呈等密度;增强检查,由于绝大多数肿瘤血液供应丰富,动脉期呈明显均匀强化,边界清楚,实质期肿瘤可持续强化或变为等密度。少数肿瘤为少血管性,甚至为囊性改变。恶性功能性 PETs 体积大且不均质,伴有坏死和散在结节样钙化,可以出现侵犯邻近结构及肝脏或胰周淋巴结转移的表现,但与胰腺癌不同的是,PETs 出现胆管、胰管梗阻的机会不大,且 PETs 为富血供的肿瘤,而胰腺癌为乏血供的肿瘤。②非功能性 PETs 在发现时往往较大,平均直径达 8.4cm,呈膨胀与外生性生长,常压迫或推移邻近的组织和血管,肿瘤出现坏死、囊变和钙化的机会大于功能性 PETs,增强扫描呈不均匀或环形强化,强化仍较胰腺癌明显。

MRI 表现:T_1WI 表现为低信号,T_2WI 表现为高信号。增强扫描呈富血供肿瘤表现,可出现肿瘤掩盖,即 T_1WI 上低信号的肿瘤在增强后表现为等信号。

0719

组图:胰岛素瘤 CT

六、脾脏疾病

（一）脾囊肿

【疾病概要】

1. 病因病理　脾囊肿(splenic cyst)是脾组织的瘤样囊性病变,分为寄生虫性囊肿和非寄生虫性囊肿两大类。寄生虫性囊肿多为棘球蚴病囊肿,常与肝、肺棘球蚴病并存。非寄生虫性囊肿包括真性和假性囊肿:真性囊肿有表皮样囊肿、皮样囊肿、血管和淋巴管囊肿等,囊内壁被覆扁平、立方或柱状上皮;假性囊肿较真性囊肿多见,约占非寄生虫囊肿的 80%,多为单房性,可有外伤史,囊壁无内皮细胞被覆。

2. 临床表现　寄生虫性囊肿以中青年多见,非寄生虫性囊肿以青少年多见。小者无临床症状,大者可引起压迫症状,以左上腹不适或隐痛最多见。破裂、出血或继发感染时表现为腹膜炎的症状和体征。

【影像学表现】

1. CT 表现

（1）平扫:寄生虫囊肿表现为单发或多发类圆形水样密度影,边缘光滑锐利,囊壁可有钙化,"囊

笔记

"中囊"是其特征性改变。非寄生虫性囊肿表现为单发或多发圆形、类圆形低密度影,境界清楚,壁菲薄,偶尔可伴有钙化(图7-71A)。

(2)增强扫描:病变无强化(图7-71B),少数寄生虫囊肿的囊壁可有轻度强化。

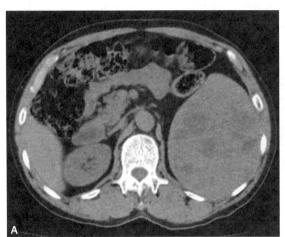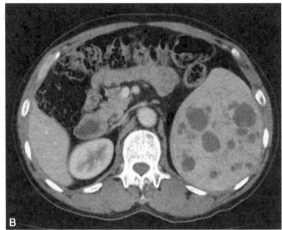

图7-71 脾囊肿

A.CT平扫:肿大的脾脏内多发囊性结节;B.增强扫描:病灶无强化,边缘光滑锐利。

2. MRI表现

(1)平扫:T$_1$WI为低信号,T$_2$WI为高信号,边缘光滑锐利,壁厚薄均匀。

(2)增强扫描:病变无强化。

【诊断与鉴别诊断】

CT及MRI显示境界清楚,无强化的水样密度或信号病灶,即可诊断为本病。但依影像学表现难以区分真性囊肿与假性囊肿,需参考有无外伤史和感染史。

(二)脾血管瘤

【疾病概要】

1. 病因病理 脾血管瘤(splenic hemangioma)是脾脏最常见的良性肿瘤,成人以海绵状血管瘤多见,儿童多为毛细血管瘤。单发,也可多发。大者内可发生血栓、机化、纤维化、钙化及出血、坏死、囊变等。一般无包膜,内部由管径不等的毛细血管或血窦组成,血管内充满红细胞。

2. 临床表现 好发年龄为20~60岁,一般无临床症状,多为体检时偶尔发现,瘤体较大者可有腹胀表现。

【影像学表现】

1. X线表现 脾区内可见斑点状、星芒状或条纹状钙化。DSA的主要特征为从动脉期至静脉后期一直可见斑点状、棉絮状对比剂潴留征象。

2. CT表现

(1)平扫:圆形、类圆形低密度病灶,边界较清楚。多为单发,也可多发,大小不等(图7-72A)。较大血管瘤可致脾脏体积增大,瘤体中央可有瘢痕形成,表现为更低密度。当内部有新鲜出血时,呈高密度。病灶内有时可见斑点状、星芒状钙化灶。

(2)增强扫描:动脉期肿瘤边缘多呈斑片状强化(图7-72B),门脉期和平衡期强化扩大并逐渐向中心充填,延迟后与正常脾脏密度一致(图7-72C)。与肝血管瘤呈类似改变,当肿瘤中心有血栓形成或瘢痕存在时,中心可始终不强化。

3. MRI表现 MRI对血管瘤的显示较CT敏感。

(1)平扫:类似于肝脏海绵状血管瘤,T$_1$WI为低信号,T$_2$WI为高信号,且随TE时间的延长,信号强度递增,T$_2$WI可显示"灯泡征"。肿瘤中心的血栓、瘢痕再T$_1$WI中为更低信号,在T$_2$WI中为等信号或低信号。

(2)增强扫描:与CT增强表现相同。

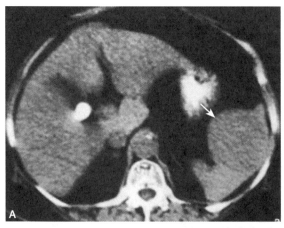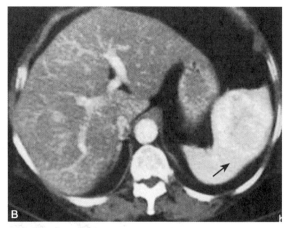

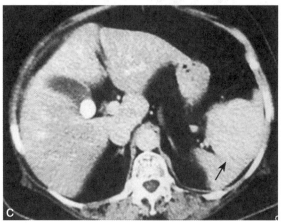

图 7-72 脾血管瘤

A. CT 平扫:病变呈类圆形低密度,边界清楚(↑);B. 增强动脉期:边缘结节状强化(↑);C. 增强延迟期:病变充填,密度均匀,略高于脾(↑)。

【诊断与鉴别诊断】

CT 显示边界清楚的肿块、明显强化且从边缘向中心逐渐充填,MRI T₂WI 显示"灯泡征",即可诊断为本病。

(三)脾淋巴瘤

【疾病概要】

1. 病因病理　脾淋巴瘤(lymphoma of spleen)是脾脏较常见的恶性肿瘤,分为原发性脾淋巴瘤及全身性淋巴瘤脾浸润两种,后者多见。病理上分为四型:

(1)均匀弥漫型:脾均匀增大,无明显肿块形成,镜下瘤细胞弥漫分布,直径<1mm。

(2)粟粒结节型:病灶呈小结节状分布,直径 1~5mm。

(3)多发肿块型:病灶多发,直径 1~10cm。

(4)巨块型:病灶直径>5cm。

2. 临床表现　左上腹部疼痛及肿块是最常见的症状,部分病人伴有低热、食欲减退、恶心、呕吐、贫血、体重减轻或乏力。脾脏增大,手触其边缘有结节状感觉。

【影像学表现】

1. CT 表现

(1)平扫:均匀弥漫型和粟粒结节型均可表现为脾肿大,密度较均匀,外形不变或呈球形,CT 值正常或略低。多发肿块型表现为脾内多发且大小不等的低密度灶,呈圆形或不规则形,边界可清楚也可模糊(图 7-73A)。巨块型表现为左上腹巨大占位,正常脾脏可完全消失或仅存少许,易与左肾上腺和肝左叶病变相混淆。

（2）增强扫描：均匀弥漫型和粟粒结节型表现为不均匀强化。多发肿块型及巨块型表现为轻度强化，与强化明显的正常脾组织对比更清楚（图7-73B）。

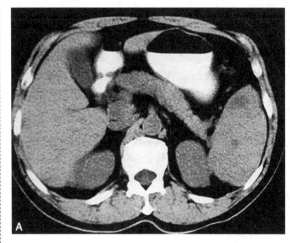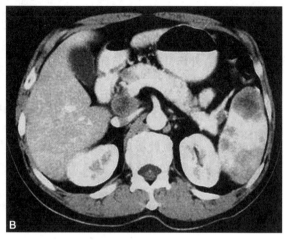

图7-73　脾淋巴瘤

A. CT平扫：脾内多发大小不等的低密度占位性病变，边缘不清楚；B. 增强扫描：病变边缘清晰，不规则强化。

2. MRI表现

（1）平扫：T_1WI呈等信号或等低混合信号，与正常组织分界不清；T_2WI肿块信号略高于脾，也可略低于脾。

（2）增强扫描：Gd-DTPA增强扫描对病变的显示与诊断很有价值。弥漫型表现为不规则的高或低信号区；肿块型表现为高信号衬托下的低信号灶，可分布于整个脾脏。

【诊断与鉴别诊断】

CT及MRI显示增强后弥漫肿大的脾内单发或多发低密度、低信号结节或肿块，可提示为本病的可能。需要与脾转移瘤相鉴别，鉴别要点如下：脾转移瘤多有原发性肿瘤病史；脾脏大小基本正常；轻至中度强化；病灶间很少融合。

（四）脾梗死

【疾病概要】

1. 病因病理　脾梗死（splenic infarction）是指脾内动脉的分支阻塞所致的脾组织缺血性坏死。其病因主要有血栓形成、动脉粥样硬化、慢性白血病、镰状细胞贫血等。病理上，脾梗死多发生在脾的前缘，梗死灶大小不等，常数个梗死灶同时存在或几个梗死灶融合成大片状。梗死灶形态多呈锥状，底部位于被膜面，尖端指向脾门。

2. 临床表现　大多数病人无症状，有时出现左上腹部疼痛。

【影像学表现】

1. X线表现　脾动脉造影（DSA）显示脾内动脉分支闭塞。

2. CT表现

（1）平扫：脾梗死早期表现为脾内三角形低密度影，基底位于脾外缘，尖端指向脾门，边缘清或略模糊（图7-74A）。偶尔梗死灶内伴有出血，呈不规则高密度影。陈旧性梗死灶因纤维收缩，脾脏可缩小，轮廓呈分叶状。

（2）增强扫描：脾梗死灶无强化，轮廓比平扫显示更清楚（图7-74B）。

3. MRI表现　MRI对脾梗死的检出较敏感。

（1）平扫：T_1WI表现为低信号，T_2WI表现为高信号，形态特点与CT相同。

（2）增强扫描：梗死灶无强化。

【诊断与鉴别诊断】

CT显示低密度、MRI显示长T_1、长T_2三角形阴影，无强化，即可提示为本病。需要与脾脓肿、脾破裂出血相鉴别，鉴别要点如下：

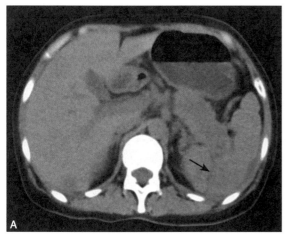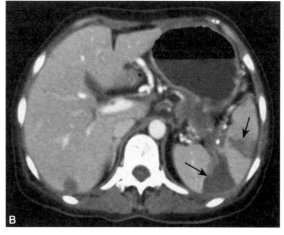

图 7-74 脾梗死

A. CT 平扫:脾实质内多发楔形低密度影,边界模糊(↑);B. 增强扫描:病灶无强化,轮廓显示清晰(↑)。

1. 脾脓肿 常有败血症症状;病灶呈圆形或椭圆形低密度;内可见小气泡或气液平面,为特异性表现;增强后呈环状强化;与正常脾实质之间可见低密度水肿带。

2. 脾破裂出血 有外伤史;脾轮廓不规则并可见裂隙;同时合并包膜下血肿和积液。

第三节 急 腹 症

一、影像学检查方法及优选

（一）影像学检查方法

1. 腹部 X 线透视和平片 主要用于观察腹腔和肠道气体、液体的分布和不透 X 线结石或异物,是消化道穿孔、肠梗阻和结石的首选影像学检查方法。胸腹联合透视,可同时观察急腹症引起的胸部改变以及类似于急腹症的某些胸部疾患、膈肌位置和活动度的改变。腹部平片应包括立、卧位片,对于不能站立的病人,右上水平侧卧位片有助于游离气体的发现,危重病人通常只能获得水平投照仰卧位片。

2. 结肠空气或钡剂灌肠 主要用于回盲部肠套叠、乙状结肠扭转或结肠癌所致的肠梗阻以及先天性肠旋转不良等。另外,还可用于小儿肠套叠复位治疗。

3. CT 检查 CT 已成为评价肠梗阻、结石、腹部血管性病变、腹部炎症性疾病和腹部创伤最重要的影像检查方法。一般平扫即可,在平扫无异常发现或临床症状与影像表现不一致时行增强扫描,观察活动性出血、动脉瘤、主动脉夹层、静脉栓塞、实质性脏器和肠管缺血梗死、肠系膜扭转、肿瘤和炎症等。CTA 可清晰显示腹主动脉及其分支、腹部动脉瘤、主动脉夹层以及血管内血栓等。

4. MRI 检查 由于 MRI 检查时间长,在急腹症的诊断中应用并不广泛。MRCP 对良、恶性胆管狭窄、胆总管结石、胆囊穿孔等是一种准确的影像诊断技术。磁共振水成像(magnetic resonance hydrography,MRH)、磁共振肠道成像(magnetic resonance enterography,MRE)、磁共振电影成像(magnetic resonance cine,MRC)可以更好地明确肠梗阻的部位与原因。磁共振血管成像(MRA)是显示腹部血管性病变,特别是动脉瘤的首选成像技术。

（二）各种检查方法的优选

1. 胃肠道穿孔 首选 X 线立位平片或 CT 检查,CT 可以发现 X 线平片难以显示的少量气腹。

2. 肠梗阻 以往诊断肠梗阻主要根据临床表现和 X 线平片结果,但仍有 20%～30% 的病人诊断不明确。目前 CT 已成为肠梗阻的首选方法,能可靠地明确有无梗阻、梗阻的位置、原因、程度及类型。

3. 阑尾炎 目前螺旋 CT 已成为阑尾炎的首选方法,X 线平片对阑尾炎的诊断价值不大。

4. 肠套叠 诊断首选 CT,但要整复必须采用钡剂灌肠或空气灌肠。

5. 腹部外伤 腹部闭合性损伤首选检查方法是 CT 检查,必须平扫加增强扫描,有很高的敏感性与特异性,易于早期发现腹部实质性脏器损伤,对损伤的程度和范围可作出较准确地判断。

二、正常影像学表现

（一）X线表现

实质脏器肝、脾、肾等呈中等密度,借助于器官周围或邻近脂肪组织和相邻充气胃肠的对比,腹部平片上可显示器官的轮廓、大小、形状及位置。正位像上部分病人可显示肝下缘,微向上突或较平直,肝下缘与肝外缘相交形成肝角,一般呈锐角。脾上极与左膈影融合而不显示,下极较圆钝。两肾沿腰大肌上部两侧排列。胰腺于平片上不易显示。

胃肠道依腔内容物不同而有不同的X线表现。胃、十二指肠球部可含气体,腹部平片上可显示其内腔。除婴幼儿可有小肠积气外,一般充满食糜和消化液,与肠壁同属中等密度,因缺乏对比而不能显示。大肠内径宽,可有气体与粪便,盲肠及升结肠位置比较固定,靠近右侧腹壁,横结肠与乙状结肠移动性较大。

正常胁腹部可见到4条透明线,皮下脂肪层和腹膜外脂肪层较厚,显示清晰,易于观察。腹肌之间的脂肪线往往因为比较薄而不易显影。

（二）CT表现

详见本章第一、二节相关内容。

三、常见疾病

（一）胃肠道穿孔

【疾病概要】

1. 病因病理　胃肠道穿孔(gastrointestinal perforation)是常见的急腹症之一,常继发于溃疡、创伤破裂、炎症及肿瘤等。胃及十二指肠溃疡穿孔为最常见的原因,穿孔多发生在前壁,穿孔时胃及十二指肠内的气体及内容物流入腹腔,引起气腹和急性腹膜炎。

2. 临床表现　常为突发性、持续性剧烈上腹痛,并蔓延至全腹部。查体有腹肌紧张、腹部压痛及反跳痛等腹膜刺激症状。

【影像学表现】

1. X线表现　①气腹:站立位检查见一侧或双侧膈下游离气体,表现为膈下弧形或新月形透亮影(图7-75),具有重要诊断意义;侧位水平投照则气体位于腹壁与肠道之间。值得注意的是,少数病例见不到气腹,也不能排除胃肠道穿孔。②腹腔内积液:是胃肠道穿孔后继发性腹膜炎的表现。③腹脂线模糊。④麻痹性肠胀气。

2. CT表现　CT检查除能显示腹腔游离气体外,还可以确认胃肠道穿孔后有无腹水以及积液的部位和积液量(图7-76)。

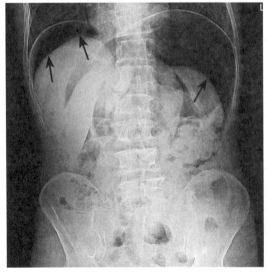

图7-75　胃肠道穿孔
立位腹部平片显示双侧膈下游离气体(↑)。

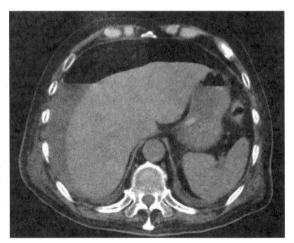

图7-76　胃肠道穿孔
腹腔内游离气体,并可见腹水。

【诊断与鉴别诊断】

X线及CT显示腹腔积气,结合临床突发性、持续性剧烈上腹痛表现,即可诊断为本病。膈下游离气体有时需要与间位结肠及正常胃泡内气体相鉴别,可通过变换体位、采取侧卧位水平投照观察气体是位于胃肠道内还是胃肠道外。此外,腹部手术后短期内可见膈下游离气体,不要误诊为胃肠道穿孔。

(二)肠梗阻

【疾病概要】

1. 病因病理　肠梗阻(intestinal obstruction)是各种原因所造成的肠腔内容物通过障碍。按照肠梗阻发生的基本原因可分为三类:

(1)机械性肠梗阻:最常见,是由于各种原因引起的肠腔狭小,使肠内容物通过发生障碍。根据梗阻的肠管有无血运障碍又可分为两型:

1)单纯性肠梗阻:是由于肠粘连、炎症性狭窄、蛔虫、肿瘤等因素所致肠腔部分或完全性阻塞,不伴肠系膜血管血运障碍。

2)绞窄性肠梗阻:是由于肠扭转、粘连带压迫和内疝等所致肠系膜血管受压,进而发生肠祥血供障碍,引起小肠坏死。

(2)动力性肠梗阻:神经反射或毒素刺激引起肠蠕动功能丧失或肠管痉挛,无器质性的肠腔狭窄。见于急性弥漫性腹膜炎、腹部大手术、肠道功能紊乱等,可分为麻痹性肠梗阻与痉挛性肠梗阻。

(3)血运性肠梗阻:肠系膜血管栓塞或血栓形成,使肠管血运障碍和肠肌运动功能失调。

2. 临床表现　各种原因所致的肠梗阻,其临床表现可有不同,但其共同的症状是腹痛、恶心、呕吐、腹胀及肛门停止排气排便。

【影像学表现】

1. X线表现　腹部平片可以明确是否存在肠梗阻,了解梗阻的部位,分析梗阻的原因。不同类型的肠梗阻其X线表现有所不同,但其基本X线表现有肠管扩张、肠道积气和肠腔积液等,一般在发病后4~6h才可看到。

(1)单纯性小肠梗阻:立位腹部平片是首选的检查方法,可见积气扩张的肠腔内有多个长短不一的气液平面,形成所谓"阶梯状"表现(图7-77)。若透视下观察,液平面可随肠蠕动而上下移动。仰卧位检查见积气扩张的空肠与回肠充满腹腔,形成连贯的透亮影,横跨腹腔之大部,称为"大跨度肠祥"。同时,可见空肠内密集排列的弧线状皱襞,形似鱼肋骨状影,称为"鱼肋征"。根据积气扩张的肠管分布范围,以及肠壁的黏膜皱襞形态,可以判断梗阻的部位。

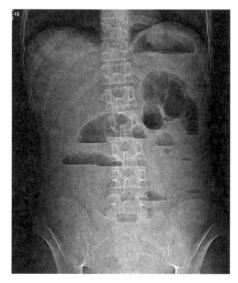

图7-77　单纯性小肠梗阻
立位腹部平片显示上腹部小肠扩张、积气、积液,可见多个呈阶梯状排列的气液平面。

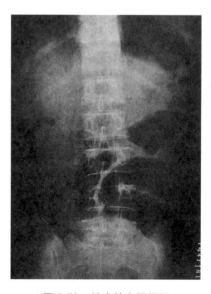

图7-78　绞窄性小肠梗阻
立位腹部平片显示右上腹部小肠扩张、积气,可见C形肠祥,形似咖啡豆。

（2）绞窄性肠梗阻:除出现小肠扩张、积气和积液等肠梗阻的基本 X 线表现外,还可见到其特殊征象:

1）假肿瘤征:是由于被液体完全充满的闭袢肠曲,在周围充气肠曲的衬托下,显示为类圆形软组织包块影。

2）咖啡豆征:是近端肠管内的大量气体和液体进入闭袢肠曲,致使闭袢肠曲不断扩大显示为椭圆形、中央有分隔带的透亮影,形如咖啡豆(图 7-78)。

3）小跨度卷曲肠袢:是积气扩张的小肠肠曲明显卷曲,并在两端相互靠拢,形成各种特殊排列形状,如 C 形、8 字形、花瓣形、香蕉形等。

4）空回肠换位征:表现为皱襞密集的空肠曲位于下腹偏右,而皱襞稀少的回肠曲位于上腹偏左,与正常空、回肠排列相反。

（3）麻痹性肠梗阻:卧位检查可见整个胃肠道普遍积气、扩张,尤以结肠积气显著。立位检查可见肠腔内有少量液平面,透视下肠管形态改变不明显。

2. CT 表现　可以显示扩张、积气的肠管,并可见肠腔内气液平面(图 7-79A),一般可作出肠梗阻诊断。此外,CT 对分析肠梗阻的病因也有一定的价值,若肠管互相融合靠拢或与腹壁相连,提示为粘连性梗阻;若肠道内或腹腔内见到肿块,增强扫描有强化(图 7-79B),提示为肿瘤所致梗阻;若肠系膜血管出现旋涡征及换位、变形,提示可能是小肠扭转导致的绞窄性肠梗阻。

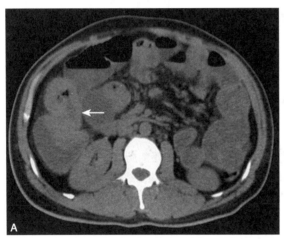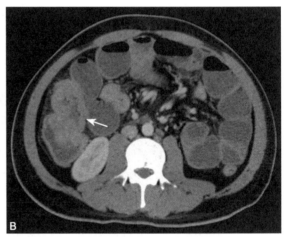

图 7-79　单纯性肠梗阻
A. CT 平扫:见小肠扩张伴多个气液平面,升结肠占位(↑);B. CT 增强扫描:结肠肿瘤中等强化(↑)。

【诊断与鉴别诊断】

立位腹部平片显示小肠扩张、肠腔内气液平面,结合临床恶心、呕吐、肛门停止排气排便表现,即可诊断为肠梗阻。还必须分析是否有绞窄性肠梗阻的可能,如果发现小跨度卷曲肠袢、假肿瘤征、咖啡豆征、空回肠换位征、大量腹水及 CT 上肠系膜血管出现旋涡征等,即可作出绞窄性肠梗阻的诊断。此外,CT 可以对肠梗阻的病因作出初步诊断,若显示肠管融合靠拢,可提示粘连性梗阻;显示肠道内或腹腔内肿块,可提示肿瘤性梗阻;显示不强化的混杂密度肿块,可提示胆石性或粪石性梗阻。

（三）急性肠套叠

【疾病概要】

1. 病因病理　肠套叠(intussusception)是指一段肠管套入其相连的肠管腔内,是常见的急腹症,也是小儿肠梗阻的常见病因之一。最多见的是回肠末端套入结肠。肠套叠由三层肠壁组成,内两层肠段称为套入部,外层称为鞘部。

2. 临床表现　常见于小儿,80%为 2 岁以下婴幼儿。有四大典型症状:肠绞痛、呕吐、黏液血便和腹部肿块。

【影像学表现】

1. X 线表现　钡剂灌肠显示钡剂到达套叠头部时前行受阻,在钡柱前端出现杯口状充盈缺损;当钡剂进入套鞘部与套入部之间时,可见到袖套状或弹簧状影像,此为本病的特征性表现。空气灌肠显示气体到达套叠头部时前行受阻,肠管内出可见类圆形或马铃薯状软组织肿块影(图7-80)。

2. CT表现 由于套叠部各层的密度不同,CT检查可显示肠套叠的三层肠壁、肠系膜及肠腔内的气体。其中,第一层(最外层)是鞘部肠壁,第二、三层是套入部之折叠层肠壁,第三层内部中心为套入部肠腔,其内为气体。第二、三层之间有套入部肠系膜的脂肪,鞘部及套入部肠腔内有气体。若套叠部与层面垂直,则可见多层靶环状表现,颇具特征性。

【诊断与鉴别诊断】

X线钡剂灌肠显示杯口状充盈缺损或空气灌肠显示软组织肿块影,CT显示靶环状表现,结合临床四大典型症状,即可诊断为本病。

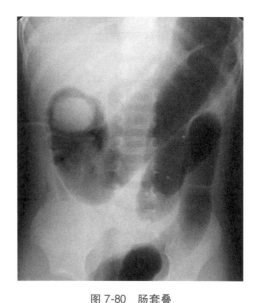

图7-80 肠套叠
空气灌肠显示受阻部位肠管内类圆形软组织肿块影。

组图:肠套叠CT

（四）急性阑尾炎

【疾病概要】

1. 病因病理 急性阑尾炎(acute appendicitis)约占全部急腹症的50%,多由阑尾内粪石、寄生虫、虫卵或异物等引起梗阻,内容物排泄困难,导致细菌繁殖。病理上分为三型:

（1）急性单纯型:黏膜或黏膜下层炎性水肿,阑尾轻度肿胀。

（2）急性蜂窝织炎型:又称为急性化脓性阑尾炎,阑尾显著肿胀,黏膜高度充血,炎症直达肌层及浆膜层,并可扩展至阑尾周围,引起阑尾周围炎和局限性腹膜炎。

（3）急性坏疽型:阑尾坏死、穿孔,引起阑尾周围脓肿或弥漫性腹膜炎。

2. 临床表现 阵发性、转移性右下腹疼痛,压痛,反跳痛和肌紧张,可伴有恶心、呕吐等。腹膜炎时可出现畏寒、高热与麻痹性肠梗阻。

【影像学表现】

CT表现:直接征象为阑尾肿大增粗(直径>6mm)和阑尾壁增厚,边缘模糊,可呈不同密度分层的"同心圆"样结构;阑尾内钙化和阑尾石;阑尾区及盲肠周围结缔组织间隙模糊,脂肪密度增高,出现条索状高密度影,盲肠壁局部增厚;阑尾周围脓肿;穿孔性阑尾炎表现为脓肿、腔外气体、蜂窝织炎、腔外粪石和阑尾壁局部缺损等(图7-81)。

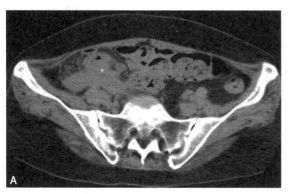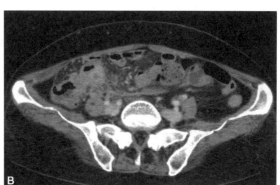

图7-81 急性阑尾炎
A.阑尾增粗、边缘模糊、腔内高密度钙化,周围蜂窝织炎;B.增强扫描示阑尾壁环状强化。

【诊断与鉴别诊断】

CT显示阑尾肿大增粗、内伴粪石、周围蜂窝织炎及脓肿,结合临床转移性右下腹痛表现,即可诊断为本病。

（五）脾破裂

【疾病概要】

1. 病因病理　脾破裂(rupture of spleen)在腹部闭合性损伤中最常见,以脾上极最多见,其次为脏面和膈面。病理上,根据破裂程度分为三种类型:完全性破裂、中央破裂和包膜下破裂。

2. 临床表现　左上腹疼痛或弥漫性腹痛,重者伴失血性休克。查体有腹肌紧张、压痛和反跳痛。

【影像学表现】

CT 表现:

1. 脾包膜下血肿　平扫表现为脾外周新月形或双凸形高密度影,随时间推移,变为等密度或低密度影;增强扫描正常脾有强化,而血肿无强化。

2. 脾撕裂　显示为脾实质内单发或多发线条形、不规则形低密度裂隙,边缘模糊,可伴脾实质内点状、片状高密度影。

3. 脾实质内血肿　根据创伤的时间,CT 平扫可表现为圆形或不规则形略高密度、等密度或低密度影(图 7-82);增强扫描脾实质强化,而血肿不强化。

4. 脾周血肿和腹腔积血　脾周血肿和腹腔积血是脾破裂的常见伴发征象。

【诊断与鉴别诊断】

临床有外伤史,CT 显示脾包膜下新月形或双凸形高密度影,即可诊断为脾包膜下血肿;CT 显示脾实质内线条形、不规则形低密度裂隙伴点状、片状高密度影,即可诊断为脾撕裂;CT 显示脾实质内圆形或不规则形等或略高密度影,即可诊断为脾内血肿。如果 CT 平扫仅见腹腔积血和/或脾周血肿,而未显示脾撕裂的征象,必须应用增强检查仔细评估有无脾破裂。

（六）肝破裂

【疾病概要】

1. 病因病理　肝破裂(rupture of liver)是仅次于脾破裂的常见腹部损伤,占腹部损伤的 15%~20%,是由暴力撞击、高空坠落或利器穿通腹腔引起的肝实质撕裂或挫伤。右肝较左肝为多。单纯性肝破裂的病死率约为 9%,合并多个脏器损伤和复杂性肝破裂的病死率高达 50%。

2. 临床表现　右上腹或全腹疼痛,失血性休克,腹膜炎症状和体征。

【影像学表现】

CT 表现:

1. 肝包膜下血肿　平扫见肝外周新月形或双凸形低密度、等密度或略高密度影,边缘清楚,增强扫描见肝实质强化而血肿不强化。

2. 肝实质内血肿　肝实质内血肿呈圆形或类圆形,为略高或等密度(图 7-83),增强不强化。

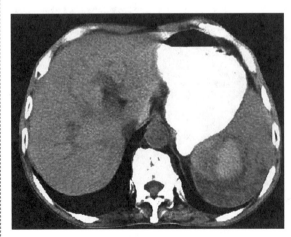

图 7-82　脾破裂
CT 平扫脾实质内多发低密度影,边界模糊,并见高密度出血灶。

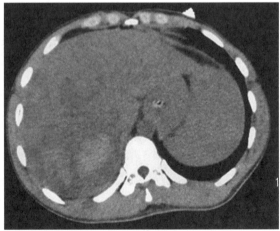

图 7-83　肝破裂
CT 平扫见右肝大片状低密度影伴多发类圆形出血灶。

3. 肝撕裂　肝撕裂呈窄带样或不规则样低密度,边缘模糊。

4. 其他　可见到肝周血肿或腹腔积血。

【诊断与鉴别诊断】

临床有外伤史,CT显示肝包膜下新月形或双凸形等、低或略高密度影,无强化,即可诊断为肝包膜下血肿;CT显示肝实质内圆形或类圆形等或略高密度影,无强化,即可诊断为肝内血肿;CT显示肝实质内窄带样或不规则样低密度裂隙,无强化,即可诊断为肝撕裂。与脾破裂一样,如果CT平扫仅见腹腔积血和/或肝周血肿,而未显示肝撕裂的征象,必须应用增强检查仔细评估有无肝破裂。

小　结

本章简单介绍了各种影像学检查方法在消化系统疾病中的临床应用价值及最新进展,叙述了消化系统的正常影像学表现及胃肠道基本病变的影像学表现,详细阐明了胃肠道、肝胆胰脾和急腹症常见疾病的临床特征、病理改变、影像学表现及其鉴别诊断。

（董瑞生）

读片窗 1

病人,男,40岁,体检超声检查发现肝左叶占位性病变,行CT平扫与增强,见读片窗图7-1,请分析病变性质。

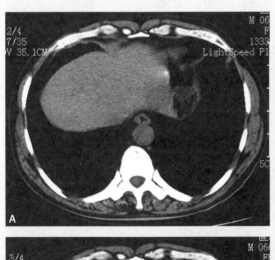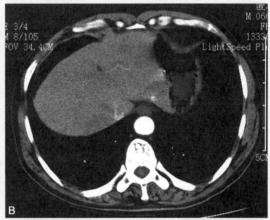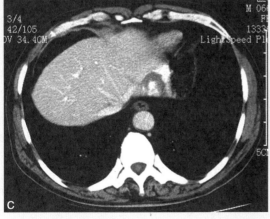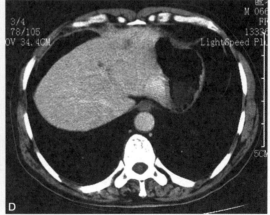

读片窗图 7-1

读片窗2

病人,男,57岁,间歇性左上腹隐痛、闷胀不适半年余,无恶心、呕吐及黄疸。实验室检查:CA19-9>1 000U/ml(正常值为0~37U/ml),CEA为18.02ng/ml(正常值≤5ng/ml),CA125为1 021.00U/ml(正常值<35U/ml)。B超检查:胰尾囊实性肿块,肝脾多发囊性病灶。CT平扫及双期增强扫描见读片窗图7-2,请分析病变性质。

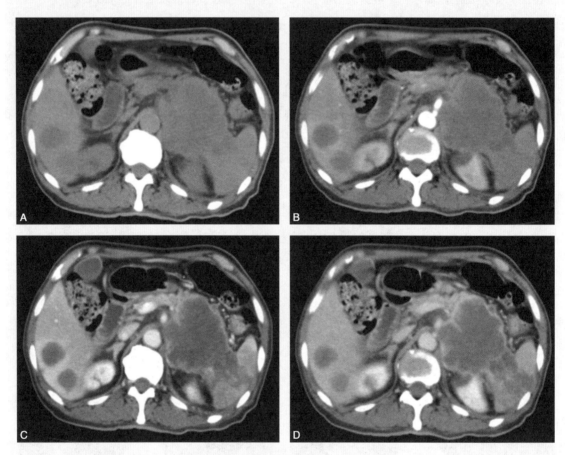

读片窗图7-2

文档:病例分析

扫一扫,测一测

思考题

1. 腹部透视和腹部平片最常用于哪些疾病的检查?
2. 贲门失弛缓症病人钡餐造影时的典型表现是什么?应与哪些疾病鉴别?
3. 食管静脉曲张有哪些钡餐造影表现?
4. 滑动性食管裂孔疝的钡餐造影主要表现有哪些?
5. 进展期食管癌的钡餐造影有哪些表现?
6. 胃溃疡的钡餐造影有哪些表现?
7. 胃良、恶性溃疡应如何鉴别?

8. 何谓早期胃癌？病理上如何分型？有哪些 X 线表现？

9. 胃癌 Borrmann 分型法分为哪几型？各型有哪些 X 线特征？

10. 十二指肠球部溃疡的钡餐造影有哪些表现？

11. 小肠间质瘤与小肠腺癌影像学上如何鉴别？

12. 试述肝脏的分叶、分段。

13. 肝硬化有哪些影像学表现？

14. 试述肝癌的 CT 表现，与肝海绵状血管瘤如何鉴别？

15. 慢性胰腺炎胰头肿大与胰头癌鉴别要点有哪些？

16. 影像学上如何分析胆道梗阻？

17. 急性肠套叠病人如何合理选择影像检查方法？具体影像表现是什么？

1. 掌握:各种影像学检查方法的检查价值;常见疾病的影像学表现及鉴别诊断。
2. 熟悉:正常影像学表现;常见疾病的临床表现。
3. 了解:常见疾病的病因病理。

第一节　泌　尿　系　统

一、影像学检查方法及优选

泌尿系统包括肾、输尿管、膀胱及尿道。影像检查技术在不同器官组织的应用价值不同。

（一）X线检查

1. 腹部平片　泌尿系统腹部平片常规摄取仰卧前后位片,简称为 KUB(kidney-ureter-bladder)。KUB 主要用于观察泌尿系统阳性结石及钙化病变。

2. 尿路造影

（1）静脉肾盂造影(intravenous pyelography,IVP):利用对比剂经静脉注射后由肾小球滤过排泄入肾盂、肾盏使之显影,不仅能显示肾盂、肾盏、输尿管和膀胱的形态结构,还可以了解肾脏分泌功能以及尿路病变。

（2）逆行性肾盂造影(retrograde pyelography):在膀胱镜下将输尿管导管插入输尿管内,经导管注入对比剂,使肾盂、肾盏、输尿管和膀胱充盈,用以观察全尿路情况,但不能显示肾实质,适用于静脉肾盂造影不显影或显影不佳者。

3. 肾动脉造影(renal arteriography)　将导管置入腹主动脉或肾动脉内并注入对比剂,主要用于检查肾血管性病变和肾相关疾病的介入治疗。

（二）CT检查

1. 平扫　常规取仰卧位,检查范围根据需要应包括肾脏、输尿管和膀胱。

2. 增强扫描　肾与输尿管应常规行增强扫描。经静脉快速注入对比剂后 18～25s 扫描,为肾皮质期;90～120s 扫描,为肾实质期。可分别观察肾皮质、肾实质的强化情况;5～10min 后于分泌期再次行双肾区、双输尿管区及膀胱区扫描,称排泄期,以观察肾盂、输尿管和膀胱充盈情况。将肾皮质期采集的薄层数据行三维重建,得到肾动脉的 CTA 图像;将排泄期采集的薄层数据行三维重建,获得 CT 尿路成像(CT urography,CTU),可全方位显示肾盂、输尿管、膀胱充盈和梗阻情况。

（三）MRI检查

1. 平扫　肾与输尿管 MRI 成像常规使用梯度回波序列和快速自旋回波序列,行横轴位和冠状位

T_1WI 和 T_2WI 成像,必要时辅以矢状位扫描。应用 T_2WI 脂肪抑制序列、快速梯度回波水-脂同反相位(双回波)T_1WI 序列有助于对肾解剖结构的分辨及含脂肪性病变的诊断。

2. 增强扫描 经静脉注入 Gd-DTPA,采用快速梯度回波 T_1WI 序列,横轴位动态增强三期(动脉期、静脉期、延迟期)扫描,可获得不同期相肾与输尿管的增强图像。

3. 磁共振尿路成像(magnetic resonance urography,MRU) MRU 是利用磁共振水成像原理,使含尿液的肾盂、肾盏、输尿管和膀胱成为高信号,周围结构为极低信号,如同静脉肾盂造影所见,主要用于检查尿路梗阻性病变。

（四）各种检查方法的优选

1. 结石 腹部平片是泌尿系阳性结石的初查方法,但 CT 薄层平扫效果更好,能比平片发现更小更多的结石,IVP、CTU、MRU(尤其适合肾功能损害的受检者)可用于检查泌尿系结石及其引起的梗阻性积水情况。

2. 先天发育异常 IVP、CT(平扫、增强扫描、CTU)、MRI(平扫、增强扫描、MRU)均能清楚显示。

3. 泌尿系肿瘤 首选 CT 或 MRI 检查。

4. 泌尿系损伤 CT 平扫、增强扫描及 CTU 可显示肾脏、输尿管和膀胱损伤,以及尿液外漏等征象,可判断肾损伤程度,是泌尿系损伤的首选检查。

5. 肾血管病变 肾动脉造影是诊断肾血管病变的金标准,但为有创检查,目前主要用于肾动脉疾病的介入治疗。肾动脉 CT 血管造影(CTA)与磁共振血管成像(MRA)无需插管可立体地显示肾动脉,可用于诊断肾血管性病变,如肾动脉狭窄,但对肾内小分支的显示不如肾动脉造影。

二、正常影像学表现

（一）X 线表现

1. KUB KUB 上双侧肾影清晰可见,均呈蚕豆形,似"八"字状位于脊柱两侧。正常肾脏密度均匀,外缘光整,内缘内凹形成肾门。成人肾影长 12~13cm,宽 5~6cm,位于 T_{12}~L_3 水平,右肾略低于左肾 1~2cm。肾的长轴自内上斜向外下,其延长线与脊柱纵轴相交形成锐角,称为肾脊角,正常为 15°~25°。输尿管和膀胱不能显示。

2. 尿路造影

（1）静脉肾盂造影:能显示肾实质、肾盏肾盂、输尿管和膀胱内腔。

1）肾实质:正常肾实质于注入对比剂后 1min 显影,密度均匀,不能区分皮质与髓质。

2）肾盏:正常肾盏于注入对比剂后 2~3min 开始显影,15~30min 显影最浓。单侧肾脏肾盏包括肾小盏(6~14 个)和肾大盏(2~4 个)。肾小盏分体部和穹窿部:体部呈短管状与肾大盏相连,体部远端为穹窿部,呈向内凹陷之杯口状。2~3 个肾小盏汇合形成肾大盏,呈边缘光整之长管状,最终汇入肾盂。

3）肾盂:正常肾盂于注入对比剂后 15~30min 显影最佳。肾盂形态差异较大,多数呈三角形,上缘隆起,下缘略凹,亦有少数肾盂呈壶腹状或分枝状。肾盂显影后内部密度均匀,边缘光整。

4）输尿管:静脉注入对比剂后 30min,待肾盏、肾盂显影满意后去除腹部压迫带,双侧输尿管腔即可充盈显影。正常输尿管显影呈细长条高密度影,长 25~30cm,上端与肾盂相连,下端与膀胱相连,可分为腹段、盆段、壁内段三部分。输尿管有 3 个生理狭窄:输尿管与肾盂相连处、跨越髂血管处和进入膀胱处。正常输尿管边缘光滑、柔和,走行自然,有时可有折曲,也可因蠕动呈不连续之分段显示,宽度也常发生变化。

5）膀胱:去除腹部压迫带后膀胱即可逐渐充盈,其大小、形态取决于充盈程度及相邻结构的推压。正位片上膀胱充盈较满时呈类圆形或椭圆形,横置于耻骨联合上方,边缘光整,密度均匀;膀胱充盈不全时,其粗大的黏膜皱襞导致边缘不整齐而呈波浪状。侧位片膀胱呈纺锤状或直立卵圆形,长轴几乎平行于耻骨联合。

（2）逆行性肾盂造影:不能显示肾实质。肾盏肾盂、输尿管和膀胱内腔的显影情况同静脉肾盂造影基本相似。注射对比剂时若压力过高会造成对比剂逆行进入肾盏肾盂以外的区域,称为肾盂肾回流。

0802
单图:肾解剖结构示意图

0803
单图:正常静脉肾盂造影

笔记

0804

单图：正常
左侧肾动脉
造影

3. 肾动脉造影

（1）肾动脉期：注入对比剂后1~3s肾动脉主干及分支显影，自主干至分支逐渐变细，走行自然，边缘光滑。

（2）肾实质期：注入对比剂后2~3s肾实质显影，5~7s最浓，之后逐渐变淡。

（3）肾静脉期：注入对比剂后4~12s肾静脉即可显影，18~20s显影最佳。肾静脉属支通常与肾动脉分支伴行，但节段性分布不明显。

（二）CT表现

1. 肾脏

（1）平扫：两侧肾脏在周围低密度脂肪组织的对比下，表现为圆形或卵圆形软组织密度影，边缘光滑、锐利，肾实质密度均匀，不能分辨皮质和髓质，CT值平均为30Hu。肾窦内含有脂肪呈较低密度，肾盂为水样密度。肾的中部层面见肾门内凹，指向前内。肾动脉和静脉呈窄带状软组织影，自肾门向腹主动脉和下腔静脉走行（图8-1）。

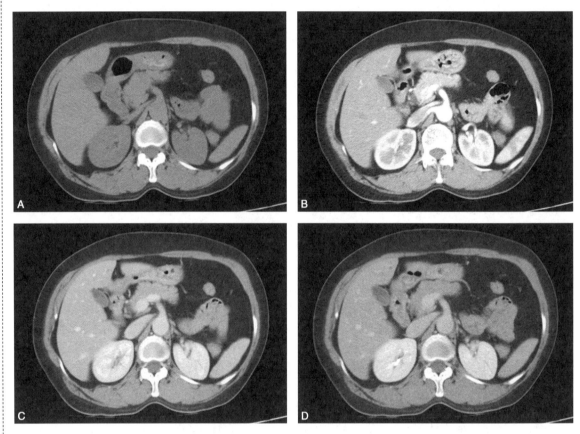

图8-1 正常肾脏CT平扫及增强表现

A. CT轴位平扫：肾实质密度均匀，肾窦脂肪为低密度；B. 增强扫描皮质期：肾皮质明显强化，可识别强化的肾柱；C. 实质期：髓质明显强化，与皮质不能分辨；D. 排泄期：肾盏肾盂明显强化，肾实质强化程度降低。

（2）增强检查：皮质期，肾血管和肾皮质明显强化，部分强化之皮质伸入肾实质内称肾柱，肾髓质强化不明显，故此期可区分皮、髓质；实质期，髓质强化程度类似或略高于皮质，皮、髓质分界不清；排泄期，肾实质强化程度下降，肾盏肾盂明显强化。

2. 输尿管

（1）平扫：易显示中、上段输尿管，为腰大肌前缘小点状软组织密度影，中央可呈低密度，盆段输尿管较难显示。

（2）增强扫描：注入对比剂10min后扫描，输尿管管腔充盈，为腰大肌前缘小点状致密影，输尿管全段皆可显示。

3. 膀胱

笔记

（1）平扫：膀胱大小、形状与充盈程度有关。充盈较满的膀胱呈圆形、卵圆形或类方形。膀胱腔内尿液呈均匀水样密度。膀胱壁呈厚度均匀的薄壁软组织密度，内外缘光滑，厚度一般不超过 3mm。

（2）增强扫描：早期显示膀胱壁强化，10～30min 扫描，膀胱内充盈含对比剂的尿液，呈均匀高密度。如对比剂与尿液混合不均匀，可表现为下部密度高、上部密度低的液-液平面。

（三）MRI 表现

1. 肾　T_1WI 上，由于皮质与髓质含水量不同，皮质信号稍高于髓质，T_2WI 上，皮、髓质均呈相似的较高信号。肾窦脂肪组织在 T_1WI 和 T_2WI 上分别呈高信号和中等信号。正常肾盏难以显示，肾盂呈长 T_1、长 T_2 水样信号改变。肾动脉和静脉由于流空效应均呈低信号。Gd-DTPA 增强检查，肾实质强化形式取决于检查时间和成像速度，表现与 CT 相似（图 8-2）。

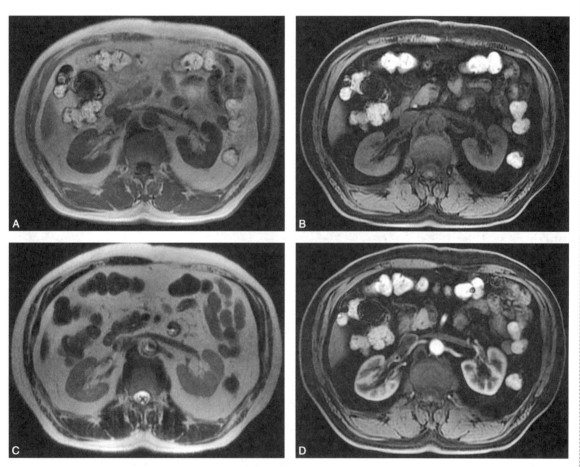

图 8-2　正常肾脏 MRI 表现（横轴位双侧肾门水平）
A. T_1WI：肾皮质信号强度略高于髓质，在双肾后缘和左侧缘可见低信号的化学位移伪影；B. 预饱和脂肪抑制 T_1WI：皮、髓质信号强度差异更加明显；C. T_2WI：皮髓质信号强度相似，分辨不清；D. 增强后预饱和脂肪抑制 T_1WI：皮质期可见肾皮质明显强化。

2. 输尿管　常规扫描不易显示输尿管，如输尿管内恰好含有尿液时，T_1WI 上表现为低信号，T_2WI 上为高信号。MRU 可较好地显示肾盏、肾盂及输尿管的全程，类似于 X 线尿路造影表现。

3. 膀胱　如膀胱腔内充盈尿液，呈均匀长 T_1、长 T_2 水样信号；膀胱壁的信号与肌肉相似，T_1WI 上比尿液高，T_2WI 上比尿液和周围脂肪信号低；膀胱周围脂肪在 T_1WI 呈高信号，T_2WI 上呈中等信号。

三、常见疾病

（一）马蹄肾

【疾病概要】

1. 病因病理　马蹄肾（horseshoe kidney）为两肾的上极或下极融合，以下极融合多见。胚胎早期两侧肾胚基在两脐动脉之间被挤压而融合,形态似马蹄而得名。两肾融合部位称为峡部,由肾实质或结缔组织构成。

2.临床表现　临床可无症状,也可因脐部或腰部疼痛及肿块而就诊。部分合并尿路感染、积水、结石引起的尿频、脓尿等。

【影像学表现】

1.X线表现　平片上两肾影位置较低,肾轴发生改变。尿路造影检查,两肾下肾盏距离缩短,两肾上肾盏距离增大,肾盂转向前方,输尿管由前内下行。

2.CT表现　两肾下极或上极(少见)肾实质于脊柱前方相连,其密度及强化方式与肾实质相似。

3.MRI表现　部位、形态与CT表现相似,融合部位信号、强化方式与肾实质相似(图8-3)。

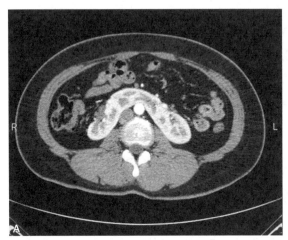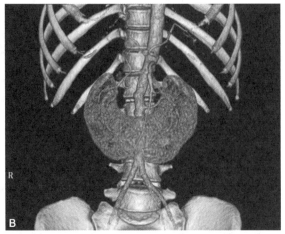

图 8-3　马蹄肾

增强扫描皮质期(A)和三维重建(B)可见双肾下极肾实质于脊柱前方相连,其密度及强化方式与肾实质相似。

【诊断与鉴别诊断】

影像学上发现双肾上极或下极肾实质相连,即可明确诊断。

（二）肾盂输尿管重复畸形

【疾病概要】

1.病因病理　肾盂输尿管重复畸形即重复肾(duplication of kidney),胚胎发育过程中输尿管上端分支过早或过多导致肾内形成上下两套肾盂及输尿管。重复之输尿管可汇合后共同开口于膀胱,也可分别开口于膀胱或其他部位。若重复之输尿管开口于膀胱以外,称为异位输尿管开口。男性异位开口多见于后尿道及精囊,女性多见于尿道、前庭和阴道。异位输尿管开口可发生狭窄,导致肾盂、输尿管积水。

2.临床表现　临床多无症状,在合并感染和结石时可有临床症状。异位开口的位置不同,其临床表现不同,女性病人的典型症状是既有正常自行排尿,又有持续漏尿或尿失禁。若异位开口于男性尿道外括约肌近端尿道,则无尿失禁现象。

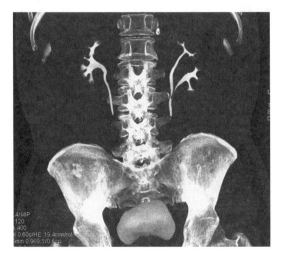

图 8-4　左双肾盂畸形

CTU 冠状位示左侧双肾盂畸形。

【影像学表现】

1.X线表现　平片无异常发现;排泄性尿路造影可显示同一侧肾区有两套肾盏、肾盂、输尿管,可见两支输尿管相互汇合或分别进入膀胱及其他开口部位。

2.CT表现　CTU可清楚显示肾盂、输尿管畸形的形态、汇合的位置和异位开口的部位(图8-4)。

3. MRI 表现 MRU 与 CTU 的表现相似。

【诊断与鉴别诊断】

影像学上发现同侧或两侧肾区有两套肾盂、输尿管,即可明确诊断。

（三）泌尿系统结石

【疾病概要】

1. 病因病理 尿路结石是泌尿系统常见病之一,可发生在泌尿系的任何部位。结石由多种化学成分构成,包括草酸钙、磷酸钙、尿酸盐及胱氨酸盐等。

多数结石都有一个核心,外有不同的组织层。核心的成分可能是尿酸、草酸钙、磷酸钙、血块和各种异物。外层的组织可为尿酸、尿酸铵、草酸钙、碳酸钙、胱氨酸等。由于致密层与透明组织层相间排列,结石往往出现多层的现象。草酸钙结石质硬、密度高、边缘有刺,形状如桑葚。磷酸盐结石质软,表面粗糙,多呈鹿角状。尿酸盐结石较小,表面光滑,密度较低,多呈圆形。

2. 临床表现 临床表现为急性发作的肾绞痛、血尿等。膀胱结石可有排尿困难或排尿中途停止。

【影像学表现】

1. X 线表现

（1）X 线平片:尿路结石中90%可由 X 线平片显示,称为阳性结石,少数如尿酸盐结石,密度低,平片难以显示,故称阴性结石。

1）肾结石:表现为肾影内类圆形、三角形、桑葚状或鹿角状致密影,可均匀一致,也可浓淡不均或呈分层状。填满肾盏肾盂内的结石,与肾盏肾盂的形态一致,呈"珊瑚状"或"鹿角状",称为铸型结石,为结石的特征性表现。侧位上结石影与脊柱影重叠。

2）输尿管结石:多数为肾结石脱落入输尿管所致,易停留在输尿管的生理狭窄处。平片表现为输尿管走行区,尤其是生理性狭窄处约米粒大小的致密影,形态多呈卵圆形,其长轴与输尿管的长轴一致。

3）膀胱结石:膀胱结石的来源有两种:一是原发于膀胱,较多见;另一种是肾结石下移进入膀胱。结石多为单发,也可多发。大多数膀胱结石为阳性结石,在平片上表现为耻骨联合上方的圆形或椭圆形致密影,大小不等,边缘光整或毛糙,密度均匀或不均匀,也可呈环形分层状,如同树木的年轮。结石可随体位变化而改变位置。

（2）尿路造影表现:肾结石表现为充盈对比剂的肾盂、肾盏内的更高密度影（阳性结石）或充盈缺损影（阴性结石）,如结石小,易被对比剂遮盖。输尿管结石表现为结石以上的输尿管和肾盂、肾盏可呈不同程度的扩张,梗阻处可见卵圆形致密影或充盈缺损影（阴性结石）。膀胱结石表现为充盈对比剂的膀胱内的更高密度影（阳性结石）或充盈缺损影（阴性结石）。

2. CT 表现 CT 不仅能发现较小的结石,还能显示平片不能显影的阴性结石。肾结石表现为肾盂、肾盏内的致密影,CT 值多在 100Hu 以上,可伴有肾盏肾盂积水扩张（图 8-5）。输尿管结石表现为输尿管走行区内约米粒大小的致密影,结石以上输尿管和肾盂扩张,CTU 可显示结石的准确部位（图 8-6）。膀胱结石表现为膀胱内各种形态的致密影。

3. MRI 表现 结石在 T_1WI 和 T_2WI 上均呈低信号。MRI 检查对结石显示不佳,但 MRI 可显示由结石造成的肾盂和输尿管积水。

【诊断与鉴别诊断】

在 X 线平片和 CT 上发现肾窦区、输尿管走行区及膀胱区内致密影,即可诊断。需要与下列情况鉴别:

1. 腹、盆腔内异常钙化 腹、盆腔内异常钙化多表现为形态不规则的斑点状致密影,尿路造影或 CT 检查显示位于尿路以外,易与结石区别。

2. 静脉石 静脉石在平片中可见单发或多发小圆形致密影,多见于盆腔,位置偏盆壁,CT 检查显示其不在输尿管走行区,而是在静脉血管内。

3. 肾钙化灶 肾钙化灶位于肾实质内,不在肾窦部位。

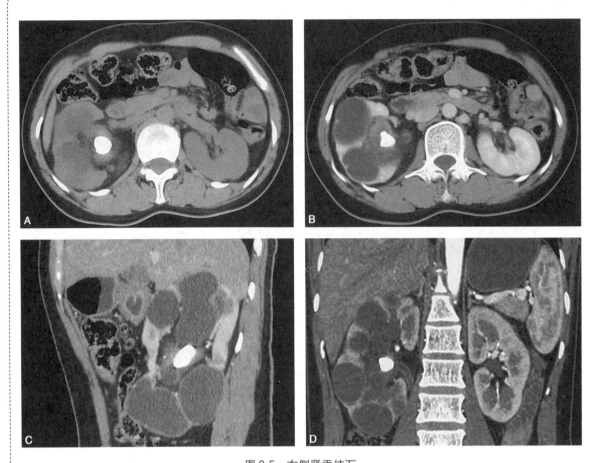

图 8-5 右侧肾盂结石

A. CT 平扫；B. CT 增强扫描；C. CT 冠状位重组图像；D. CT 矢状位重组图像。示右肾盂内高密度结石影，肾盏扩张积水。

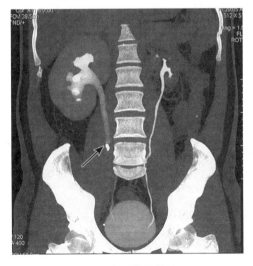

图 8-6 右侧输尿管结石

CTU 示右侧输尿管中段高密度结石影（↑），结石以上输尿管及肾盂扩张积水。

（四）泌尿系统结核

【疾病概要】

1. 病因病理 泌尿系结核可累及肾、输尿管和膀胱，以肾结核尤为重要。

泌尿系结核多为继发性，原发病灶多在肺部，可由肺结核血行播散而来。病变起始于肾皮质与肾髓质交界处或乳头体内，初为局灶性，继而扩大并发生干酪样坏死形成结核性脓肿，破坏肾乳头而溃破入肾盂，形成结核性空洞。肾盏、肾盂受侵致黏膜破坏和溃疡形成，肾盏、肾盂壁增厚、狭窄。肾结核病灶可发生钙化，甚至全肾钙化，称为肾自截。病变向下蔓延，可引起输尿管结核。输尿管受累致管壁增厚、僵直和管腔狭窄、闭塞。向下累及膀胱，初期黏膜充血、水肿，形成不规则溃疡和肉芽肿，晚期肌层广泛受累，膀胱壁增厚并发生挛缩。

2. 临床表现 泌尿系结核多见于成年人，病变早期多无明显症状。病变累及肾盂、输尿管和膀胱后，可出现尿频、尿痛、血尿和脓尿。全身症状有消瘦、乏力、低热；实验室检查可有贫血、血沉加快、肾功能受损，尿中找到结核杆菌等改变。

【影像学表现】

1. X 线表现

（1）肾结核：平片可无异常，有时可见肾实质内云絮状、斑点状或环状钙化，甚至全肾钙化。静脉肾盂造影，早期病变局限于肾实质可无异常；当肾实质空洞与肾小盏相通时，肾小盏杯口边缘不整如虫蚀状，并可见肾小盏外侧有一团对比剂与之相连，边缘不整；肾盏、肾盂广泛破坏或形成肾盂积脓时，病肾常不显影，此时行逆行尿路造影可显示肾内多发空洞、肾盂及肾盏共同形成一不规则空腔。

（2）输尿管结核：平片可无异常。尿路造影表现为管腔不规则，粗细不均、僵直，或形成不规则狭窄与扩张，呈串珠样改变。

（3）膀胱结核：平片价值有限。膀胱造影：早期膀胱边缘不规则变形；晚期膀胱挛缩、变形，容积缩小，不能有效扩张，边缘不规则呈锯齿状改变。

2. CT 表现　肾结核早期 CT 平扫显示肾实质内边缘模糊的低密度灶。增强扫描其壁可呈环形强化并有对比剂进入，但对肾盂、肾盏的早期破坏显示不佳；病变进展，部分或全部肾盂、肾盏扩张，呈多个囊状低密度影，CT 值略高于水。可伴有肾盂和输尿管壁的增厚、管腔狭窄。膀胱变小，壁不规则。晚期，肾结核可发生钙化，显示为多发点状或不规则致密影，甚至全肾钙化，肾影增大或萎缩。输尿管常完全闭塞。CTU 可显示肾盂、输尿管和膀胱受累的表现（图 8-7）。

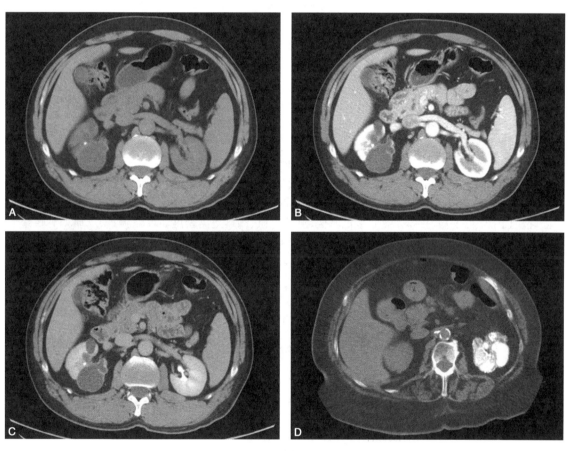

图 8-7　肾结核
A. CT 平扫：可见右肾实质内形成多个不规则低密度囊腔，内有斑点状钙化；B. CT 增强扫描：皮质期（B）、排泄期（C）可见实质内囊腔无明显强化；D. CT 平扫（另一病例）：左肾体积缩小、全肾钙化（肾自截）。

3. MRI 表现　表现与 CT 所见类似，所形成的结核性脓肿、扩张的肾盏肾盂均呈长 T_1、长 T_2 信号。MRU 影像清晰，能清楚显示肾盏肾盂、输尿管和膀胱的扩张、狭窄、梗阻，以及梗阻的部位。

【诊断与鉴别诊断】

静脉肾盂造影表现为肾小盏杯口边缘不整，可见与之相连的肾实质空洞可考虑肾结核；若全肾钙化，IVP 示肾不显影，可诊断为肾结核（肾自截）；若发现输尿管管壁增厚，管腔边缘不整齐、僵直或呈不规则串珠状，结合上述肾脏改变，可诊断为输尿管结核；若造影发现膀胱壁增厚，内缘不规则，膀胱挛缩、变小，伴有上述肾、输尿管改变，可诊断为膀胱结核。CT 检查发现肾缩小或扩大，实质内有多发

囊肿样改变,伴有多发性钙化可考虑为肾结核,若伴有输尿管和膀胱的上述造影表现,则诊断更加明确。主要与下列疾病鉴别:

1. 黄色肉芽肿性肾盂肾炎 肾内表现与肾结核相似,本病常并发肾结石,肾周筋膜可因炎症浸润而增厚粘连,甚至合并肾周脓肿。

2. 慢性膀胱炎 表现为膀胱体积变小和膀胱壁增厚,与晚期膀胱结核相似,但慢性膀胱炎多合并假性憩室,且无肾及输尿管结核的相应表现。

(五)肾细胞癌

【疾病概要】

1. 病因病理 肾细胞癌(renal cell carcinoma,RCC),是最常见的肾恶性肿瘤,在肾恶性肿瘤中占85%。好发于中老年人,男性多于女性。

肾细胞癌起源于肾小管上皮,无包膜,但肿瘤周围可有被压缩的肾实质与纤维组织形成的假包膜,表面血管丰富,瘤内常发生出血、坏死、囊变和钙化。病理上分为透明细胞癌(占70%)、乳头状细胞癌(占10%~20%)、嫌色细胞癌(占5%~10%)、集合管癌(占1%)和未分化类癌(罕见)。肿瘤较大时可穿破肾包膜,侵及邻近器官和组织,侵及肾静脉或下腔静脉时往往形成瘤栓,晚期可有淋巴或血行转移。

2. 临床表现 典型表现为无痛性血尿,肿瘤较大时可触及肾区肿块,腰部钝痛或隐痛。

【影像学表现】

1. X线表现

(1)平片:可见肾影增大,局部轮廓突出或呈分叶状改变。10%~15%的肿瘤可见钙化,呈斑点状、条状或弧线形致密影,位于肿瘤的中心或边缘部。

(2)尿路造影:由于肿瘤压迫,肾小盏杯口不规则加深扩大,肾盏拉长移位,肾盏颈部狭小而细长。压迫肾小盏杯口和穹窿,可呈"手握球"状。肿瘤较大,压迫多个肾盏,使其变细、变长、分离及侵蚀呈"蜘蛛足"样改变。压迫或侵犯肾盂时,肾盂变形或出现充盈缺损。

2. CT表现 平扫表现为肾实质内类圆形或不规则肿块,密度与肾实质相似或略低,边界模糊不清。肿块内密度可不均匀:坏死囊变呈低密度,急性出血、钙化呈高密度。增强检查,皮质期肿块呈明显不均匀强化,实质期肿块强化程度迅速降低,与周围正常强化肾实质对比,呈相对低密度。坏死区不强化。肾静脉和下腔静脉发生瘤栓时管径增粗,瘤栓不强化(图8-8)。

3. MRI表现 多数肾癌在T_1WI上呈低信号,T_2WI上呈高信号或混杂信号。MRI可显示肾癌的假包膜呈低信号环,尤以T_2WI上显示率高而且更为清楚。增强扫描的表现与CT相似。

【诊断与鉴别诊断】

中老年病人,CT或MRI发现肾实质肿块,有假包膜,增强扫描皮质期肿块呈明显不均匀强化,实质期肿块强化轻于肾实质,首先要考虑肾细胞癌,若发现肾静脉和下腔静脉内有瘤栓形成,则诊断更加明确。需要与下列疾病鉴别:

1. 肾血管平滑肌脂肪瘤 肾血管平滑肌脂肪瘤表现为肾实质内边界清楚的混杂密度或信号肿块,肿瘤内含脂肪组织是诊断的主要依据。肾细胞癌中极少有脂肪成分。根据CT的密度及MRI的信号特征可判断肿瘤内是否含脂肪成分,以此可作出鉴别。

2. 肾盂癌 肾盂癌位于肾窦区,多不造成肾轮廓的改变,一般无瘤内坏死囊性变。

(六)肾血管平滑肌脂肪瘤

【疾病概要】

1. 病因病理 肾血管平滑肌脂肪瘤(renal angiomyolipoma)是常见的肾脏良性肿瘤。常见于中年女性,可单发或多发,20%病人合并有结节性硬化,常为双侧多发。

肿瘤起源于中胚层组织,由平滑肌、脂肪和异常血管混合而成,但其构成比例有很大差异。多数以脂肪成分为主,少数以平滑肌为主。大体上,肿瘤呈圆形、卵圆形或分叶状肿块,无包膜,境界清楚,大小不一,生长缓慢。由于肿瘤血管明显扩张,管壁缺乏弹力纤维,瘤体内或肾周常出血。

2. 临床表现 早期可无症状,肿瘤较大时偶可触及肿块,血尿少见。如肿瘤自发破裂,可并发出血产生剧烈腰腹痛。

组图:右肾癌

笔记

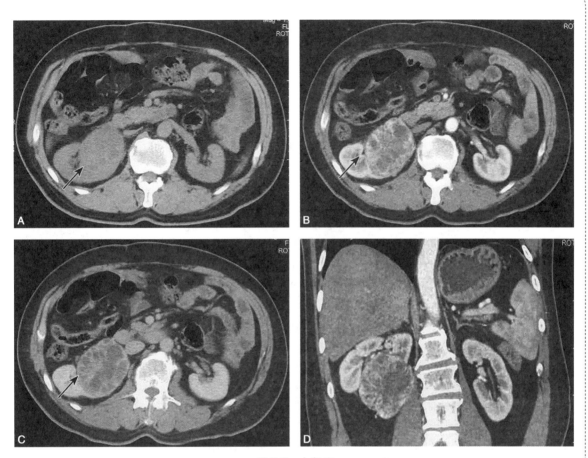

图 8-8　右肾癌

A. CT 平扫;B. CT 增强皮质期扫描;C. CT 增强实质期扫描;D. CT 冠状位重组图像。右肾肿块平扫呈不均匀低密度,增强后不均匀强化,内可见未强化的坏死区(↑)。

【影像学表现】

1. X 线表现　肿瘤较小,平片和尿路造影检查可无异常发现。肿瘤较大时,平片显示肾轮廓改变,肾影增大,尿路造影表现为肾盂、肾盏受压、移位和变形等改变。肾动脉造影可显示丰富迂曲的肿瘤性血管。

2. CT 表现　表现为肾实质内混杂密度肿块,境界清楚,密度不均,其内可见脂肪性低密度区(CT值为−120~−30Hu)和软组织密度区,前者代表脂肪组织,后者代表血管和平滑肌组织。增强扫描肿块呈不均匀强化,血管性结构明显强化,脂肪组织和坏死区不强化。并发急性出血时,肿块周围可见高密度出血灶(图 8-9)。

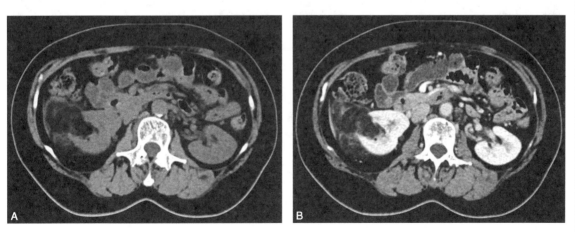

图 8-9　右肾血管平滑肌脂肪瘤

A. CT 平扫示右肾一混杂密度肿块,其内可见脂肪密度;B.增强扫描示肿块呈不均匀强化。

3. MRI 表现　表现为肾实质内不均质肿块。由于肿块内平滑肌、脂肪和血管含量不一,信号强度不同。具有特征性的是脂肪信号,在 T_1WI 上呈高信号,T_2WI 上呈中等信号,脂肪抑制序列信号强度随之下降。

【诊断与鉴别诊断】

CT 或 MRI 发现肾实质肿块,其中含有脂肪组织,即可明确诊断。脂肪含量很少的血管平滑肌脂肪瘤需要与肾细胞癌鉴别,有时鉴别较为困难。发生在肾上极的血管平滑肌脂肪瘤需要与肾上腺髓脂瘤鉴别,二者均含有脂肪成分,易于混淆,CT 和 MRI 检查显示肾上极是否完整有助于鉴别。

（七）肾母细胞瘤

【疾病概要】

1. 病因病理　肾母细胞瘤(nephroblastoma),又称 Wilms 瘤或肾胚胎瘤,是婴幼儿肾脏最常见的原发性恶性肿瘤。多发生于 5 岁以下,尤其是 1～3 岁的婴幼儿,偶见于成人。

肾母细胞瘤起源于肾内残留的后肾胚芽组织,由胚胎性组织混合而成。其特征是具有胚胎发育过程中不同阶段的幼稚的肾小球或肾小管结构,细胞成分可分为间叶组织、上皮样细胞和胚基的幼稚细胞。肿瘤多表现为单个实性肿物,体积较大,边界清楚,可形成假包膜。约 10% 的病例为双侧或多灶性。肿瘤质软,可有灶性出血、囊性变或坏死,约 5% 有钙化,有的可见少量骨或软骨。

2. 临床表现　典型表现是腹部肿块,可伴有高血压、贫血、血尿。

【影像学表现】

1. X 线表现　平片可显示腹部较大的软组织密度肿块影。尿路造影可见肾盂、肾盏受压变形、破坏,若全肾被破坏则不显影。

2. CT 表现　平扫见肾区巨大软组织密度肿块,密度略低于周围正常肾实质,由于出血、坏死致肿块内部密度不均匀,钙化较少见,边缘较清晰。若肿块突破肾包膜,肾周脂肪受侵界线模糊不清,残留肾实质受压变形、移位。增强扫描肿块实质部分强化程度低于周围正常肾实质。肾静脉或下腔静脉瘤栓形成,表现为腔内充盈缺损(图 8-10)。

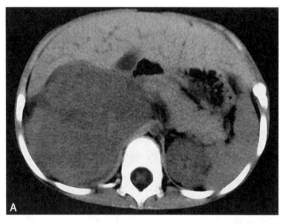 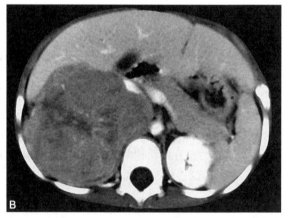

图 8-10　右肾母细胞瘤
A. CT 平扫见右肾巨大混杂低密度肿块;B. CT 增强扫描呈不均匀强化。

3. MRI 表现　肿块常较大,在 T_1WI 上呈中等信号,T_2WI 上呈高信号,可见低信号的环形假包膜。由于肿瘤内有出血、坏死和囊变,呈混杂信号。增强扫描肿块不均匀强化。MRI 可显示肿瘤供血血管来自肾动脉,肾静脉及下腔静脉内的瘤栓表现为血管内流空信号消失。

【诊断与鉴别诊断】

婴幼儿 CT 或 MRI 发现肾实质巨大实性肿块首先考虑本病。需要与血管平滑肌脂肪瘤、肾细胞癌等鉴别,血管平滑肌脂肪瘤肿块内有脂肪成分,肾细胞癌多见于成人。

（八）单纯性肾囊肿

【疾病概要】

1. 病因病理　单纯性肾囊肿(simple renal cyst)为常见的肾囊性病变,本病病因不明,病理上为一种薄壁充液的囊肿,囊内为浆液,囊壁偶可钙化,可单发或多发。

2. 临床表现 多无症状,常为偶然发现。

【影像学表现】

1. X线表现 平片多无异常。囊肿较大时,可使肾轮廓发生改变,表现为肾边缘局部膨出,但边缘光滑,偶见囊肿壁的弧线状钙化。

尿路造影,囊肿小或位于肾边缘并向外生长时,可无异常发现。囊肿较大且位置较深在肾盏肾盂间生长时,可见肾盏肾盂受压变形,但不造成肾盂、肾盏破坏。

2. CT表现 囊肿呈圆形或椭圆形,与肾实质分界清楚,囊内密度均匀,呈水样密度,壁薄而难以显示。可单发或多发,累及一侧或双侧肾脏。增强扫描囊肿不强化(图8-11)。

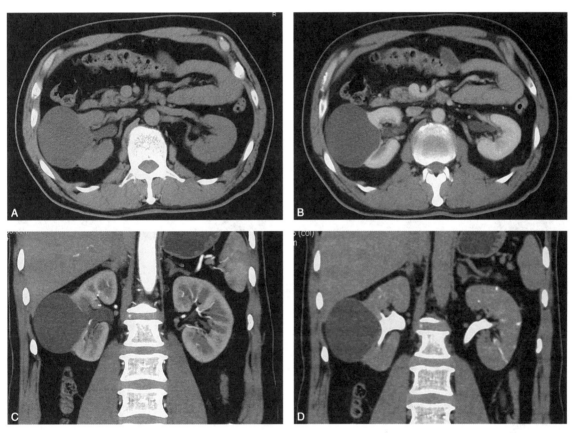

图 8-11 右肾囊肿
A. CT平扫;B. CT增强扫描;C. CT增强皮质期冠状位重组图像;D. CT排泄期冠状位重组图像。右肾类圆形低密度囊肿,增强后未见强化。

3. MRI表现 肾囊肿信号强度均匀,T_1WI上为低信号,T_2WI上为高信号,增强扫描囊肿不强化。

【诊断与鉴别诊断】

CT或MRI发现肾实质内圆形、类圆形水样密度灶或信号灶,增强扫描不强化,即可诊断。单纯性肾囊肿并发出血、感染或钙化而成为复杂性囊肿时,应与囊性肾细胞癌鉴别。囊性肾细胞癌由于肿瘤坏死、出血、囊变形成囊性或囊实性肿块,囊壁厚而不规则,囊变区有不规则的分隔,或病变内有实性成分或壁结节,增强扫描间隔和实性成分可强化。

(九)多囊肾

【疾病概要】

1. 病因病理 多囊肾(polycystic renal disease)为较常见的遗传病,多发生于双侧,单侧多囊肾极少见。多囊肾分为常染色体显性遗传性多囊肾(成人型)和常染色体隐性遗传性多囊肾(婴儿型)。婴儿型少见,在此仅介绍成人型多囊肾。成人型多囊肾的特征是双肾皮质与髓质多发大小不等的囊肿,早期囊肿间仍有正常肾实质,晚期肾实质几乎完全被大小不等的囊肿所替代,囊内容物为尿液及浆液,可合并出血。约 1/2 病例合并多囊肝。

2. 临床表现　成人型多囊肾通常在 30~50 岁出现症状,表现为腹部肿块、高血压和血尿等,晚期发生肾功能衰竭。

【影像学表现】

1. X 线表现　平片表现为双侧肾影增大,边缘呈波浪状,有时可见囊壁钙化。尿路造影显示肾盏肾盂移位、变形、短缩和伸长。位于肾盏间的囊肿使相邻肾盏分开,肾盏颈部变细长,呈"蜘蛛足"样改变。由于双侧肾功能低下,排泄性尿路造影,肾盏肾盂显影不佳。

2. CT 表现　为双肾布满多发大小不等的圆形或卵圆形水样低密度病变,增强检查病变无强化(图 8-12)。早期肾形态正常,随病变进展,双肾影增大,边缘呈分叶状,同时可显示多囊肝的表现。

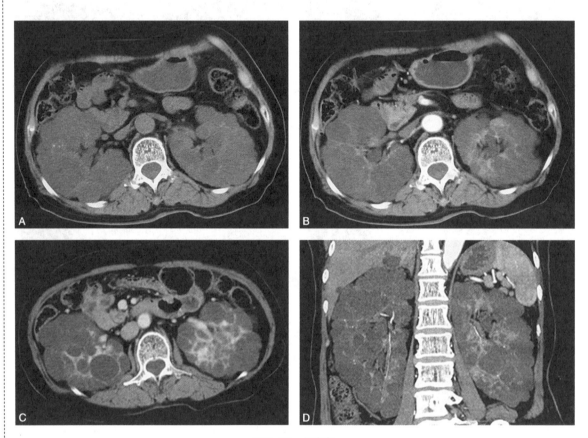

图 8-12　多囊肾

A. CT 平扫;B. CT 增强皮质期扫描;C. CT 增强实质期扫描;D. CT 增强冠状位重组图像。双肾影增大,边缘凹凸不平,其内多发大小不等低密度囊肿,增强后未见强化。

3. MRI 表现　多囊肾的形态类似于 CT 所见,囊肿的信号强度多为类似于水的长 T_1 低信号和长 T_2 高信号。

【诊断与鉴别诊断】

CT、MRI 检查发现双肾多发大小不等类圆形液体密度或信号灶,双肾呈分叶状增大,即可诊断为本病,常合并有多囊肝。多囊肾需要与双侧多发肾单纯性囊肿鉴别。后者表现为双肾多发大小不等囊性病灶,边缘清楚,肾脏增大不明显,囊肿数目少,很少合并肝囊肿,且无阳性家族史。

(十) 肾损伤

【疾病概要】

1. 病因病理　肾损伤(renal injury)常是严重多发损伤的一部分,发生的原因有开放性损伤,如弹片、枪弹、刀刃等锐器致伤;闭合性损伤,因直接暴力(如撞击、跌打、挤压等)或间接暴力(如对冲、突然暴力扭转等)所致。

临床上最常见的是闭合性肾损伤,根据损伤的程度可分为以下病理类型:①肾挫伤,肾实质损伤但肾包膜完整,形成肾实质内或包膜下血肿。②肾部分裂伤,肾实质裂伤伴肾包膜破裂,可致肾周血肿。③肾全层裂伤,肾实质、肾包膜及收集系统均破裂,常引起广泛的肾周血肿、血尿和尿外渗而形成肾周围尿性囊肿,肾横断或碎裂时,可导致部分肾组织缺血。④肾蒂损伤,较少见,肾蒂或肾段血管的部分或全部撕裂时可引起大出血、休克。

2. 临床表现　主要表现为血尿、尿少、腰痛、局部压痛,严重者出现休克。

【影像学表现】

1. X线表现　目前很少应用X线平片和泌尿系造影来检查肾脏损伤。

2. CT表现　CT是诊断肾损伤的最佳选择。轻度肾损伤显示病侧肾影增大,局部肾实质密度略低,或可见高密度急性出血区或小血肿。严重肾损伤表现为肾影碎裂,外形不完整,可出现腹水(图8-13)。

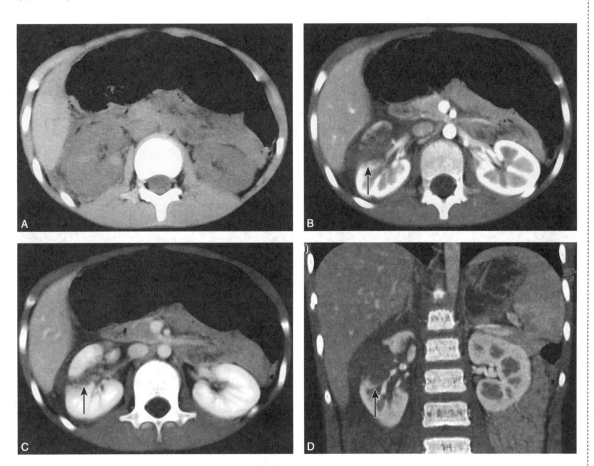

图 8-13　右肾挫裂伤
A. CT平扫;B. CT增强皮质期扫描;C. CT增强实质期扫描;D. CT冠状位重组图像。右肾碎裂,肾周积血,增强扫描可见未强化区(↑)。

CT检查时,肾内或肾周血肿及肾包膜下血肿的形态和密度,可随时间的不同而变化。早期血肿密度较高,5~7d后血肿密度逐渐降低,慢性血肿的密度低于肾实质。肾包膜下血肿表现为肾外包膜下新月形或双凸形影;肾周血肿表现为肾周新月形或环形影,但位于肾筋膜囊内。增强扫描血肿不强化。CTU可显示肾创伤和肾出血所致肾盂、肾盏受压改变,含有对比剂的高密度尿液外渗,表明肾实质、肾盂和肾盏撕裂。CTA可显示肾动脉损伤。

3. MRI表现　MRI检查较少应用。

【诊断与鉴别诊断】

外伤病人,CT检查发现肾内不规则低密度灶,肾实质断裂不连续,增强扫描不强化,提示有肾损伤,若发现肾内或肾包膜下或肾周高密度灶,说明有肾内、肾包膜下或肾周有血肿形成。

（十一）膀胱癌

【疾病概要】

1. 病因病理 膀胱癌(urinary bladder carcinoma)是泌尿系统最常见的恶性肿瘤,多发生于50~70岁之间,男性的发病率是女性的2~3倍。

膀胱癌中,90%为移行细胞癌,其他组织学类型为鳞状细胞癌和腺癌。移行细胞癌的好发部位为膀胱侧壁和膀胱三角区近输尿管开口处。肿瘤可单发或多发,大小不等。分化较好者多呈乳头状,也可呈息肉状,有蒂与膀胱黏膜相连。分化较差者常为扁平状突起,呈菜花状,基底宽,无蒂,表面可有坏死和溃疡形成,并可向周围浸润。

2. 临床表现 临床常见的症状是无痛性肉眼血尿,一般为全程血尿,终末加重。常合并有尿频、尿急和尿痛等膀胱刺激症状。

【影像学表现】

1. X线表现 平片诊断价值不大。膀胱造影检查,肿瘤表现为大小不等的充盈缺损,多为单发,也可多发。轮廓多不规则,基底较宽,表面凹凸不平呈菜花状。侵犯肌层时,局部膀胱壁僵硬。

2. CT表现

（1）平扫:肿瘤呈软组织密度,在膀胱周围低密度脂肪和腔内液体密度尿液的对比下,表现为自膀胱壁突入腔内或腔外的软组织密度肿块,常位于膀胱侧壁和三角区。肿块大小不一,呈结节、分叶、不规则或菜花状,其与壁相连的基底部多较宽,密度均匀或不均匀。部分膀胱癌无明确肿块,仅表现为膀胱壁局部不规则增厚,表面常凹凸不平。变化体位扫描,可显示肿瘤是否带蒂。

（2）增强扫描:早期扫描肿块多为均匀强化(图8-14),延期扫描,腔内充盈对比剂,肿块表现为低密度充盈缺损。

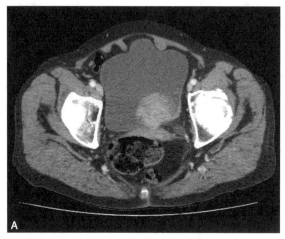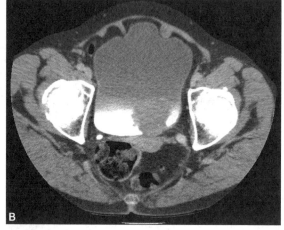

图 8-14 膀胱癌

CT图像显示膀胱左后外侧壁突向腔内不规则肿块,侵及膀胱直肠间隙,增强扫描动脉期(A)肿块明显不均匀强化;延迟期(B)呈膀胱腔内不规则充盈缺损。

肿瘤侵犯周围脂肪层时,膀胱壁与脂肪层间的分界模糊不清。晚期肿瘤占据膀胱腔的大部,向外可累及邻近脏器。肿瘤累及输尿管的开口,可导致输尿管阻塞。CT仿真内镜可显示突向膀胱腔内的不规则肿块。CTU可显示输尿管扩张积水。

3. MRI表现 膀胱癌在T_1WI上信号强度介于尿液与脂肪之间,T_2WI上呈高信号,与尿液的信号相似。增强MRI检查能显示肿瘤对膀胱壁的侵犯深度。膀胱周围受侵犯时,表现为膀胱壁与高信号脂肪界面模糊。

【诊断与鉴别诊断】

依据无痛性全程血尿、膀胱壁局限性增厚、自膀胱壁突入腔内或/和向腔外突出的不规则肿块,多可作出膀胱癌的诊断。膀胱癌需与膀胱内阴性结石、腺性膀胱炎等鉴别:

1. 阴性结石 可造成膀胱内充盈缺损,增强扫描无强化,变化体位检查多有位置变化。

2. 腺性膀胱炎　表现为局限性或弥漫性膀胱壁增厚,突向腔内单发或多发结节,需要与浸润性膀胱癌鉴别。

第二节　男性生殖系统

单图:前列腺正常解剖

一、影像学检查方法及优选

(一)X线检查
X线平片对前列腺和精囊腺疾病的诊断无价值。

(二)CT检查
1. 平扫　在空腹状态下,检查前口服水或1%泛影葡胺800~1 000ml,以充盈和识别盆腔肠管。待膀胱充盈时常规行盆腔横断面扫描。

2. 增强扫描　经静脉内快速注入对比剂后扫描,盆腔动脉期为30~50s,静脉期为45~60s,延迟期为90~120s。用于鉴别盆腔内血管影与增大淋巴结,有利于发现病变和对病变的定性诊断有较大帮助。

(三)MRI检查
MRI检查能够清楚地显示前列腺外周带与中央带、前列腺周围的脂肪与静脉丛等。对前列腺增生、前列腺癌的诊断及鉴别诊断,有较高的敏感性及准确率。

1. 平扫　常规行SE序列T_1WI和T_2WI检查,常选用体部相控阵线圈,联合应用直肠内线圈可提高图像质量。层厚5mm,间隔1mm。

2. 增强扫描　平扫发现病变后,常需进行增强扫描,方法是静脉内快速注入顺磁性对比剂Gd-DTPA后对病变区进行脂肪抑制前后的T_1WI增强检查。

3. 磁共振波谱成像(MRS)　MRS可分析前列腺病变内的枸橼酸盐(citrate,Cit)、胆碱(choline,Cho)和肌酸(creatine,Cr)等代谢物的浓度变化与代谢特征。

4. 磁共振功能成像(fMRI)　目前常用于前列腺疾病的fMRI包括弥散加权成像(DWI)和灌注加权成像(PWI)。

(四)各种检查方法的优选
MRI是男性生殖系统最有诊断价值的影像检查技术。在前列腺疾病检查中,MRI具有很大的优越性:能够清晰显示前列腺各区、带的解剖结构,有利于检出前列腺疾病,并能确定病变范围和分期;磁共振波谱成像(MRS)和弥散加权成像(DWI)诊断前列腺癌的灵敏度和特异度较高,对治疗疗效评价和治疗后复发的判断均有较高价值;MRI可清晰、确切地显示精囊和阴囊内结构,对精囊疾病和睾丸肿瘤的检出和诊断有重要价值。

二、正常影像学表现

(一)CT表现
前列腺紧邻膀胱下缘,横断面显示为椭圆形软组织密度影,境界清楚,平扫及增强均不能区分前列腺各解剖带。大小随年龄增大而增大。年轻人前列腺平均上下径为3cm,前后径为2.3cm,横径为3.1cm。而老年人分别为5cm、4.3cm、4.8cm。

精囊位于膀胱底后方,呈"八"字状对称的软组织密度影,边缘常呈小分叶状。两侧精囊于中线部汇合。精囊前缘与膀胱后壁之间为三角形低密度脂肪间隙,称为膀胱精囊角。仰卧位时,此角约30°;俯卧位时精囊紧贴膀胱,此角消失。所以在判断膀胱或前列腺肿瘤有无侵及精囊时,需仰卧位扫描观察此角是否存在和对称(图8-15)。

(二)MRI表现
前列腺在T_1WI上呈均一低信号,强度类似于肌肉信号,不能识别各解剖带。周围脂肪组织呈高信号,其中可见蜿蜒状低信号的静脉丛。T_2WI上,自内向外前列腺各区因组织结构和含水量不同而可分辨。前列腺的外周带比中央带和移行带的腺体多、间质成分少,因腺体含水量多,所以移行带和中

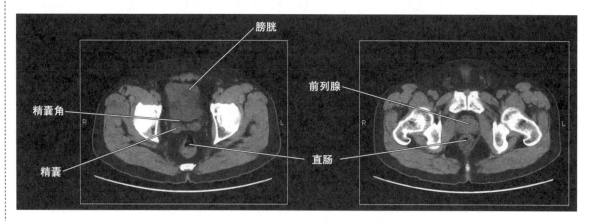

图 8-15　正常前列腺、精囊腺 CT 表现

CT 横断面：正常前列腺为椭圆形软组织密度影，境界清楚；精囊位于膀胱底后方，呈"八"字状对称的软组织密度影，边缘常呈小分叶状。

央带呈低信号，外周带为较高信号，周边可见低信号环影，代表前列腺被膜。MRS 显示枸橼酸盐（Cit）峰值较高，胆碱（Cho）和肌酸（Cr）峰值较低（图 8-16）。

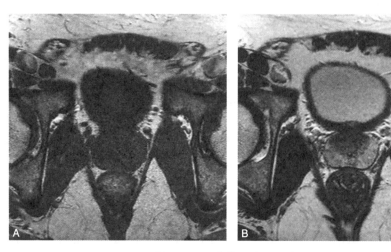

图 8-16　正常前列腺 MRI 表现

A. T_1WI 正常前列腺呈均匀低信号；B. T_2WI 前列腺移行带和中央带呈低信号，周围带呈高信号。

精囊位于前列腺后上方和膀胱后方，由卷曲的细管构成，内含液体，T_1WI 上呈低信号，T_2WI 上呈高信号。

三、常见疾病

（一）前列腺增生

【疾病概要】

1. **病因病理**　前列腺增生（hyperplasia of the prostate）又称为前列腺结节状增生（nodular hyperplasia of the prostate）或良性前列腺增生（benign prostatic hyperplasia），是老年人常见的病变，60 岁以上发生率高达 75%。

前列腺增生主要发生在前列腺的移行带，增生的前列腺由腺体、平滑肌和间质组成，增生不均匀呈结节状。增生的早期结节可由疏松的纤维组织和平滑肌组成，以后可出现纤维、腺体及平滑肌增生性结节，可有钙化的小结。增生的前列腺表面光滑，呈结节状，质韧有弹性。增大的前列腺使尿道前列腺段受压弯曲、变窄，可引起下尿路梗阻。

2. **临床表现**　临床表现为尿频、尿急、夜尿、排尿困难和尿潴留。直肠指检为前列腺增大，表面光滑富有弹性,中央沟变浅或消失。

【影像学表现】

1. X线表现　平片诊断价值不大。膀胱造影可见膀胱底部抬高,有压迹。膀胱充气造影,显示突入膀胱的软组织密度影。

2. CT表现　正常前列腺上界一般不超过耻骨联合上缘。如前列腺上缘超过耻骨联合上方2cm或/和前列腺横径超过5cm,即可判断前列腺增大。增大的前列腺密度均匀,其内可有钙化灶,常突入膀胱底部。采用冠状位图像重组,可见突入膀胱内的部分呈宽基底,与增大的前列腺相连,膀胱壁受压向上推移,界线清楚。

3. MRI表现　前列腺增生多表现为中央带和移行带均增大(图8-17)。增生的前列腺在T_1WI上为均匀低信号,T_2WI上呈均匀或不均匀的高、低相间的混杂信号。增生的结节周围常可见环行低信号假包膜,外周带仍为高信号,并显示受压变薄。DWI和动态增强扫描可见增大的前列腺内无局限性高信号结节或异常多血供区。MRS检查,可见Cit峰明显升高,Cho峰和Cr峰变化不大。

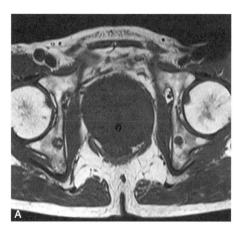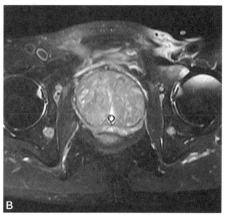

图8-17　前列腺增生MRI表现

MRI T_1WI(A)、T_2WI(B)示前列腺增大,以移行带和中央带为主,内可见导尿管影,外周带受压变扁。

【诊断与鉴别诊断】

CT发现前列腺横径超过5cm或/和前列腺上缘超过耻骨联合上方2cm即可诊断为良性前列腺增生,但不能排除其中伴有前列腺癌的可能。MRI检查发现前列腺增大,以中央带和移行带为主,外周带受压变薄,DWI中未见高信号结节,MRS与正常前列腺组织类似,可以明确诊断为良性前列腺增生。

良性前列腺增生需要与前列腺癌鉴别。前列腺癌多发生在外周带,表现为局部不规则分叶状增大,T_2WI呈低信号,DWI呈明显高信号,MRS显示病变区Cit峰值明显下降和/或(Cho+Cr)/Cit的比值显著升高,血清前列腺特异性抗原(PSA)水平升高。

（二）前列腺癌

【疾病概要】

1. 病因病理　前列腺癌(carcinoma of the prostate)是男性生殖系统较常见的恶性肿瘤,好发于50岁以上。

前列腺癌约75%发生在前列腺外周带的腺体,多数起源于被膜下的周边部。肿瘤质硬,瘤体多呈结节状,境界不清。大多数(90%以上)为腺癌,少数为黏液癌、移行细胞癌或鳞状细胞癌。前列腺癌早期可浸润包膜,晚期突破包膜侵犯前列腺周围脂肪、精囊和邻近结构如膀胱、尿道,也可发生淋巴和血行转移,后者以成骨性转移多见。

2. 临床表现　早期临床多无症状。出现症状者,主要表现为局部尿道受压引起排尿困难、血尿及局部疼痛等。肛指检查可触及前列腺硬结,表面不规则。实验室检查,前列腺特异性抗原(PSA)升高。

【影像学表现】

1. CT表现　肿瘤早期局限于前列腺被膜内时,可表现为前列腺外形不对称性膨隆,前列腺内可见密度稍低或密度不均匀的癌结节。由于前列腺癌结节与正常组织的密度差别小,CT 检查时要用窄窗宽观察。肿瘤突破被膜向外侵犯,最易受累的是精囊。膀胱精囊角消失是肿瘤外侵的一个征象,也可见精囊增大。精囊受累的病人,80%已有盆腔淋巴结转移。

2. MRI 表现 肿瘤 T_1WI 上为等、低信号,T_2WI 上正常的前列腺外周带呈高信号,肿瘤为低信号;DWI 上肿瘤呈明显高信号;MRS 检查,肿瘤区 Cit 峰值明显下降和/或(Cho+Cr)/Cit 的比值显著增高;动态增强肿瘤明显强化,呈快进快出表现(图 8-18)。MRI 能够发现早期限于前列腺被膜内的肿瘤,被膜显示完整。当肿瘤外侵时,T_1WI 上表现为前列腺周围的高信号脂肪消失,两侧精囊不等大,信号降低;累及膀胱时为低信号,膀胱壁信号中断。

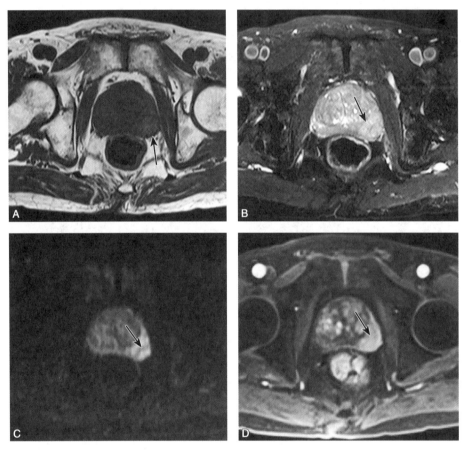

图 8-18 前列腺癌 MRI 表现

A. T_1WI;B. T_2WI;C. DWI;D. 增强。前列腺左侧外周带见异常信号,T_1WI 呈等信号,T_2WI 呈稍高信号(↑),DWI 呈高信号(↑),增强后明显强化(↑)。

【诊断与鉴别诊断】

MRI T_2WI 上发现高信号的外周带内异常低信号结节,DWI 上呈明显高信号,MRS 检查,病变区 Cit 峰值明显下降和/或(Cho+Cr)/Cit 的比值显著增高,动态增强扫描病灶明显强化,呈快进快出表现,即可明确诊断。

(周 鹏)

第三节 女性生殖系统

一、影像学检查方法及优选

(一)X 线检查

1. 子宫输卵管造影 子宫输卵管造影(hysterosalpingography)是经宫颈口注入 40%碘化油或有机

碘剂以显示子宫和输卵管内腔的检查方法。常用来检查子宫的位置、宫腔的形态、大小及有无先天畸形；观察输卵管是否通畅，有时可使宫腔内的粘连分离，起治疗作用。

2. 盆腔动脉造影　经皮穿刺股动脉插管，将导管顶端置于腹主动脉分叉处行造影检查，可显示子宫动脉；若置于肾动脉起始处稍下方，可显示卵巢动脉。

（二）CT检查

1. 平扫　空腹检查前2~3h分多次口服含1%泛影葡胺的清水800~1 000ml，以充盈和识别盆腔肠管。检查应在膀胱充盈状态下进行。扫描范围通常自髂嵴水平至耻骨联合，层厚10mm，检查子宫及附件用3~5mm。已婚妇女，可用纱条浸碘水填塞阴道，以便显示阴道及宫颈的位置。

2. 增强扫描　静脉推注含碘造影剂80~100ml，注射速率为2~5ml/s，推荐双期扫描。

（三）MRI检查

1. 平扫　常规行SE序列T_1WI和FSE序列T_2WI和脂肪抑制技术检查。其中T_2WI检查非常重要，不但能显示子宫各部的解剖结构，还能显示卵巢，有助于确定盆腔病变的起源部位和范围。

2. 增强扫描　静脉内快速注入顺磁性对比剂Gd-DTPA后行脂肪抑制技术T_1WI扫描。

（四）各种检查方法的优选

对不孕症病人常用子宫输卵管造影来明确诊断并可行介入性治疗，对占位性病变以超声和MRI检查为首选。对囊肿和畸胎瘤CT检查也能明确诊断。

二、正常影像表现

（一）X线表现

子宫输卵管造影表现：正常宫腔呈边缘光整的倒置三角形，底在上，为子宫底，两侧角为子宫角，与输卵管相通，下端与宫颈管相连，宫颈管为柱形，边缘呈羽毛状。输卵管自子宫角向外下走行，为迂曲柔软的线状影，依次分为间质部、峡部、壶腹部和伞端（图8-19）。造影时对比剂进入腹腔内，呈多发弧线状或波浪状致密影，提示输卵管通畅。

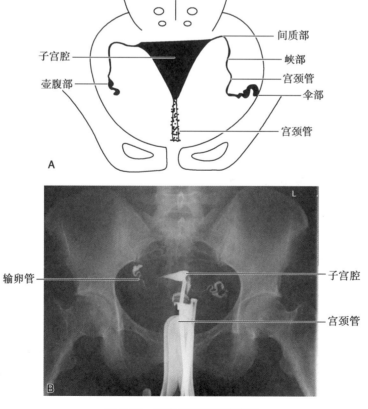

图8-19　正常子宫输卵管造影
A.正常子宫输卵管造影示意图；B.正常子宫输卵管造影X线表现。

（二）CT 表现

1. 平扫　子宫体为软组织密度影,边缘光滑,中心较小的低密度区为宫腔(图 8-20)。宫颈在子宫体下方层面上,呈梭形软组织密度影,外缘光滑,横径小于 3cm。宫旁组织位于宫体、宫颈和阴道上部的外侧,为脂肪性低密度区,内含细小点状或条状软组织密度影,代表血管、神经和纤维组织。子宫前方为膀胱,呈水样密度;后方为直肠,内常有气体。育龄妇女的正常卵巢常表现为子宫旁双侧低密度结构,输卵管则难以识别。

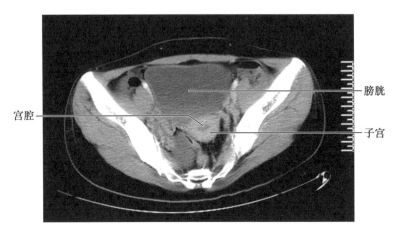

图 8-20　正常子宫 CT 表现

子宫体为软组织密度影,边缘光滑,中心较小的低密度区为宫腔。

2. 增强扫描　子宫肌层呈明显均一强化,中心低密度宫腔显示更为清晰。

（三）MRI 表现

1. 平扫　T_1WI 上正常宫体、宫颈和阴道表现为一致性较低信号。T_2WI 上可显示宫体、宫颈和阴道的解剖结构。

宫体由三层组成:①子宫肌层,厚度为 1~3cm,T_1WI 上呈较低信号,T_2WI 呈中等信号影;②子宫内膜,厚度为 1~7mm。T_1WI 上表现为稍高信号,T_2WI 上表现为子宫中央的长条状均匀高信号;③联合带,是子宫肌与内膜之间的条状结构。T_2WI 上呈低信号,厚度约 5mm,在月经期边界更清晰。

宫颈 T_2WI 上自内向外分为四种信号:①宫颈管内含黏液呈高信号;②宫颈黏膜呈中等信号;③宫颈纤维化间质为低信号;④宫颈肌层呈中等信号。阴道全长为 7~9cm,MRI 矢状位显示最佳,阴道的 T_1WI 中阴道壁呈中等信号,T_2WI 中呈低信号。阴道内主要为分泌液及上皮,呈明显高信号。正常卵巢在 MRI 上可以显示,通常位于子宫体两侧外上方,但有较多变异,位置常不确定,大小为 4cm×3cm×1cm,T_1WI 上呈低信号,T_2WI 卵泡呈高信号,中心部为低至中等信号(图 8-21)。

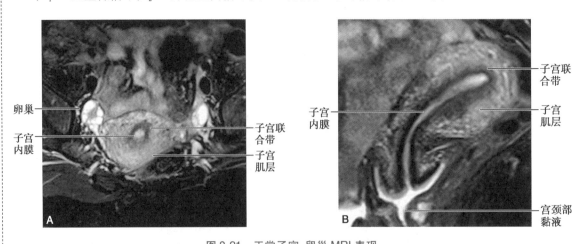

图 8-21　正常子宫、卵巢 MRI 表现

A. T_2WI 横断面,子宫肌层呈中等信号影,子宫内膜为子宫中央的均匀高信号,联合带呈低信号,卵巢卵泡呈高信号,中心部为低至中等信号;B. T_2WI 矢状面。

2. 增强扫描　宫体、宫颈和阴道各层强化表现随时间而异,同 CT。

三、常见疾病

(一)发育异常

女性生殖系统的先天性异常有多种类型(图 8-22),包括:①双子宫、双宫颈、双角子宫等;②单侧或双侧卵巢发育不良或缺如;③输卵管重复畸形、先天性憩室和管腔闭塞等。

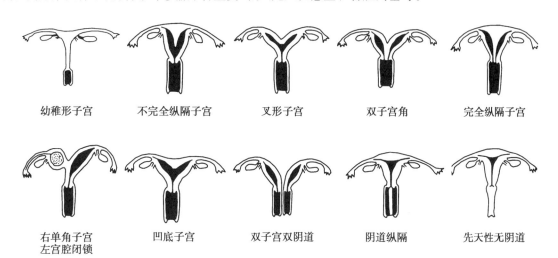

| 幼稚形子宫 | 不完全纵隔子宫 | 叉形子宫 | 双子宫角 | 完全纵隔子宫 |

| 右单角子宫
左宫腔闭锁 | 凹底子宫 | 双子宫双阴道 | 阴道纵隔 | 先天性无阴道 |

图 8-22　女性生殖系统的先天性异常

组图:女性生殖系统先天性异常的 MRI 表现

子宫输卵管造影可显示大多数子宫输卵管畸形并能确定其类型,但不能发现卵巢异常;超声检查可诊断出多数子宫畸形,并能发现卵巢细小或缺如;MRI 对各种类型子宫畸形的发现和诊断有较高的准确率,优于超声检查。

(二)慢性子宫输卵管炎

【疾病概要】

1. 病因病理　慢性子宫输卵管炎(chronic uterine tubal inflammation)由于下生殖道炎症上行扩散感染、急性输卵管炎未经治疗或治疗不彻底而转为慢性炎症。慢性子宫输卵管炎常发生宫腔粘连、输卵管粘连、闭塞,常导致不孕。

2. 临床表现　临床主要表现腰背痛、坠感和月经不调。

【影像学表现】

子宫输卵管造影是检查子宫输卵管炎的主要方法,同时还有分离粘连的治疗作用。慢性输卵管炎多为双侧发生,炎症造成宫腔粘连与狭窄,甚至闭塞。闭塞近侧的输卵管扩大,形成输卵管积水。当明显增粗时,碘油在其内可呈油滴状,此为非特异性炎症的重要征象。

【诊断与鉴别诊断】

子宫输卵管造影发现宫腔粘连、狭窄,输卵管有狭窄、闭塞、积水、碘油积聚等征象,即可诊断。需要与子宫输卵管结核鉴别,后者可见子宫输卵管钙化影,子宫输卵管造影显示宫腔边缘不规则、狭小、变形,两侧输卵管变细、僵直,边缘不规则,呈植物根须状改变。

(三)子宫输卵管结核

【疾病概要】

1. 病因病理　输卵管结核较为多见,首先累及输卵管,形成干酪样坏死,进而产生输卵管僵直、变硬、粘连和狭窄、子宫腔粘连、狭窄和变形,并可发生钙化。卵巢结核很少见。

2. 临床表现　子宫输卵管结核发病缓慢,多无明显症状和体征。有些病人表现为消瘦、乏力、低热、闭经及下腹部疼痛,常合并不育症。

【影像学表现】

平片可见盆腔两侧呈横行条状钙化影,宫体钙化呈不规则形。子宫输卵管造影,显示宫腔边缘不规则,严重时宫腔狭小、变形。双侧输卵管狭窄、变细、僵直,边缘不规则。溃疡形成小的瘘道,充盈对比剂时呈植物根须状,是结核的重要征象。

【诊断与鉴别诊断】

平片显示子宫输卵管钙化影,子宫输卵管造影显示宫腔边缘不规则、狭小、变形,两侧输卵管狭窄、变细、僵直,边缘不规则,呈植物根须状改变可诊断为本病。需与慢性子宫输卵管炎鉴别,鉴别要点见慢性子宫输卵管炎。

（四）子宫肌瘤

【疾病概要】

1. 病因病理　子宫肌瘤(myoma)又称子宫平滑肌瘤(uterine leiomyoma),由平滑肌及纤维间质组成,是子宫最常见的良性肿瘤。好发年龄为40~50岁,其发病可能与长期和过度的卵巢雌激素刺激有关,绝经后逐渐萎缩。

肌瘤为实质性的球结节,表面光滑,与周围肌组织有明显界线,周围有一层疏松结缔组织形成的假包膜,血管由外穿过假包膜供给肌瘤营养。生长迅速或供血不足时,肌瘤可发生各种退行性变,包括玻璃样变性、黏液样变性、脂肪样变性,也可发生坏死、囊变、出血、钙化。肌瘤可发生在子宫的任何部位,96%发生在子宫体,按生长部位可分为肌壁间肌瘤、黏膜下肌瘤和浆膜下肌瘤三种类型。

2. 临床表现　临床表现包括月经量过多、严重痛经、月经期长、不规则阴道出血及腹部肿块。肿瘤大压迫膀胱时可导致尿频,压迫直肠导致便秘。

【影像学表现】

1. X线表现　平片仅能发现子宫肌瘤的颗粒状或蛋壳样钙化。子宫输卵管造影:较大的肌瘤可致宫腔增大、变形;黏膜下肌瘤可产生充盈缺损;肌壁间肌瘤可致宫腔壁出现弧形压迹;浆膜下肌瘤可致宫腔偏位。

2. CT表现　子宫增大,轮廓呈波浪状,可见团块影(图8-23A),其内可见不规则的斑点状或蛋壳样钙化影,若发生坏死,可见不规则低密度区。增强检查肿瘤有不同程度的强化,略低于正常子宫肌的强化(图8-23B)。

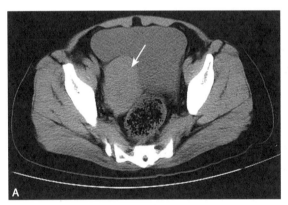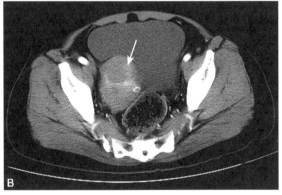

图 8-23　子宫肌瘤 CT 表现
A.横断面平扫,子宫增大,可见团块样影(↑);B.肿块强化(↑)。

3. MRI表现　MRI能发现小至3mm的子宫肌瘤。肿瘤T_1WI与邻近肌组织信号相似,T_2WI上呈均一低信号,边界清楚(图8-24),具有特征。肿瘤伴发囊性变,T_1WI上为低信号,T_2WI上为高信号。MRI增强检查,肌瘤常为不均匀强化。

【诊断与鉴别诊断】

CT上发现子宫分叶状增大,局部密度降低伴有钙化,增强呈中度强化,伴有包膜可提示子宫肌瘤,MRI T_2WI上子宫肌层内肿块呈边界清楚的低信号灶,即可明确诊断。

（五）子宫癌

【疾病概要】

1. 病因病理　子宫癌是女性生殖系统最常见的恶性肿瘤,分为宫颈癌及宫体癌,以前者为多。

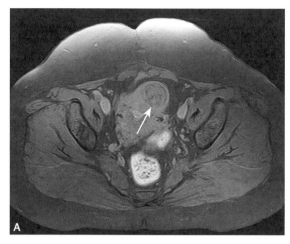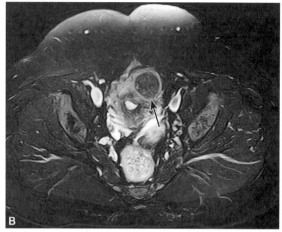

图 8-24　子宫肌瘤 MRI 表现

A. T_1WI 抑脂,子宫肌瘤表现为混杂信号影(↑);B. T_2WI 抑脂,呈均一低信号,边界清楚(↑)。

　　宫颈癌(cervical carcinoma)是最常见的妇科恶性肿瘤。病人年龄分布成双峰状,35～39 岁和 60～64 岁。病理类型 80%～90% 为鳞状上皮癌,其次为腺癌,少数为腺鳞癌。病程发展过程需 10 年至数十年,少部分年轻病人病情进展迅速。主要转移途径为直接蔓延和淋巴转移,血行转移较少。子宫颈癌临床分期如下:

　　Ⅰ期:肿瘤完全局限于宫颈。

　　Ⅱ期:肿瘤延伸超过宫颈,但未达到盆壁和阴道下 1/3。

　　Ⅲ期:肿瘤延伸至盆壁和阴道下 1/3。

　　Ⅳ期:肿瘤延伸超过真骨盆或侵犯膀胱、直肠。

　　子宫内膜癌(endometrial carcinoma)又称为宫体癌,发病率仅次于宫颈癌。高发年龄 58～61 岁。子宫内膜癌的病因与雌激素、晚绝经、高血压、糖尿病和遗传因素有关。病理上腺癌占 80%～90%,鳞腺癌、透明细胞癌均少见。肿瘤分为局限型和弥漫型,局限型为息肉状或外生性连接于子宫内膜表层。弥漫型累及整个子宫内膜。子宫内膜癌生长缓慢,局限在内膜的时间较长。肿瘤可累及宫体与宫颈,穿透肌层累及邻近器官。转移途径为直接蔓延和淋巴转移,晚期可血行转移。临床上子宫内膜癌以其侵犯范围分为四期:

　　Ⅰ期:肿瘤局限于宫体。

　　Ⅱ期:肿瘤宫颈受侵。

　　Ⅲ期:肿瘤侵犯至子宫外。

　　Ⅳ期:肿瘤侵犯膀胱、肠管或发生远处转移。

　　2. 临床表现　宫颈癌早期常无症状;中期可出现自发性或接触性阴道出血,阴道分泌物增多,可有恶臭;晚期可侵及盆腔及邻近脏器,出现尿频、尿急、肛门坠胀、里急后重等。子宫内膜癌表现为不规则阴道出血,白带增多,合并血性和脓性分泌物。晚期发生疼痛和下腹部肿块。

　　【影像学表现】

　　影像学检查主要用于观察子宫癌的侵犯范围和转移情况,有利于分期和制订治疗方案。

　　1. X 线表现　X 线平片价值不大。盆腔动脉造影可显示杂乱不规则的肿瘤血管。

　　2. CT 表现　①宫颈癌:宫颈增大为软组织密度肿块,可局限于宫颈,或蔓延到子宫体和宫旁。若发生坏死可见低密度区。肿瘤向外蔓延侵犯邻近器官如膀胱、直肠时,相邻脂肪间隙消失,直肠、膀胱壁增厚。②子宫内膜癌:子宫对称性或局限性分叶状增大,密度不均匀,有低密度坏死区。肿瘤累及宫颈,可见宫颈增大。增强扫描时病变强化程度低于周围正常子宫肌(图 8-25A),坏死区不强化(图8-25B)。

　　3. MRI 表现　①宫颈癌:T_1WI 上呈中等信号肿块,T_2WI 上呈高信号,比正常宫颈组织信号高。MRI 能显示癌肿向腔内的生长情况,并能显示周围器官组织的层次。②子宫内膜癌:子宫内膜增厚,宫体不对称性增大,T₁WI 呈等信号,T₂WI 呈高信号,其间可混有结节状中等或低信号区。癌肿侵犯肌层时,T₂WI 上可见低信号的联合带破坏、中断且不规则(图 8-25C)。增强扫描,T₁WI 子宫内膜增厚,呈不均匀强化(图 8-25D)。宫旁组织受侵犯时,邻近结构不清,脂肪信号消失。

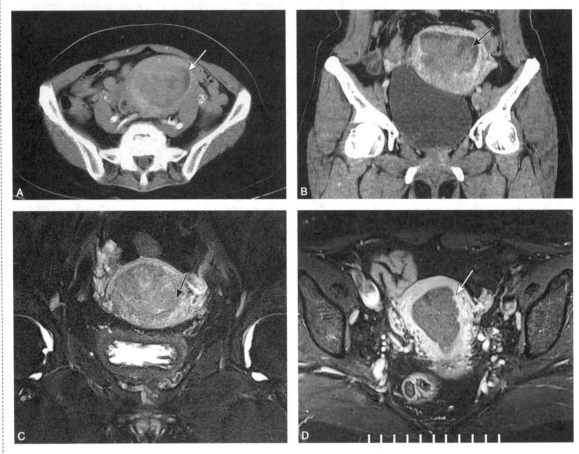

图 8-25　子宫内膜癌增强 CT、MRI 的表现

A. CT 增强横断面,子宫增大,病变强化程度低于周围正常子宫肌(↑);B. CT 矢状面增强,中间坏死部分不增强(↑);C. T₂WI 冠状面,呈中、高信号,内膜周围联合带中断、消失(↑);D. T₁WI 横断面增强子宫内膜增厚,呈不均匀强化,宫体不对称性增大(↑)。

【诊断与鉴别诊断】

中老年妇女,CT、MRI 检查发现宫颈内或宫体内实性肿块,结合临床有阴道出血等表现首先要考虑到宫颈癌或子宫内膜癌。需要与常见的子宫黏膜下肌瘤鉴别,后者在 T₂WI 上呈低信号。

（六）卵巢囊肿

【疾病概要】

1. 病因病理　卵巢囊肿(oophoritic cyst)是与卵巢密切相关的潴留性囊肿,可分为单纯浆液性囊肿、滤泡囊肿、黄素囊肿、多囊卵巢囊肿及巧克力囊肿等,以单纯性卵巢囊肿较多见。

单纯性卵巢囊肿好发于 30~40 岁,组织来源不清,常为薄壁单房,内含清亮液体,囊壁由纤维结缔组织构成,有时可见被覆的扁平上皮;滤泡囊肿由卵泡内液体潴留而成,一般直径不超过 5cm,常单发,囊肿可自行缩小或消失;黄素囊肿是由绒毛膜促性腺激素刺激卵泡引起的,常为多房性,双侧发生,囊肿可自行破裂吸收;多囊卵巢囊肿是由于内分泌紊乱引起的卵巢囊状增生硬化,特点为重复性不排卵;巧克力囊肿是因子宫内膜异位引起卵巢出血形成的慢性血肿。

2. 临床表现　卵巢囊肿较小时,多无症状。囊肿大,可因重力作用引起腰痛。中等大小的囊肿,重心偏向一侧或妊娠期子宫位置改变时,易发生蒂扭转,为常见的妇科急症。若囊肿破裂,可产生急性腹痛,肿物突然消失或缩小。巧克力囊肿大小可随月经周期而变化。

【影像学表现】

1. CT 表现　CT 表现为均匀一致的囊性低密度区,呈水样密度,CT 值 0~15Hu,边缘光滑,分界清楚,囊壁薄而均匀,增强检查囊内无强化,囊壁可有轻度强化(图 8-26)。

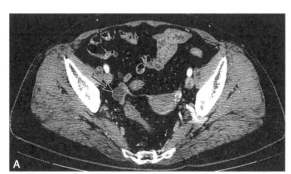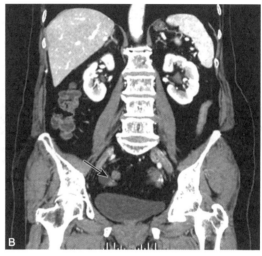

图 8-26　卵巢囊肿 CT 表现

A. CT 横断面增强,右侧附件区可见均匀一致的囊性低密度区,囊内不强化(↑);B. CT 增强冠状面重建,病变显示清晰(↑)。

2. MRI 表现　囊肿在 T_1WI 上为低信号(图 8-27A),T_2WI 上为均匀一致高信号(图 8-27B),信号强度变化与一般体液相似。巧克力囊肿在 T_1WI 和 T_2WI 上均表现为高信号。其他卵巢囊肿不易区别。

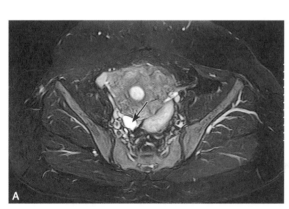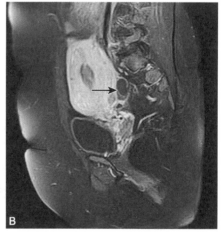

图 8-27　卵巢囊肿 MRI 表现

A. T_2WI 横断面囊肿为高信号(↑);B. T_1WI 矢状面囊肿为低信号(↑)。

【诊断与鉴别诊断】

CT、MRI 显示圆形或类圆形水样密度(信号)灶,增强不强化即可诊断为本病。

(七)卵巢畸胎瘤

【疾病概要】

1. 病因病理　卵巢畸胎瘤(teratoma of ovary)是常见的卵巢良性肿瘤,由三个胚层的成熟组织构成。多为囊性,少数为实性,表面光滑,囊壁较厚,内含皮脂样物质、脂肪、毛发,并可有浆液、牙齿或骨组织,10%为双侧,很少恶性,肿瘤可发生扭转、破裂。

2. 临床表现　常无症状,部分病人仅感觉腹部不适或胀满,少数因肿瘤发生扭转可产生腹痛。

【影像学表现】

1. CT 表现 平扫表现为盆腔内囊实性肿块,密度不均匀,囊壁厚薄不等,内有脂肪密度(CT 值为 -30~120Hu),还可有钙化、牙或骨组织,增强扫描可见不均匀强化(图 8-28)。

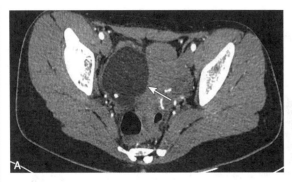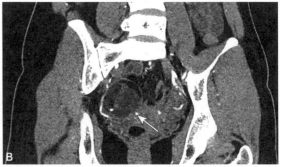

图 8-28 卵巢畸胎瘤 CT 表现

A. 横断面:右侧附件区可见密度不均匀的肿块,内有钙化(↑);B. 冠状面:可见密度不均匀,内有脂肪和钙化(↑)。

2. MRI 表现 MRI 表现为混杂信号肿块,内有脂肪(在 T_1WI 和 T_2WI 上均呈高信号、STIR 呈低信号)成分是畸胎瘤的特点。

【诊断与鉴别诊断】

CT 或 MRI 检查显示混杂密度或混杂信号肿块,内有脂肪性密度灶或脂肪性信号灶,即可诊断为本病。应与脂肪瘤鉴别,脂肪瘤瘤体内全部是脂肪成分,信号或密度均匀。

(八)卵巢囊腺瘤

【疾病概要】

1. 病因病理 卵巢囊腺瘤(cystic adenoma of ovary)约占卵巢良性肿瘤的 45%,好发年龄为 20~50 岁,常单侧发生,15% 为双侧。按其囊内成分可分为浆液性囊腺瘤和黏液性囊腺瘤两种,分别占卵巢全部肿瘤的 23% 和 22%。浆液性囊腺瘤又可分为单纯性浆液性囊腺瘤及浆液性乳头状囊腺瘤两组。在病理上,肿瘤皆可为多房性或单房性,囊壁和内隔较光滑或有乳头状突起,其内含有清亮或黏稠的液体。黏液性囊腺瘤和浆液性囊腺瘤通常较大,尤其是前者,重量可达 45kg 以上,充填整个腹腔。肿瘤可自行破裂致腹腔种植,保留分泌功能,产生大量黏液形成"腹腔假黏液瘤"。浆液性囊腺瘤可有钙化,呈沙砾状,30%~50% 的病例可发生恶变。

2. 临床表现 早期常无症状,肿瘤长大时可出现下腹不适、腹胀和月经紊乱,若肿瘤发生蒂扭转或破裂时,可出现腹痛。

【影像学表现】

1. X 线表现 平片可显示盆部较大的软组织肿块影;胃肠造影表现盆腔肠管受压移位。

2. CT 表现 平扫显示附件区有圆形或椭圆形囊性肿块,边界光滑,单房或多房。浆液性囊腺瘤呈水样密度,囊壁薄,体积常较小,囊内显示多个细条状间隔,囊壁上见有乳头状突起。黏液性囊腺瘤囊内液体密度稍高,囊内也有多个细条样间隔,囊壁较厚,体积大,直径大于 10cm,囊壁上很少有乳头状突起,而且多为单侧发生;增强扫描时,囊壁、乳头状突起和间隔有轻度均匀强化,囊腔无强化。

3. MRI 表现 平扫肿瘤表现为盆腔内单房或多房囊性肿块,大小不等,呈圆形或椭圆形,边缘光整,肿块内有多发间隔。浆液性囊腺瘤表现为 T_1WI 低信号、T_2WI 高信号,黏液性囊腺瘤由于含有较多的蛋白,导致肿瘤显示为 T_1WI 和 T_2WI 均呈高信号。增强扫描时,囊壁、乳头及间隔有强化。

【诊断与鉴别诊断】

根据 CT 或 MRI 显示的盆腔内囊性肿块,呈液体密度或信号,单房或多房,边缘光滑,壁较薄,囊内见多发间隔等征象,可诊断为卵巢囊腺瘤。但应与以下疾病鉴别:

1. 卵巢巧克力囊肿 本病常为双侧发病的多囊或单囊状肿块,CT 检查囊内密度因新旧出血而显示高低不一,MRI T_1WI 和 T_2WI 均呈高信号,增强扫描不强化。

2. 卵巢囊腺癌 囊壁和分隔厚薄不均,增厚的囊壁或囊隔上乳头状突起多不规则,CT、MRI 增强扫描时囊壁、囊隔强化明显,乳头状突起强化不均匀。囊腺癌晚期还出现远处转移征象。

3. 浆液性囊腺瘤与黏液性囊腺瘤 前者多为单侧非分叶性,壁与间隔薄而规则,囊内有乳突状突起,密度近似水,CT 值为 0～15Hu,MRI T_1WI 低信号、T_2WI 高信号;黏液性囊腺瘤体积大,多房,囊壁较厚,无乳头状突起,密度高于水低于软组织,MRI T_1WI 和 T_2WI 可均呈高信号。

(九)卵巢癌

【疾病概要】

1. 病因病理 卵巢癌(oophoroma)的发病年龄大多在 30～60 岁,绝经后妇女的卵巢肿瘤 80% 以上为上皮性,发病率在女性生殖器官的恶性肿瘤中仅次于宫颈癌,接近宫体癌,居第三位,是最常见的卵巢肿瘤,主要为浆液性囊腺癌和黏液性囊腺癌,以浆液性囊腺癌最多见,单侧多见。病理上肿瘤为囊实性,内含陈旧性出血、囊壁上有乳头状突起。卵巢癌的转移以直接种植和淋巴转移为主,血行转移少见。

2. 临床表现 早期常无症状,发现时多属于晚期。表现为腹部肿块合并消瘦、乏力等。实验室检查:CA125 和 CEA 明显升高。

【影像学表现】

1. CT 表现 平扫:盆腔内较大肿块,呈囊实性,其间隔和囊壁厚薄不均(图 8-29A)。增强扫描:间隔、囊壁及实性部分明显强化(图 8-29B)。可伴发腹腔及大网膜的转移,典型的大网膜转移表现为横结肠与前腹壁之间的扁平状软组织肿块,密度不均匀或呈蜂窝状,边缘不规则,界线不清(图 8-29C)。约 30% 的病人出现腹水。卵巢癌的淋巴结转移,表现为主动脉周围淋巴结及髂外、髂总淋巴结肿大。

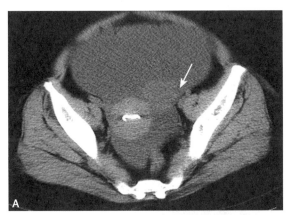
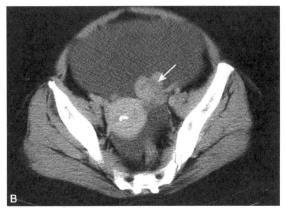
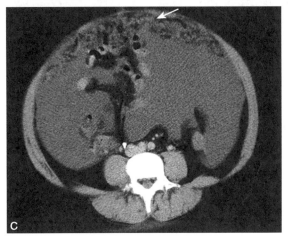

图 8-29 卵巢癌 CT 表现

A. CT 平扫:盆腔内较大肿块,呈囊实性(↑);B. CT 增强扫描:实性部分明显强化(↑);C. CT 增强扫描:可见腹水及网膜转移,前腹壁后方可见扁平状软组织肿块,密度不均匀或呈蜂窝状,边缘不规则,界线不清(↑)。

组图：卵巢癌 MRI 表现

2. MRI 表现　癌肿在 T_1WI 上表现为中等信号，T_2WI 上呈不均匀高信号。腹水在 T_1WI 上呈低信号，但较一般液体信号高，因蛋白含量高，在 T_2WI 上呈明显高信号。MRI 在判断卵巢癌的范围、囊实性、盆腔脏器受累状况以及术前分期方面具有优势。

【诊断与鉴别诊断】

检查中老年妇女中时，CT、MRI 发现盆腔内一侧附件区囊实性肿块，增强扫描呈不均匀不规则强化，结合实验室检查 CA125 和 CEA 明显升高，首先考虑为本病，若发现大网膜转移、腹水和盆腔淋巴结肿大，诊断可更加明确。若发现两侧附件区囊实性肿块，要考虑到卵巢转移瘤（库肯勃 Krukenberg 瘤）可能，注意观察胃有无肿瘤。

第四节　肾　上　腺

一、影像学检查方法及优选

（一）CT 检查

1. 平扫　检查前应于空腹后口服含 $1\%\sim2\%$ 泛影葡胺的清水 $200\sim400ml$，以避免将胃肠道结构误认为是肾上腺区肿块。常规横断面扫描，自第 11 胸椎至左肾门水平，当高度怀疑肾上腺嗜铬细胞瘤时，应扫描全腹部，甚至纵隔，须采用薄层扫描。

2. 增强扫描　静脉注射含碘对比剂 $80\sim100ml$ 后进行扫描，对病变的鉴别诊断有一定帮助。

（二）MRI 检查

1. 平扫　以横轴位为主，辅以冠状位和矢状位扫描。常规行 SE 或 FSE 序列 T_1WI 及 T_2WI，使用化学位移成像对肾上腺腺瘤的诊断有价值。

2. 增强扫描　静脉快速注入 Gd-DTPA（0.1mmol/kg，2ml/s）后即行病变区 T_1WI 扫描。

（三）各种检查方法的优选

肾上腺增生及占位病变首选 CT 或 MRI 检查，由于 MRI 具有多序列、多参数、可任意方位成像的特点，对病变的定位和定性诊断优于 CT。

二、正常影像学表现

（一）CT 表现

1. 平扫

（1）密度：正常肾上腺呈软组织密度，类似于肾脏密度，不能分辨皮质与髓质。

（2）位置、形态、大小：肾上腺位于肾上极内上方；其长、宽、厚分别为 $4.0\sim6.0cm$、$2.0\sim3.0cm$ 和 $0.3\sim0.6cm$。肾上腺在不同层面上形态也各异，右侧者常为斜线状、倒 V 形或倒 Y 形；左侧者多为倒 V 形、倒 Y 形或三角形。大小用侧支厚度和面积表示，正常侧支厚度小于 10mm，面积小于 $150mm^2$。

2. 增强检查　肾上腺均匀强化（图 8-30）。

（二）MRI 表现

1. 平扫　肾上腺 T_1WI 呈低信号（图 8-31A），T_2WI 肾上腺信号强度类似于肝实质，并明显低于周围脂肪（图 8-31B）；T_1WI 或 T_2WI 并脂肪抑制技术检查，肾上腺信号强度明显高于周围被抑制的脂肪组织。

2. 增强扫描　肾上腺均一强化（图 8-31C）。

三、常见疾病

（一）肾上腺腺瘤

【疾病概要】

1. 病因病理　肾上腺腺瘤（adrenal adenoma）是发生于肾上腺皮质的良性肿瘤，多数具有分泌功能，分泌糖皮质激素（主要为皮质醇）者称为皮质醇腺瘤又称 Cushing 腺瘤；分泌醛固酮者称为醛固酮腺瘤又称 Conn 腺瘤；无分泌功能者为无功能腺瘤。多发生在一侧、单发，瘤体较小，直径多 $1\sim2cm$，包膜完整，脂质成分多。生长缓慢，有恶变可能。瘤体内可有出血、坏死及囊变。

笔记

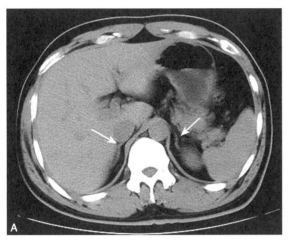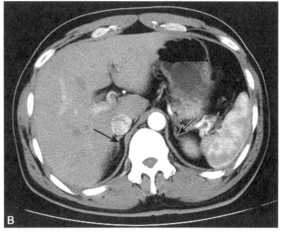

图 8-30　正常肾上腺 CT 表现

A. CT 平扫:右侧肾上腺为斜线状,左侧为三角形,呈均一密度影(↑);B. CT 增强扫描:两侧肾上腺均一强化(↑)。

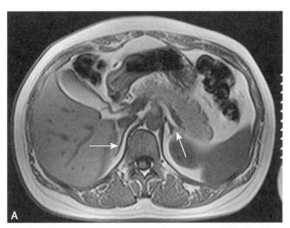

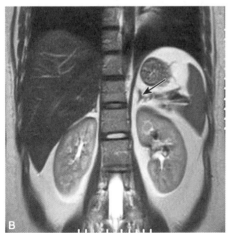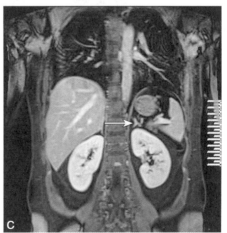

图 8-31　正常肾上腺 MRI 表现

A. T_1WI 横断面两侧肾上腺呈低信号(↑);B. T_2WI 冠状面左侧肾上腺呈三角形低信号(↑);C. T_1WI 增强冠状面左侧肾上腺均一强化(↑)。

2. 临床表现　好发 20～40 岁,女性多见。无功能腺瘤,一般无临床症状,多数偶然发现。Cushing 腺瘤病人满月脸、多血质外貌、向心性肥胖、痤疮、紫纹、高血压、继发性糖尿病和骨质疏松等,实验室检查,发现血和尿中 17-羟和 17-酮皮质激素增多。Conn 腺瘤病人临床表现为高血压、肌无力、麻痹、夜尿增加;实验室检查:低血钾、高血钠、血浆和尿中醛固酮水平升高、肾素水平下降。

【影像学表现】

1. CT 表现

（1）Cushing 腺瘤

1）平扫:一侧肾上腺圆形或椭圆形肿块,边界清楚,密度均匀。

2）增强扫描:轻-中度强化。一般 Cushing 腺瘤瘤体较大,多大于 3cm,密度较高,强化明显。有同侧腺体残留和对侧肾上腺萎缩表现,肿块周围、腹腔内及腹壁脂肪多而明显。

（2）Conn 腺瘤

1）平扫:一侧肾上腺圆形或椭圆形肿块,边界清楚,密度均匀。

2）增强扫描:轻度强化。一般 Conn 腺瘤瘤体较小,多小于 2cm,密度较低,强化轻(图 8-32)。肿块周围、腹腔内及腹壁脂肪很少。

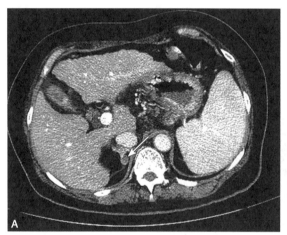
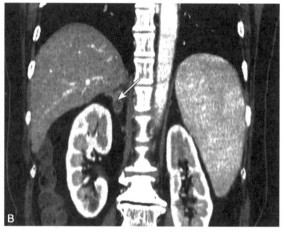

图 8-32　肾上腺 Conn 腺瘤 CT 表现
A. CT 增强,右侧肾上腺区可见圆形肿块,边缘光滑(↑);B. CT 增强冠状面重组(↑)。

2. MRI 表现　不同腺瘤的形态和大小同 CT 检查所见。肿瘤在 T_1WI 和 T_2WI 上均类似于肝实质信号,化学位移成像能证实肿块内富含脂质,与同相位相比,反相位上肿块信号明显下降,富有特征。

【诊断与鉴别诊断】

根据 CT、MRI 发现单侧肾上腺类圆形或椭圆形肿块,低密度或类似于肝实质信号的影像学表现,结合临床表现和实验室检查可诊断为 Cushing 腺瘤或 Conn 腺瘤。若病人无相应临床表现,实验室检查无异常,则可诊断为无功能性腺瘤。应与以下疾病鉴别:

1. 肾上腺皮质癌　肿块较大,多大于 5cm,形态不规则,内部密度、信号不均匀,出血、坏死、钙化多见,可伴其他部位转移。

2. 肾上腺囊肿　Conn 腺瘤为较小的水样密度的肾上腺肿块,需要与囊肿鉴别,不同点是后者常较大而无任何强化。

（二）肾上腺嗜铬细胞瘤

【疾病概要】

1. 病因病理　肾上腺嗜铬细胞瘤(adrenal pheochromocytoma)是发生于肾上腺髓质的肿瘤,也可发生在交感神经节和副交感神经节。好发于单侧肾上腺,但约 10% 的肿瘤可异位于肾上腺外,可位于肾门、肠系膜根部、腹主动脉旁、膀胱和纵隔等部位,约 10% 的肿瘤可以多发,10% 的肿瘤可为恶性。嗜铬细胞瘤多起源于肾上腺髓质内成熟的神经嵴细胞(嗜铬细胞),可发生在任何部位的嗜铬组织,范围广

组图:肾上腺 Conn 腺瘤 MRI 表现

泛。多为单侧,肿瘤一般较大,易发生出血、坏死和囊变。肿瘤细胞可大量分泌肾上腺素和去甲肾上腺素。

2. 临床表现　以 20~40 岁多见,女性多于男性。典型表现为阵发性高血压、高代谢、高血糖(三高症)、心悸、头痛、出汗(三联症)等。实验室检查,24h 尿香草基扁桃酸(vanilmandelic acid,VMA)即儿茶酚胺代谢物显著高于尿正常值(10~35μmol/24h)。

【影像学表现】

1. CT 表现　①平扫:多为单侧、偶为双侧的肾上腺肿块,圆形或椭圆形,直径多在 3cm 以上,肿块密度均匀或不均匀(图 8-33A);②增强:肿块实体部分发生明显强化,囊变坏死不强化(图 8-33B)。

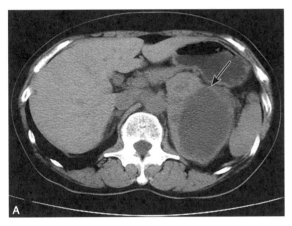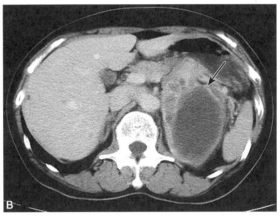

图 8-33　肾上腺嗜铬细胞瘤 CT 表现

A. CT 平扫:左侧肾上腺肿块,密度不均匀(↑);B. CT 增强:肿块实体部分发生明显强化,囊变坏死不强化(↑)。

2. MRI 表现　由于瘤体内含水分含量较多,T_1WI 瘤体大部分呈低信号,少数为等信号,在 T_2WI 上显著增强,呈高信号,整个瘤体的信号强度接近水,为嗜铬细胞瘤 MRI 特点。增强扫描,肿瘤明显不均匀强化。

【诊断与鉴别诊断】

根据 CT、MRI 检查发现肾上腺区单侧或双侧较大肿块,结合临床阵发性高血压与 24h VMA 显著高于正常值的临床表现即可诊断为本病。需要与肾上腺腺瘤、肾上腺皮质癌和转移癌鉴别,临床表现是主要的鉴别点。临床考虑嗜铬细胞瘤,而肾上腺区未发现异常时,则应检查其他部位,有可能查出异位嗜铬细胞瘤。

(三)肾上腺皮质癌

【疾病概要】

1. 病因病理　肾上腺皮质癌(adrenocortical carcinoma)可分为有功能和无功能两种,前者占80%。常单发,类圆形或不规则形,肿瘤较大,包膜不完整,内有出血、囊变、坏死及钙化,侵犯包膜及血管。

2. 临床表现　无功能者,症状出现较晚,临床表现为腰部不适、局部肿块和转移。有功能的症状出现较早,主要表现为满月脸、向心性肥胖、高血压、骨质疏松等皮质醇增多表现。女性可有月经失调。少数可出现肌无力、麻痹、夜尿增加、血及尿醛固酮水平升高、血钾降低和肾素水平升高等醛固酮症表现。

【影像学表现】

1. CT 表现　平扫肿块较大,多大于 5cm,形态不规则,内部密度不均匀,出血、坏死、钙化多见,可伴其他部位转移。增强检查,肿块呈不均匀强化,内有不规则无强化区。肿瘤侵犯下腔静脉,可见下腔静脉内瘤栓与淋巴结、肝、肺等部位转移灶(图 8-34)。

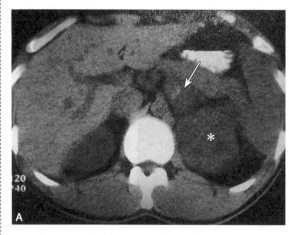
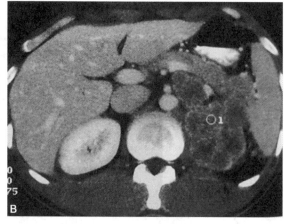

图 8-34 左肾上腺皮质癌 CT 表现

A. CT 平扫：左侧肾上腺软组织密度肿块（＊），密度不均，略分叶状，边缘模糊，肠系膜上动脉旁可见肿大的淋巴结（↑）；B. CT 增强：肿块呈不均匀强化。

2. MRI 表现 肾上腺区不规则肿块，T_1WI 低或混杂信号，T_2WI 高或混杂信号，T_1WI 内出现高信号提示有出血。增强检查，肿块为不均匀强化，内有不规则无强化区。

【诊断与鉴别诊断】

在中老年病人，CT 或 MRI 检查发现一侧肾上腺区有巨大不规则实性肿块，要考虑到本病可能，若发现远处转移灶则可明确诊断。应与大的嗜铬细胞瘤进行鉴别，临床表现和实验室检查是鉴别的重点。

（四）肾上腺转移瘤

【疾病概要】

1. 病因病理 肾上腺转移瘤多为肺癌转移，也可为乳腺癌、甲状腺癌或肾癌转移。最初发生在肾上腺髓质，然后累及皮质。转移瘤常为双侧，但也可为单侧，肿瘤内常有坏死和出血。

2. 临床表现 临床上，肾上腺转移瘤极少影响肾上腺皮质功能，主要症状为原发瘤所致。

【影像学表现】

1. CT 表现 肾上腺转移瘤常表现为双侧肾上腺肿块，偶为单侧，呈圆形、椭圆形或分叶状，大小不等，常为 2~5cm，也可更大。肿块的密度可均匀或不均，增强检查，肿块为均匀或不均匀强化。

2. MRI 表现 T_1WI 呈低信号，T_2WI 呈高或混杂信号，T_1WI 内出现高信号提示有出血。增强检查，肿块为均匀或不均匀强化。

【诊断与鉴别诊断】

影像学上发现两侧肾上腺实性肿块，结合身体其他部位有原发性恶性肿瘤，即可诊断为本病。应注意与淋巴瘤、两侧嗜铬细胞瘤和肾上腺结核等鉴别，临床病史、临床表现和实验室检查是鉴别的重点。

小 结

本章主要介绍了泌尿系统、生殖系统和肾上腺的正常影像学表现、常见疾病的影像学表现及其诊断与鉴别诊断。

（齐春华）

　　病人,女,72 岁,腹部憋胀伴双下肢肿胀半个月,血尿 3d。CT 检查见读片窗图 8-1,应考虑何种疾病?

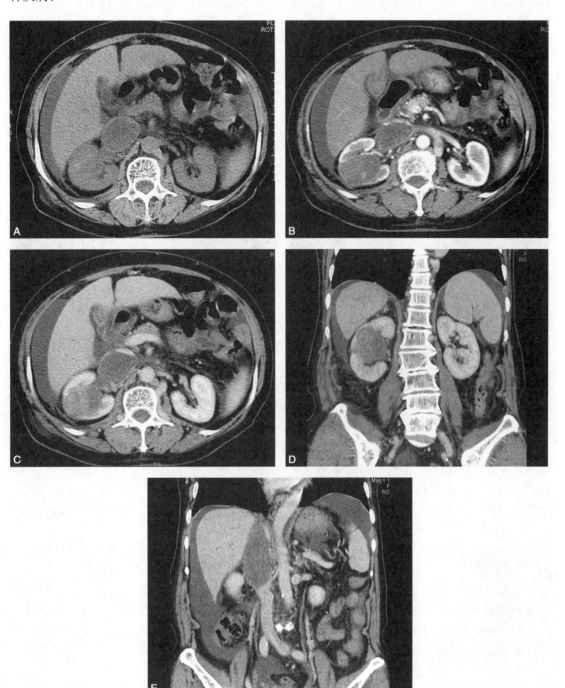

读片窗图 8-1

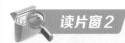 读片窗2

病人,女性 38 岁,临床表现为有高血压并全身乏力 10 余年,超声检查提示右肾上腺占位。MRI 扫描见读片窗图 8-2,应考虑何种疾病?

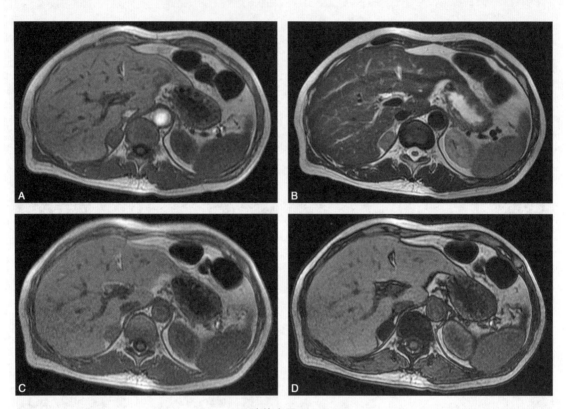

读片窗图 8-2

文档:病例分析

扫一扫,测一测

思考题

1. 肾癌的影像表现有哪些?

2. 肾血管平滑肌脂肪瘤的影像学特点是什么?

3. 泌尿系结石的影像学检查技术有哪些? 各有哪些优缺点?

4. 前列腺增生和前列腺癌的影像学特点是什么?

5. 子宫肌瘤的影像表现有哪些?

6. 子宫内膜癌的影像表现有哪些?

7. 宫颈癌的影像表现有哪些?

8. 卵巢癌的影像表现有哪些?

9. 肾上腺嗜酪细胞瘤的影像表现有哪些?

10. 肾上腺腺瘤的影像表现有哪些?

第九章 骨骼肌肉系统

第一节　影像学检查方法及优选

一、影像学检查方法

（一）X 线检查

1. 平片　骨与周围软组织间具有良好的自然对比,显示清晰,是目前骨与关节疾病首选的影像检查方法。

2. 关节造影　通过阳性或阴性造影剂显示关节结构、关节面的形态变化,对诊断关节疾病有一定的价值。目前临床上很少使用。

（二）CT 检查

CT 检查可以作为平片检查的补充。骨与关节周围的软组织、较复杂的解剖部位、微小病灶亦可首选 CT 检查。

（三）MRI 检查

MRI 检查是检查骨与关节和软组织疾病的重要方法。MRI 检查软组织、韧带、肌腱、软骨、骨髓及病变的出血、坏死、水肿显示较好,但对钙化、细小骨化病灶显示欠佳,因此涉及骨关节的疾病选用 MRI 检查应在平片或 CT 检查的基础上进行。

二、各种检查方法的优选

骨骼疾病的影像诊断首选 X 线平片检查,方法简便,方便快捷,费用低廉。平片检查既能明确区分正常与异常,还可显示病变的范围、程度及病变性质,例如观察人体四肢是否存在骨折及骨折的具体情况,观察骨感染、骨肿瘤和肿瘤样病变等特征性影像表现,结合临床表现和实验室检查结果即可确诊;X 线平片为二维图像,显示人体结构相互重叠,分辨软组织能力较低,X 线检查不能显示软骨、肌肉、韧带的解剖结构,因此这些组织一般不选用平片检查。

CT 具有较高的密度分辨力,无影像重叠,显示骨和软组织改变明显优于 X 线平片,对重叠部位和骨骼改变的细节显示满意,例如观察细微骨质破坏及复杂关节的改变等;CT 还可以通过定量测量来判

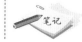

定病变的性质,例如 CT 通过测量病变内的脂肪组织、气体、钙化的 CT 值来定性。MRI 具有良好的软组织分辨力,成像方式多样,对骨、骨髓、关节和软组织病变的显示较 X 线平片和 CT 更具优势。MRI 是目前检测骨髓异常改变,包括感染、缺血、创伤及肿瘤等疾病的最敏感且无创的方法;对于骨挫伤具有独一无二的诊断价值;MRI 是是软骨疾病最主要的影像检查手段;MRI 还可以显示滑膜、纤维软骨、肌腱、韧带的异常,对于肌肉的病变,如肌肉炎症、创伤、肿瘤等是最佳的影像检查方法。MRI 在显示骨结构的细节方面和钙化不如 CT 清晰。

　　骨骼肌肉系统中,对于不同疾病各种影像检查方法价值各异,对于临床怀疑的病变,要有针对性地选择不同的影像检查方法,有时还要联合应用两种以上的检查方法才能明确诊断。

第二节　正常影像学表现

一、X 线表现

　　骨骼肌肉系统的 X 线影像,是基于人体不同组织的密度差别形成自然对比,以低密度、高密度、等密度的影像反映正常组织和病变组织。正常人体的骨骼因形状不同分为长骨、短骨、扁骨和不规则骨四类。

(一)四肢长骨

　　1. 小儿长骨　小儿长骨是由软骨雏形骨化形成的,属于软骨内成骨,一般有 3 个以上的骨化中心,一个在骨干,其余两个分别位于骨干的两端,前者为原发或一次骨化中心,后者为继发或二次骨化中心,出生时,长骨骨干均已骨化,而两端仍为软骨,即骨骺软骨,所以小儿长骨的主要特点是骺软骨尚未完全骨化,故长骨分为骨干、干骺端、骨骺和骺板(图 9-1)。

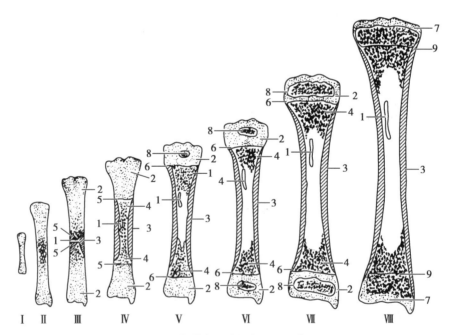

图 9-1　长骨发育的各个阶段示意图

Ⅰ.原始软骨基;Ⅱ.软骨细胞增大,间质增加,形成原始骨化中心的前身;Ⅲ.早期原始骨化中心中央部骨膜下骨形成,骨膜组织向软骨基侵入形成通道即营养管;Ⅳ.骨化作用由骨干向两端伸展,同时中央部骨质吸收后变成髓腔;Ⅴ~Ⅶ.继发骨化中心开始形成并不断变化;Ⅷ.成人骨骺板骨化与干骺端愈合,有时可遗留一个薄层横板,终生不消失。1-营养管;2-骨骺和骺软骨;3-骨皮质;4-骨松质;5、6-临时钙化区;7-关节软骨;8-继发骨化中心;9-骨骺板愈合遗留下的骨骺瘢痕。

　　(1)骨干:管状骨周围由密质骨构成,即骨皮质,因其含钙多,X 线表现为密度均匀的致密影,外缘清楚,在骨干的中部最厚,越近两端越薄,骨干中央为骨髓腔,含造血和脂肪组织,X 线表现为由骨干皮质包绕的半透明状区。骨皮质表面有骨膜覆盖,骨膜在 X 线上不显影。

（2）干骺端:干骺端为骨干两端较粗大的部分,由骨松质构成,周围为薄的骨皮质,干骺端的密度较低,X 线为灰黑色,骨干与干骺端无明显分界线。

（3）骨骺:骨骺为长骨未完成发育的末端,在胎儿及幼儿期为骺软骨,X 线片上不能显示。骨化初期,骺软骨中央出现一个或几个二次骨化中心,X 线表现为小点状骨性致密影。骺软骨随着骨骼的生长不断增大,其中的骺核也随之增大形成骨松质,其边缘由不规则变为光整。X 线上,将这样的骺核称为骨骺,其周围仍有薄层软骨,不显影。

（4）骺板:当骨骺与干骺端不断骨化,二者间的软骨逐渐变薄而呈板状,称为骨骺板或骨骺盘。骺板为软骨,X 线上为横行的透亮线即骨骺线,骺板不断变薄,最后消失,即骺与骨干结合,完成骨的发育。X 线表现为骺线消失,此时只有骨干和骨端,有时遗留一条横行线状致密影为骺线的痕迹,可持续终生。

2. 骨龄　在骨的发育过程中,骨的原始骨化中心和继发骨化中心的出现时间、骨骺与干骺端骨性愈合的时间及其形态的变化都有一定的规律,这种规律以月或年表示,又称为骨龄。根据正常男女各骨骨化中心的出现和骺与干骺端结合时期的差别范围可制订一个正常骨龄标准(图 9-2),参照骨龄标准提示被检查者实际骨发育的年龄。正常儿童骨发育速度有个体差异,且两侧肢体骨化中心的出现并非完全一致,但骺愈合的时间绝大多数是两侧对称的。通常男性骨化中心出现的时间和干骺愈合的时间均晚于女性 1~2 岁。

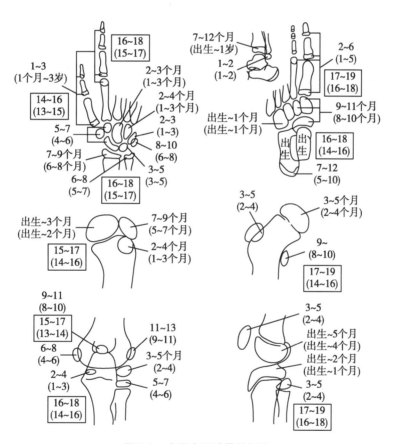

图 9-2　中国人四肢骨龄标准

注:方格外数字为最早出现年龄到最迟出现年龄之范围,方格内数字为骨骺与干骺端完全愈合年龄之正常范围,括号内数字适用于女性。

3. 成人长骨　成人长骨的外形与小儿骨骼相似,但骨骼已发育完全,骺与干骺端愈合,骺线消失,因此只有骨干和骨端(图 9-3)。成人长骨骨皮质较厚、密度高。长骨骨端由骨松质组成,骨端的皮质显著变薄,骨端的顶端有一个薄层壳状骨板即骨性关节面,其外方覆盖一层软骨即关节软骨,骨端各部位所承受的重力和功能活动不同,其骨小梁分布的比例和排列方向也不同。在关节附近,肌腱中常

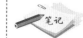

有光滑的籽骨,以手足部多见。随着年龄的增长骨髓腔内的红骨髓减少,黄骨髓增多。

（二）脊柱

脊柱由脊椎和椎间盘构成,除寰椎外,每个脊椎由椎体及椎弓两部分组成,椎弓包括椎弓根、椎板、棘突、横突和关节突,同侧上下关节突组成椎小关节。

正位片上椎体呈长方形,从上向下依次增大,椎体主要由骨松质构成,周围为致密的骨皮质,椎体两侧可见横突影,其内侧的椭圆形环状致密影为椎弓根影,在椎弓根的上下方为上下关节突的影像,两侧椎弓根向后、内方延续形成椎弓板,在中线处联合形成棘突,为类三角形致密影,其大小与形状可有所不同。

侧位片上前方为长方形的椎体,椎弓位于后方,椎管为椎体后方的纵行半透明区,上下关节突呈叠瓦状构成椎小关节,保持脊柱稳定性。同一脊椎上下关节突之间为椎弓峡部,斜位片有利于显示腰椎峡部,椎小关节间隙示匀称的半透明影,颈胸椎小关节侧位片显示清楚,腰椎小关节正位片显示清楚。椎间隙为椎体间横行半透明影,椎间孔居相邻椎弓、椎体、关节突及椎间盘之间,呈类圆形半透明影,颈椎斜位显示清楚,胸腰椎侧位显示清楚(图 9-4)。

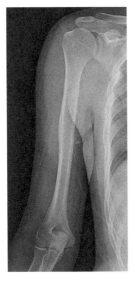

图 9-3　成人长骨

成人长骨分为骨干和骨端。

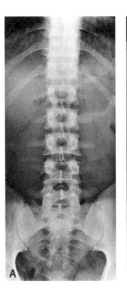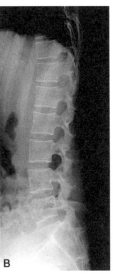

图 9-4　正常成年人腰椎

A. 正位;B. 侧位。

0902

组图：正常膝关节 X 线平片

（三）四肢关节

滑膜关节的基本结构包括关节面、关节囊和关节腔三部分。关节骨端有关节软骨,关节囊内衬滑膜,关节腔内有少量滑液,关节囊内或外有韧带附着。X 线平片可显示骨端关节面,表现为边缘光整的线状致密影和两个骨性关节面之间透亮的关节间隙,而关节周围的软组织(关节囊、韧带、关节盘)在 X 线平片上均不能显示。

二、CT 表现

（一）四肢长骨

1. 小儿长骨

（1）骨干:CT 上骨皮质为线状或带状高密度影,骨髓腔呈低密度影。

（2）干骺端:CT 骨窗上干骺端骨松质表现为高密度的骨小梁交错而构成细密的网状影,密度低于骨皮质。

（3）骨骺:CT 上骺软骨为软组织密度影,骨化中心密度类似于干骺端。

（4）骺板:在 CT 上密度特点与骺软骨相似。

2. 成人长骨　成人长骨的外形与小儿骨骼相似,但骨骼已发育完全,骺与干骺端愈合,骺线消失,因此只有骨干和骨端。CT 上显示的骨皮质、骨松质和骨髓腔的表现与小儿长骨相似。

（二）脊柱

在 CT 横断面图像上,椎体由薄层骨皮质包绕的骨松质构成,呈后缘向前凹的椭圆形,椎体、椎弓根和椎板构成椎管的骨环,环的两侧为横突,后方可见棘突,椎体后外侧方可见椎间孔和上下关节突,黄韧带附着在椎弓板和关节突的内侧,为软组织密度影,厚 2~4mm,硬膜囊居椎管中央,亦呈软组织密度。在椎间盘层面,可见略高密度的椎间盘影,CT 值为 50~110Hu(图 9-5)。

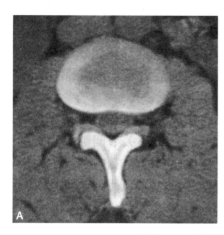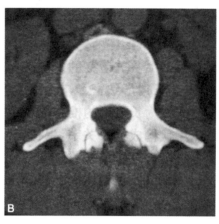

图 9-5　正常成年人腰椎 CT 图像
A. 椎间盘层面;B. 椎体层面。

（三）四肢关节

1. 关节骨端　骨性关节面由组成关节的骨端骨皮质构成,CT 图像上显示为高密度线状影。

2. 关节间隙　CT 图像上显示关节骨端的低密度间隙,是关节软骨、关节腔及少量滑液的共同投影。少量滑液在 CT 上常不能分辨。

3. 关节囊、韧带和关节盘　在 CT 上示条带状软组织密度影。

三、MRI 表现

（一）四肢长骨

1. 小儿长骨

（1）骨干:骨皮质在 T_1WI 和 T_2WI 上均为低信号,骨髓腔若为红骨髓则 T_1WI 为中等信号,T_2WI 为高信号;若为黄骨髓,在 T_1WI、T_2WI 上均为高信号,骨膜在 MRI 上不能显示。

（2）干骺端:由于干骺端骨髓常为红骨髓,且含有一定量的骨小梁,故 MRI 上信号低于骨髓腔。

（3）骨骺:骺软骨为中等信号,骨化中心信号与干骺端类似。

（4）骺板:在 MRI 上信号特点与骺软骨类似。

2. 成人长骨　成人长骨的外形与小儿骨骼相似,但骨骼已发育完全仅有骨干和骨端。MRI 上的影像学特点与小儿长骨相似。

（二）脊柱

T_1WI 及 T_2WI 上脊椎各骨性结构的皮质、椎体后缘的后纵韧带及黄韧带均呈低信号,髓质呈等或高信号,椎间盘在 T_1WI 为较低信号,不能区别纤维环和髓核,T_2WI 示纤维环为低信号,髓核为高信号。脊髓在 T_1WI 呈中等信号(信号高于脑脊液),T_2WI 示稍高信号(低于脑脊液信号)。

（三）四肢关节

1. 关节骨端　骨性关节面在 T_1WI 及 T_2WI 均呈低信号影。关节软骨及儿童骺软骨在 MRI 上呈弧形稍低信号影,在脂肪抑制 T_2WI 上为高信号。

2. 关节间隙　在 T_1WI 上为薄层低信号,T_2WI 为线状高信号。

3. 关节囊、韧带、关节盘　MRI 上关节囊呈光整弧线样低信号,韧带为低信号影。关节盘如膝关节半月板 MRI 的 T_1WI 及 T_2WI 均为低信号(图 9-6)。

0903

组图:正常颈椎 MRI

笔记

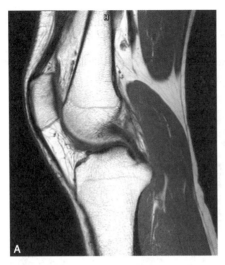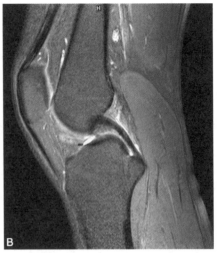

图9-6　膝关节正中矢状面 MRI 图像

A. T_1WI 后交叉韧带呈弧形低信号条带状影；B. T_2WI 抑脂后交叉韧带呈弧形低信号条带状影。

第三节　基本病变影像学表现

一、X 线表现

（一）骨骼改变

1. **骨质疏松**　骨质疏松（osteoporosis）是指单位体积内正常钙化的骨组织减少，即骨组织的有机成分和钙盐均减少，而比例仍正常。组织学上为骨皮质变薄、哈弗斯管扩大和骨小梁减少。X 线表现为骨密度降低，长骨骨松质中骨小梁数目减少、变细，但边缘清晰，骨小梁间隙增宽，骨皮质变薄和出现分层现象（图9-7）。脊柱椎体骨皮质变薄，横行的骨小梁减少，纵行骨小梁相对显示清晰，呈纵行条纹排列，严重时椎体变扁或上下缘内凹，椎间隙增宽，疏松的椎体常因轻微外伤而压缩成楔状。

骨质疏松分为广泛性骨质疏松和局限性骨质疏松两类。广泛性骨质疏松多见于老年、绝经期后妇女、甲状旁腺功能亢进、维生素 C 缺乏、酒精中毒等。局限性骨质疏松多见于外伤骨折后、感染和肿瘤等。

2. **骨质软化**　骨质软化（osteomalacia）是指单位体积内骨组织有机成分正常，而矿物质含量减少，因骨内钙盐含量降低，骨发生软化。组织学上为骨样组织钙化不足，常见骨小梁中央部分钙化，外围是一层未钙化的骨样组织。

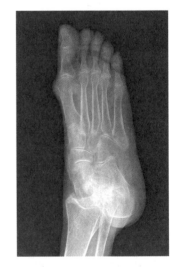

图9-7　骨质疏松

右足跖骨、趾骨骨皮质变薄，骨小梁稀少，骨髓腔增宽。

骨质软化的 X 线表现与骨质疏松有相似之处，如骨密度降低、骨皮质变薄、骨小梁减少变细等，不同的是骨小梁和骨皮质因包含大量未钙化的骨样组织而边缘模糊；由于骨质软化，承重骨骼常发生各种变形，如膝内翻、三叶形骨盆等（图9-8）；骨质软化可见假骨折线，表现为与骨皮质垂直的 1～2mm 宽的骨折样透亮线，常见于耻骨支、股骨和胫骨上 1/3 内缘、肋骨、肱骨等某些特殊部位。骨质软化同骨质疏松一样易导致骨折，但是假骨折线是骨质软化的特征性表现。

骨质软化多见于钙磷代谢障碍和维生素 D 缺乏。发生在生长期为佝偻病，发生在成年为骨质软化。

3. 骨质破坏　骨质破坏(destruction of bone)是局部骨质为病理组织所代替而造成的骨组织消失，可由病理组织本身或由它引起的破骨细胞生成和活动增强所致，骨皮质或松质均可发生破坏。

骨质破坏的X线表现为骨质局限性密度降低，骨小梁稀疏，正常骨结构消失。早期破坏可形成斑片骨小梁缺损，组织学上发生哈弗斯管扩大，而在X线上呈筛孔状，骨皮质表面的破坏呈虫蚀状，当骨破坏进展到一定程度时，有骨皮质和骨松质的大片缺失(图9-9)。

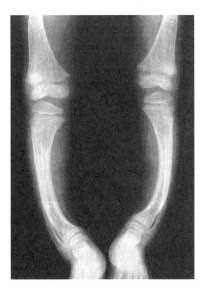

图 9-8　骨质软化
双下肢长骨弯曲变形呈O形腿，干骺端增宽、毛糙。

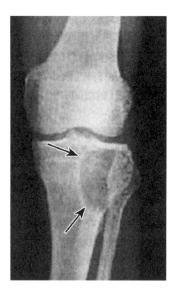

图 9-9　骨质破坏
胫骨近端溶骨性骨破坏(骨巨细胞瘤)(↑)。

骨质破坏见于炎症、肉芽肿、肿瘤或瘤样病变。急性炎症或恶性肿瘤，骨质破坏常进展迅速，边界模糊；慢性炎症或良性肿瘤则骨质破坏发展缓慢，边界清楚，有时还可见一条致密带状影围绕。

4. 骨质增生硬化　骨质增生硬化(hyperostosis and osteosclerosis)的特点是单位体积内骨量增多，组织学上为骨皮质增厚，骨小梁增粗增多。X线表现为骨质密度增高，骨小梁增粗、增多、致密，骨皮质增厚、致密，可伴有骨骼增大，明显者则难以区分骨皮质与骨松质(图9-10)。

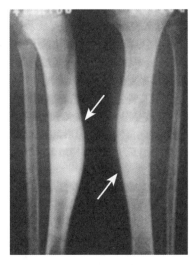

图 9-10　骨质增生硬化
双侧胫骨中段骨质增生硬化(↑)。

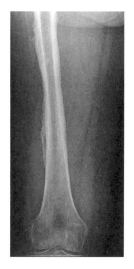

图 9-11　骨膜增生
股骨周围与骨皮质平行走向的线状致密影，与皮质间有透明间隙。

骨质增生硬化见于多种疾病。大多数为局限性骨增生，见于慢性炎症、外伤和原发性骨肿瘤，如成骨性转移瘤、骨肉瘤等。少数为全身性骨质增生，骨皮质与骨松质同时受累，如甲状旁腺功能低下或中毒性疾病。

5. 骨膜增生　骨膜增生(periosteal proliferation)又称骨膜反应,是因骨膜受刺激,骨膜内层成骨细胞活动增加形成骨膜新生骨,表明有病变存在。组织学上可见骨膜内层成骨细胞增多,有新生的骨小梁。X线表现,早期骨膜增生是一段与骨皮质平行的细线状致密影,长短不定,与皮质间可见1~2mm宽的透亮间隙(图9-11)。继而骨膜新生骨增厚,常见有与骨皮质平行排列的线状、层状、花边状和葱皮样骨膜反应。骨膜增生的厚度与范围同病变发生的部位、性质和发展阶段有关。一般发生于长骨骨干,炎症时骨膜增生较广泛,而肿瘤时骨膜增生较局限。随着病变好转与痊愈,骨膜增生可变得致密,逐渐与骨皮质融合,表现为骨皮质增厚,痊愈后骨膜新生骨可逐渐被吸收。在恶性骨肿瘤,骨膜新生骨可受肿瘤细胞侵蚀而被破坏。

骨膜增生见于炎症、外伤、肿瘤、骨膜下出血和骨生长发育异常。根据骨膜增生的形态,结合其他基本病变方能作出诊断。

6. 骨质坏死　骨质坏死(necrosis of bone)是骨组织局部代谢的停止,坏死的骨质称为死骨。形成死骨的原因主要是血液供应中断,组织学上为骨细胞死亡、消失和骨髓液化、萎缩。在早期骨小梁和钙质含量无任何变化,此时X线无异常发现,当血管丰富的肉芽组织长向死骨,则出现破骨细胞对死骨的吸收和成骨细胞引起的新骨生成。

死骨的X线表现为早期无异常表现,其后表现为骨质局限性密度增高(图9-12),其形态因疾病的发展阶段而不同,并随时间而逐渐被吸收。

骨质坏死多见于慢性化脓性骨髓炎,也见于骨缺血性坏死和外伤骨折后。

7. 骨内与软骨内钙化　骨内钙化多见于骨梗死和骨松质内的肿瘤。软骨内钙化为关节软骨或椎间盘软骨退行性变出现的钙化,原发于骨的软骨类肿瘤可出现肿瘤软骨内钙化。

骨与软骨内钙化的X线表现为颗粒状或小环状无结构的致密影,分布多较局限(图9-13)。

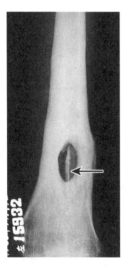
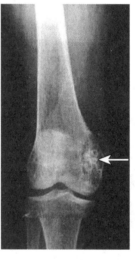
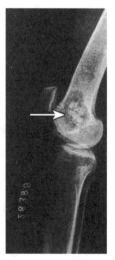

图9-12　骨质坏死
股骨干密度增高,远端可见不规则低密度区,其内可见条状致密影——"死骨"(↑)。

图9-13　软骨内钙化
股骨远端内侧低密度病灶内可见环状或半环状钙化(↑)。

8. 矿物质沉积　某些矿物质如铅、磷、铋等进入人体后,大部分沉积在骨内,在生长期主要沉积于生长较快的干骺端部位,氟不属于矿物质,但氟进入人体内与钙结合,主要沉积于躯干骨。

骨内矿物质沉积于干骺端的X线表现为多条横行的带状致密影,厚薄不等,相互平行,成年人则不易显示。

（二）周围软组织改变

骨骼疾病常引起或伴有周围软组织的改变,骨骼X线片上可见肌肉、肌间隙和皮下脂肪层等影像发生改变。外伤和感染引起软组织肿胀时,X线表现为局部软组织肿胀,密度增高,软组织内的正常层次模糊不清。开放损伤、产气细菌的感染,于皮下或肌纤维间可见气体。软组织肿瘤或恶性骨肿瘤侵犯软组织,可见软组织块影,肢体运动长期受限,可见肢体变细、肌肉萎缩。先天性骨疾病可引起全身肌肉发育不良。外伤后发生骨化性肌炎,可见软组织内钙化和骨化。

（三）关节改变

1. 关节肿胀　关节肿胀(swelling of joint)包括关节积液和关节周围软组织肿胀。关节积液指疾病所致的关节腔内积液增多。关节周围软组织肿胀指关节疾病、关节囊及其周围软组织由于充血、水肿、出血和炎症增生等因素而致增厚。

关节肿胀的 X 线表现为关节周围软组织增厚和密度增高,大量关节积液可见关节间隙增宽。

关节肿胀常见于关节炎症、外伤和出血等疾病。

2. 关节破坏　关节破坏(destruction of joint)是关节软骨及其下方的骨性关节面骨质为病理组织侵犯、代替所致。X 线表现是当破坏只累及关节软骨时,仅见关节间隙变窄,当累及关节面骨质时则出现相应区的骨质破坏和缺损,严重破坏时可引起关节半脱位和变形。

关节破坏常见的病因为关节感染、肿瘤和痛风。

3. 关节退行性变　关节退行性变(de-generation of joint)是指关节软骨变性、坏死和溶解,逐渐被纤维组织所代替而继发的一系列病理变化的疾病。可引起关节间隙狭窄、骨性关节面骨质增生硬化、凹凸不平和关节边缘骨赘形成、关节囊肥厚、韧带骨化等。

X 线表现:早期主要是骨性关节面模糊、中断、消失,中晚期表现为关节间隙变窄,软骨下骨质囊变和骨性关节面边缘骨赘形成,不发生明显骨质破坏,无骨质疏松(图9-14)。

关节退行性变多见于老年人,以脊柱、髋关节和膝关节多见,慢性外伤或长期承重亦可引起关节退行性变。

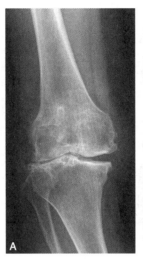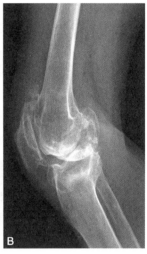

图 9-14　关节退行性变
膝关节面边缘、髌骨后缘骨质增生硬化,关节间隙变窄。

4. 关节强直　关节强直(ankylosis of joint)指关节破坏后,在愈合的过程中,由于组织愈合所致的关节活动丧失。任何导致关节软骨损坏的疾病,均可导致关节强直。关节强直分为纤维性和骨性强直两种。

纤维性强直是指相邻关节面破坏修复后为纤维组织所代替,由于纤维组织固定所致的关节强直。X 线表现为关节间隙变窄,关节面略不规则,边界较清,无骨小梁贯穿关节(图9-15A)。常见于关节结核。

骨性强直是关节破坏后,关节两侧的骨端之间为骨组织所连接。X 线表现为关节间隙明显狭窄或消失,有骨小梁通过关节连接两侧骨端,多见于化脓性关节炎愈合后(图9-15B)。

5. 关节脱位　关节脱位(dislocation of joint)指构成关节的两个骨端的正常相对位置的改变或距离增宽(图9-16)。可分为完全脱位和半脱位两种。而从病因上又可分为外伤性脱位、先天性脱位和病理性脱位三种。对常见部位的关节脱位,X 线平片即可作出诊断。

二、CT 表现

（一）骨骼改变

1. 骨质疏松　骨质疏松的 CT 表现与 X 线表现基本相同。

2. 骨质软化　骨质软化的 CT 表现与 X 线表现基本相同。

3. 骨质破坏　CT 易于区分骨松质和骨皮质的破坏,前者表现为斑片状骨松质缺损区,而后者表现为其内的筛孔样破坏和表面不规则的虫蚀样改变,骨皮质变薄或斑块状的缺损(图9-17)。

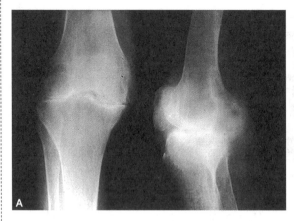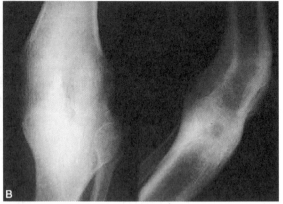

图 9-15　关节强直
A. 纤维强直;B. 骨性强直。

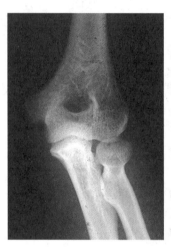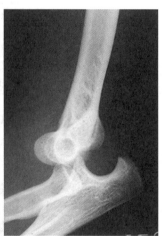

图 9-16　肘关节脱位

4. 骨质增生硬化　骨质增生硬化的 CT 表现与其 X 线表现相似。

5. 骨膜增生　骨膜增生的 CT 表现与 X 线表现相似。但 CT 的空间分辨力不如 X 线平片,对骨膜新生骨的精细形态与结构的显示远不及平片。

6. 骨质坏死　骨质坏死的 CT 表现与 X 线表现相似。

7. 骨内与软骨内钙化　CT 可以显示平片上不能见到的细小钙化影。

8. 矿物质沉积　CT 表现与 X 线表现相似。

（二）周围软组织改变

观察软组织改变,CT 明显优于 X 线平片。

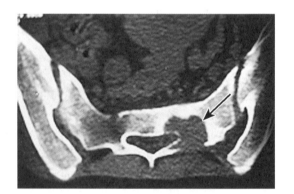

图 9-17　骨质破坏 CT 表现
骶骨左后方不规则形骨质破坏。

软组织水肿表现为局部肌肉肿胀,肌间隙模糊、密度略降低,邻近的皮下脂肪层密度增高并可出现网状影。血肿表现为边界清楚的高密度区。软组织肿块在 CT 上表现为密度增高影,密度均匀或不均匀,边缘规则或不规则。脂肪瘤表现为低密度肿块,其 CT 值为−120~−30Hu。软组织内的坏死表现为类圆形或不规则形的低密度区。

（三）关节改变

1. 关节肿胀　关节肿胀时在 CT 上可见软组织密度的关节囊肿胀、增厚,关节腔内积液表现为关节内均匀的水样密度影。

2. 关节破坏 目前 CT 尚不能显示软骨,但软骨破坏导致的关节间隙狭窄在冠状或矢状重建像上易于发现,CT 可显示关节软骨下的细微骨质破坏。

3. 关节退行性变 关节退行性变的各种 X 线征象在 CT 上均可清晰显示。

4. 关节强直 CT 上关节骨性强直表现为关节间隙消失,有骨小梁连接两侧骨端。

5. 关节脱位 CT 表现与 X 线表现相同,CT 可以更好地显示一些平片难以发现的关节脱位,如胸锁关节前、后脱位和骶髂关节脱位等(图 9-18)。

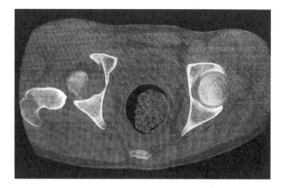

图 9-18 关节脱位 CT 表现

髋关节 CT 示股骨头骨质撕裂,向外移位脱离髋臼。

三、MRI 表现

（一）骨骼改变

1. 骨质疏松 MRI 表现为骨外形的改变,老年人由于黄骨髓增多,在 T_1WI 及 T_2WI 上信号均有增高。

2. 骨质软化 在 MRI 上无特异改变。

3. 骨质破坏 在 MRI 上表现为低信号的骨质被不同信号强度的病理组织所代替。骨皮质破坏的形态改变与 CT 相同,骨松质的破坏常表现为高信号的骨髓被较低信号或混杂信号影所取代。

4. 骨质增生硬化 在 MRI 上增生硬化的骨质在 T_1WI 及 T_2WI 上均为低信号,MRI 可以很好地显示骨质增生造成的骨形态改变。

5. 骨膜增生 在 MRI 上显示骨膜反应要早于 X 线和 CT,早期骨膜反应在 T_1WI 示中等信号,T_2WI 为高信号。骨膜新生骨在所有序列均为低信号。但 MRI 的空间分辨力也不如 X 线平片,故显示骨膜新生骨不如平片。

6. 骨质坏死 在 MRI 上无特异改变。

7. 骨内与软骨内钙化 MRI 对显示细小的钙化不敏感。

8. 矿物质沉积 在 MRI 上显示不佳。

（二）周围软组织改变

在 MRI 上软组织水肿 T_1WI 为低信号,T_2WI 为高信号,出血及血肿在 T_1WI 及 T_2WI 上多为高信号。多数肿瘤表现为 T_1WI 不均匀低信号,T_2WI 不均匀高信号(图 9-19A、B)。脂肪成分在 MRI 上有较特异表现,在 T_1WI 及 T_2WI 上均为高信号,脂肪抑制序列呈低信号。MRI 增强扫描的作用与 CT 增强相同。

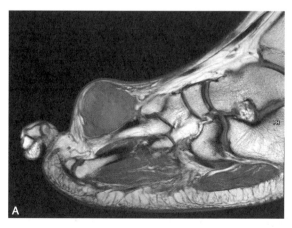
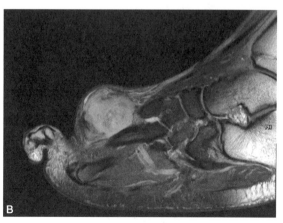

图 9-19 足背部肿瘤软组织 MRI 表现

A. T_1WI 示软组织肿块呈略低信号;B. T_2WI 脂肪抑制示软组织肿块呈高信号。

（三）关节改变

1. 关节肿胀　在 MRI 上关节肿胀除见关节囊增厚外,在 T_2WI 上可见滑膜层的高信号,关节周围软组织肿胀可呈 T_1WI 低信号、T_2WI 高信号,MRI 对关节积液非常敏感,表现为 T_1WI 低信号、T_2WI 高信号,合并出血时 T_1WI 和 T_2WI 均为高信号(图 9-20)。

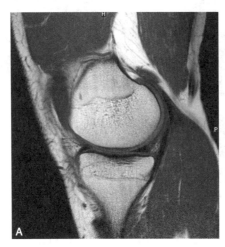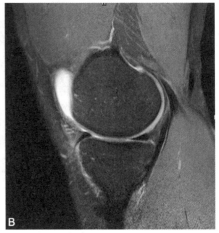

图 9-20　膝关节肿胀、关节积液
A. T_1WI 呈低信号影;B. T_2WI 抑脂呈高信号影。

2. 关节破坏　MRI 在关节软骨破坏的早期可见关节软骨表面毛糙、凹凸不平、表面缺损、变薄甚至不连续,关节骨质破坏时,低信号的骨性关节面中断不连续。

3. 关节退行性变　MRI 可见关节软骨的改变和关节间隙变窄,还可见骨性关节面中断或局部增厚,骨质增生在 T_1WI 及 T_2WI 均呈低信号,关节面下的囊变呈 T_1WI 低信号,T_2WI 高信号。

4. 关节强直　关节骨性强直时 MRI 可见关节软骨完全破坏、间隙消失,并可见骨髓贯穿于关节骨端之间。纤维性强直时关节间隙可存在,但关节骨端有破坏,骨端间可见异常混杂信号。

5. 关节脱位　MRI 不仅可显示关节脱位,还可直观显示关节脱位的合并损伤,如关节内积血、囊内外韧带和肌腱撕裂及周围软组织损伤。MRI 矢状位、冠状位成像可显示解剖部位复杂的关节脱位。

第四节　骨与关节创伤

一、骨折

（一）骨折概论

骨折(fracture)是指骨结构的完整性和连续性发生完全或部分性中断。按照病因分为创伤性骨折、疲劳性骨折和病理性骨折,按照骨折时间分为新鲜骨折和陈旧性骨折。骨折多见于长骨和脊柱,儿童可以发生骨骺损伤。

1. 骨折的影像学表现

（1）X 线表现:X 线平片诊断骨折主要根据是否存在骨折线和骨折断端移位或断端成角。骨折线在 X 线平片中表现为断端锐利的不规则透亮线、致密线。当 X 线中心线通过骨折断面时骨折线显示清楚,呈透亮线影,否则可显示不清或难以发现;嵌入性和压缩性骨折可致骨小梁紊乱,局部骨密度增高,呈致密线影。严重骨折可以导致骨变形、移位(图 9-21)。儿童青枝骨折的 X 线表现为骨皮质和骨小梁发生变形、皱褶、凹陷或隆起而不见骨折线,似嫩枝折曲后的表现。

（2）CT 表现:骨折的 CT 表现与 X 线表现基本相同,但 CT 对于显示解剖结构复杂的部位,确定骨折碎片的数目、位置以及判断周围软组织的损伤有更大的意义,如对骨盆、脊柱、面骨、腕骨、跗骨以及髋、肩、膝关节外伤进行 CT 检查,特别是图像重建后对骨折的显示,有利于临床的分型与治疗(图 9-22)。

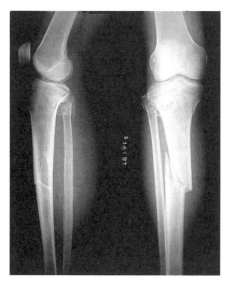

图 9-21　胫腓骨折

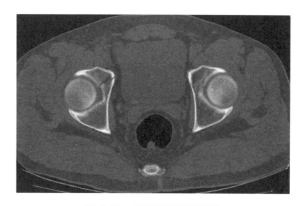

图 9-22　髋臼骨折 CT 图像
右侧髋臼前缘骨折。

（3）MRI 表现:骨折线在 MRI 上因骨髓信号的衬托表现为低信号线状影,不如 CT 显示清晰,但显示骨折断端出血、水肿和周围软组织损伤最佳,表现为骨折线周围模糊的 T_1WI 低信号和 T_2WI 高信号影(图 9-23)。MRI 诊断骨创伤的价值在于可以显示骨挫伤、隐性骨折和软骨骨折。

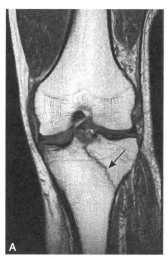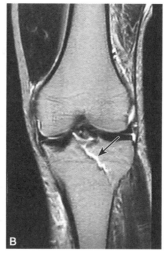

图 9-23　骨折 MRI 图像
A. T_1WI 左胫骨上端骨折呈低信号线状影(↑);B. T_2WI 左胫骨上
端骨折呈高信号线状影(↑)。

2. 骨折类型　按照骨折线的形态可分为横形骨折、斜形骨折和螺旋形骨折等;骨折断裂成三块以上者称为粉碎性骨折(图 9-24);椎体骨折常表现为压缩性骨折;骨的完全性中断,称为完全骨折,当仅有部分骨皮质、骨小梁断裂时,称为不完全骨折,表现为骨皮质的皱褶、成角、凹折、裂痕或骨小梁中断,儿童青枝骨折属于不完全骨折。

3. 骨折移位和成角　骨折断端移位有以下几种情况:

（1）横向移位:为骨折远侧端向侧方或前后方移位。

（2）断端嵌入:易发生在长骨的干骺端或骨端,为较细的骨干断端嵌入较宽大的干骺端或骨端的骨松质内,应注意和断端重叠区别。

（3）重叠移位:骨折断端发生完全性移位后,因肌肉收缩而导致断端重叠,肢体短缩。

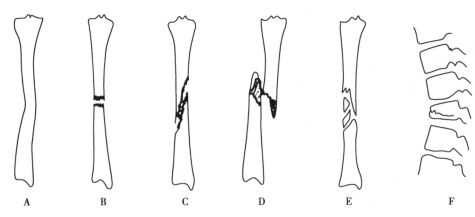

图 9-24　骨折类型示意图
A. 青枝骨折;B. 横形骨折;C. 斜形骨折;D. 螺旋形骨折;E. 粉碎性骨折;F. 压缩性骨折。

（4）分离移位:骨折断端间距离较大,多为软组织嵌入其间或牵引所致。

（5）成角:远侧断端向某一方向倾斜,致使两断端中轴线交叉成角。

（6）旋转移位:为远侧断端围绕骨纵轴向内或向外旋转。上述横向移位、纵向移位（分离和重叠）称为对位不良,成角则称为对线不良(图 9-25)。

4. 骨折的诊断与复查　初诊首先要判断有无骨折,熟知正常解剖和先天变异非常重要,骨的滋养血管沟和骺软骨板需要与骨折鉴别。确定骨折后要观察骨折的类型和骨折的移位情况,以骨折近侧断端为基准叙述远侧段向何方移位;还要观察骨折断端的成角,长骨两断端成角的尖端所指的方向即为成角的方向,如向前、后、左、右成角等。骨折远侧段中轴线偏离近侧段轴线延长线的角度,是应矫正的角度。

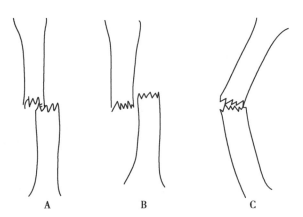

图 9-25　骨折移位示意图
A. 横向移位;B. 纵向移位;C. 成角移位。

骨折复位后首次复查,应着重注意骨折对位对线情况是否符合要求。以完全复位最理想,若多次整复会影响愈合。只要不影响功能及外观,允许轻度移位存在,在对线正常的情况下,对位达 2/3 以上者,即基本符合要求。不同部位要求也不同,主要考虑是否影响功能和外观。

5. 骨折的愈合　骨折后通过断端周围新生骨的形成达到重新连接,经过骨痂形成,最后塑形完成愈合。骨折的愈合有两种成骨方式:①膜内成骨,即骨膜的间叶细胞增生分化直接形成骨痂,X 线表现为骨折周围的骨膜反应;②软骨内成骨,即骨膜的间叶细胞增生分化为软骨,再经软骨的骨化形成骨痂,X 线表现为骨折端周围密度不均匀的斑片状骨痂影。

骨折愈合的阶段:骨折愈合大致分为四个阶段,这是互相连续、互相移行的发展过程。

（1）肉芽组织修复期:骨折数小时,断端及周围软组织出血并形成血肿,一部分被吸收,大部分凝固成血块充满断端间隙。2~3 周,骨折端附近的骨细胞因损伤和缺血而死亡,血肿逐渐机化,周围富有细胞的肉芽组织迅速生长,吸收血肿并连接在骨折断端之间形成大量软骨痂。此时 X 线片显示骨折线仍清晰并稍增宽,但不如新鲜骨折线锐利。

（2）骨痂形成期:骨折后断端新生成的骨组织称为骨痂。儿童成骨活跃,骨痂出现早,骨折后 9d 即可见到,成人一般在骨折后 3~4 周出现骨痂。骨痂有两种,即外骨痂和内骨痂。发生在骨皮质外的骨痂称为外骨痂,外骨痂包括膜内成骨和软骨成骨两种新生骨。发生在骨皮质内面、骨松质内或骨髓腔突向断端的新骨称为内骨痂。

（3）骨痂连接期:内外骨痂不断增加,逐渐跨越断端达到骨性连接(骨折后 3~12 周)。X 线表现

笔记

为骨折两侧断端的骨痂相互连接,在一个方向或多个方向形成桥样连接。此后骨痂不再长大,边缘逐渐变光滑,密度较高但不均匀,一般还看不出骨小梁结构。其骨折线水平的透亮线尚可存在很长时间。

(4) 骨痂塑形期:骨性愈合后,随肢体负重和运动骨小梁重新按力线方向排列。多余的骨痂通过破骨细胞吸收,骨痂不足部分通过膜内骨化而增生填补,使骨恢复原来的骨形态。X线表现为骨膜反应及骨痂逐渐吸收缩小,密度变均匀,逐渐出现骨小梁结构,皮质形成,髓腔沟通,畸形逐渐矫正。这个阶段可达数年甚至十几年。儿童的骨塑形能力远大于成人。

骨折愈合的观察:骨折1周内形成的纤维骨痂及骨样骨痂X线平片不显示;2~3周后,形成骨性骨痂,表现为断端外侧与骨干平行的梭形高密度影,为外骨痂。同时可见骨折线模糊,主要为内骨痂、环形骨痂和腔内骨痂的密度增高所致。若骨折部位无外骨膜或骨膜受损而不能启动骨外膜成骨活动,则仅见骨折线变模糊。骨松质如椎体、骨盆骨等骨折,也仅表现为骨折线变模糊。网织骨被成熟的板层骨所代替,X线表现为骨痂体积逐渐变小、致密,边缘清楚,骨折线消失和断端间有骨小梁通过。骨折愈合后有一个逐渐塑形的过程,儿童骨折愈合后可看不到骨折的痕迹。

一般在骨折整复后2~3周需要拍X线平片复查骨折固定的位置和骨痂形成的情况。摄片时应暂时去除固定物,以免影响观察骨折部位。

6. 骨折的合并症和后遗症

(1) 延迟愈合或不愈合:骨折愈合时间与多种因素有关,所需时间相差较大,容易愈合的部位如锁骨,儿童在1周内就可以形成骨痂。骨不愈合指骨折已半年以上,X线上无骨痂形成,骨折断端的髓腔已被致密的硬化骨质封闭、变光滑。延迟愈合或不愈合常见于股骨颈、胫骨下1/3、舟骨、距骨和肱骨干骨折等。

(2) 外伤后骨质疏松:骨折整复后,因长期制动,可引起伤肢废用性骨质疏松,而骨质疏松会延缓骨折的愈合。

(3) 畸形愈合:由于整复固定不理想,骨折复位对位对线差,但骨折断端有骨痂形成。

(4) 骨缺血性坏死:骨折所致供血血管断裂,没有及时建立侧支循环,则可引起骨的缺血性坏死。常见于股骨颈、距骨、腕舟骨和月骨骨折。

(5) 创伤性骨关节病:由于骨折致使关节软骨和软骨下骨质受力发生了改变,并进一步破坏关节软骨和软骨下骨质,形成创伤性骨关节病。

(6) 骨化性肌炎:骨折后周围软组织内的血肿处理不当可经机化而骨化,X线示软组织内钙化影。

(7) 骨、关节感染:多数因开放性骨折,伤口处理不佳,形成骨髓炎,目前较少见。

7. 骨骺损伤(epiphyseal injury)　为干、骺愈合之前骺部发生的创伤,也称骨骺分离。可以是单独软骨损伤,也可以是软骨和干骺端、骨骺骨质同时折断。约30%的骨骺损伤继发肢体短缩或成角畸形等后遗症。

大多数骨骺损伤可由X线平片根据骨骺移位、骺板增宽及临时钙化带变模糊或消失等改变作出诊断。但平片不能显示无移位的骨折和二次骨化中心骨化之前骨骺的损伤。CT可用于显示平片上有其他结构重叠的骨折移位情况;如扫描平面与骺板垂直,则CT可比平片更清晰地显示骺板骨折。

MRI对骨骺损伤的显示更精确,主要用于临床高度怀疑而X线平片阴性的病例。MRI显示骺板的纤维桥和骨桥最佳。它可直接显示骨骺软骨的损伤。T_2WI显示骺板较好,骺板表现为高信号,与周围低信号的骨形成明显对比。骺板急性断裂表现为局灶线性低信号影。干骺端及二次骨化中心骨折则在T_1WI上为线形低信号影,在T_2WI上为高信号影。而骺板纤维桥和骨骺桥表现为横跨骺板连接干骺端和骨骺的低信号区。

8. 疲劳性骨折(fatigue fracture)　疲劳性骨折又称应力骨折(stress fracture),系长期、反复的外力作用于骨的某一部位,可逐渐地发生慢性骨折,到发现检查时,骨痂已形成,局部骨膜增生,部分病例可见骨皮质有裂缝。MRI可显示隐蔽的骨折线和骨髓水肿。疲劳性骨折好发于距骨和胫腓骨,也见于肋骨、股骨干和股骨颈等处(图9-26)。一般根据病史和X线表现容易诊断,但有时需要与恶性肿瘤鉴别。

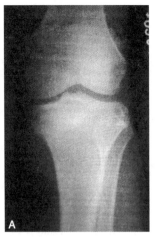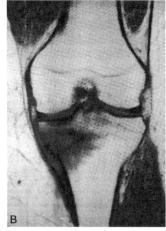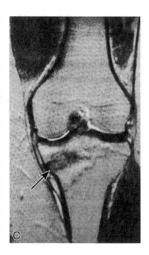

图 9-26　疲劳骨折
A. 平片示胫骨内侧干骺端楔形稍低密度影,隐约见骨膜反应,其内侧骨质增生;B. T₁WI 示胫骨内侧干骺端和骨骺片状低信号影,胫侧副韧带水肿、增厚;C. T₂WI 对应平片稍低密度的等信号为骨痂,周围水肿呈高信号。

9. 病理性骨折(pathological fracture)　因骨存在自身病变,使骨的强度下降,轻微外力即可导致骨折,称为病理性骨折。骨病变可以是局限性或是全身性病变。前者有肿瘤、肿瘤样病变、炎性病变;后者有骨质疏松、骨质软化和骨发育障碍等。影像学上除有骨折的征象外还呈现原有骨病变的特点(图 9-27)。

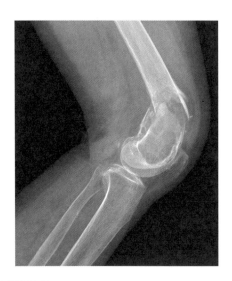

图 9-27　病理性骨折
股骨远端骨巨细胞瘤合并病理性骨折。

 知识拓展

骨挫伤的影像诊断

　　骨挫伤是骨关节外伤中最轻型的损伤,又称骨小梁微骨折,好发于四肢骨骼边缘部,又称为骨擦伤。挫伤发生部位与创伤的机制密切相关,可以是直接暴力的作用,导致受伤部位骨挫伤或承重轴线上的骨挫伤;旋转暴力作用,可导致着力点对侧的损伤,多见于膝关节损伤、脊椎骨挫伤。病理变化是骨小梁断裂和骨髓内水肿。X 线平片、CT 均不能有效地检出病变,MRI 是唯一能发现病变的影像检查方法,临床上骨挫伤往往不是单独出现的,多合并其他骨、软骨及关节附属结构的损伤,是严重损伤的一个提示。骨挫伤 MRI 的信号特点:T₁WI 呈片状低信号,边缘不清,骨皮质连续,T₂WI 呈片状中高信号,与骨髓脂肪高信号不易区分;STIR 由于骨髓脂肪被抑制,病灶呈边缘较清的高信号影。

　　因此,对于骨关节外伤后 X 线、CT 检查无异常,具有疼痛和活动障碍的病人,实施 MRI 检查对病人的诊断起重要作用,可避免发生严重并发症,也可为伤情鉴定提供客观标准。

（二）四肢骨折

【疾病概要】

1. 病因病理　本病一般有明确的外伤史。直接暴力或间接暴力作用于骨骼,前者是主要原因;因炎症、结核、肿瘤、骨质疏松、骨质软化、骨发育障碍等骨骼本身病变引起的病理性骨折,可无明确外伤史或仅有轻微外伤。

2. 临床表现　骨折局部肿痛、变形、患肢缩短、保护性姿势及功能障碍等。活动患肢可听到或触之骨的摩擦音(感)。本病常合并局部软组织撕裂,有时出现相邻脏器或神经损伤。

【影像学表现】

1. X线表现

（1）肱骨骨折

1）肱骨外科颈骨折:常发生在解剖颈下2~3cm处,多见于成人,可分为裂隙样骨折、外展骨折和内收骨折三型,常合并大结节撕脱骨折。

2）肱骨髁上骨折:肱骨髁上较薄弱,易骨折,最常见于儿童。骨折分为两型:

①伸直型:远侧断端向背侧倾斜,致骨折向掌侧成角,此型多见(图9-28)。

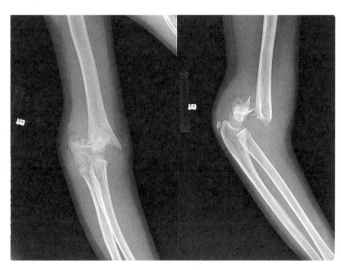

图 9-28　肱骨髁上骨折
肱骨下端骨折,断端掌侧成角。

②屈曲型:较少见,远侧断端向掌侧倾斜,致骨折向背侧成角。肱骨髁上骨折经常有旋转移位。

（2）前臂骨折

1）科雷斯(Colles)骨折:为最常见的骨折,是指桡骨远端距离远端关节面2.5cm以内的骨折,常伴远侧断端向背侧移位和向掌侧成角,桡骨前倾角减小或成为负角,使手呈银叉状畸形(图9-29)。骨折线常为横形,有时为粉碎性骨折,并累及关节面。此种骨折常合并尺骨茎突骨折和下桡尺关节分离。桡骨远端骨骺联合前,常发生桡骨远端骨骺分离。同一部位的骨折,如因作用力相反手背着地,使桡骨远侧断端向掌侧移位和向背侧成角,则称为反科雷斯骨折或史密斯(Smith)骨折,这种骨折少见。

2）蒙泰贾(Monteggia)骨折:为尺骨上1/3骨折合并桡骨小头脱位。

3）加莱阿齐(Galeazzi)骨折:为桡骨下段(几乎均为中下1/3)骨折合并下桡尺关节脱位。

（3）指、掌骨骨折:单发或多发,占手部创伤的68%,发生率高,可见各种骨折类型,可向各方位错位或成角。

（4）股骨颈骨折:多见于老年人,尤其是绝经后妇女。最重要的原因是骨质疏松,轻微外伤即可引起股骨颈骨折,多为单侧,股骨颈骨折极易损伤股骨头的供血血管,骨折愈合缓慢,易并发股骨头缺血性坏死。按骨折是否稳定,股骨颈骨折分为无错位嵌入型骨折和错位型骨折(图9-30)。

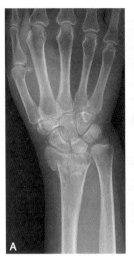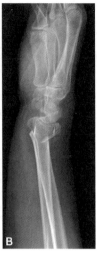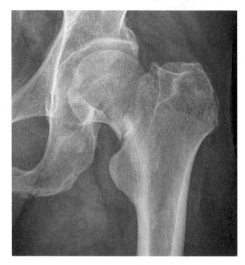

图 9-29 科雷斯骨折
A.桡骨远端骨折;B.断端向背侧移位。

图 9-30 股骨颈骨折
左股骨颈斜形骨折线,远端有嵌入,干颈角变小。

（5）胫腓骨骨折:以胫腓骨双骨折最多,胫骨单骨折次之,腓骨单骨折少见。可出现横形骨折、短斜形骨折、斜形骨折、螺旋形骨折或粉碎性骨折,胫腓骨双骨折多在一个平面上,双骨折时,腓骨骨折部位多比胫骨的高,需拍摄包括腓骨上下端的 X 线片,否则易漏诊。胫骨中下 1/3 处骨折,远侧断端的滋养动脉中断,骨干骨外膜的血供不充足,容易延迟愈合,甚至不愈合。

（6）跟骨骨折:多见于自高处落下,足跟着地,垂直暴力从距骨传导至跟骨,使跟骨压缩或劈开。可波及距骨下关节,平片显示不理想,CT 可显示骨折碎片的大小、数量及移位情况,冠状面 CT 扫描显示后侧关节突最佳。

（7）距骨骨折:距骨骨折少见。X 线平片显示骨折线多位于距骨体的后部,为压缩、塌陷或粉碎性骨折,重者骨折块分离并向后脱位。本病极易发生骨缺血性坏死和骨性关节炎。

2. CT 表现　可发现平片上不能发现的隐匿骨折。对于结构复杂和有骨性重叠部位的骨折,CT比平片能更精确地显示骨折移位情况。但当骨折线与 CT 扫描平面平行时,则可能漏掉骨折,因此不能单凭 CT 检查就完全排除骨折,一定要结合平片。不易观察骨折的整体情况也是其缺点,但三维重建可以全面直观地了解骨折情况。

3. MRI 表现　可以比 CT 更敏感地发现隐匿骨折,而且能够清晰地显示骨挫伤、软组织及脊髓的损伤。但显示有结构重叠部位骨折的关系不如 CT。骨折在 T_1WI 上表现为线样低信号影,与骨髓的高信号形成明显的对比,T_2WI 上为高信号影,代表水肿或肉芽组织;由于骨折断端间出血的时间及肉芽组织形成与演变的不同也可表现为多种信号。

【诊断与鉴别诊断】

四肢外伤后局部出现骨折线,即可诊断为骨折。需要与一些正常解剖结构加以区分,如管状骨的滋养血管沟、扁骨的血管压迹、周围肌肉间脂肪线、儿童的骨骺板以及正常骨变异也可形成类似于骨折的征象,这些改变有一个共同特点就是边缘光滑,而骨折边缘锐利。熟悉骨骼正常 X 线表现,密切结合临床症状,必要时与健侧比较,与骨折的鉴别并不困难。

（三）脊柱骨折

【疾病概要】

1. 病因病理　脊柱骨折和脱位常见,占全身骨折的 5%~6%。多数为因传导暴力致伤,其中 90%由于间接暴力使脊柱过度屈曲所致。由高处跌落时臀部或足着地、冲击性外力向上传至胸腰段发生骨折;少数由直接外力引起,如房屋倒塌压伤、汽车压撞伤或火器伤。胸腰段脊柱骨折多见。脊椎骨折分为次要损伤和重要损伤,前者包括单纯的横突、棘突、关节突和椎弓峡部骨折;后者包括压缩或楔形骨折、爆裂骨折、安全带型损伤及骨折。可合并韧带损伤和脊髓损伤。

2. 临床表现　损伤后轻者引起疼痛、肿胀、压痛、叩击痛、脊柱活动受限,重者出现脊柱后凸畸形,或引起神经功能障碍、截瘫甚至死亡。

【影像学表现】

1. X线表现

（1）脊椎骨折

1）压缩性骨折：以胸腰椎最多见，占胸腰椎骨折的48%。X线表现为椎体前侧上部终板塌陷，皮质断裂，而后柱正常，致使椎体压缩成楔形（图9-31）。已有骨质疏松软化的，则椎体上下终板都塌陷。

2）爆裂性骨折：是椎体压缩性骨折的一种特殊类型，占脊柱骨折的14%，常压迫脊髓。损伤可导致上部和/或下部终板粉碎性骨折。前中柱受累，有骨碎片突入椎管，同时也可有椎板骨折。

3）安全带骨折（Chance 骨折）：多见于车祸，占全部脊柱骨折的5%。平片显示骨折线横行经过棘突、椎板、椎弓与椎体，后部张开；或仅有棘上、棘间与黄韧带断裂，关节突分离，椎间盘后部破裂；或骨折与韧带断裂同时存在。

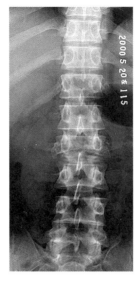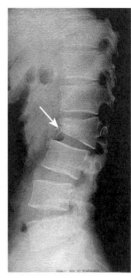

图 9-31　椎体压缩性骨折
腰2椎体楔形变，前缘可见碎骨片（↑）。

4）骨折-脱位：占脊柱骨折的16%，其中75%可致神经受损。平片上可示椎体脱位、关节突交锁，常伴骨折。

（2）寰枢椎损伤：寰枢椎之间有三个关节，均为滑膜关节，常见的损伤包括寰枢关节脱位、寰椎骨折和齿突骨折等。这些损伤易使颈髓受压而引起严重并发症。

1）寰枢关节脱位：分旋转性寰枢关节半脱位，创伤性旋转性寰枢关节脱位两种。可仅单侧完全寰枢关节脱位。平片较难显示旋转性脱位，当正位片或侧位片上寰枢椎排列异常时应怀疑到本病。旋转性脱位在侧位X线片上，表现为寰椎前弓后面与枢椎齿状突前缘的距离超过3mm以上；或张口位寰枢椎的骨突关节间距两侧不对称（图9-32）。

2）寰椎骨折：较少见，占颈椎损伤的2%~4%。分为寰椎前弓骨折、后弓骨折、前后弓骨折和侧块压缩性骨折四种。

2. CT表现　CT在脊柱外伤中能够发现椎体骨折征象，发现骨折碎片是否进入椎管，椎管是否狭窄，椎弓根有无骨折，还可发现椎管内是否有血肿，脊髓受压的程度，脊髓是否有挫裂伤及周围韧带有无断裂。CT显示爆裂骨折最佳，矢状面重组可清楚地显示椎体后上部分碎裂和突入椎管的骨片及椎管狭窄情况（图9-33）。CT显示关节突的位置价值较高。

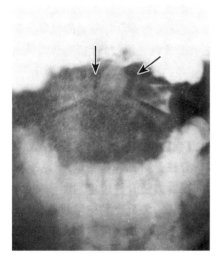

图 9-32　枢椎骨折伴寰枢关节脱位
张口位显示寰椎侧块向左偏移寰齿间隙不等宽，寰枢椎侧缘错开（↑）。

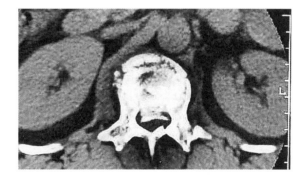

图 9-33　椎体爆裂性骨折
椎体压缩、碎裂，骨折片突入脊髓腔，左侧椎板骨折。

寰枢椎的相互关系通过薄层 CT 横断面扫描与矢状面和冠状面重建,可以精确显示。寰椎前弓后缘与枢椎齿状突前缘的距离成人大于 2mm、儿童大于 4mm 提示有横韧带的撕裂,寰枢椎脱位。

3. MRI 表现 椎体新鲜骨折表现为椎体楔状变形,其内呈长 T_1、长 T_2 信号,后缘突入椎管,脊膜囊和脊髓受压。在冠状面和矢状面可准确测量寰齿间距,正常值与同部位的 CT 影像正常值相同。同时可以发现齿状突骨折和横韧带损伤出现的异常信号和咽后壁软组织肿胀。

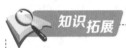

知识拓展

MRI 对新鲜与陈旧脊柱骨折的诊断价值

临床上对于脊柱的轻微骨折、骨折的新鲜与陈旧的诊断,X 线甚至 CT 检查手段仍难以判断,MRI 具有较高的诊断价值,除了能显示椎体压缩性骨折程度外,还可由骨髓的信号变化得知骨折的新旧程度。MRI 可清楚显示骨折时骨小梁断裂造成的髓腔内出血、水肿,骨小梁断裂交错形成的骨折线,T_1WI 低信号、T_2WI 高信号,骨折线清晰边缘锐利,于 STIR(短时间反转恢复序列)可见高信号骨折线周围片状骨髓水肿的改变。

MRI 检查中的 STIR 成像能准确区分脊柱的新鲜与陈旧骨折。STIR 即短时间反转恢复序列,是一种脂肪信号被抑制的 T_2 加权序列。STIR 序列新鲜骨折呈高信号,陈旧性骨折为低信号。根据 STIR 的成像原理,椎体内脂肪组织信号被抑制变成低信号,病变组织、骨髓水肿信号不能抑制,仍表现为高信号;而陈旧性骨折,椎体内黄骨髓成分即脂肪组织的高信号被抑制,其信号可明显降低。随着渗出和出血的吸收,压缩的椎体(多在骨折 2 个月以后)在 MRI 检查各序列上信号均与正常椎体相同,表示骨折部位已被脂肪组织所替代,但其被压缩的形态改变可持续存在,临床上对脊柱的骨折新鲜与陈旧存有疑问时必须尽早行 MRI 检查确诊。

0904

组 图:腰椎
压缩性骨折
MRI

(四)其他骨折

其他部位的骨折主要有肋骨骨折、颅骨骨折、面骨骨折和骨盆骨折,其中肋骨、颅骨和面骨骨折的影像学表现分别详见呼吸系统、中枢神经系统和头颈部,本节只介绍骨盆骨折。

【疾病概要】

1. 病因病理 骨盆骨折多为直接暴力撞击、挤压骨盆或从高处坠落冲撞所致。运动时突然用力过猛,亦可造成肌肉起点处的骨盆撕脱骨折。机动车交通伤多不仅限于骨盆,在骨盆环受到破坏的同时常合并广泛的软组织伤、盆内脏器伤或其他骨骼、内脏的损伤。

2. 临床表现 伤后局部疼痛、肿胀、瘀斑,坐起、翻身下肢活动困难、不能站立,骨盆挤压试验阳性,骨盆分离试验阳性,常合并内脏损伤而引起严重并发症。

【影像学表现】

1. X 线表现 骨盆骨折主要表现为不同部位的骨折线和断端移位,按骨盆环断裂的程度分 3 类:

(1)骨盆边缘孤立性骨折(骨盆环无断裂的骨折):骨折发生于骨盆边缘处,包括髂骨翼的骨折、耻骨支骨折、髂前上、下棘骨折、坐骨结节骨折、骶骨骨折、尾骨骨折。

(2)骨盆环断裂无移位骨折:包括一侧或双侧耻骨上、下支骨折、耻骨联合分离、一侧骶髂关节脱位或一侧骶髂关节附近的髂骨骨折。

(3)骨盆环断裂移位骨折:包括一侧耻骨上下支骨折合并同侧骶髂关节脱位或髂骨骨折、耻骨联合分离合并一侧骶髂关节脱位或髂骨骨折、骨盆环粉碎性骨折等(图 9-34)。

2. CT 表现 CT 检查不仅可以清楚地显示骨盆各部分的骨质情况及骨折线的形态、有无碎骨片和数目,同时还可以显示骨盆内脏器受损情况,CT 三维重建技术的应用可以清楚显示骨盆的结构特点(图 9-35)。

二、关节创伤

关节创伤包括关节脱位、稳定关节的韧带与肌腱的损伤和波及关节面的关节囊内骨折。关节脱位和关节内骨折一般都伴有关节软组织损伤,后者也可单独出现。

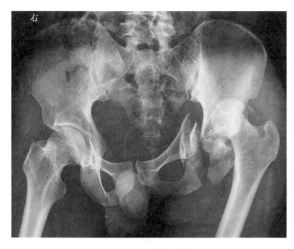

图 9-34 骨盆骨折
左侧耻坐骨粉碎性骨折。

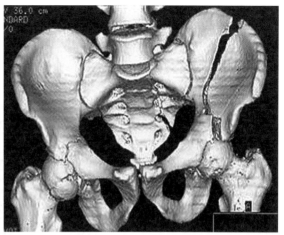

图 9-35 骨盆骨折 CT 表现
CT 三维重建示左髂骨骨折。

（一）关节脱位

【疾病概要】

1. 病因病理　关节脱位根据发病机制可分为先天性关节脱位、习惯性关节脱位、创伤性关节脱位和病理性关节脱位。本节重点阐述创伤性关节脱位。

2. 临床表现　创伤性关节脱位有明确的外伤史,病人常存在关节疼痛、肿胀变形和功能丧失。创伤性关节脱位若治疗不当,经复位后屡次复发者,称为习惯性脱位。

【影像学表现】

1. X 线表现　完全脱位表现为关节组成诸骨的关节面对应关系完全脱离或分离。半脱位则表现为关节间隙失去正常均匀的弧度而分离移位,宽窄不均。关节脱位常并发邻近关节肌腱附着部的撕脱骨折。球窝关节脱位还常引起关节窝的骨折。

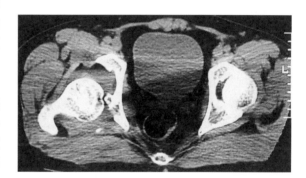

图 9-36 髋关节脱位

2. CT 表现　CT 可显示各个方向的关节脱位和发现关节囊内骨折(图 9-36)。

3. MRI 表现　可显示关节脱位的情况和程度,亦可发现合并的韧带损伤。

（二）肌腱韧带损伤

【疾病概要】

1. 病因病理　韧带损伤分为完全撕裂和不完全撕裂。不完全撕裂又称为挫伤,为部分纤维断裂。

2. 临床表现　外伤后局部肿胀、疼痛和压痛,关节活动受限。使韧带受到牵拉的活动可加重疼痛。关节不稳,活动异常。

【影像学表现】

1. X 线表现　X 线检查对诊断韧带损伤作用有限,不完全撕裂无异常 X 线表现,韧带完全撕裂时,可行应力 X 线摄影,即在施予关节一定方向的外力下摄影,应与健侧对比以排除先天性因素。若发现关节过度活动则说明限制这种活动的韧带完全断裂。

2. CT 表现　CT 对韧带损伤和关节软骨损伤也不敏感

3. MRI 表现　可以直接显示韧带、肌腱及关节软骨的损伤。正常韧带、肌腱在所有 MRI 序列上都表现为低信号影。不完全撕裂表现为 T_2WI 上韧带低信号影中出现散在的高信号,其外形可以增粗,边缘不规则(图 9-37)。完全中断则可见韧带连续性中断,见到断端。

（三）关节囊内骨折

关节囊内骨折又称为关节内骨折,波及关节面和关节软骨(股骨颈骨折和桡骨颈骨折等例外),可引起创伤性关节炎等后遗症。多见于肘关节,其次为踝关节、膝关节。

（四）常见关节创伤

1. 肘关节脱位　肘关节脱位常合并骨折,多为间接外力致伤,可伴有血管、神经损伤,以后方脱位最多见(图9-38)。

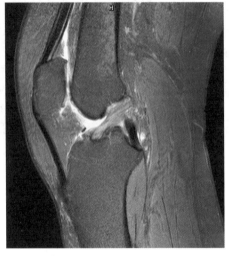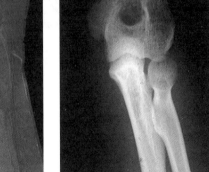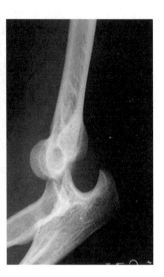

图9-37　膝关节前交叉韧带不完全撕裂　　　　　　　　　图9-38　肘关节脱位

2. 腕关节脱位

（1）月骨脱位:X线正位片显示头月关节间隙消失,侧位片上月骨脱出于掌侧。

（2）月骨周围脱位:最易漏诊,是月骨原位不动,头骨与其他诸骨一起脱位,故得其名。头骨向背侧脱位最常见。正位X线片显示头月重叠或关节间隙消失,侧位片可见头骨的头部脱出月骨的关节面,向背侧移位。

3. 肩关节脱位　常见于青壮年和老年人。分为前脱位和后脱位。前脱位又分为盂下、喙突下和锁骨下脱位。病人有明显外伤史。伤肩疼痛、无力、酸胀和活动受限。体检见"方肩"畸形,搭肩试验阳性。X线易于显示肱骨头前脱位,常伴有肱骨大结节和肩胛盂撕脱骨折,但肱骨头前后方向移位则在前后位片上容易漏诊(图9-39)。

4. 肩袖撕裂　肩袖为肩关节囊外的肌肉、肌腱和韧带复合体,主要由冈上肌、冈下肌、小圆肌和肩胛下肌及其肌腱组成。肩袖撕裂多为慢性创伤所致。临床上为肩关节活动受限,抬肩力量减弱,病程长者不能将手放在头部或背部。

人体正常肌腱和韧带在MRI的任何序列上均为低信号。撕裂后,按直接征象分三期:①一期在T_1WI上或PDWI上损伤处为局限性、线状或弥漫性高信号,外

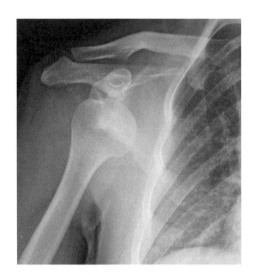

图9-39　肩关节脱位

形仍正常,T_2WI无改变;②二期除T_2WI有局限性、线状或弥漫性高信号外,肌腱和韧带外形增粗或不整齐;③三期T_2WI上肌腱全层出现高信号,为肌腱断裂区内积液,代表完全撕裂中断。

完全撕裂的间接征象有:T_1WI上肩峰下-三角肌下脂肪平面消失;肩峰下三角肌滑囊内有长T_2WI高信号;冈上肌和其他肩袖肌萎缩。

MRI的直接表现区分肌腱或韧带是否完全撕裂较困难,需要结合完全撕裂的间接征象。MRI诊断撕裂的灵敏度和特异度均为90%左右。

5. 髋关节脱位　髋关节脱位分为后脱位、中心脱位和前脱位,以后脱位多见。X线平片容易诊断

髋关节脱位。髋关节后脱位常伴髋臼后上缘骨折。中心性脱位则合并髋臼穿通性粉碎性骨折,股骨头突入盆腔。

6. 膝关节创伤 由于膝关节韧带强大,罕见脱位。常见的损伤有创伤性滑膜炎及半月板、内外侧副韧带和前后交叉韧带撕裂。

(1) 半月板撕裂:为常见病、多发病,有扭伤史,关节疼痛、肿胀、活动受限。肿胀逐渐消退,疼痛减轻不能完全缓解。部分病人有膝关节弹响、关节交锁和打软腿现象。研磨试验和半月板弹响试验大多呈阳性。

正常半月板在 MRI 图像的任何序列上都呈低信号。以 T_2WI 加脂肪抑制显示半月板最好,关节液和关节软骨均为高信号,与低信号的半月板形成良好对比。必须在矢状面和冠状面上都看到半月板内线形高信号影延伸至其表面才能诊断为半月板撕裂(图 9-40)。而线形或球形高信号影未延伸到表面的则代表半月板的慢性创伤或变性。参照关节镜检查,MRI 诊断半月板撕裂的准确率为 90% ~ 97%,特异性为 94%。假阳性率高于假阴性率。

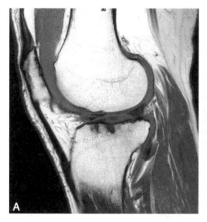 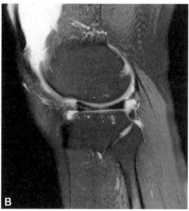 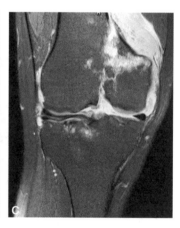

图 9-40 半月板撕裂

A. T_1WI 外侧半月板前角内横行高信号影延伸至表面,半月板撕裂,关节囊积液;B. T_2 抑脂后外侧半月板前角内线状高信号边缘更加清晰;C. 冠状位 T_2 抑脂显示外侧半月板前角内高信号达半月板边缘。

(2) 内、外侧副韧带复合体损伤:病人膝关节内外侧显著肿胀,存在皮下淤血、青紫和明显压痛;若完全断裂,侧方应力试验呈阳性。

正常内外侧副韧带复合体,在 T_1WI 和 T_2WI 上都是低信号带,损伤后因水肿、出血而信号增高,并可见增厚、变形和/或中断。

(3) 前、后交叉韧带损伤:病人膝关节明显肿痛、活动受限、不稳定。抽屉试验阳性。前交叉韧带撕裂时胫骨能向前移位,后交叉韧带撕裂时胫骨能向后移位。

膝关节外旋 15° ~ 20° 的 MRI 矢状面扫描显示前交叉韧带最佳。正常前交叉韧带表现为直条形或扇形(在股骨附着处较宽)低至中等信号影,有时表现为二、三束互相分离的纤维束,其信号常较后交叉韧带高,是前交叉韧带纤维较分散产生的容积效应所致。膝关节伸直或轻度屈曲时,后交叉韧带在矢状面扫描上为弓形低信号影。MRI 是检查交叉韧带撕裂的首选方法,可表现为韧带局灶性或弥漫性增厚、轮廓不规则或扭曲呈波浪状、连续性中断,其内出现局限性或弥漫性 T_2WI 高信号(图 9-37)。

(夏 军)

第五节 骨关节发育畸形

一、先天性髋关节脱位

【疾病概要】

1. 病因病理 先天性髋关节脱位(congenital dislocation of hip joint)较为常见,可单侧或双侧发病,发病率约为 0.15%,女性多见。先天性髋关节脱位有两种含义,其一为髋臼发育不良,其二为髋关节不稳定。

2. 临床表现　生后 4 个月内可表现为大腿内侧皮纹不对称,下肢不等长。患儿站立和行走晚,行走之后,可出现会阴部增宽、跛行和"鸭步"等表现。

【影像学表现】

1. X 线表现　髋臼发育异常表现为髋臼浅,发育不规则,股骨头较对侧发育小,常出现骨骺的缺血性坏死。髋臼的发育情况可通过测量髋臼角确定,其正常值为 12°~30°,随年龄增长逐渐变小,出生时为 30°,1 岁为 23°,2 岁为 20°,以后每增加 1 岁,髋臼角减少 1°,到 10 岁时为 12°左右。髋臼角增大为发育异常。

关节半脱位或脱位的测量有多种方法,在股骨头骨骺出现之前可用以下方法:

(1) 内侧关节间隙(泪滴距):测量干骺端的内侧面与相邻髋臼壁的距离,两侧相差不超过 1.5mm,此法用于检查髋关节向外侧脱位。

(2) 外侧线(Calve 线):髂翼的外侧面与股骨颈外侧面的弧形连线,正常是连续的。

(3) Shenton 线:为上耻骨支的下缘与股骨颈的内侧缘的弧形线,正常为连续的,对髋的旋转改变敏感(图 9-41)。

股骨头骨骺出现之后,还可以用下述方法测量:

(1) Perkin 方格:自两侧 Y 形软骨的中央画一横行线,称为 Hilgenreiner 线,再经髋臼的外侧缘画其垂线,称为 Perkin 线。两者形成的象限称为 Perkin 方格,正常股骨头骨骺位于内下象限,正常股骨干骺端向上不应超过 Hilgenreiner 线,并且两侧对称;从 Perkin 线到股骨干骺端的最高水平距离两侧应对称。

(2) C-E 角:画一条连接两股骨头中心点的线,再画其垂线通过股骨头中心点,由中

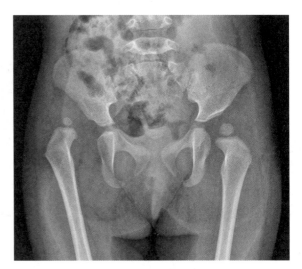

图 9-41　先天性右髋关节脱位
右股骨头骨骺向外上方移位,Shenton 线不连续。

心点再画一条髋臼外沿的切线,后两条线的交角即为 C-E 角。5~8 岁时 C-E 角正常值为 19°,9~12 岁为 12°~25°,13~30 岁为 26°~30°。C-E 角减小提示髋关节脱位或髋臼发育不良。

2. CT 表现　可显示髋臼发育不良情况与股骨头骨骺脱位方向,治疗性蛙形石膏固定后,CT 可观察脱位复位情况。

3. MRI 表现　可以很好地显示软骨,图像清晰,可重复性好,在诊断先天性髋关节脱位上有优势,但因其价格昂贵,且不适合于爱动的婴幼儿,目前主要用于发现因治疗造成的股骨头骨骺缺血性坏死。

【诊断与鉴别诊断】

小儿病人,平片显示髋臼浅,股骨头骨骺小,位于 Perkin 方格外上象限,泪滴距两侧不对称,Calve 线和 Shenton 线不连续,结合临床患肢外展受限、双下肢不等长的表现即可诊断为本病。需与以下疾病鉴别:

1. 婴儿型髋内翻　一般检查有肢体短缩,大转子向外突出,髋关节外展、内旋明显受限,是婴儿型髋内翻区别于先天性髋关节脱位的重要临床特征。

2. 股骨头缺血性坏死(扁平髋)　股骨头缺血性坏死中晚期时股骨头外形较正常增宽,变扁,股骨颈可缩短,髋臼增大,但弧形、深度始终存在。

二、椎弓峡部不连及脊椎滑脱

【疾病概要】

1. 病因病理　椎弓峡部不连是指脊椎的椎弓峡部骨不连接(骨缺损),又称为椎弓崩裂,绝大多数发生于第 5 腰椎(90%),多发者占 15%。峡部缺损可为单侧或双侧。如果由于椎弓峡部不连而导致

椎体向前移位则称为脊椎滑脱（spondylolisthesis），又称为真性脊椎滑脱，因脊椎退行性变导致的椎体向前移位称为假性脊椎滑脱。

2. 临床表现　病人可能没有症状，也可能有腰腿痛表现。

【影像学表现】

1. X 线表现　前后位片上椎弓峡部不连可表现为椎弓峡部裂隙、密度增高、结构紊乱等改变；侧位片上，椎弓峡部缺损位于椎弓的上、下关节突之间，为自后上斜向前下方的裂隙样骨质缺损，边缘可有硬化，有时因滑脱而使裂隙两边的骨有分离和错位，但前后位或侧位片一般不能作为确诊的依据。左后斜位片与右后斜位片上峡部显示最清楚、最可靠，并可确定哪一侧不连。左后斜位片显示的是左侧椎弓峡部，右后斜位片显示的是右侧椎弓峡部。在斜位片上，正常附件的投影形似"猎狗"，被检侧横突的投影似"猎狗"嘴部，椎弓根的轴位投影似一只"狗眼"，上关节突似"狗耳朵"，上下关节突之间的峡部似"狗颈部"，椎弓为"狗体部"，同侧和对侧的下关节突似"狗的前后腿"，对侧横突为"狗尾巴"。当峡部出现椎弓裂时，"猎狗"的颈部（即峡部）出现一条纵行的带状透亮裂隙（图 9-42A、B），称"狗戴项圈征"。

显示椎体向前移位，以侧位片为准，测量滑脱程度以 Meyerding 测量法使用较多。即将下一椎体上缘由后向前分为四等份，根据上位前移椎体后下缘在下一椎体的位置，将脊柱滑脱分为四度：第一等份为Ⅰ度滑脱，第二等份为Ⅱ度滑脱，依此类推。

2. CT 表现　上位椎体向前移位，椎体后缘与其椎弓的间距增宽，椎管前后径增加，因椎间盘未移位，在椎体后缘形成条带影，易被误认为是椎间盘膨出，在椎弓峡部层面可显示不连（图 9-42C、D）。

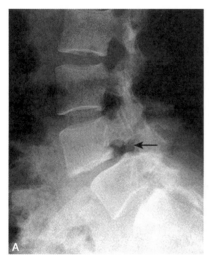
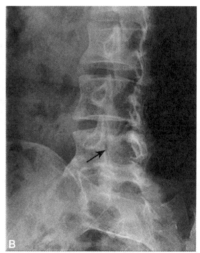
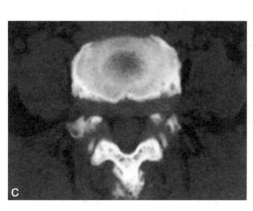
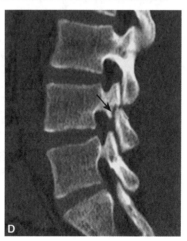

图 9-42　椎弓崩裂伴脊椎滑脱

A. 侧位平片，示腰 4 椎体向前移位（Ⅰ度）（↑）；B. 右后斜位平片，示腰 4 右侧椎弓峡部不连（↑）；C. CT 轴面像，示椎弓峡部不连，椎管前后径增大，椎体后缘可见条带影（与图 A 和图 B 为同一名病人）；D. CT 的多平面重组（MPR）像，可以更清晰地显示腰椎峡部不连（另一名病人）（↑）。

3. MRI 表现　矢状面可观察脊椎移位。通过峡部的横断面可以显示其不连,T_1WI 和 T_2WI 均为低信号,横断面也可显示椎管前后径增加。此外,椎体骨髓因受力改变发生变化,开始为长 T_1、长 T_2 信号(纤维血管组织),然后脂肪化而成高信号,最后为骨质硬化的低信号。

【诊断与鉴别诊断】

脊椎侧位片显示椎弓峡部裂隙样骨质缺损,左右后斜位片示"猎狗"颈部(即峡部)出现带状透亮裂隙的表现即可诊断为椎弓崩裂;有上位椎体向前移位时即可诊断为真性脊椎滑脱。CT 及 MRI 显示为椎体后缘与其椎弓的间距增宽,椎管前后径增加。无需与其他疾病鉴别。而假性脊椎滑脱虽然出现假性椎间盘膨出与椎管狭窄表现,但椎弓峡部无裂隙、椎管前后径不增宽。

第六节　骨软骨缺血性坏死

一、股骨头骨骺缺血性坏死

【疾病概要】

1. 病因病理　股骨头骨骺缺血性坏死(osteochondrosis of femoral head)又称为 Legg-Perthes-Calve 病、股骨头骨软骨病或扁平髋,是较常见的骨软骨缺血性坏死。骨缺血性坏死的病理改变包括骨细胞坏死、血管再形成、重新骨化和死骨吸收。由于关节软骨破坏,可出现继发性退行性骨关节病。关节可形成永久畸形。

2. 临床表现　本病多与外伤有关,30%的病人有外伤史。好发于 3~14 岁男孩,尤以 5~10 岁儿童最多见。常见单侧发病,双侧仅占 1/10,主要症状为髋关节疼痛、乏力和跛行,可有间歇性缓解。疼痛常向膝内侧和腰部放射。患侧下肢稍缩短,轻度屈曲或合并内收畸形、外展与内旋稍受限。晚期患肢肌肉轻度萎缩。从发病至完全恢复大致需要 1~3 年,症状未经治疗,1 年后可自行消失,但肢体活动障碍和畸形可长久存在。

【影像学表现】

1. X 线表现

(1)初期:髋关节间隙轻度增宽、股骨头轻度外移和关节囊软组织轻度肿胀。关节间隙增宽,以内侧为主,为最早出现的征象。股骨头软骨下半月形透亮区表现为股骨头软骨下有宽约 1mm 的透亮带,与股骨头骨骺关节面平行,称为软骨下半月征。

(2)早期:股骨头骨骺骨化中心变小,密度均匀增高,骨纹消失。因髋关节囊肿胀和滑膜增厚,股骨头向前外侧移位,导致关节间隙增宽。股骨头骨骺受压变扁、节裂。

(3)进展期:骨骺更为扁平并呈不均匀性密度增高,坏死骨质节裂成多个小致密骨块和多发大小不等的囊样透光区(图 9-43)。骺线不规则增宽,关节间隙增宽或正常。

(4)晚期:股骨头骨骺大小、密度及结构可逐渐恢复正常。如治疗延迟或治疗不当,常可遗留股骨头蕈样或圆帽状畸形,股骨颈粗短,颈干角缩小而形成髋内翻、髋关节半脱位继发性退行性关节病。

2. CT 表现　骨缺血性坏死的 CT 表现与 X 线大致相同。

3. MRI 表现　MRI 可显示骨松质小梁间隙内骨髓组织改变,是诊断早期骨缺血性坏死最敏感的方法。呈典型的"双线征"改变,即 T_2WI 上,在环状低信号灶内出现高信号带,为股骨头

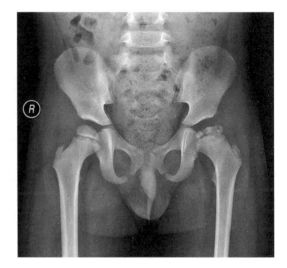

图 9-43　股骨头骨骺缺血性坏死

骨盆正位片示左侧股骨头骨骺骨质密度不均匀、碎裂,内可见死骨、骨质破坏区,左侧股骨干骺端增宽,左髋关节间隙增宽。

缺血性坏死的早期特征性 MRI 表现。病变骨内，T_1WI 为条带状、结节状或不规则形低信号区，T_2WI 信号增高或保持低信号不变。

【诊断与鉴别诊断】

平片或 CT 显示股骨头骨骺变小，变扁，碎裂，囊变，密度增高，髋关节间隙增宽或正常，即可考虑为本病，MRI 显示病变骨内 T_1WI 为低信号区，T_2WI 信号增高，或出现"双线征"改变，则诊断更加明确。需与髋关节结核相鉴别，鉴别要点如下：髋关节结核骨破坏周围较少有硬化带，邻关节骨广泛骨质疏松，较早即有关节间隙狭窄。

二、成人股骨头缺血性坏死

【疾病概要】

1. 病因病理　成人股骨头缺血性坏死（adult ischemic necrosis of femoral head）常见的病因有酒精中毒、糖皮质激素治疗和外伤等。外伤和非外伤等因素导致股骨头血供减少、中断，引起骨髓水肿、骨髓细胞及骨细胞坏死、骨陷窝空虚，随后新骨形成和肉芽组织增生。股骨头软骨下由于负重而出现关节面塌陷。

2. 临床表现　本病好发于 30~60 岁男性。50%~80% 的病人最终双侧受累。主要症状和体征为髋部疼痛、压痛、活动受限、跛行及骶髂关节分离试验阳性；晚期关节活动受限加重，同时还有肢体短缩、肌肉萎缩和屈曲、内收畸形。

【影像学表现】

1. X 线表现　股骨头缺血性坏死大致可分为三期。

（1）早期：股骨头外形和关节间隙正常。股骨头内出现散在斑片状或条带状硬化区，边界模糊，其中邻近颈部的横行硬化带称为颈横线。少数混杂有斑片状和/或伴硬化边的囊状透光区。

（2）中期：股骨头塌陷，但关节间隙无变窄。股骨头内以混杂存在的致密硬化区和斑片状、囊状透光区为主（图 9-44A）。部分表现为单纯硬化性死骨和混合性死骨，即承重部致密硬化区和硬化、透光并存区周围伴有内外并行的透光带和硬化带。少数仍可呈单纯致密硬化改变。

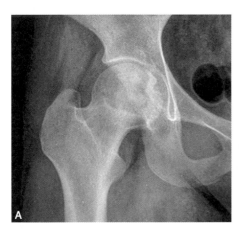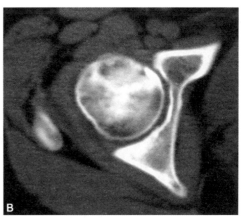

图 9-44　成人股骨头缺血性坏死

A. 右髋正位片，右侧股骨头见地图样密度异常区，骨小梁模糊，周边见不规则走行硬化带，硬化带内缘隐约可辨识低密度带，未见明确股骨头塌陷征象；B. CT 轴面，右股骨头前上方塌陷，高密度硬化区内缘见断续低密度带。

（3）晚期：股骨头塌陷加重，承重关节间隙变窄。股骨头内多呈混合性死骨改变，Shenton 线不连等。

2. CT 表现　早期表现为股骨头内簇状、条带状和斑片状高密度硬化影，边缘较模糊。条带状硬化粗细不均，斑片状高密度硬化区内正常骨小梁结构模糊或消失，可呈磨玻璃样改变，周围多有高密度硬化条带构成的边缘，颇具诊断特征。随病程进展，股骨头前上部高密度硬化周围和边缘部出现条带状或类圆形低密度区,内为软组织密度(图9-44B)。少数类圆形低密度区内可含有气体。条带状低密度区外侧多伴有并行的高密度硬化带,低密度区所包绕的高密度硬化区随病程进展可逐渐变小,或呈高低混杂密度改变。股骨头塌陷表现为股骨头皮质成角、双边征、裂隙征和股骨头碎裂。CT可发现X线平片不能显示的早期股骨头塌陷。可伴有关节腔积液、关节内游离体、关节囊肥厚、钙化以及髂腰肌囊扩张。关节腔积液示股骨头颈和关节囊之间有液性低密度区,关节内侧间隙略增宽。

3. MRI表现　MRI是诊断早期股骨头缺血性坏死最敏感的方法,能直接多方位确定骨缺血性坏死的位置和范围,对平片和CT阴性病人及时作出诊断。表现为股骨头前上部边缘的异常条带影,T_1WI上为低信号、T_2WI亦为低信号或两条内外并行的高低信号,称为双边征(图9-45A、B),是较特异的诊断征象。条带影所包绕的股骨头前上部可呈四种信号特点:①正常骨髓信号;②T_1WI低信号,T_2WI高信号;③T_1WI低信号,T_2WI低信号;④混合信号,即以上三种信号混合存在。

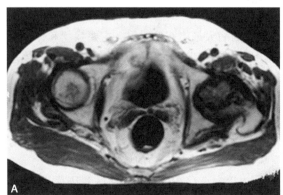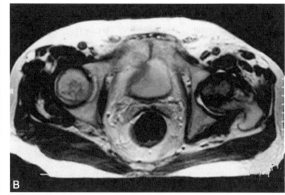

图 9-45　股骨头缺血性坏死 MRI

MRI 平扫 T_1WI(A)、T_2WI(B)示左股骨头内死骨均为低信号影,可见双边征。

【诊断与鉴别诊断】

平片见股骨头内出现边界模糊的硬化区,随后股骨头塌陷,其内密度混杂,继而混合性死骨形成;CT检查见股骨头内正常骨小梁结构模糊或消失,周围多有高密度硬化条带状边缘的表现;MRI出现双边征表现,结合临床髋部疼痛、压痛、活动受限、跛行及骶髂关节分离试验阳性表现,即可诊断为本病。需要与以下疾病鉴别:

(1) 退变性囊肿:局限于骨性关节面下,形态规整,无明显股骨头塌陷。

(2) 暂时性骨质疏松:MRI虽然可出现T_1WI低信号、T_2WI高信号,与股骨头缺血性坏死早期改变相似,但本病短期随访信号可恢复正常,不出现典型的双边征。

三、胫骨结节缺血性坏死

【疾病概要】

1. 病因病理　胫骨结节缺血性坏死又称Osgood-Schlatter病、胫骨结节骨软骨病(osteochondrosis of tibial tuberosity)。发病机制以往倾向于是胫骨结节的软骨炎或缺血性坏死,而现在多认为是髌韧带慢性牵拉性损伤所致的胫骨结节撕脱骨折和髌韧带骨化。此外,髌韧带牵拉也可刺激胫骨结节处的成骨细胞增生成骨,故病变晚期胫骨结节常有增大。由于发病基础不在骨骺而是韧带,所以成人亦可发病。

2. 临床表现　本病好发于10~14岁儿童,多单侧发病,常有明确的外伤史。局部轻度疼痛,股四头肌用力收缩时疼痛加剧。局部多有肿胀,髌韧带部软组织增厚,胫骨结节明显突出,明显压痛。

【影像学表现】

X线表现:

1. 胫骨结节软组织肿胀,髌韧带肥厚,髌韧带下可见多个骨片。

2. 髌韧带中可见游离的圆形、卵圆形或三角形骨化或钙化影。胫骨结节骨骺不规则增大,密度增高,可节裂形成大小、形态不一、排列不整的骨块,并向上方移位(图 9-46)。

3. 胫骨干骺端前缘常有较大的骨质缺损区,范围常大于骨碎块。病变修复后,胫骨结节骨质可恢复正常。撕下的软骨块可因软骨化骨而继续长大,并与胫骨结节愈合而形成骨性隆起,亦可长期游离于髌韧带内或下方。

【诊断与鉴别诊断】

平片显示胫骨结节骨骺不规则增大,密度增高,髌韧带中(下)可见多个排列不规整的游离碎骨片或钙化影表现,结合临床局部疼痛、肿胀和明显压痛的表现即可诊断为本病。正常发育的胫骨结节骨化中心可表现为数个骨块但排列规整,胫骨结节前软组织无肿胀、无压痛。

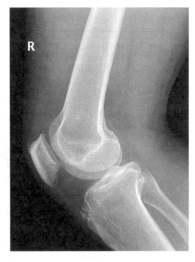

图 9-46　胫骨结节缺血性坏死
右膝关节侧位片:胫骨结节软组织肿胀,胫骨结节节裂不规则。

第七节　骨与关节化脓性感染

一、急性化脓性骨髓炎

【疾病概要】

1. 病因病理　急性化脓性骨髓炎(acute pyogenic osteomyelitis)致病菌大多为金黄色葡萄球菌,多为血源性感染。好发于 10 岁以下儿童的长骨,以股骨、胫骨和肱骨的干骺端和骨干为好发部位。

细菌栓子经滋养动脉进入骨髓停留在长骨干骺端骨松质区,形成局部病灶,局部骨皮质坏死,形成死骨,骨的滋养血管栓塞,则可形成大块状死骨。骨破坏的同时即可出现骨膜下新生骨的生成,并逐渐增厚或骨壳包绕骨干,骨壳表面有多数穿孔,脓液及小死骨经穿孔处流入软组织内。感染可穿破骨皮质进入关节,形成化脓性关节炎。骺软骨板有屏障作用,脓肿不易穿破骺软骨板进入关节。

2. 临床表现　发病急剧,有高热及明显的全身中毒症状,白细胞计数升高,局部软组织红、肿、热、痛,患肢功能障碍。

【影像学表现】

1. X 线表现　X 线改变晚于临床表现。初期仅有软组织改变,发病 2 周后,病变部位才有骨质改变。

(1) 软组织肿胀:在临床症状出现 24h 后,可有软组织肿胀,密度增高改变,肌间隙半透亮线消失,皮下组织与肌肉间的分界移位、模糊、消失,皮下脂肪层内出现致密的条纹影。

(2) 骨质破坏:多始于干骺端骨松质。早期表现为局部骨质疏松,骨小梁模糊、消失。病变迅速扩延,骨破坏呈多发性虫蚀状改变,边缘模糊,骨破坏区可逐渐融合扩大,呈片状不规则密度降低影。病变向髓腔方向扩展,严重者可累及整个骨干,可并发病理性骨折。

(3) 骨膜反应:早期表现为密度浅淡之线状影,为单层,多与骨干平行。随后骨膜新生骨不断增厚,密度增高。少数则表现为层状、花边或不规则状。广泛者则形成骨壳,包绕骨干,称为骨包壳。

(4) 死骨形成:死骨大小及形态不一,多呈长条状。

(5) 骨质增生:早期破坏的同时常伴有新生骨的形成。新生骨组织,骨小梁密集,排列紊乱,密度增高,以骨破坏区边缘增生明显,病程越长,骨质增生越显著(图 9-47A)。

2. CT 表现　CT 可显示骨髓内炎症、骨质破坏、死骨、骨膜下脓肿和软组织感染。CT 检查有助于发现干骺端和髓腔内小的破坏病灶,横断图像为局限性低密度区,特别是能发现 X 线平片不能显示的小破坏区和小死骨。

3. MRI 表现　MRI 在确定髓腔炎症和软组织感染方面优于 X 线平片和 CT。骨髓充血、水肿、渗

出和坏死在 T_1WI 上表现为低信号,与正常骨髓的高信号形成明显的对比,在 T_2WI 上呈高信号。与骨干长轴平行的矢状面、冠状面显示骨髓腔累及范围较好,增强扫描脓肿壁可明显强化(图 9-47B、C)。

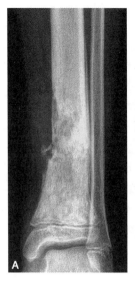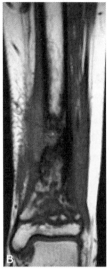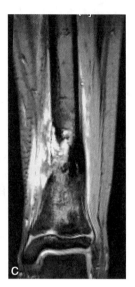

图 9-47　急性化脓性骨髓炎

A. 左胫骨急性化脓性骨髓炎,其远侧干骺端和中下段骨干溶骨性骨质破坏,合并病理性骨折,
有少量骨膜新生骨;B、C. MRI 病灶区呈长 T_1、长 T_2(STIR)信号改变。

【诊断与鉴别诊断】

影像学显示干骺端和骨干较大范围的骨质破坏、骨膜反应、死骨形成,结合临床发病急剧,且有局部软组织红、肿、热、痛表现时即可诊断为本病。本病需与恶性骨肿瘤,如骨肉瘤、尤因肉瘤进行鉴别。

鉴别要点:骨肉瘤、尤因肉瘤有放射状、分层状骨膜反应、骨质破坏、肿瘤骨形成和软组织肿块。

二、慢性化脓性骨髓炎

【疾病概要】

1. 病因病理　慢性化脓性骨髓炎(chronic pyogenic osteomyelitis)多继发于急性骨髓炎之后,是急性骨髓炎治疗不当或不及时迁延而来。原因主要是死骨的残留。死骨可积存细菌,抗生素不易渗入其内阻止病变愈合,致炎症呈长期慢性经过,也可因致病菌毒性低,而无明确的急性过程。

2. 临床病理　本病长期不愈,反复发作,局部流脓,软组织轻度肿胀或不肿胀。

【影像学表现】

X 线表现:

X 线平片可见骨破坏周围有活跃的骨质增生硬化现象。骨膜新生骨增厚,并同骨皮质融合,呈现分层状,外缘呈花边状。骨内膜也增生,导致骨密度增高,甚至使骨髓腔闭塞。骨干增粗,轮廓不整(图 9-48)。虽然有骨质修复、增生,但如未痊愈,则仍可见骨质破坏和死骨。若慢性骨髓炎愈合,则骨质破坏和死骨逐渐消失,骨质增生硬化逐渐吸收,骨髓腔沟通,若骨髓腔硬化仍不消失,虽然长期观察病变似已静止,当机体抵抗力降低时仍可复发。

慢性骨髓炎愈合的 X 线表现:骨破坏及脓腔消失,无死骨存在;骨质增生逐渐吸收;骨干轮廓规整,无增粗变形。

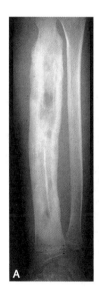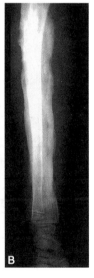

图 9-48　慢性化脓性骨髓炎

右侧桡骨不规则增粗,为骨内外膜增生形成的骨包壳,其内有大块死骨和骨质缺损(A、B)。

【诊断与鉴别诊断】

平片显示骨破坏周围有活跃的骨质增生硬化带,骨膜新生骨增厚,骨密度增高,结合临床有明确急性化脓性骨髓炎迁延病史可诊断为本病。骨皮质或骨膜感染引起局限性不典型骨髓炎应与骨样骨瘤、硬化型骨肉瘤鉴别。骨皮质感染的破坏灶在 MRI T_2WI 上呈明显高信号,而骨样骨瘤一般为中等信号;此外,骨样骨瘤 X 线平片上瘤巢骨破坏区呈透亮低密度影,其内可有钙化或骨化影,周边围绕高密度的骨质硬化环。硬化型骨肉瘤常有 Codman 三角存在,尤其周围有软组织肿块是其重要鉴别点。

三、慢性骨脓肿

【疾病概要】

1. 病因病理　慢性骨脓肿又称为 Brodie 脓肿,系慢性局限性骨髓炎。若致病菌毒性低,细菌毒力弱,全身抵抗力强,病变可局限,则形成慢性骨脓肿。大都局限于长骨干骺端骨松质内,常见于胫骨上下端和桡骨下端。

2. 临床表现　病程长,局部疼痛,反复发作,软组织轻度肿胀或不肿胀。

【影像学表现】

1. X 线表现　X 线平片表现为长骨干骺端中心部位的圆形、椭圆形或不规则形骨质破坏区,边缘较整齐,周围绕以骨硬化带(图 9-49)。破坏区中很少有死骨,多无骨膜增生,也无软组织肿胀或瘘管。

2. CT 表现　CT 显示骨质破坏区、骨硬化带和死骨优于 X 线平片,表现与 X 线相同

【诊断与鉴别诊断】

平片显示长骨干骺端中心部位的骨质破坏区,周围绕以骨硬化带等表现,结合临床病程长,局部疼痛,反复发作等表现可提示为本病。需与骨囊肿、骨样骨瘤等病相鉴别,鉴别要点如下:

1. 骨囊肿　多见于青少年和儿童,好发于长管状骨干骺端,多数病人无明显症状,多发生在病理性骨折后,常见"骨片陷落征"(即骨皮质断裂,骨折碎片插入囊腔)。X 线表现病灶大多为卵圆形,其长径与骨长轴一致,均居于中心,很少偏心生长,以此可作为鉴别。

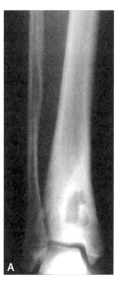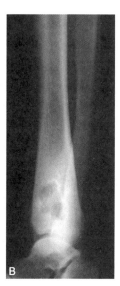

图 9-49　慢性骨脓肿
胫腓骨正(A)、侧位片(B)示右胫骨下端分叶状骨质破坏,周围骨质硬化。

2. 骨样骨瘤　好发于胫骨、股骨等长骨干,有持续局限性疼痛,X 线见硬化的骨皮质内有一个卵圆形透光影,称为瘤巢,瘤巢中央可发生钙化或骨化,可与本病鉴别。

四、化脓性关节炎

化脓性关节炎致病菌与骨髓炎病原菌相同。本病多见于儿童与青少年。可发生于任何关节,但以四肢承重大关节,如髋、膝关节发病率高,约占 2/3 以上,其次为肘、肩、踝及腕关节等。一般为单发,在儿童可为多发。

【疾病概要】

1. 病因病理　化脓性关节炎(pyogenic arthritis)是化脓性细菌侵犯关节而引起的关节化脓性感染。病原菌以金黄色葡萄球菌最常见。致病菌侵入关节后,首先引起关节滑膜充血、水肿、白细胞浸润及关节内浆液渗出,侵蚀破坏关节软骨及软骨下骨质。软骨和骨端的骨质破坏以关节的承重部位为显著,并导致关节间隙狭窄。关节囊和韧带之破坏,可引起关节的病理性脱位。愈合期骨破坏停止,形成关节强直。

2. 临床表现　发病急骤,高热,关节周围肿胀疼痛,活动受限,关节内有波动感,患肢痉挛,屈曲畸

形。实验室检查:白细胞显著升高。

【影像学表现】

1. X线表现 可分为三期。

(1)早期:病变仅累及关节滑膜,关节软骨及软骨下骨质正常。①关节周围软组织肿胀:是化脓性关节炎早期的征象,表现为关节周围软组织影增厚,层次模糊,皮下脂肪层移位并出现网状致密影。②关节囊肿胀:于发病数日后即可出现,显示关节囊密度增高,轮廓较清晰。③关节间隙增宽:因关节腔内积液,关节腔内压力升高所致;大量积液可造成关节半脱位或全脱位,婴幼儿髋关节和肩关节最容易发生脱位。④骨质疏松:为关节周围骨质因炎症充血及肢体疼痛失用而形成。

(2)晚期:表现为关节软骨及软骨下骨质破坏。①关节间隙变窄:征象出现较早,系由关节软骨破坏造成;②关节软骨下骨质破坏:表现为关节面模糊、毛糙,骨破坏最早出现在关节承重部,此改变与结核所引起的关节边缘骨破坏不同,严重病例可并发关节病理性脱位。

(3)愈合期:破坏区周围有反应性新骨出现,关节面骨质增生,关节边缘骨赘形成,关节周围软组织钙化。破坏严重者,关节间隙消失,形成骨性强直。

2. CT表现 可以显示关节肿胀、积液以及关节骨端的破坏。

3. MRI表现 显示关节积液和关节周围软组织受累的范围均优于X线平片和CT,并可显示关节软骨和软骨下的骨质破坏。

【诊断与鉴别诊断】

影像学上显示关节承重面骨质破坏伴增生,关节间隙变窄,关节周围软组织肿胀,结合临床发病急骤、高热、关节周围肿胀、疼痛等表现可提示可能是本病。需要与滑膜型关节结核鉴别,鉴别要点如下:滑膜型关节结核起病慢,病程长,在关节非承重面出现虫蚀状骨质破坏,骨质增生不明显。

第八节 骨关节结核

骨关节结核(tuberculosis of bone and joint)95%以上继发于肺结核,好发于儿童和青年。以脊椎结核发生率最高,约占50.9%,其次为关节结核;骨结核少见。

结核分枝杆菌经血行播散到骨或关节,易停留在血管丰富的骨松质和负重大、活动较多的关节(髋关节、膝关节)滑膜内而发病。在病理组织学上,骨关节结核可分为干酪样坏死型和增生型。前者较多见,其特点是干酪样坏死和死骨形成;病变突破骨皮质时,在相邻软组织内形成脓肿,局部无红、热、痛,被称为"冷脓肿"或"寒性脓肿"。增生型较少见,以形成结核肉芽肿组织为主,无明显的干酪样坏死和死骨形成。

一、骨结核

(一)脊椎结核

【疾病概要】

1. 病因病理 脊椎结核(tuberculosis of spine)是骨关节结核中最常见者,以腰椎最多,胸腰段次之,颈椎较少见。儿童以胸椎最多,成人好发于腰椎。

依骨质最先破坏的部位,可分为椎体结核和附件结核,椎体结核可分为中心型、边缘型和韧带下型。约90%的脊椎结核发生在椎体,单纯附件结核少见。

2. 临床表现 临床上发病隐匿,病程缓慢,症状较轻。全身症状可有低热、食欲差和乏力。局部常有脊柱活动受限,颈、背、腰痛或下肢痛,脊柱后凸畸形。

【影像学表现】

1. X线表现 平片表现与类型有关,主要表现为椎体骨质破坏、椎间隙变窄、椎旁脓肿、沙砾状死骨和继发畸形(图9-50)。分述如下:

(1)中心型:椎体内圆形或不规则形的骨质缺损区,可有小死骨,边缘不清。椎体可塌陷变扁或呈楔形。若病变继续发展,整个椎体可全被破坏而消失,多见于胸椎。

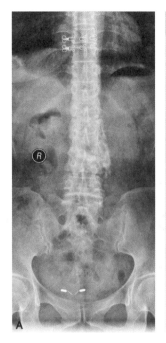
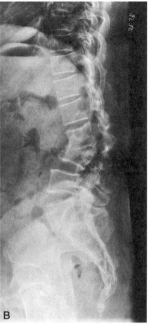

图 9-50 脊椎结核
A. 腰椎正位片示腰 3、4 椎体左侧椎旁脓肿伴钙化;B. 侧位片
示腰 3、4 椎体骨质破坏,椎间隙消失。

（2）边缘型:破坏开始于椎体的上、下缘,逐渐向椎体和椎间盘侵蚀蔓延,随椎体破坏扩大,椎间隙变窄,多见于腰椎。

（3）韧带下型:病变常开始于前纵韧带下,累及数个椎体,椎体前缘破坏;若病变继续发展,向后扩散可同时累及多个椎体及椎间盘,主要见于胸椎。

（4）附件型:较少见,包括棘突、横突、椎弓、椎板及小关节突结核,表现为骨小梁模糊,骨质密度降低,骨皮质模糊中断。

2. CT 表现 ①CT 检查有利于显示椎体和附件不规则的溶骨性和虫蚀状骨破坏以及小片死骨（图 9-51A）。②椎间盘可有不同程度的破坏,冠状位或矢状位重建像上可见椎间隙狭窄。③可清楚地显示椎旁脓肿和椎管内脓肿的范围（图 9-51B）,脓肿区内可见钙化。增强扫描可见到脓肿周边有明显的环状强化。

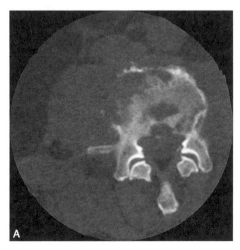
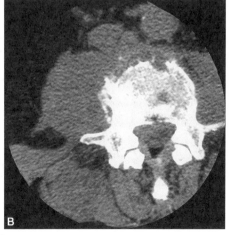

图 9-51 脊椎结核 CT 表现
A. CT 骨窗示椎体骨质破坏;B. CT 软组织窗示椎旁软组织肿胀。

CT 在脊椎结核诊断中的应用价值：①因 CT 密度分辨力高,可显示普通平片难以发现的早期轻微的骨质破坏,显示隐藏的脓肿,有利于早期诊断;②显示病变范围及其对椎管内的累及程度;③用于术前手术方案的制订和疗效观察。

3. MRI 表现　可发现早期脊椎结核的炎性水肿,T_1WI 呈均匀或混杂的低信号,T_2WI 多呈混杂的高信号或部分均匀的高信号;增强扫描多呈不均匀强化,在椎体终板附近可见到米粒状低信号影,为死骨的信号。受累椎间盘多呈 T_1WI 低信号、T_2WI 不均匀混杂高信号,增强扫描椎间盘呈不均匀强化。MRI 可清楚地显示脊椎结核沿前纵韧带下蔓延的特点;椎旁脓肿和肉芽肿在 T_1WI 上呈低信号或等信号,T_2WI 多呈混杂高信号或均匀高信号,增强扫描可有不均匀强化、均匀强化及环状强化三种形式,脓肿壁薄且均匀强化。附件结核灶在 T_1WI 和 T_2WI 上受周围脂肪信号的影响常不易显示清晰,采用脂肪抑制序列可清晰显示其破坏灶,T_2WI 上呈现明显的高信号(图 9-52)。

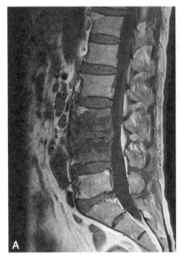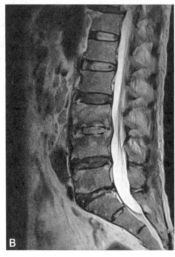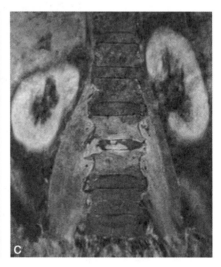

图 9-52　脊椎结核 MRI 表现
A、B. 腰 3~5 椎体内不规则形骨质破坏区,呈长 T_1、稍长 T_2 信号,腰 3/4 椎间隙变窄,正常椎间盘信号消失;C. 冠状位 T_1+C 示两侧腰大肌肿胀,信号不均,肌间隙模糊。

【诊断与鉴别诊断】

影像学检查发现两个及以上的邻近椎体骨质破坏、椎间隙变窄、椎旁脓肿形成即可诊断为本病。需与化脓性脊椎炎、椎体压缩性骨折及溶骨性转移性骨肿瘤进行鉴别。鉴别要点如下：

1. 化脓性脊椎炎　化脓性脊椎炎也可以有椎体破坏、椎间隙狭窄和椎旁脓肿形成,但此病发病较急,病程短,破坏进展快,骨质增生硬化及骨桥形成明显,椎体和椎间隙改变发展快,骨质增生出现比结核早,死骨较大,附件受侵比结核多见。

2. 椎体压缩性骨折　有外伤史,大多累及一个椎体,多为椎体前中部压缩,致椎体呈楔状变形,一般椎间隙正常,无椎旁脓肿。

3. 溶骨性转移性骨肿瘤　发病年龄多在 40 岁以上,临床疼痛明显,表现为椎体大块骨破坏,常伴椎弓根破坏,但椎间隙正常,无碎片状死骨和寒性脓肿。

（二）长骨结核

【疾病概要】

长骨结核(tuberculosis of long bone)好发于骨骺与干骺端,骨干少见。多见于股骨上端、尺骨近端及桡骨远端,其次为胫骨上端、肱骨远端及股骨下端。病变可向关节方向发展而成为关节结核。发病初期,邻近关节活动受限,酸痛不适,负重活动后加重,局部肿胀,但热感不明显。

【影像学表现】

1. X 线表现　骨骺、干骺端结核较多见,可分为中心型和边缘型。

（1）中心型:病变早期表现为局限性骨质疏松,随后可出现散在的点状骨质吸收区,逐渐扩大并相互融合,形成类圆形或不规则破坏区。病灶边缘多较清晰,周围无明显骨质增生及骨膜反应。在骨质破坏区内有时可见"沙砾"状死骨,密度不高,边缘模糊。破坏灶常横跨骺线,此系骨骺、干骺结核的特点(图9-53)。

（2）边缘型:病灶多见于骺板愈合后的骺端,特别是长骨骨突处(如股骨大粗隆)。早期表现为局部骨质不均匀破坏,进一步发展,形成不规则的骨质缺损,可伴有薄层硬化缘,周围软组织肿胀。

2. CT表现　可较早发现骨质破坏区,显示"沙砾"状死骨比X线平片更明确。

【诊断与鉴别诊断】

平片或CT显示骨骺与干骺端局限性骨质破坏,内有"沙砾样"死骨,无骨质增生硬化,结合临床局部存在酸痛不适、肿胀等表现即提示可能是本病。需与以下疾病鉴别:

1. 骨囊肿　好发于骨干或干骺端的中心,多为卵圆形透亮影,长径与骨干长轴一致,边缘清晰锐利,由一圈完整的致密包壳所围绕。腔内无死骨,亦无骨膜增生,易并发病理性骨折。CT、MRI表现为典型的含液囊性病变。

2. 成软骨细胞瘤　好发于10~20岁的青少年,发病于骨骺区,囊状破坏,可见分叶状轮廓,病灶边缘硬化,瘤内有时可见钙化或骨化影。

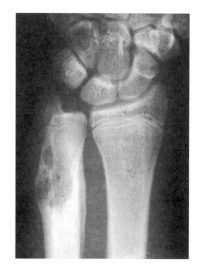

图9-53　长骨结核
右尺骨远侧干骺端不规则骨质破坏区,周围无硬化,可见少量骨膜新生骨形成。

（三）短骨结核

【疾病概要】

短骨结核(tuberculosis of short bone)又称为结核性指(趾)骨炎或骨气臌,多见于5岁以下儿童。病变常为双侧多发,好发于近节指(趾)骨。可有肿胀等轻微症状,本病大多可自愈,偶有破溃形成窦道。

【影像学表现】

X线表现:双侧多指、多骨发病。早期仅见软组织肿胀,手指呈梭形增粗和局部骨质疏松,继而骨干内出现圆形、卵圆形多房膨胀性骨破坏,病灶内有时可见粗大而不整的残存骨嵴,很少有死骨,称骨气臌(图9-54)。病灶边缘大多比较清楚,可有轻度硬化,并可见层状骨膜增生或骨皮质增厚呈纺锤状。严重的骨破坏可延及整个骨干,病变很少累及关节,但有时可形成瘘管。修复期软组织肿胀消退,破坏区逐渐缩小并硬化。痊愈后可不留任何痕迹。

【诊断与鉴别诊断】

5岁以下儿童,手足短骨骨干多房膨胀性骨破坏,呈骨气臌样改变,即可提示本病。需要与多发性内生软骨瘤相鉴别。鉴别要点如下:多发性内生软骨瘤好发于骨骺端或骨干,呈偏心性膨胀性生长,与正常骨组织分界清楚,瘤区内可见条状骨嵴及斑点状钙化影,骨皮质变薄,无骨膜反应。

二、关节结核

【疾病概要】

1. 病因病理　关节结核(tuberculosis of joint)多见于儿童和少年,多见于髋关节和膝关节等承重大关节,依据发病部位,可分为骨型和滑膜型关节结核。前者先为骨骺、干骺端结核,后蔓延至关节,侵犯滑膜和关节软骨。后者是结核菌先侵犯滑膜,较晚才破坏关节软骨及骨端,以骨型关节结核多见。在晚期,关节组织和骨质均有明显改变时无法分型,此时称为全关节结核。

2. 临床表现　发病及病程缓慢,症状轻微。活动期

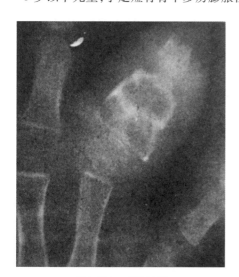

图9-54　短骨结核
指骨骨质破坏、膨胀称骨气臌。

可有全身症状,如盗汗、低热、食欲减退、消瘦、关节肿痛和活动受限。

【影像学表现】

1. X线表现

(1)骨型关节结核:常见于髋、肘关节。表现为在骨骺与干骺结核的基础上,又出现关节周围软组织肿胀、关节骨质破坏及关节间隙不对称狭窄等,以关节为中心呈"对吻状"骨破坏为关节结核的典型表现。

(2)滑膜型关节结核:最常见于膝、踝和髋等关节。病变早期,因关节囊增厚、滑膜充血水肿及关节内积液,表现为关节囊和关节软组织肿胀膨隆,密度增高,软组织层次模糊,关节间隙正常或稍增宽,关节周围骨质疏松。这些表现可持续数月或一年以上。软骨和关节面受侵首先发生在关节非承重面(即骨端边缘部分),表现为虫蚀状骨质破坏,边缘模糊,且关节上、下边缘多对称受累。破坏范围扩大可呈现类圆形骨质缺损,向内侵犯关节面,关节间隙变窄多呈不对称性。关节骨端骨质疏松,周围肌肉萎缩变细,关节周围软组织形成寒性脓肿,若穿破皮肤则形成瘘管,晚期可发生关节半脱位。严重病例,病变愈合后多发生纤维性关节强直(图9-55)。

2. CT表现 骨型关节结核的改变与骨骺、干骺端结核所见相同,同时又有关节肿胀积液、关节骨质破坏等。滑膜型关节结核在CT上可清楚地显示关节囊增厚、关节腔积液和周围软组织肿胀或脓肿的部位和范围。CT增强检查,关节囊和脓肿壁多呈均匀强化。

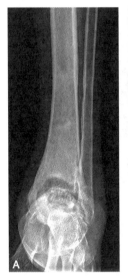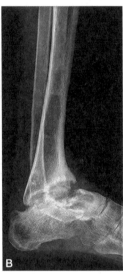

图9-55 关节结核(晚期)

踝关节正侧位片示胫骨下端及距骨上端骨质破坏,关节间隙增宽,边缘骨质增生硬化(A、B)。

3. MRI表现 MRI能全面地显示关节腔积液、滑膜肿胀、关节周围脓肿、软骨及软骨下骨破坏等,有助于进行诊断和鉴别诊断。

【诊断与鉴别诊断】

影像学检查发现关节周围软组织肿胀、骨质疏松明显、关节非承重面骨质破坏、关节间隙变窄等表现,结合临床起病缓慢,即可提示本病可能。需与化脓性关节炎相鉴别。鉴别要点如下:化脓性关节炎起病急,病变发展快,关节软骨较早破坏,出现关节间隙变窄,常为均匀性变窄。骨破坏发生在关节承重面,出现骨破坏的同时有骨质增生,骨质疏松不明显。

(罗 琳)

第九节 慢性骨关节病

一、类风湿关节炎

【疾病概要】

1. 病因病理 类风湿关节炎(rheumatoid arthritis,RA)为一种泛发性结缔组织病,骨关节和全身结缔组织均可受累。病因不明,以手足小关节易受侵,以多发性、对称性侵犯手足小关节为特征。基本病变为关节滑膜的非特异性慢性炎症。病理过程分为渗出期和增殖期。初期以渗出为主,随后滑膜血管翳形成,并侵蚀软骨及骨等关节结构。病人常有滑囊炎、肌腱炎或腱鞘炎。

2. 临床表现 好发于20~40岁,女性多见。临床上发病隐匿,对称性侵犯周围关节,以手足小关节为主,中轴骨受累少见。表现为手指关节梭形肿胀,疼痛,僵硬,以晨起为重(晨僵),活动后好转。8%~15%的病人为急性发病,有发热、不适、乏力和肝脾肿大等症状与体征,多见于幼年(14岁以下)

类风湿关节炎。晚期由于腕、指等关节的滑膜炎侵蚀骨质并使韧带拉长和撕裂,表现为多关节畸形,如手指"尺侧偏移"、指间关节屈曲和过伸畸形,并常伴有肌肉萎缩。实验室检查:红细胞沉降率加快、类风湿因子阳性等。

【影像学表现】

1. X线表现 手足小关节是最早、最常受累的部位。少数可侵犯膝、肘、肩和髋等大关节。早期手足小关节多发对称性梭形软组织肿胀,关节周围骨质疏松(图 9-56)。进而出现软骨下骨破坏和关节间隙变窄,骨侵蚀常起始于关节软骨的边缘,即边缘性侵蚀,为本病的重要早期征象。伸侧腕尺腱鞘炎常引起茎突外缘特征性侵蚀,还可见软骨下小囊状病灶,表现为边缘不清楚的小透亮区。晚期表现为关节纤维性强、关节半脱位或关节脱位。

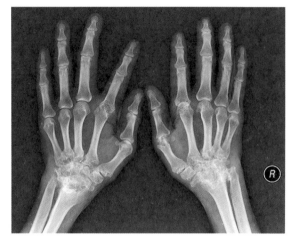

图 9-56 类风湿关节炎
双手骨质疏松,关节间隙变窄,关节面骨质破坏。部分腕骨破坏、融合。

2. MRI 表现 显示类风湿关节炎较敏感,在侵蚀灶出现之前,即可出现炎性滑膜的强化。平扫加增强扫描,显示关节骨质侵蚀,比平片要敏感得多。主要能显示充填在侵蚀灶内的血管翳,表现为 T_1WI 为低信号,T_2WI 为高信号,指间关节梭形肿胀,双腕关节破坏,有明显强化,与关节内血管翳相延续。

【诊断与鉴别诊断】

平片显示两侧手足小关节存在多发对称性梭形软组织肿胀,同时存在骨质疏松、边缘性侵蚀、关节半脱位或脱位等表现;结合临床,病人出现关节梭形肿胀、疼痛、晨僵及类风湿因子阳性等表现即可诊断为本病。MRI 显示侵蚀灶内的血管翳可进一步明确诊断。

二、强直性脊柱炎

【疾病概要】

1. 病因病理 强直性脊柱炎(ankylosing spondylitis)又称为竹节状脊柱,是一种原因不明的以进行性脊柱强直为主的慢性非特异性炎性病变。

强直性脊柱炎关节滑膜的病理改变为非特异性炎症,以非特异性滑膜炎和纤维素沉积为主,可出现滑膜炎症、软组织水肿和骨质疏松。骶髂关节是最先发病的部位。滑膜炎症及出现的血管翳可造成关节软骨及软骨下骨的侵蚀破坏。其渗出性变化较轻,而增殖性变化明显。纤维增殖后脊柱韧带、关节突、关节囊及椎间盘可发生广泛钙化、骨化将相邻各椎体连接在一起,呈竹节状脊柱。

2. 临床表现 本病多见于男性青壮年,好发年龄为 15~35 岁。病情发展缓慢,全身症状轻,病程可长达十几年。最初症状为间歇性下腰痛,或有低热,血液红细胞沉降率增快。颈部、枕部及臀部疼痛亦常见。晚期出现脊柱和关节僵直,形成驼背和关节屈曲畸形。实验室检查:血清 HLA-B27 阳性。

【影像学表现】

1. X线表现

(1) 骶髂关节的改变:病变首先侵犯骶髂关节,双侧对称性受累为其特征,是诊断的重要依据。早期骶髂关节面模糊,继而出现虫蚀样破坏,此时关节间隙可因软骨下骨吸收而增宽,随后破坏区骨质增生硬化,关节间隙变窄,最后出现骨性融合(图 9-57A)。

(2) 脊柱的改变:病变常由脊椎下部开始,向上逐渐累及全部脊柱。早期表现为脊柱普遍性骨质疏松。脊椎小关节面模糊,导致关节间隙消失。椎体前缘上下角局限性骨质破坏,使椎体前缘的凹面变直呈"方形椎"。由于椎间盘纤维环连同椎旁韧带均存在广泛钙化、骨化,使脊柱成为竹节状(图 9-57A)。

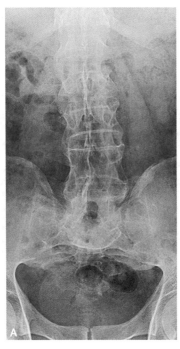
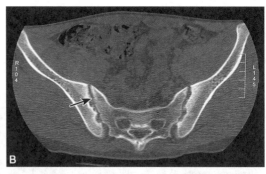
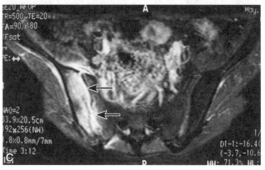

图 9-57　强直性脊柱炎

A.腰椎正位片示骶髂关节间隙消失,腰椎呈典型的竹节状改变;B.CT 示两侧骶髂关节面毛糙不平,髂骨面有硬化(↑);C.抑脂 T_2WI 示右侧骶髂关节骨质长 T_2 信号(水肿)(↑)。

（3）周围关节的改变:髋关节常为受累关节,多为双侧对称性发病。表现为关节间隙变窄、关节面侵蚀、关节面下囊性变、骨赘增生及骨性强直。此外,肌腱、韧带及关节囊附着的骨隆突处,可有与骨面垂直的棉絮状骨质增生和骨侵蚀。坐骨结节、股骨大转子和跟骨结节等为常见发病部位。

2. CT 表现　主要行骶髂关节扫描,因它可消除关节前后重叠的干扰,比平片能更清晰地显示关节的轮廓和关节面侵蚀灶(图 9-57B),并能早期发现侵蚀灶。

3. MRI 表现　骶髂关节常有典型 MRI 表现。早期常显示相邻骨质水肿(图 9-57C),关节间隙血管翳为长 T_1、长 T_2 信号,明显强化,与侵蚀灶相延续。平扫加增强可以发现炎症,并可根据强化的程度来判断病变的活动性,是最敏感的影像学方法。MRI 发现强直后脊柱骨折比平片敏感,并能显示出脊髓受压情况。

【诊断与鉴别诊断】

影像学上显示两侧骶髂关节对称性骨侵蚀、骨质硬化、关节间隙狭窄、消失时应首先考虑本病,若同时伴有脊椎的竹节状改变,则可明确诊断。

三、退行性骨关节病

【疾病概要】

1. 病因病理　退行性骨关节病(degenerative osteoarthrosis)又称为骨性关节炎、增生性关节炎或肥大性关节炎。本病分为原发性和继发性两类。原发性者最多见,见于老年人。病变主要是关节软骨退行性变,软骨改变主要为水分减少、表层侵蚀或磨损,软骨表面不光滑、变薄,且可碎裂,游离于关节腔内,可见关节内游离体。承重部分完全消失,使关节面骨皮质暴露。骨皮质硬化,在边缘形成骨赘。关节滑液通过关节软骨微小缺损,引起关节软骨下囊变。继发性者为任何原因引起的关节软骨破坏所致。当关节软骨受损后,表面不规则,使下方骨质受力不均而发生硬化和损毁,关节软骨的边缘骨赘形成。

2. 临床表现　临床上原发性者发病缓慢,多见于 40 岁以上的成年人。好发于髋关节、膝关节、指间关节和脊椎。病变初期,受累关节出现活动障碍,在晨起或久坐起立时明显,活动后消失;还可出现关节疼痛和关节交锁。

【影像学表现】

1. X线表现　X线平片中可见关节间隙变窄,软骨下骨质硬化,关节边缘骨赘形成,后期出现关节失稳、畸形、游离体和关节面下囊性变等(图 9-58、图 9-59)。临床症状往往不与 X 线表现的严重程度相关。关节间隙变窄是最常见的早期征象;骨赘开始可表现为关节面边缘变锐利,以后为关节面周缘的骨性突起,呈唇样骨质增生;软骨下反应性硬化为关节软骨下广泛密度增高,关节面下可见单发或多发的圆形、类圆形透光区,边缘清楚,常有窄硬化带,为关节面下假囊肿。骨赘脱落进入关节腔形成关节游离体。

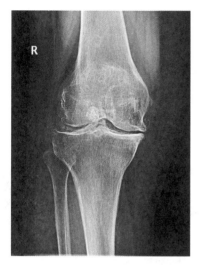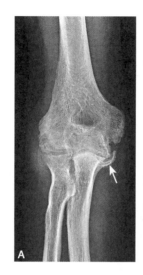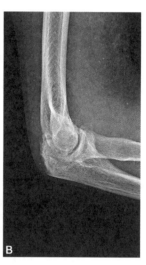

图 9-58　退行性骨关节病
右膝关节正位片示右膝关节间隙变窄,
关节边缘骨赘形成。

图 9-59　创伤性关节炎
A.正位示肘关节间隙变窄,尺桡骨近端边缘骨赘形成
(↑);B.侧位示肱骨下端前缘可见游离体。

2. CT 表现　CT 表现与 X 线表现相同。

3. MRI 表现　MRI 表现是唯一能够直接清晰显示关节软骨的影像学方法。早期出现软骨肿胀,T_2WI 上为高信号;以后软骨内可出现小囊、表面糜烂和小溃疡;晚期出现局部纤维化,T_2WI 上表现为低信号,存在软骨变薄甚至剥脱。

【诊断与鉴别诊断】

中老年病人,影像学检查发现关节间隙变窄、关节面骨质硬化、骨赘形成、关节面下囊变、关节内游离体,可诊断为本病。

四、滑膜骨软骨瘤病

【疾病概要】

1. 病因病理　滑膜骨软骨瘤病(synovial osteochondromatosis)指在关节的滑膜、滑囊或腱鞘内所发生的软骨性、纤维软骨性或骨软骨性小体,病因不明。大体病理标本显示患病关节滑膜增厚,呈绒毛状增生,增生的绒毛逐渐肥大,形成大量长长的突起,突起游离端的纤维母细胞化生并形成软骨小体。软骨小体相继钙化、骨化,出现有髓细胞。关节腔内及滑膜表面分布有许多大小不等的黄色结节。结节直径为 3~5mm,质地坚硬、透明。软骨结节的剖面有大片状钙化斑块及骨化区。

2. 临床表现　以男性青年或成年病人多见。好发于膝、髋、肩等大关节,偶见于肘关节。以关节交锁、急性疼痛导致立即终止活动为特点。经过一定时间疼痛可减轻,关节功能可恢复。

【影像学表现】

1. X线表现　关节腔内出现多数圆形、类圆形钙化、骨化影(图 9-60)。

2. CT 表现　可以更清晰地显示病灶的分布,对指导手术有价值(图 9-61)。

3. MRI 表现　可以清楚显示病灶的分布,还可以显示未钙化的结节。多个结节聚集类似于软组织肿块(图 9-62)。

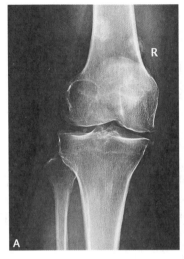
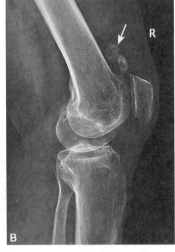

图 9-60　滑膜骨软骨瘤病的 X 线平片表现

右膝关节正位片(A)与侧位片(B):右膝关节腔及髌上囊区多个高密度钙化或骨化影,呈环形或实心状(↑)。

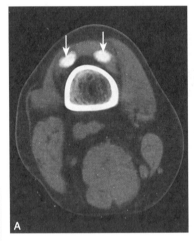
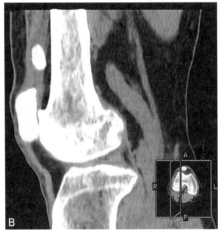
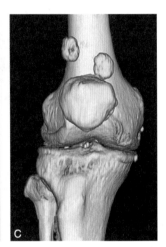

图 9-61　滑膜骨软骨瘤病的 CT 表现

A. CT 轴位示右膝关节腔及髌上囊内多发性钙化或骨化游离体(↑);B、C. CT 重组及三维相示膝关节软组织内可见多个大小不等的圆形致密影。

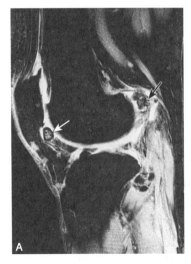
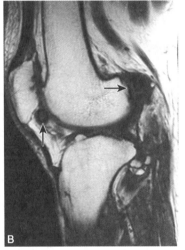

图 9-62　滑膜骨软骨瘤病的 MRI 表现

A. MRI 示右膝矢状位,可以清晰显示病变与滑膜的关系,可见到股骨下端类圆形及不规则形结节影(↑),在 T_2WI 上呈高低混杂信号;B. 在 T_1WI 上呈等或稍低信号(↑)。

【诊断与鉴别诊断】

影像学上发现关节内多个钙化骨化的"关节鼠",不伴有滑膜增厚即可诊断为本病。需要与色素沉着绒毛结节滑膜炎相鉴别,两者均有关节内结节样软组织影,但后者结节不钙化,有明显滑膜增厚,MRI 上 T_1WI、T_2WI 和脂肪抑制像均有明显低信号灶。

第十节　骨肿瘤与肿瘤样病变

一、概论

骨肿瘤(bone tumor)与肿瘤样病变虽然比其他系统的肿瘤和肿瘤样病变的发病率低,但其临床表现和影像学表现却复杂而多变,大多数病例的影像学表现缺乏特征性,临床表现也不具有特异性,因此影像学检查结合临床和病理学检查是诊断骨肿瘤的正确途径。

（一）骨肿瘤的分类

骨肿瘤包括骨原发性肿瘤、继发性肿瘤和瘤样病变。原发性骨肿瘤包括骨基本组织(骨、软骨和纤维组织)发生的肿瘤和骨附属组织(血管、神经、脂肪和骨髓)发生的肿瘤,以及特殊组织来源的肿瘤(如脊索瘤)和组织来源未定的肿瘤(如骨巨细胞瘤)。继发性骨肿瘤包括恶性肿瘤的骨转移和骨良性病变的恶变。瘤样病变是指临床表现和影像学表现与骨肿瘤相似而并非真性肿瘤,但也具有骨肿瘤的某些特征如复发和恶变的一类疾病,如骨纤维异常增殖症和畸形性骨炎等。

至今对骨肿瘤尚无统一的分类方法,国际上多采用世界卫生组织提出的分类标准,本节采用的分类方法是在国内外常用分类的基础上,根据肿瘤的组织来源依次排列并略有补充(表 9-1)。

表 9-1　骨肿瘤分类

组织来源	良性	交界性	恶性
（一）原发性肿瘤			
1. 骨组织	骨瘤、骨旁骨瘤、骨样骨瘤	成骨(骨母)细胞瘤	髓性骨肉瘤、表面骨肉瘤、恶性成骨细胞瘤
2. 软骨组织	骨软骨瘤、软骨瘤、骨软骨黏液瘤、甲下外生骨疣、奇异性骨旁骨软骨瘤样增生、滑膜软骨瘤病	软骨黏液样纤维瘤、软骨母(成软骨)细胞瘤、软骨肉瘤(Ⅰ级)	软骨肉瘤(Ⅱ级、Ⅲ级)、皮质旁软骨肉瘤、间叶性软骨肉瘤、恶性软骨母细胞瘤
3. 纤维类组织	纤维性皮质缺损、非骨化性纤维瘤、骨化性纤维瘤、硬纤维瘤、骨膜硬纤维瘤、骨黏液纤维瘤、骨黄色纤维瘤	促结缔组织增生性纤维瘤	纤维肉瘤、骨膜纤维肉瘤
4. 骨髓组织			骨髓瘤、孤立性浆细胞瘤、恶性淋巴瘤
5. 富破骨巨细胞肿瘤	小骨的巨细胞病变	骨巨细胞瘤	恶性巨细胞瘤
6. 脊索组织	良性脊索样细胞瘤		脊索瘤
7. 脉管组织	血管瘤、血管球瘤、淋巴管瘤、骨血管瘤病	上皮样血管瘤	上皮样血管内皮瘤、血管肉瘤
8. 肌肉组织	平滑肌瘤		平滑肌肉瘤
9. 脂肪组织	脂肪瘤、血管脂肪瘤		脂肪肉瘤
10. 未定性肿瘤	骨囊肿、纤维异常增殖症、骨纤维异常增殖症、软骨间叶性错构瘤、Rosai-Dorfman 病	动脉瘤样骨囊肿、Langerhans 细胞组织细胞增生症、Erdheim-Chester 病	
11. 其他肿瘤			尤因肉瘤、造釉细胞瘤
（二）继发性肿瘤			骨转移瘤、恶性肿瘤侵犯

343

（二）临床表现

1. 一般资料

（1）发病率：原发性骨肿瘤占所有肿瘤的 2%~3%。良、恶性肿瘤的比例为 1:1~2:1。良性骨肿瘤以骨软骨瘤发病率最高，其次为软骨瘤和巨细胞瘤。恶性骨肿瘤则以转移性骨肿瘤最常见，原发性骨肿瘤以骨肉瘤常见，其次为骨髓瘤和软骨肉瘤。

（2）发病年龄：良性骨肿瘤多见于青少年。骨巨细胞瘤多发于 20~40 岁的成人。神经母细胞瘤常发生于 6 个月以内的婴儿。骨血管瘤好发于 10~20 岁的青少年。骨髓瘤和转移性骨肿瘤则多见于 40 岁以上的中、老年人。

（3）性别：男多于女。

（4）病史：良性骨肿瘤病程长，一般以年计。恶性骨肿瘤因生长迅速，病程短，一般以月计。

2. 症状与体征

（1）全身情况：良性骨肿瘤一般无全身症状。恶性肿瘤早期即有全身症状，晚期尤为明显，呈恶病质表现。

（2）疼痛：良性骨肿瘤很少有局部疼痛，但良性骨样骨瘤和软骨母细胞瘤疼痛明显。骨样骨瘤疼痛呈持续性，夜间尤甚，水杨酸类药物可缓解为其临床特点。恶性骨肿瘤的首发症状为局部疼痛，早期呈间歇性，晚期则为持续性，夜间加重是其特点。多发性骨髓瘤表现为全身性多处疼痛。

（3）肿块：良性骨肿瘤可触及边界清楚之坚硬肿块，局部无明显压痛。恶性骨肿瘤的边界不明确，局部有明显压痛。

（4）皮肤：患良性骨肿瘤时，病人局部的皮肤一般没有改变，恶性骨肿瘤则存在局部皮肤温度升高、表浅静脉怒张、皮肤破溃。

3. 实验室检查　良性骨肿瘤病人的血液、尿液和骨髓检查均正常；恶性骨肿瘤病人则常有异常改变，如骨肉瘤病人的碱性磷酸酶水平升高，尤因肉瘤病人的的血液中白细胞可升高，转移性骨肿瘤和骨髓瘤病人可发生继发性贫血、血钙及碱性磷酸酶增高，骨髓瘤病人血清蛋白升高，尿中可查出本-周蛋白。

（三）骨肿瘤的综合诊断

骨肿瘤的影像诊断需要密切结合临床。除少数骨肿瘤外，性别在骨肿瘤的发病上一般无显著差别。诊断时应注意骨肿瘤的发病率、年龄、症状、体征和实验室检查结果等资料，这对骨肿瘤定性诊断有时有重要参考价值，同时骨肿瘤的诊断，应强调影像诊断。应当将 X 线平片、CT 与 MRI 等相互结合，还要密切联系临床、结合病理进行综合诊断。

1. 病变部位　不同类型的骨肿瘤，其发病部位亦不相同：骨肉瘤的好发部位多为长骨的干骺端；骨巨细胞瘤好发于长骨的骨端；尤因肉瘤好发于骨干；软骨母细胞瘤的好发部位是骨骺；颅骨和脊椎则是骨髓瘤的好发部位。

2. 病灶数目　单发病灶多是原发性骨肿瘤。骨髓瘤和转移性骨肿瘤病灶常是多发的。

3. 骨质破坏

（1）囊性骨破坏：囊性骨破坏常见于良性骨肿瘤，表现为圆形、卵圆形之骨密度降低影；边缘光滑锐利，常有硬化缘，其内可见钙化影。

（2）膨胀性骨破坏：膨胀性骨破坏为囊性骨破坏的继续扩大，除有囊性骨破坏 X 线表现外，皮质变薄，向四周膨胀性扩大是其主要表现，是良性骨肿瘤的另一种 X 线表现（图 9-63）。

（3）浸润性骨破坏：浸润性骨破坏为恶性骨肿瘤的主要 X 线表现。早期骨破坏呈筛孔状、虫蚀状密度降低影，继而表现为斑片状、大片状的溶骨性破坏。破坏区形态不规则，与正常骨组织无明确的分界（图 9-64）。

4. 软骨破坏　正常骺软骨有暂时阻止肿瘤生长蔓延的作用，但当肿瘤发展到一定程度时，软骨组织可被肿瘤组织所替代。肿瘤侵及骺软骨时，临时钙化带密度降低、中断或消失，骺软骨板增宽。肿瘤侵入关节，则有关节面软骨破坏、塌陷、关节腔内软组织肿块等。软骨破坏多是恶性肿瘤所致，但良性软骨母细胞瘤亦可有此表现。

5. 肿瘤骨　肿瘤细胞形成的骨组织称肿瘤骨。恶性骨肿瘤常有此表现，尤以成骨性骨肿瘤常见。根据瘤骨的密度和形状分为下列三种：

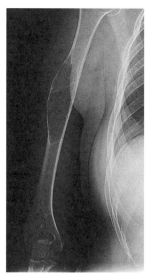

图 9-63　膨胀性骨质破坏
肱骨中段可见囊性密度降低区,向外膨胀,
皮质菲薄,边缘光滑锐利,有硬化缘。

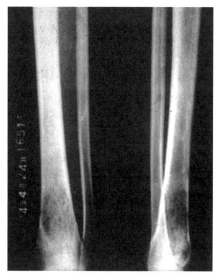

图 9-64　浸润性骨质破坏
右胫腓骨正侧位显示胫腓骨远端骨破坏呈筛孔状,破坏
区形态不规则,与正常骨组织无明确的分界。

（1）象牙样瘤骨:瘤骨结构均匀致密,其内无骨小梁结构,密度极高如象牙样密实。

（2）絮状瘤骨:瘤骨密度不均匀增高,呈毛玻璃样之斑片、絮状或团块状影,边缘模糊,其内无骨结构。多见于成骨型骨肉瘤。

（3）针状或须状瘤骨:肿瘤组织穿破骨皮质或骨膜向软组织内发展形成的肿瘤新生骨,呈放射状或须状,骨针粗细不均。

6. 肿瘤软骨　肿瘤软骨是由肿瘤细胞形成的软骨组织。瘤软骨钙化,形成环形或半环形的钙化影,亦可有斑点状、小片状、菜花样表现,部分可呈大片絮状、团块状密度增高影。环形钙化是诊断肿瘤中软骨组织的可靠依据。良性肿瘤软骨钙化环完整,密度高,边缘清楚。恶性肿瘤的软骨钙化环密度较低,边缘模糊,钙化环残缺不全。软骨肉瘤、骨肉瘤常有此种表现。

7. 反应骨　反应骨包括反应性骨增生硬化和骨膜反应。反应性骨硬化是指瘤周骨组织出现的反应性骨质增生。X 线表现为瘤周之环状密度增高影或硬化边缘。骨硬化环常见于良性骨肿瘤。骨膜反应是肿瘤刺激骨膜产生的反应性新生骨,X 线表现为层状、葱皮样、垂直状或放射状三角形(Codman三角)的密度增高表现。Codman 三角是由于骨膜反应性新生骨的中央部分被快速发展的肿瘤组织破坏,两端残留的骨膜新生骨向外掀起而形成的三角形阴影,亦称"肿瘤三角"。常见于恶性骨肿瘤、特别是骨肉瘤。但少数骨炎性病变有时也可出现此种征象。

良、恶性骨肿瘤的影像鉴别诊断比较复杂,要针对具体病例具体分析。总体上可归纳为以下几点,见表 9-2。

表 9-2　良恶性骨肿瘤的鉴别

	良性	恶性
生长情况	生长缓慢,不侵及邻近组织,但可引起压迫性移位;无转移	生长迅速,易侵及邻近组织、器官,可有转移
局部骨质变化	呈膨胀性骨质破坏,与正常骨界线清晰,边缘锐利,骨皮质变薄、膨胀,保持其连续性	呈浸润性骨破坏,病变区与正常骨界线模糊,边缘不整
骨膜增生	一般无骨膜增生,病理性骨折后可有少量骨膜增生,骨膜新生骨不被破坏	可出现不同形式的骨膜增生,并可被肿瘤侵犯破坏
周围软组织变化	多无肿胀或肿块影,若有肿块,其边缘清楚	长入软组织形成肿块,与周围组织分界不清

二、骨良性肿瘤

（一）骨瘤

【疾病概要】

1. 病因病理　骨瘤（osteoma）是一种成骨性良性肿瘤，起源于膜内成骨，多见于膜内化骨的骨骼，也可见于其他骨骼有膜内成骨的部分。骨瘤以构成大量成熟板层骨或编织骨为特点，生长缓慢。骨瘤约占骨良性肿瘤的 8%。

2. 临床表现　骨瘤可发生于各个年龄组，其中以 11~30 岁最多。男多于女。骨瘤可在观察期内长期稳定不增大或缓慢增大。较小的骨瘤可无症状，较大者随部位不同可引起相应的症状，如发生于鼻窦者可有头痛，窦口闭塞可引起继发性炎症和黏液性囊肿；位于颅骨表面者局部隆起变形。

【影像学表现】

1. X 线表现　骨瘤好发于颅骨，其次为颌骨，多见于颅骨外板和鼻窦壁，也可见于软骨内成骨的骨骼，如股骨、胫骨和手足骨等。

（1）颅面骨骨瘤：一般为单发，少数为多发，可分为两型：

1）致密型：大多突出于骨表面，表现为半球状、分叶状边缘光滑的高密度影，内部骨结构均匀实密，基底与颅外板或内板骨皮质相连。

2）疏松型：较少见，可长得较大。自颅板呈半球状或扁平状向外突出，边缘光滑，密度似板障或呈磨玻璃样改变。起于板障者可见内外板分离，外板向外突出较明显，内板多有增厚。骨瘤突起时其表面的软组织也随之凸起，但不受侵蚀、不增厚。

（2）鼻窦骨瘤：位于鼻窦的骨瘤多为致密型，有蒂，常呈分叶状突出于鼻窦腔内，并可从一个窦腔向其他窦腔生长。

2. CT 表现　CT 能更好地显示 X 线平片上骨瘤表现的各种征象（图 9-65），并可发现位于骨性外耳道、乳突内侧等隐蔽部位的较小骨瘤。

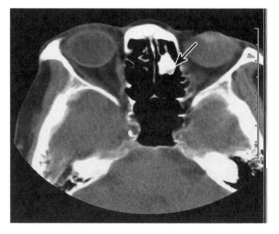

图 9-65　颅骨骨瘤
左侧筛窦腔内可见分叶状边缘光滑的高密度影，内部骨结构均匀密实（↑）。

3. MRI 表现　致密型骨瘤在 T_1WI 和 T_2WI 上均呈边缘光滑的低信号或无信号影，其信号强度与邻近骨皮质一致，与宿主骨的骨皮质间无间隙。邻近软组织信号正常。

【诊断与鉴别诊断】

影像学检查发现鼻窦腔内骨性肿块或突出颅骨表面的骨性肿块，即可诊断为本病。

（二）骨样骨瘤

【疾病概要】

1. 病因病理　骨样骨瘤（osteoid osteoma）是良性成骨性肿瘤，由成骨性结缔组织及其形成的骨样组织和编织骨所构成。肿瘤本身称为瘤巢，直径一般不超过 1.0cm，常埋在增生的骨质内。肉眼观察，瘤巢为暗红色肉芽组织，其中有沙砾样的钙化和骨化灶。镜下瘤巢由新生骨样组织所构成，瘤巢中心部分以编织骨为主，且有钙化。瘤巢周围由增生致密的反应性骨质包绕。瘤巢及其周围含有无鞘膜交感神经纤维，可能与临床上出现特殊的疼痛有关。

2. 临床表现　本病多见于 30 岁以下的青少年。起病较缓，症状以患骨疼痛为主，夜间加重。疼痛可局限于病变处，也可向肢体远端或周围扩散。疼痛可发生在 X 线征象出现之前。用水杨酸类药物可缓解疼痛，为本病的特点。

【影像学表现】

1. X 线表现　本瘤多数在 X 线下可以确诊，以胫骨和股骨多见。肿瘤多发生于长管状骨的骨干，85% 发生于骨皮质，其次为骨松质和骨膜下，少数发生于关节囊内骨。发生于脊椎者大多位于附件。

X线下根据受累部位大致可分为皮质型、松质型和骨膜下型,均表现为瘤巢所在部位的骨破坏区以及周围不同程度的反应性骨硬化(图9-66A),偶可见瘤巢内的钙化或骨化影。

(1)皮质型:瘤巢位于骨皮质,周围骨质增生硬化和骨膜反应明显而广泛,甚至可遮盖瘤巢。

(2)松质型:瘤巢位于骨松质内,周围仅有轻度的骨硬化带,发生于末节指(趾)骨者可无骨质硬化。

(3)骨膜下型:瘤巢所在部位骨皮质可出现凹陷,肿瘤可将骨膜掀起形成数量不等的骨膜新生骨。

2. CT表现　瘤巢所在的骨破坏区为类圆形低密度灶,瘤巢中央可见不规则钙化和骨化影,骨破坏区周围有不同程度的硬化带、皮质增厚和骨膜反应(图9-66B、图9-67)。

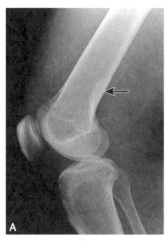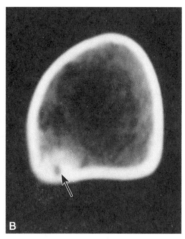

图9-66　骨样骨瘤

左侧股骨外侧可见0.7cm×1.4cm大小的卵圆形透亮区(A、B),周围可见硬化带(↑)。

3. MRI表现　肿瘤内未钙化的部分在T_1WI呈低到中等信号、T_2WI上呈高信号,钙化部分在T_1WI和T_2WI上均呈低信号,肿瘤增强后强化明显。瘤巢周围骨质硬化呈低信号。肿瘤周围的骨髓和软组织常有充血和水肿,呈T_1WI低信号,T_2WI高信号,并可有一定程度的强化。部分肿瘤甚至伴有邻近关节积液和滑膜炎症。

【诊断与鉴别诊断】

青少年病人,平片或CT检查发现长骨骨干内偏心性低密度区(大小多在1.0cm以内),内可有钙化,周围有明显骨质增生硬化,结合临床患骨疼痛,夜间加重,用水杨酸类药物可缓解疼痛,即可考虑为本病,MRI检查可进一步明确诊断。需要与下列疾病鉴别:

1. 慢性骨脓肿　多见于长骨干骺端,可有反复发生的炎症表现。骨破坏区内无钙化或骨化,边界模糊。

2. 硬化性骨髓炎　以骨质增厚硬化为主,无低密度瘤巢影。疼痛常呈间歇性,服用水杨酸类药物无效。

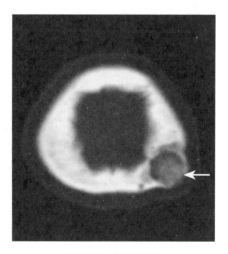

图9-67　骨样骨瘤

CT显示瘤巢所在的骨破坏区为类圆形低密度灶,其中央可见瘤巢的不规则钙化和骨化影(↑)。

（三）骨巨细胞瘤

【疾病概要】

1. 病因病理　骨巨细胞瘤(giant cell tumor of bone)是一种局部侵袭性肿瘤,大部分为良性,部分生长活跃,也有少数最初就是恶性。在我国骨巨细胞瘤是常见的骨肿瘤之一,占所有骨肿瘤的14.13%,居第三位。肿瘤好发于四肢长骨骨端,尤其是股骨远端、胫骨近端和桡骨远端。

骨巨细胞瘤一般认为来源于骨内不成骨的间充质组织。肉眼观察肿瘤切面呈棕红色、肉样、质软。可见出血灶和含液的坏死囊腔。镜下肿瘤主要由单核基质细胞和多核巨细胞构成,前者是决定肿瘤性质的细胞。Jaffes病理分为三级:Ⅰ级为良性,Ⅲ级为恶性,Ⅱ级为良、恶性之间。若肿瘤恶性度高,则多核巨细胞数量少,体积小,细胞核数少,单核细胞核大,有间变现象,排列紊乱;若为良性,则相反。但组织学的分级不完全代表其生物学特性,有些在镜下分化成熟的肿瘤,在临床上却表现为恶性。

2. 临床表现　骨巨细胞瘤好发年龄是20~40岁,骨骺愈合前的骨巨细胞瘤非常少见。骨巨细胞瘤的主要症状是患部疼痛和压痛,位于表浅部位的,早期可出现局部肿胀或形成肿块。患肢功能活动受限。骨质膨胀变薄时,压之可有捏乒乓球感,肿瘤穿破骨皮质形成软组织肿块后,皮肤可呈暗红色,表面静脉充盈曲张。疼痛剧烈,肿块增大迅速,有不同程度全身症状者,为恶性巨细胞瘤的表现。

【影像学表现】

1. X线表现　肿瘤好发于骨端,多呈膨胀性多房性偏心性骨破坏,骨壳较薄,其轮廓一般完整,其内可见纤细骨嵴,构成分房状、肥皂泡状改变(图9-68),此为该肿瘤的特征之一。肿瘤有横向膨胀的倾向,其最大径线常与骨干垂直。骨破坏区与正常骨的交界清楚但并不锐利,无硬化边。骨破坏区内无钙化和骨化影。一般无骨膜反应,不穿破关节软骨。良、恶性骨巨细胞瘤在X线上并无明确分界,以下几点提示恶性:①肿瘤与正常骨质交界处模糊,有虫蚀状、筛孔样骨破坏,骨性包壳和骨嵴残缺不全;②出现骨膜增生,有Codman三角;③软组织肿块较大,超出骨性包壳的轮廓;④病人年龄较大,疼痛持续加重,肿瘤突然加速生长并存在恶病质。

2. CT表现　可清楚显示骨性包壳,甚至平片上显示不清的在CT上也可清楚显示。在CT上大多数肿瘤的骨壳并不完整连续,但无包壳外的软组织肿块影。骨壳内面凹凸不平(图9-69),肿瘤内并无真正的骨性间隔,说明平片上的分房征象实际上是骨壳内面骨嵴的投影。肿瘤内密度不均,可见低密度的坏死区,有时可见液-液平面。肿瘤与骨松质的交界多清楚,但无骨质增生硬化。对解剖结构较复杂的部位,CT能很好地显示上述结构;对侵袭性较强的肿瘤,CT也能显示其相应的特征,对诊断有很大帮助。

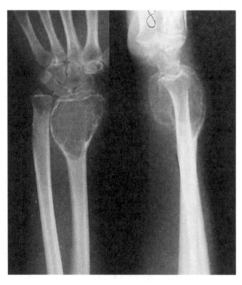

图9-68　骨巨细胞瘤

左侧桡骨远端呈膨胀性偏心性骨破坏,骨壳较薄,轮廓完整,内可见纤细骨嵴。

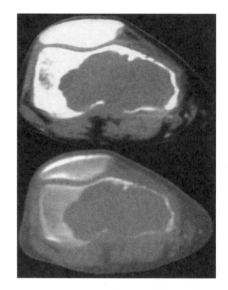

图9-69　骨巨细胞瘤

CT显示股骨远端破坏区骨壳并不完整连续,无软组织肿块影,骨壳内面凹凸不平。

3. MRI表现　MRI的优势在于显示肿瘤周围的软组织情况、与周围神经和血管的关系、关节软骨下骨质的穿破、关节腔受累、骨髓的侵犯和有无复发等。多数肿瘤在MRI图像上边界清楚,周围无低信号环。瘤体的MRI信号是非特异性的,在T_1WI呈均匀的低或中等信号,高信号区提示亚急性出血。在T_2WI信号不均匀,呈混杂信号,瘤组织信号较高,其内可见纤维性低信号分隔(图9-70)。陈旧性出血呈高信号,而含铁血黄素沉积呈低信号,出血和坏死液化区可出现液-液平面。增强扫描可有不同程度的强化。

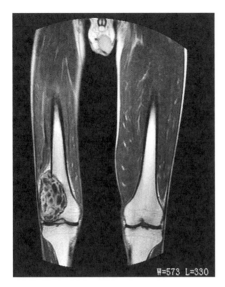

图 9-70　骨巨细胞瘤

MRI 显示右侧股骨远端呈不均匀混杂信号,内可见纤维性低信号分隔。

【诊断与鉴别诊断】

影像学检查发现长骨骨端膨胀性多房性或单房性偏心性骨质破坏,首先考虑骨巨细胞瘤,注意与下面几种病变进行鉴别诊断:

1. 骨囊肿　多在干骺愈合前发生,位于干骺端而不在骨端。骨囊肿膨胀不如骨巨细胞瘤明显且是沿骨干长轴发展。

2. 成软骨细胞瘤　肿瘤多发生于干骺愈合前的骨骺,病变边缘有硬化,骨壳较厚且破坏区内可见钙化影。

3. 动脉瘤样骨囊肿　发生于长骨者多位于干骺端,常有硬化边。

（四）骨软骨瘤

【疾病概要】

1. 病因病理　骨软骨瘤(osteochondroma)又名外生骨疣,是指在骨的表面覆以软骨帽的骨性突出物。骨软骨瘤是最常见的骨肿瘤,根据国内统计,占骨良性肿瘤的 31.6%。骨软骨瘤有单发和多发之分,以单发多见。肿瘤大小不一,巨大的肿瘤表面呈分叶状或菜花状。肿瘤由骨性基底、软骨帽和纤维包膜三部分构成。

2. 临床表现　本病好发于 10~30 岁,男性多于女性。肿瘤好发于股骨远端和胫骨近端。肿瘤早期一般无症状,仅局部可扪及一个硬结。肿瘤增大时可有轻度压痛和局部畸形,近关节的骨软骨瘤可引起活动障碍,或压迫邻近的神经而引起相应的症状,若肿瘤突然长大或生长迅速,应考虑有恶变的可能。

【影像学表现】

1. X 线表现　骨软骨瘤可发生于任何软骨内化骨的骨,长骨干骺端为好发部位,以股骨下端和胫骨上端最常见,约占 50%。肿瘤起始于干骺端,随骨的生长而向骨干移行。发生于长管状骨者多背离关节生长。X 线片上肿瘤包括骨性基底和软骨盖帽两部分。前者为母体骨的骨皮质向外伸延突出形成的骨性赘生物,其中可见骨小梁,与母体骨的小梁延续。基底部顶部略为膨大,或呈菜花状,或呈丘状隆起。基底部顶缘为不规则的致密线。软骨盖帽在 X 线片上不显影(图 9-71)。当软骨钙化时,基底顶缘外可出现点状或环形钙化影。肿瘤骨性基底在非切线位上可呈环形致密影。发生于扁骨或不规则骨的肿瘤多有较大的软骨帽,瘤体内常有大量钙化而骨性基底相对较小。肿瘤可压迫邻近骨产生移位或畸形。

2. CT 表现　骨性基底的骨皮质和骨松质均与母体骨相延续,表面有软骨覆盖,表现为低密度区,当软骨帽钙化时可见肿瘤顶部高密度影。

3. MRI 表现　肿瘤的形态特点与 X 线、CT 所见相同。骨性基底各部的信号特点与母体骨相同;软骨帽在 T_1WI 上呈低信号,在脂肪抑制 T_2WI 上为明显的高信号,信号特点与关节透明软骨相似。

【诊断与鉴别诊断】

影像学显示长骨干骺端背向关节生长的骨性突起,其骨皮质和骨松质均与母体骨相延续,即可诊断为本病。注意与下列疾病进行鉴别:

1. 骨旁骨瘤　肿瘤骨皮质和骨松质与母骨均无连续性。

2. 肌腱和韧带钙化　发生于肌腱韧带附着处,沿肌腱韧带走行,多呈尖角状或条带状,在 X 线平片或 CT 上为钙化密度,MRI 为低信号,而非骨松质结构和骨髓信号。

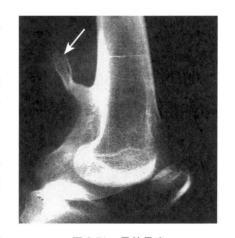

图 9-71　骨软骨瘤

股骨远端背向关节生长的骨性突起(↑),基底较宽,与股骨相连。

（五）软骨瘤

【疾病概要】

1. 病因病理　软骨瘤（chondroma）为常见的良性骨肿瘤,根据病灶数目可分为单发性软骨瘤和多发性软骨瘤,根据病变部位可分为内生性软骨瘤（enchondroma）和外生性（皮质旁）软骨瘤（ecchondroma）。单发性内生软骨瘤多见于干骺端和骨干髓腔,是形成成熟软骨的肿瘤,可能由正常骨内异位性的软骨残留发展而来。据国内统计,占良性肿瘤的 13.9%,仅次于骨软骨瘤和骨巨细胞瘤,居第三位。多发性软骨瘤并发软组织血管瘤称为 Maffucci 综合征。

2. 临床表现　单发性内生软骨瘤多发生于 11~30 岁,其次是 31~50 岁。较多见于男性,男女之比为 1.6:1。软骨瘤多发生于四肢短管状骨,其次是股骨、肋骨、胫骨。软骨瘤生长缓慢,症状轻,常因肿瘤长大发生畸形而发现。软骨瘤的主要症状是轻微疼痛和压痛,位置表浅者可见局部肿块。肿块表面光滑,质硬,局部皮肤正常。患部运动可有轻度受限,偶可合并病理性骨折。

【影像学表现】

1. X 线表现　病变常开始于干骺端,随骨生长而逐渐移向骨干。病变位于骨干者多为中心性生长,而位于干骺端者则以偏心性生长为主。单发性内生软骨瘤位于髓腔内,表现为边界清楚的类圆形骨质破坏区,多有硬化缘与正常骨质相隔。病变邻近的骨皮质变薄或偏心性膨出,其内缘因骨嵴而凹凸不平或呈多弧状。由于骨嵴的投影,骨破坏区可呈多房样改变（图 9-72）。骨破坏区内可见小环形、点状或不规则钙化影,以中心部位较多。发生于指骨者多位于中段和近段,而发生于掌、跖骨者多位于骨干中远部。

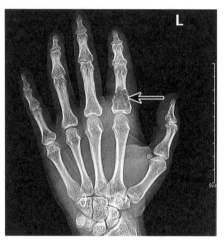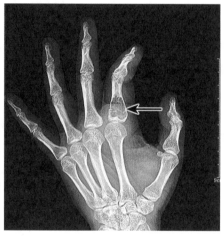

图 9-72　内生软骨瘤

左手示指指骨基底部边界清楚的类圆形骨质破坏区,内缘凹凸不平,可见点状钙化（↑）。

2. CT 表现　CT 检查可显示髓腔内异常软组织影,密度略低于肌肉,其内可见小环形、点状或不规则钙化影;邻近皮质膨胀变薄,边缘光整、锐利,一般无中断,其内缘凹凸不平。增强扫描可见肿瘤轻度强化。

3. MRI 表现　未钙化的瘤软骨呈长 T_1、长 T_2 信号。已钙化部分均呈低信号,但 MRI 较难显示较小的钙化灶。

【诊断与鉴别诊断】

影像学检查发现四肢短管状骨内边界清楚的圆形或类圆形骨质破坏区,内有钙化影,周围有硬化缘,可考虑为本病。注意与下列疾病鉴别:

1. 骨囊肿　极少发生于短管状骨,也少见偏心性生长。骨破坏区内无钙化影。

2. 指骨结核　多见于婴幼儿,骨干膨胀性骨破坏呈骨气臌改变,周围有层状骨膜反应,骨质疏松明显。

（六）骨血管瘤

【疾病概要】

1. 病因病理　骨血管瘤（hemangioma of bone）系指骨内血管增生所形成的良性肿瘤或血管畸形,

单发者多见,多发者又称血管瘤病。骨血管瘤分为海绵型和毛细血管型,前者较常见,由充满血液的扩张的薄壁腔窦构成,此型多见于颅骨;毛细血管型由极度扩张增生的细小毛细血管构成,此型多见于长骨;混合型多见于椎体。颅骨与脊椎血管瘤虽然都属于海绵型,但在颅骨多表现为新骨形成,而在脊椎则多表现为骨质吸收。

2. 临床表现 病人年龄多为 11~50 岁,一般以中年较多。好发于扁骨如脊椎、颅骨、颌骨,长骨少见。发生在脊椎者,轻者仅有疼痛,重者可出现脊髓压迫症状。颅骨血管瘤常见于额骨和顶骨,起病慢,症状轻,一般在发现肿块数年后才就诊,局部可有疼痛、胀感和眩晕。长骨血管瘤若伴有软组织肿胀,可有血管搏动和杂音,变换体位后肿块大小可改变,有助于诊断。

【影像学表现】

1. X 线表现

(1)脊椎血管瘤:可为单个或多个椎体相连或相间发病,多见于胸椎,尤以第 2~7 胸椎最多。病灶区骨密度降低,病灶内残存的粗大骨小梁呈纵行排列似栅栏状(图 9-73)。椎体外形和椎间隙一般保持正常,椎旁无软组织影。

(2)颅骨血管瘤:以额骨最多见,其次为顶骨、枕骨和眼眶,表现为圆形或类圆形骨质缺损区,边界清楚,呈细齿状,多有硬化缘。其内可见自中央向周围放射状排列的粗大骨小梁,轴位呈橘瓣状或蜂窝状,切线位垂直于颅板向外延伸,外板膨胀变薄或破坏消失。

(3)长管骨血管瘤:好发于股骨,其次为胫骨、腓骨。病灶常位于干骺端或骨干,呈中心性或偏心性生长。中心性骨血管瘤起自髓腔,边界清楚,多有皮质膨胀和硬化边缘,骨膜反应少见。囊内骨嵴较多时,呈泡沫状、网眼状。偏心性病变多发生在长骨骨干,起自皮质内或骨膜,压迫骨皮质形成凹陷缺损,向外掀起骨膜形成肿瘤包壳。少数病变可突破骨壳侵入周围软组织。

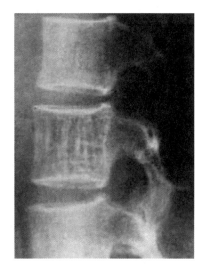

图 9-73 脊椎血管瘤
椎体骨密度降低,可见粗大骨小梁呈纵行排列似栅栏状。

2. CT 表现 平扫表现与平片相同。增强扫描骨针或骨间隔较少的血管瘤区多明显强化,CT 值可达 100Hu 以上。

3. MRI 表现 脊椎血管瘤显示短 T_1、长 T_2 信号区内有稀疏、粗大的低信号骨小梁。后者横断面示低信号粗点,冠状面与矢状面上呈栅栏状。长管骨血管瘤血管丰富者在 T_1WI、T_2WI 上均表现为起自髓腔的高信号区,其内伴有明显点状和短条状低信号。

【诊断与鉴别诊断】

平片和 CT 显示栅栏状椎体即可诊断为本病,MRI 显示椎体内短 T_1、长 T_2 病灶,排除脂肪性病灶,也可考虑为本病。平片和 CT 发现颅骨圆形或类圆形骨质缺损区,内有自中心向外的放射状骨针样改变,首先考虑本病,需要与下列疾病鉴别:

1. 脑膜瘤 颅骨内板破坏重于外板,骨针相互平行并垂直于颅骨,不同于血管瘤自瘤中心向四周边缘放射并相互交叉。骨质破坏呈斑点状,常同时伴有骨密度增加,周围骨板有增粗的血管沟影。

2. 颅骨骨肉瘤 颅骨骨肉瘤的病程短,肿块生长迅速,疼痛、压痛明显,溶骨性破坏区边缘无硬化,骨针排列不规整,软组织肿胀显著。

三、骨恶性肿瘤

(一)骨肉瘤

【疾病概要】

1. 病因病理 骨肉瘤(osteosarcoma)亦称为成骨肉瘤(osteogenic sarcoma),是指瘤细胞能直接形成骨样组织或骨质的恶性肿瘤。其恶性度高、发展快,是最常见的原发性恶性骨肿瘤。发病率约占骨原发性恶性肿瘤的 34%。

组图:脊椎血管瘤 MRI

骨肉瘤的主要成分是肿瘤性成骨细胞、肿瘤性骨样组织和肿瘤骨，还可见多少不等的肿瘤性软骨组织和纤维组织。

2. 临床表现　骨肉瘤好发年龄为 15~25 岁，年龄愈大发病率愈低。男性多于女性。常见症状是局部疼痛、肿块和运动障碍。疼痛初为间断性，以后为持续性，夜间尤甚，药物治疗无效；之后出现局部肿胀，可扪及肿块。病变局部皮肤红、热，皮温升高、有压痛，后期可见皮肤表浅静脉怒张、水肿。发生于关节附近的肿块可引起关节疼痛和运动障碍。骨肉瘤恶性程度高，发展快，多早期发生肺转移。实验室检查：血碱性磷酸酶水平升高。

【影像学表现】

1. X 线表现　骨肉瘤好发于长骨干骺端，以股骨远端、胫骨近端最常见，其次为肱骨近端。骨肉瘤有以下基本 X 线表现：

（1）骨质破坏：多始于干骺端中央，骨松质出现虫蚀样或小斑片状骨质破坏，继而出现骨皮质边缘破坏区，在皮质内表现为哈弗斯管扩张而呈筛孔状破坏。之后骨破坏区融合扩大形成大片的骨缺损。

（2）肿瘤骨：肿瘤细胞形成的骨组织称为"肿瘤骨"。骨破坏区和软组织肿块内的肿瘤骨是骨肉瘤特征性的表现，也是影像诊断的重要依据。瘤骨的形态主要有：

1）云絮状瘤骨：密度较低，边界模糊，是分化较差的瘤骨。

2）斑块状瘤骨：密度较高，边界清楚，多见于髓腔内或肿瘤的中心部，为分化较好的瘤骨。

3）针状瘤骨：为骨皮质外呈放射状向软组织伸展的肿瘤新骨，骨针粗细不均，其成因是肿瘤向软组织浸润发展时，肿瘤细胞沿供应肿瘤的微血管周围形成肿瘤性骨小梁。

（3）骨膜增生和 Codman 三角：骨肉瘤可引起 Codman 三角和各种形态的骨膜新生骨。Codman 三角是由于骨膜反应性新生骨的中央部分被快速发展的肿瘤组织破坏，两端残留的骨膜新生骨向外掀起而形成的三角形阴影。

（4）软组织肿块：表示肿瘤已侵犯骨外软组织，肿块多呈圆形或半圆形，境界多不清楚。在软组织肿块内可见瘤骨。

在 X 线片上，按骨质破坏和肿瘤骨的多少，骨肉瘤可分为三种类型：

（1）硬化型：有大量的肿瘤新生骨形成。X 线见骨内大量云絮状、斑块状瘤骨，密度较高，明显时呈大片象牙质改变。软组织肿块内也有较多的瘤骨。骨破坏一般并不显著。骨膜增生较明显。

（2）溶骨型：以骨质破坏为主。早期常表现为筛孔样骨质破坏，进而呈虫蚀状、大片状骨质破坏。此型也可见少量瘤骨及骨膜增生。

（3）混合型：硬化型与溶骨型的 X 线征象并存（图 9-74）。

2. CT 表现　骨破坏在 CT 上表现为骨松质的斑片状缺损和骨皮质内表面的侵蚀或骨皮质全层的虫蚀状、斑片状缺损甚至大片的缺损。骨膜反应呈与骨干表面平行的弧线状

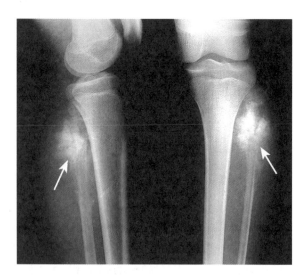

图 9-74　骨肉瘤
腓骨上端干骺端可见骨质破坏，有明显的肿瘤骨（↑），并可见软组织肿块。

高密度影并与骨皮质之间有线样透亮带。软组织肿块常偏于病骨一侧或围绕病骨生长，其边缘大多模糊而与周围正常的肌肉、神经和血管分界不清，其内常见片状低密度区（图 9-75）。CT 发现肿瘤骨较平片敏感，瘤骨分布在骨破坏区和软组织肿块内，形态与平片所见相似，密度差别较大，从数十至数百 HU 或更高。增强扫描肿瘤的实质部分可有较明显的强化，使肿瘤与瘤内坏死灶和周围组织的区分变得较为清楚。

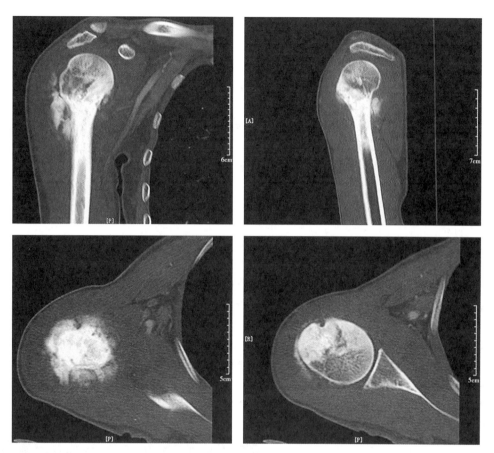

图 9-75　骨肉瘤

CT 显示肱骨上端肿瘤骨和骨质破坏,并可见软组织肿块。

3. MRI 表现　骨质破坏、骨膜反应、瘤骨在 T_2WI 上显示最好,呈低信号,其形态与 CT 所见相似,但 MRI 显示细小、淡薄的骨化或瘤软骨钙化的能力远不及 CT。大多数骨肉瘤在 T_1WI 上表现为不均匀的低信号,而在 T_2WI 上表现为不均匀的高信号,肿块外形不规则,边缘多不清楚。MRI 的多平面成像可以清楚地显示肿瘤与周围正常结构如肌肉、血管、神经的关系。MRI 是显示髓腔肉瘤浸润范围的最好方法,也是发现跳跃病灶的较理想的检查方法(图 9-76)。

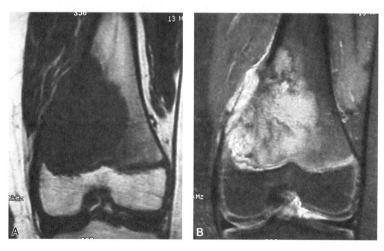

图 9-76　骨肉瘤

股骨远端干骺端长 T_1、长 T_2 病灶,破坏内侧骨皮质,开始向软组织侵犯。
A. T_1WI;B. 抑脂 T_2WI。

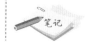

【诊断与鉴别诊断】

青少年病人,影像学检查发现长骨干骺端不规则骨质破坏、肿瘤骨形成、骨膜增生和软组织肿块,首先考虑本病。注意与下列疾病鉴别:

1. 化脓性骨髓炎 骨髓炎的骨破坏、新生骨和骨膜反应从早期到晚期的变化是有规律的,即早期骨破坏模糊,新生骨密度低,骨膜反应轻微,到晚期骨破坏清楚,新生骨密度高,骨膜反应光滑完整,有死骨形成,无软组织肿块。

2. 成骨型骨转移瘤 发病年龄较大,常在40岁以上。好发于躯干骨和四肢长骨骨端。表现为骨松质内的多发性骨硬化灶,境界清楚,骨破坏少见,骨皮质一般不受累。

3. 溶骨型骨转移 发病年龄较大,好发于躯干和四肢长骨骨干及骨端,常为多发性,极少出现骨膜反应。

（二）软骨肉瘤

【疾病概要】

1. 病因病理 软骨肉瘤(chondrosacoma)是一种起源于软骨或成软骨结缔组织的一种较常见的骨恶性肿瘤。其特征为瘤细胞直接形成软骨,它可经软骨内成骨过程产生钙化和骨化,但不产生肿瘤细胞直接形成的肿瘤性骨样组织或骨组织。软骨肉瘤的发病率仅次于骨肉瘤,约占骨恶性肿瘤的16%。

根据肿瘤的发病过程,分为原发性和继发性软骨肉瘤。前者最初即为恶性,后者则在骨软骨瘤、软骨瘤等良性软骨病变的基础上发生恶性变。

2. 临床表现 临床上常见于30岁以上,男性高于女性,多发于骨盆骨、股骨、胫骨、肋骨及肩胛骨等。病程缓慢,主要表现为疼痛,逐渐加重呈持续性剧痛,局部可扪及质硬的肿块。

【影像学表现】

1. X线表现 中心型软骨肉瘤在骨内呈溶骨性破坏,X线平片表现为髓腔内高、低混杂密度肿块,其中肿瘤破坏区呈低密度,边界多不清楚,破坏后残余骨、瘤骨及软骨钙化呈高密度;邻近骨皮质膨胀变薄,或穿破骨皮质形成大小不等、密度不均匀的软组织肿块;肿块内有片状、环状或半环状钙化灶是其特征。偶可见骨膜反应和Codman三角。周围型软骨肉瘤多为继发性。继发于骨软骨瘤者,肿瘤与相应骨皮质相连,顶部有一个较厚的软骨帽,形成界线模糊的软组织肿块,内有较多的不规则钙化灶。

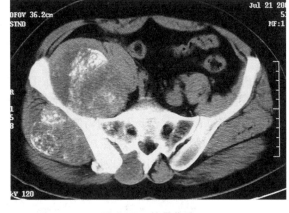

图9-77 软骨肉瘤
右侧髂骨骨质破坏区,周围巨大软组织肿块,内有大量不规则钙化灶。

2. CT表现 CT平扫有助于发现骨破坏区残骨、瘤骨、肿块内的小片状、环状及半环状钙化灶(图9-77)。CT增强扫描后肿瘤边缘及分隔强化明显。

3. MRI表现 MRI能清楚地显示肿瘤的轮廓与向髓内和软组织侵犯的范围。肿瘤常呈分叶状,信号不均匀,其信号特点与其组织成分和恶性程度有关。低度恶性者内含透明软骨成分,T_1WI上呈低信号,T_2WI上呈均匀高信号;高度恶性者内含黏液和软骨细胞,T_1WI呈低信号,T_2WI上呈不均匀中等信号,瘤内骨化和钙化灶呈低信号。骨外软组织呈分叶状,T_1WI和T_2WI上多呈低信号,MRI增强扫描骨内肿瘤呈中等强化,软组织肿块强化明显,但坏死区无强化。

【诊断与鉴别诊断】

30岁以上的病人,在骨盆骨、股骨、胫骨、肋骨及肩胛骨等处进行影像学检查时发现溶骨性破坏,伴有软组织肿块,破坏区和肿块内有大量不规则钙化灶,应首先考虑本病。注意与下列疾病鉴别:

1. 骨肉瘤 软骨肉瘤多见点状或环形密集钙化,密度较高,边界较清楚,骨膜反应较少,而骨肉瘤的瘤骨呈斑片状或棉絮状,边界较模糊,可见各种骨膜反应。

2. 软骨瘤 软骨瘤表现为囊状或囊状膨胀性破坏,骨皮质连续,无软组织肿块。

（三）转移性骨肿瘤

【疾病概要】

1. 病因病理 转移性骨肿瘤（metastatic tumor bone）是指骨外其他组织的恶性肿瘤（癌、肉瘤和其他恶性病变）转移至骨骼的肿瘤，是恶性骨肿瘤中最常见的一类肿瘤，转移性骨肿瘤占恶性骨肿瘤的75%。

转移途径主要是血行转移，少数可直接由邻近的原发灶蔓延发病，如鼻咽癌侵犯颅底，口底癌侵犯下颌骨。原发性肿瘤多为肺癌、乳腺癌、甲状腺癌、前列腺癌、肾癌和鼻咽癌等。转移瘤常多发，多见于脊椎、肋骨、股骨上端、髂骨、颅骨和肱骨等红骨髓部位。

2. 临床表现 主要症状为进行性加重性疼痛、病理性骨折和脊髓神经根受压引起的截瘫（脊柱转移）。实验室检查：血碱性磷酸酶升高，血清钙磷可升高。前列腺癌骨转移者可引起酸性磷酸酶升高。

【影像学表现】

1. X线表现 骨转移瘤可分为溶骨型、成骨型和混合型。

（1）溶骨型：最常见，表现为各种形式的多发骨质破坏（图9-78），可形成软组织肿块，但一般无骨膜增生。常并发病理性骨折。发生在脊椎者椎体、椎弓根受侵、破坏，重者椎骨广泛性破坏、椎体变扁，但椎间隙仍保持完整。

（2）成骨型：病变于骨松质内呈多发高密度斑片状或结节状影（图9-79），密度均匀，境界不清，骨皮质多完整，多发生在腰椎与骨盆。椎体无压缩变扁。多见于前列腺癌、乳腺癌、肺癌或膀胱癌。

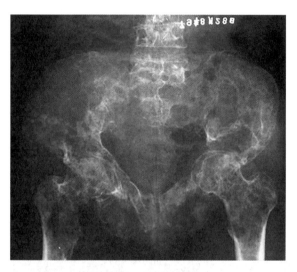

图9-78 溶骨型转移瘤
脊柱、骨盆、股骨多发性不规则骨质破坏。

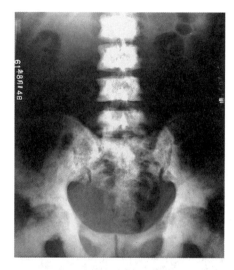

图9-79 成骨型转移瘤
脊柱、骨盆、股骨多发高密度斑片状或结节状影，密度均匀，境界不清。

（3）混合型：兼有溶骨型和成骨型的骨质改变。

2. CT表现 CT能清楚地显示骨外局部软组织肿块的范围、大小及与邻近脏器的关系。溶骨型转移表现为骨松质或/和骨皮质内的低密度缺损区，边缘较清楚，无硬化，常伴有软组织肿块。成骨型转移为骨松质内斑点状、片状、团絮状或结节状的高密度灶，多无软组织肿块和骨膜反应。混合型转移则兼有以上两型病灶。

3. MRI表现 MRI对骨髓中的肿瘤组织及其周围水肿非常敏感，能够显示X线平片、CT不易发现的转移灶，能更加明确转移瘤的位置、分布、大小、数目和邻近组织受累情况。大多数骨转移瘤在高信号骨髓组织的衬托下显示非常清楚，在T_1WI上呈低信号，在T_2WI上呈高信号，其内信号不均。加用脂肪抑制序列肿瘤不被抑制而呈高信号，显示更清楚；在梯度回波T_2WI上，骨转移瘤呈高信号。增强扫描常见肿瘤呈明显不均匀强化。

4. PET/CT显像表现 PET/CT显像是在原PET显像的基础上增加了CT显像，既评价了转移性骨肿瘤的骨骼代谢改变，又结合了骨骼形态结构的改变，对转移性骨肿瘤诊断准确率较高。

（1）多数转移性骨肿瘤在PET/CT显像图上表现为对比剂浓集区（热区），形态为团块状或条状，而且是多发、分布无规律，一般椎体以胸、腰椎多见，骨盆以髂骨、坐骨多见（图9-80），下肢骨以股骨上端、上肢骨以肱骨多见。

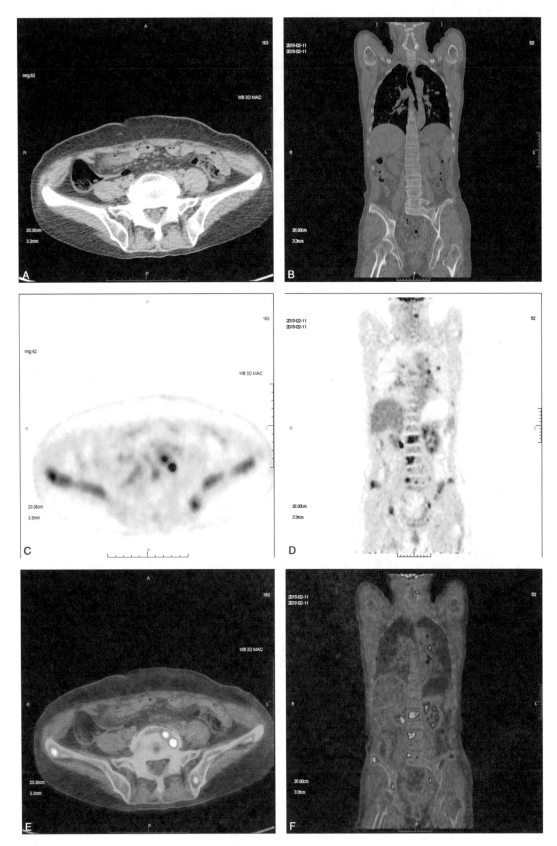

图 9-80　转移性骨肿瘤的 PET/CT 显像

A、B. CT 平扫显示脊柱多处、骨盆诸骨密度不均匀增高；C、D. PET 显示全身多发骨质密度增高伴放射性分布异常浓集；E、F. PET/CT 融合 CT 图像显示脊柱骨多处、骨盆诸骨见多发骨质密度增高伴放射性分布异常浓集，即高代谢灶。

笔记

（2）少数转移性骨肿瘤表现为显像图上对比剂稀疏区（冷区），稀疏区的两端或四周对比剂浓集，形成"炸面圈"征象，多见于颅骨、胸骨和椎体，常见于乳腺癌和甲状腺癌。

【诊断与鉴别诊断】

有原发性肿瘤病史，骨骼内出现多发大小不等不规则骨质破坏区或骨质硬化区，首先考虑骨转移。注意与骨髓瘤鉴别，骨髓瘤的病灶大小多较一致，常呈穿凿样骨破坏，常伴有明显的骨质疏松；骨破坏区出现软组织肿块和出现膨胀性骨破坏的概率较高。实验室检查多发性骨髓瘤病人血清球蛋白升高，骨髓穿刺涂片浆细胞增多，可找到骨髓瘤细胞，尿中可出现本-周蛋白。

影像学检查显示脊椎椎体破坏，椎弓根破坏，而椎间隙正常者要首先考虑转移瘤，应注意与脊椎结核鉴别。后者一般椎弓根不破坏，椎间隙变窄，可有椎旁脓肿。

（四）骨髓瘤

【疾病概要】

1. 病因病理　骨髓瘤（myeloma）为起源于骨髓网织细胞的恶性肿瘤，由于其高分化的瘤细胞类似于浆细胞，又称为浆细胞瘤（plasmacytoma）。约占骨恶性肿瘤的 6%。本病有单发和多发之分，多发者占绝大多数。单发者极少见。骨髓瘤好发于含红骨髓的部位，以椎骨、颅骨、肋骨多见，其次为骨盆和肩胛骨，少数可原发于髓外组织。晚期可广泛转移，但很少出现肺转移。

本病起源于红骨髓，在髓腔内呈弥漫性浸润，也可为局限性。初期为髓腔内蔓延，骨外形正常，后期可破坏骨皮质，侵入软组织。瘤细胞可分为浆细胞型和网状细胞型，有时两型混杂存在。

2. 临床表现　多见于 40 岁以上中老年人，男女之比约 2:1。临床表现复杂，骨骼系统表现为全身性骨骼疼痛，以腰骶部和背部疼痛明显，疼痛初期为间歇性，后继为持续性剧痛，可合并软组织肿块和病理性骨折；泌尿系统表现为急、慢性肾衰竭；神经系统表现为瘤细胞对周围神经浸润、压迫以及类淀粉样物质沉积所致的多发性神经炎。此外，还可出现反复感染、贫血和紫癜。实验室检查：红细胞、白细胞和血小板减少，血沉加快，存在高蛋白血症和高血钙，骨髓涂片可找到骨髓瘤细胞。尿检：本-周（Bence-Jones）蛋白阳性。

【影像学表现】

1. X 线表现

（1）弥漫性骨质疏松：脊椎和肋骨常有病理性骨折。

（2）多发性穿凿状骨质破坏：生长迅速者，破坏区呈鼠咬状，边缘清楚或模糊，无硬化边和骨膜反应，多见于颅骨、脊椎、肋骨和骨盆，骨质破坏区可相互融合成地图状，颅骨病变较典型（图 9-81）；生长缓慢者，破坏区呈蜂窝状、皂泡状改变，伴有骨膨胀，多发生于长骨、脊椎、肋骨、骨盆和肩胛骨。

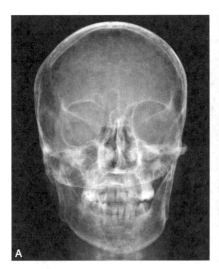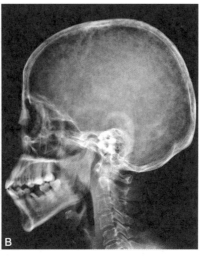

图 9-81　骨髓瘤

颅骨正侧位显示，多发穿凿状骨质破坏区，边界不清楚，无硬化边，部分融合成地图状。

（3）骨质硬化性改变：少见，表现为单纯性硬化或硬化与破坏并存，破坏灶周围有硬化缘，影像学上又称为硬化型骨髓瘤。病灶周围有放射状骨针以及弥漫性多发性硬化。骨髓瘤治疗后也可出现硬化改变。

（4）软组织肿块：位于破坏区周围，椎旁软组织肿块极少跨越椎间盘水平至邻椎旁，肋骨被破坏后可形成胸膜下结节或皮下软组织肿块。

（5）X线表现正常：约占10%，提示病灶过小或骨质改变轻微。

2. CT表现　较X线平片能更早期显示骨质细微破坏和骨质疏松。典型表现为骨松质内呈弥漫性分布、边缘清楚的溶骨性破坏区，无明显骨膜反应，常见软组织肿块。胸骨、肋骨破坏多呈膨胀性。脊柱常有椎体病理性骨折，椎体后缘骨质中断或破坏，为肿瘤侵犯硬膜外的可靠征象。

3. MRI表现　X线平片和CT不能显示骨破坏出现之前的改变，MRI对检出病变、确定范围非常敏感。骨破坏或骨髓浸润区在T_1WI上呈边界清楚的低信号，多位于中轴骨及四肢骨近端。病变弥漫时，为多发、散在点状低信号；T_2WI上呈高信号；STIR序列由于脂肪信号被抑制，病灶高信号较T_2WI更加明显。

【诊断与鉴别诊断】

老年病人出现弥漫性骨质疏松、多发性骨质破坏或多发性骨质硬化灶时要考虑到本病，实验室检查和骨髓涂片可明确诊断。注意与转移性骨肿瘤鉴别，有原发性肿瘤病史是最主要的鉴别点。

（五）尤因肉瘤

【疾病概要】

1. 病因病理　尤因肉瘤（Ewing sarcoma）于1921年由Ewing首先描述并命名。目前认为本病起源于骨髓未分化间充质支持细胞，偶尔发生于骨外软组织。本病约占骨恶性肿瘤的4%，以四肢长骨骨干多见，扁骨中多见于髂骨和肋骨。

病变起源于髓腔，瘤组织富含细胞和血管，质地柔软，常被纤维组织分隔成不规则结节状。瘤内可有出血、坏死及囊变。肿瘤易向周围浸润扩散，侵入骨膜下可形成骨膜反应和软组织肿块。

2. 临床表现　好发年龄为5~15岁，男多于女。全身症状常似骨感染，如发热、白细胞增多。局部症状以疼痛为主，还可存在局部肿块。早期可发生骨骼、肺和其他脏器转移。肿瘤对放射线极为敏感，局部照射后，症状可显著改善。

【影像学表现】

1. X线表现　X线表现多种多样，无特征性。根据肿瘤发生部位可分为中心型和周围型。

（1）中心型：最多见，病灶位于骨干中段髓腔内，呈弥漫性骨质疏松和斑点状、虫蚀样破坏，边界不清（图9-82）。肿瘤突破骨皮质可出现葱皮样骨膜反应，可被破坏形成Codman三角，并可见放射状骨针。早期病变可穿破皮质形成软组织肿块。

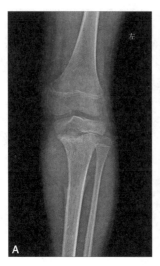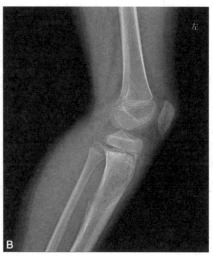

图9-82　尤因肉瘤

膝关节正侧位显示，胫骨上段骨皮质及部分骨松质内呈虫蚀样溶骨性破坏，骨皮质外见Codman三角，周围伴软组织肿块（A、B）。

（2）周围型:病灶始于骨皮质一侧,骨皮质外缘被破坏常呈蝶形,具有一定特征性,常合并软组织肿块。发生于扁骨及不规则骨者,亦表现为溶骨性破坏、不规则骨硬化或混合存在。发生于骨外者,主要表现为大小不等的软组织肿块,边界不清,密度较高,少数可出现邻近骨质硬化或皮质粗糙变厚。

2. CT表现　病变呈片状、筛孔样或虫蚀样溶骨性破坏,其内常包含斑片状骨质增生硬化。病变早期可见广泛的骨旁肿块,内可有针状骨,长短不一,较纤细,为肿瘤间质成骨。增强扫描肿瘤有不同程度强化。

3. MRI表现　显示髓腔内浸润及骨破坏早于平片和CT,T_1WI低信号,T_2WI高信号,信号不均匀,皮质信号不规则中断;骨膜反应呈等T_1、中短T_2信号;病变周围软组织肿块为T_1WI低信号,T_2WI高信号。

【诊断与鉴别诊断】

青少年病人,影像学检查发现长骨骨干不规则骨质破坏、软组织肿块、葱皮样骨膜反应、Codman三角和放射状骨针时,应首先考虑本病。注意与急性骨髓炎鉴别,早期两者表现相似,但骨髓炎常有弥漫性软组织肿胀,病史较长,以月计,多有明确的急性病史,有死骨,骨破坏与增生同时并存;而尤因肉瘤为局限性软组织肿块,有分层状骨膜反应,疼痛明显,病史短,以周计。鉴别困难时,可用诊断性放射治疗来区分,尤因肉瘤对放疗敏感。

（六）脊索瘤

脊索瘤(chordoma)是来源于骨内残留的迷走脊索组织的恶性肿瘤,较少见,发病率约占骨恶性肿瘤的0.43%,好发于骶尾部和颅底部。

【疾病概要】

1. 病因病理　肿瘤大小不一,位于骶尾部者较大。切面呈分叶状,有纤维间隔。脊索瘤生长缓慢,病程较长,平均20个月。

2. 临床表现　男性多见,男女比例为2:1,可发生于任何年龄,骶尾部多见于50~60岁,颅底部多见于30~60岁,骶尾部发病率最高。脊索瘤的主要症状为持续性隐痛,肛门指检可扪及包块,压迫周围组织可引起相应的症状。

【影像学表现】

1. X线表现

（1）骶尾部脊索瘤:多侵犯骶2以下的骶尾椎,X线征象良恶性并存。正位X线片上通常表现为囊性膨胀性骨破坏,可偏向一侧发展。有完整或不完整的骨壳,半数病例在破坏区内有钙化影(图9-83)。X线侧位片上常见不到骨壳,于骶前、骶后可见软组织肿块,直肠受压前移,与正常骨分界不清。

（2）颅底部脊索瘤:多起源于斜坡,向四周扩展可破坏蝶骨大翼、筛窦、枕骨、蝶鞍和岩尖,为溶骨性破坏,可见钙化。在头颅侧位片上可见突向咽顶和鼻腔的软组织肿块影。

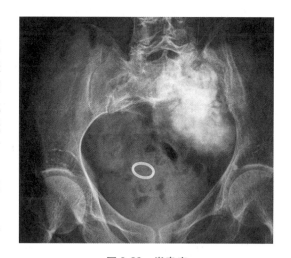

图9-83　脊索瘤
一侧骶骨囊性膨胀性骨破坏,破坏区内有钙化影。

2. CT表现　骶骨和颅底是平片不易显示的地方,而CT能很好地显示脊索瘤造成的骨质破坏、钙化和软组织肿块。增强扫描常有一定程度的强化。

3. MRI表现　肿瘤在T_1WI多呈低混杂信号,在T_2WI多呈高信号。MRI能很好地显示肿瘤的软组织肿块及其侵犯范围和与邻近组织、器官的关系。增强扫描常有明显的但缓慢的强化。

【诊断与鉴别诊断】

影像学检查发现骶尾部或颅底囊状骨质破坏,有软组织肿块,内有钙化要考虑到本病。

发生于骶尾部的脊索瘤须与巨细胞瘤鉴别,后者多发生在上部骶椎,肿瘤内无钙化,一般无侵袭性生长的表现。

发生于颅底者应与鼻咽癌鉴别,后者肿块主要在鼻咽部,没有钙化,临床表现也不同。

四、骨肿瘤样病变

（一）骨囊肿

【疾病概要】

1. 病因病理　骨囊肿(simple bone cyst)是常见的非肿瘤性病变,一般单发,好发于长骨干骺端,最多见于肱骨近端(60%),其次为股骨近端(25%)。囊肿局部骨皮质膨胀,在薄的皮质壳外包有完整的骨膜。囊肿壁被间皮细胞覆盖,囊腔内有草黄色液体。可为单一的囊腔,亦可为由纤维组织间隔分开的多个囊腔,囊壁有许多骨嵴伸入囊腔。

2. 临床表现　好发于青少年男性,多在 20 岁以下,尤以 4~10 岁的儿童多见。临床上一般无任何症状,或仅有隐痛或间歇性不适。约半数病例因病理性骨折而就诊。扁骨的骨囊肿多见于成年人。

【影像学表现】

1. X 线表现　单房性囊肿位于骺端中央,呈圆形、卵圆形或圆柱状边界清楚、密度均匀的透亮区,可有一处线状硬化边。囊肿轮廓呈底向骺板尖向骨干的"子弹"形,颇具特征。病变沿骨长轴发展,常引起轻度膨胀,膨胀程度一般不超过干骺端的宽度。膨胀使骨皮质变薄,但不至于破裂,亦无骨膜反应。随着骨骼生长,囊肿逐渐移向骨干。多房性者其中则可见大的分房状现象,骨间隔大部分与长骨纵轴垂直。骨囊肿发生病理性骨折时,因囊内液体流出,导致骨折片向囊内移位称为骨片陷落征,此为骨囊肿的特殊征象(图 9-84)。

2. CT 表现　囊性病灶在 CT 上一般呈均匀的液体密度影,骨壳完整。若合并病理性骨折,可显示骨片陷落征。

3. MRI 表现　病变呈圆形或卵圆形,边界清晰。T_1WI 呈中低信号,T_2WI 为高信号,由于囊液成分的不同如出血或蛋白沉积等使信号有所变化。若有病理性骨折,可见骨膜下高信号。

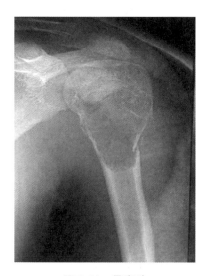

图 9-84　骨囊肿
肱骨近端可见卵圆形、边界清楚、密度均匀的透亮区,同时显示骨片陷落征。

【诊断与鉴别诊断】

平片显示长骨干骺端中央圆形、卵圆形或圆柱状边界清楚、密度均匀的透亮区,与骨干长轴一致纵向发展,周围有一处线状硬化边即可考虑为本病。CT 和 MRI 检查发现病灶为液性,则诊断明确。注意与下列疾病鉴别:

1. 动脉瘤样骨囊肿　动脉瘤样骨囊肿多为偏心生长,其内可呈皂泡状或有斑片状钙化影,囊壁可呈蛋壳样改变,膨胀程度较囊肿大,常向外膨突。CT 或 MRI 可见液-液平面。

2. 骨纤维异常增殖症　骨纤维异常增殖症的病变范围较广泛,密度较高,多呈磨玻璃样改变,多不呈中心性生长。

3. 骨巨细胞瘤　骨巨细胞瘤发生于骨骺愈合后的成人骨端,呈偏心膨胀性骨质破坏,病变内有骨嵴,呈多囊状或皂泡状改变。CT 或 MRI 显示为实性肿块。

（二）动脉瘤样骨囊肿

【疾病概要】

1. 病因病理　动脉瘤样骨囊肿(aneurysmal bone cyst,ABC)大多认为是骨骼局部的血管性改变,病人的静脉压持续升高,血管床扩张,存在骨质吸收,并发生反应性修复。动脉瘤样骨囊肿分为原发性和继发性两大类,后者多发生在原发性骨肿瘤的基础上。病理上为大小不等的扩张的血性囊腔,腔壁多由纤维组织及巨噬细胞所包绕,囊腔内含新鲜或陈旧血液。

2. 临床表现　动脉瘤样骨囊肿在 10~20 岁的人群中最多见,20~30 岁次之。动脉瘤样骨囊肿好发于四肢长骨和脊柱,也可发生于跟骨、锁骨、掌骨和指骨等处。动脉瘤样骨囊肿最常见的症状为局部轻度疼痛、肿胀、压痛及关节运动障碍。动脉瘤样骨囊肿可合并病理性骨折,脊柱受累者可出现神经症状,甚至截瘫。

【影像学表现】

1. X 线表现　管状骨病变可分为偏心型、中心型及骨旁型三种:

(1) 偏心型:最常见,好发于长骨干骺端,病灶偏心膨胀呈气球样膨出至骨外。囊外缘为薄的骨壳包绕,骨壳可部分缺如。病灶内常有粗细不一的小梁分隔,使病灶呈分房状。病变髓腔侧边界清楚,部分可有硬化边。可合并病理性骨折,也可有不同程度的骨膜反应。稳定期囊间隔可有钙化。

(2) 中心型:较少见,多见于短管状骨。病灶位于病骨中央,向四周扩展,呈溶骨性囊样透明区,囊内由粗或细的骨小梁分隔,导致出现蜂窝状外观。发生病理性骨折时也可见骨片陷落征。

(3) 骨旁型:更少见,病变大部分位于骨外,被完整或断续的菲薄骨壳包绕,局部骨皮质受压凹陷。

2. CT 表现　液性密度囊腔内可见液-液平面,液平面以上为低密度,平面以下为略高密度(图 9-85)。为更好显示液-液平面,检查前最好让病人在检查床上静卧 10～15min。该征象无特异性,也可见于其他病变。

3. MRI 表现　易于显示动脉瘤样骨囊肿的特征。所有的动脉瘤样骨囊肿均有膨胀性改变,大部分呈不规则的分叶状。T_1WI 和 T_2WI 均可显示病灶的边缘呈薄而光整的低信号。内部分隔在 T_1WI 上呈低信号,在

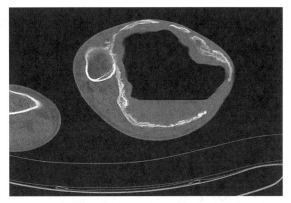

组图:动脉瘤样骨囊肿

图 9-85　动脉瘤样骨囊肿
CT 显示液性密度囊腔内可见液-液平面。

T_2WI 上呈略高信号。囊腔内液-液平面在 T_1WI 上,液平面上层相对于下层可呈低信号、中等信号或高信号,在 T_2WI 上通常均呈高信号。

【诊断与鉴别诊断】

X 线平片示长骨干骺端存在偏心性膨胀性骨质破坏,呈气球样膨出至骨外,囊外缘被薄骨壳包绕,病灶内有粗细不一的小梁分隔,首先应考虑为本病。CT 和 MRI 检查发现液性肿块,且其中可见液-液平面则诊断明确。注意与下列疾病鉴别:

1. 骨巨细胞瘤　骨巨细胞瘤多见于 20～40 岁以上的成年人,病变位于长骨骨端,膨胀不如动脉瘤样骨囊肿偏心地膨出于骨外软组织内。CT 或 MRI 显示为实性肿块。

2. 单纯性骨囊肿　单纯性骨囊肿多呈中心型,位于骨干或长骨干骺端骨松质内,膨胀性生长多不显著。无液-液平面。

（三）骨纤维异常增殖症

【疾病概要】

1. 病因病理　骨纤维异常增殖症(fibrous dysplasia of bone)也称为骨纤维结构不良,是一种先天性的类似于错构瘤的骨纤维发育异常性疾病,组织学上由脆弱的类骨质和含小梁骨的纤维组织构成。有时,组织内含有软骨结节及钙化。可单骨或多骨发病。病变多发且伴有性早熟和皮肤色素沉着者称为 Albright 综合征。病变好发部位是股骨近段、胫骨、肋骨、颌骨和尺、桡骨,多骨发病者病变常呈偏肢性分布,少数可累及全身骨骼。

2. 临床表现　好发年龄为 8～30 岁。病变进行缓慢,多数病人无自觉症状。症状轻重与病损程度有关,主要包括骨膨大、疼痛、病理性骨折和畸形。

【影像学表现】

1. X 线表现　可有四种类型:

(1) 囊状病变:最好发于股骨近段,呈圆形、椭圆形或半圆形异常透亮区,有明显硬化缘,周围硬化带可厚达数毫米,病灶内可见斑点状钙化或絮状略高密度影。

（2）磨玻璃样病变:病变区呈半透明结构,正常骨纹理消失,病骨膨胀变形,范围可较大,甚者累及骨干的大部伴有弯曲畸形(图9-86),可见不全骨折或假骨折线。长骨病变的上下两端有时呈尖角状,边缘硬化,可有索条状致密影向上下延伸。

（3）丝瓜络样改变:病变内有许多扭曲和粗大的骨小梁,呈纵行或横行排列,皮质膨胀变薄。有时在病变周围也可见长条状密度增高影向外延伸。

（4）硬化性改变:颅面骨骨纤维异常增殖症主要以骨质膨大、增生硬化为主,表现为外板和板障密度增高及少量囊样低密度改变(图9-87)。长骨可呈略膨胀的硬化性病变。

2. CT表现 CT值一般为40~80Hu。磨玻璃样高密度区内可有不规则斑点状、条索状和絮样更高密度影和小囊状低密度区,边缘可有憩室样突出,增强扫描无明显强化。

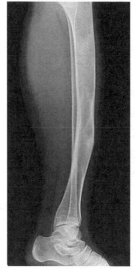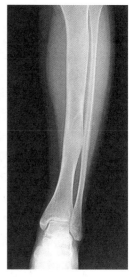

图9-86 骨纤维异常增殖症
胫骨病变区呈半透明结构,正常骨纹理消失,病骨膨胀变形,范围较大,弯曲畸形。

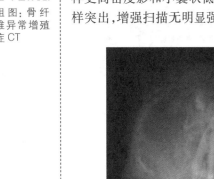
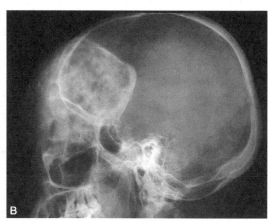

图9-87 骨纤维异常增殖症
A. 左侧眼眶部密度增高;B. 表现为外板和板障肥厚、密度增高及少量囊样低密度改变。

3. MRI表现 磨玻璃样病变和囊型骨纤维在MRI上表现为T_1WI为中等或略低信号,T_2WI和T_2WI抑脂像为高信号,其内可有斑点状或条带状低信号硬化区,囊型骨纤维周边常绕以明显的低信号硬化缘。

【诊断与鉴别诊断】

平片和CT见长骨内磨玻璃样病变、丝瓜络样改变伴骨畸形首先考虑本病,颅面骨不均匀骨质膨大、增生硬化者也要首先考虑本病。长骨内出现囊状改变,要想到本病可能,注意与骨囊肿鉴别,后者CT显示为液性成分,密度较低,不呈磨玻璃样。存在颅面骨改变者应注意与畸形性骨炎鉴别,后者很少见,整个颅板不规则增厚,骨质破坏和增生并存,骨结构紊乱。

第十一节 脊柱病变

一、脊柱退行性变

【疾病概要】

1. 病因病理 脊柱退行性变(degenerative spinal disease)多为生理性老化过程,遗传性、自身免疫性、急性创伤或慢性劳损等原因,也可促使脊柱发生退行性变。脊柱退行性变包括椎间盘退行性变、椎间关节退行性变和韧带退行性变。

（1）椎间盘退行性变:主要表现为纤维环退行性变、软骨终板退行性变与髓核退行性变。椎间盘退行性变引起相邻椎体发生骨髓水肿、脂肪沉积和骨质增生。

（2）椎间关节退行性变:多为椎间盘退行性变后导致的椎间关节异常活动和失稳所致。

（3）韧带退行性变:脊柱失稳引起周围韧带受力增加,出现纤维增生、硬化、钙化和骨化,多见于前纵韧带、后纵韧带和黄韧带。

上述诸结构的退行性变可引起椎管、椎间孔及侧隐窝的继发性狭窄。

2. 临床表现　一般无明显症状,或只有颈、腰背部僵硬或疼痛。并发椎间盘突出、椎管狭窄和脊柱滑脱等病变时,常压迫脊髓、神经根和血管,引起相应症状和体征。

【影像学表现】

1. X线表现　脊柱生理弯曲变直、侧弯,椎间隙变窄,髓核钙化;椎体终板骨质增生、硬化;边缘部唇状骨赘形成,甚至连成骨桥。椎间关节变窄、关节面硬化等（图9-88）。

2. CT表现　退变的椎间盘可产生氮气,即所谓的"真空椎间盘",表现为椎间盘内可有积气影。椎间盘外周可有弧形钙化和髓核钙化。骨结构改变多表现为椎体边缘唇样骨质增生、硬化。黄韧带肥厚、钙化表现为椎板内侧高密度影,硬膜囊侧后缘受压、移位。后纵

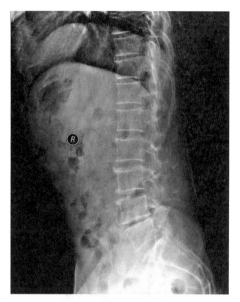

图9-88　脊柱退行性变
椎体终板骨质增生、硬化;边缘部唇状骨赘形成。

组图:脊柱退行性变MRI

韧带肥厚、钙化或骨化可发生一个节段,也可连续或不连续的累及多个节段,表现为椎管前壁椎体后缘的圆形或椭圆形高密度影,边缘清晰。

3. MRI表现　椎间盘变性表现为椎间盘变窄,T_2WI上椎间盘呈中低信号,失去正常夹层样结构。椎间盘内积气和钙化在T_1WI和T_2WI上均呈低信号或无信号区。椎体边缘骨质增生或骨赘表现为椎体终板前后缘骨皮质呈三角形外突的长T_1、短T_2信号。

【诊断与鉴别诊断】

X线平片显示椎体骨质增生硬化、椎间隙变窄,椎间关节变窄、关节面硬化即可诊断为本病,CT显示椎间盘积气或钙化、椎体骨质增生硬化、椎间关节变窄、关节面硬化、韧带钙化即可诊断为本病。MRI T_2WI上椎间盘呈中低信号即可诊断为椎间盘变性。

二、椎间盘膨出与突出

【疾病概要】

1. 病因病理　由于椎间盘发生变性,导致椎间盘变薄并向椎体周围膨隆,称椎间盘膨出(intervertebral disc bulge);由于退变或外伤致纤维环破裂,部分髓核通过纤维环缺损处突出,称椎间盘突出(intervertebral disc herniation);因纤维环前部厚,后部薄,后侧的中央又有后纵韧带加强,故椎间盘突出常在后纵韧带的侧后方,导致后纵韧带隆起。当突出的髓核穿过中央有裂隙的后纵韧带使髓核组织进入椎管内时,会形成髓核突出。髓核经软骨盘的受损破裂处突入其上、下椎体的骨松质内,形成椎体边缘黄豆大小的压迹,称为施莫尔(Schmorl)结节。

2. 临床表现　椎间盘突出以$L_4 \sim L_5$和$L_5 \sim S_1$最常见,其次为$C_4 \sim C_5$、$C_5 \sim C_6$。临床常见症状为颈肩痛或腰痛和下肢放射性疼痛,由臀部沿坐骨神经方向向下蔓延,疼痛可因步行、咳嗽或增加腹内压力而加重,休息后可以减轻,直腿抬高试验常阳性。椎间盘前突和前侧突较少,并且常无明显的临床症状。

笔记

【影像学表现】

1. X 线表现 本病 X 线平片阳性发现较少,一般不能明确诊断。间接征象有椎间隙狭窄,可匀称或不匀称,椎体边缘骨质增生形成骨赘,还可见到脊柱生理曲度异常和侧弯。Schmorl 结节表现为相邻的椎体上下缘有边缘清楚的隐窝状切迹,多位于椎体的中间,也可位于椎体的后部,形态常为圆形。

2. CT 表现 CT 扫描可直接显示椎间盘本身,它优越于常规 X 线平片和脊髓造影。

(1) 椎间盘膨出:在横断位 CT 图像上表现为超出椎体边缘光滑对称的软组织密度影(图 9-89A),轮廓完整,其后缘平直或内凹,硬膜囊前缘变平,或有浅压迹。硬膜外脂肪间隙存在,硬膜囊和神经根无受压移位。

(2) 椎间盘突出:椎间盘突出可分为三型。

1) 中央型:指位于中线者。

2) 侧后型:指位于中线两侧椎管内者。

3) 外侧型:指位于椎管外者。

CT 的直接征象:①椎间盘后缘向椎管内局限性突出的软组织块影,其密度与相应的椎间盘密度一致(介于骨质与硬膜囊之间),形态不一,边缘规则或不规则(图 9-89B)。②突出的椎间盘可有大小、形态不一的钙化;需要与椎体后缘骨质增生相鉴别,钙化常孤立存在,多与椎间盘相连,上下层面无连续性,而骨质增生时椎体后缘较宽,上下层面有连续性。③突出时椎管内硬膜外可见髓核游离碎片,其密度高于硬膜囊。

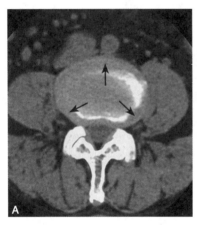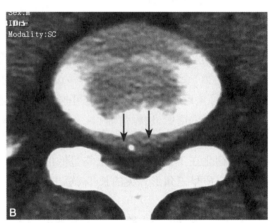

图 9-89 椎间盘膨出和突出的 CT 表现

A. 椎间盘膨出:椎间盘均匀一致超出椎体边缘(↑);B. 椎间盘突出:椎间盘局限性突出椎体后缘(↑)。

CT 间接征象为:①硬膜囊外脂肪间隙移位、变窄或消失。②硬膜囊前缘或侧方及神经根受压移位;脊髓造影有助于显示蛛网膜下腔、脊髓及神经根受压征象。③椎间盘突出所致骨改变的 CT 表现:突出的髓核周围有反应性骨质硬化,其形态不一,且不规则,多位于椎体后部表面。

Schmorl 结节:CT 较普通 X 线平片显示更清楚,表现为椎间隙平面相邻的椎体上下缘有边缘清楚的隐窝状切迹,多位于椎体的中间,也可位于椎体的后部,形态常为圆形,中心密度较低为突出的髓核,周围有骨硬化带。

3. MRI 表现 MRI 能清晰地显示脊髓、脑脊液、硬膜等组织,所以,MRI 显示椎间盘突出优于 CT。正常椎间盘的髓核与纤维环内侧部的水分较多,在 T_1WI 上呈稍高信号,纤维环外侧部和后纵韧带的水分较少,呈 T_1WI 低信号,在 T_2WI 上前两者呈高信号而后两者仍呈低信号。

椎间盘变性时水分丢失,T_2WI 上高信号消失。

椎间盘膨出显示为纤维环低信号向四周均匀膨隆,硬膜囊前缘和两侧椎间孔脂肪呈光滑、对称弧形压迹,高信号的髓核仍位于纤维环内。

　　椎间盘突出表现为 T_1WI 轴位像上突出的髓核在椎间盘后方呈中等信号,基底部可宽广或局限,在 T_2WI 椎间盘呈中等稍低信号,由于脑脊液是高信号,能更准确地显示硬膜和神经根鞘的受压及椎间孔内脂肪的移位。MRI 还可进行矢状位扫描,如果椎间盘向后突出,可直接显示硬膜受压情况。对于椎管内脊髓的受压以及继发改变 MRI 显示效果较好(图 9-90)。

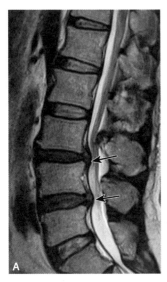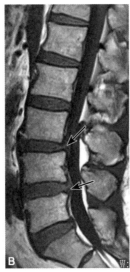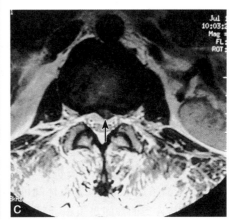

图 9-90　椎间盘突出 MRI 征象
腰 3、4 与腰 4、5 椎间盘后突(↑)。A. T_2WI;B. T_1WI;C. T_2WI 横断面。

【诊断与鉴别诊断】

　　CT 或 MRI 显示椎间盘均匀超出椎体边缘,其后缘平直或内凹,即可诊断为椎间盘膨出,若显示椎间盘局限性超出椎体边缘即可诊断为椎间盘突出。

三、椎管狭窄症

【疾病概要】

　　1. 病因病理　椎管狭窄(stenosis of vertebral canal)常见于颈段和腰段。根据不同病因,可分先天性、获得性和混合性椎管狭窄三类。先天性椎管狭窄少见,可发生于软骨发育不全、黏多糖和椎弓根肥大等疾病;获得性椎管狭窄是继发于骨或/和椎管的狭窄,常见于退行性疾患、外伤、手术后等;混合性椎管狭窄是在先天发育异常的基础上,合并获得性疾患。椎管狭窄除累及椎管中央部分外,也可累及侧隐窝和椎间孔。

　　2. 临床表现　临床症状出现时间与椎管狭窄程度有关,一般出现较晚,即使是先天性椎管狭窄,症状亦多在 50 岁以后出现。椎管狭窄可压迫脊髓、神经根和椎动脉,引起相应的症状和体征。椎管狭窄的主要症状是腰腿痛,常发生一侧或两侧神经根性放射性神经痛。严重者可引起双侧下肢无力、括约肌松弛、大小便障碍或轻瘫,也可表现为颈后痛、肩背部痛和上肢乏力。

　　椎管狭窄症的另一个主要症状是间歇性跛行。多数病人站立或行走时,腰腿痛症状加重,行走较短距离即可感到下肢疼痛、麻木无力。

【影像学表现】

　　1. X 线表现

　　(1) X 线侧位片上测量椎管前后径(椎体后缘到棘突前缘的距离),若颈椎椎管前后径<10mm,腰椎椎管前后径<15mm,可以诊断为椎管狭窄。

　　(2) X 线平片可显示脊柱先天性异常或继发的异常,如脊椎退行性变、椎间盘突出、小关节肥大等。

2. CT 表现

（1）CT 对椎管前后径的测量与平片相同。若颈椎管前后径<10mm 或腰椎管前后径<12mm,即为椎管狭窄。侧隐窝前后径正常大于 5mm,在 2~4mm 之间时为可疑狭窄,小于 2mm 时即可诊断为侧隐窝狭窄。小关节突增生肥大是侧隐窝狭窄的主要原因。

（2）先天性椎管狭窄的主要改变为椎弓缩短和环椎区多种畸形,如颅底凹陷等。CT 上可见枢椎齿状突向上移位进入枕骨大孔,甚至达颅后窝。

（3）获得性椎管狭窄的特点

1）椎体后缘骨质增生:在颈椎表现比较明显而且常见,对脊髓影响较大。

2）上下关节突增生肥大。

3）黄韧带肥厚或骨化:腰椎黄韧带肥厚可能是形成椎管狭窄的重要因素。黄韧带背侧是高密度的椎板,腹侧为低密度的脂肪,所以能从 CT 图像上测出韧带厚度。腰椎黄韧带厚度正常为 2~4mm,大于 5mm 时可诊断为黄韧带肥厚。黄韧带骨化时呈条状或斑片状高密度影,在骨窗条件下与椎板之间可见低密度线状缝隙。

4）椎间盘突出。

5）椎体滑脱,椎弓峡部崩裂。

6）后纵韧带骨化:CT 表现为椎体后缘正中或偏侧有骨化块向后突入椎管,横切面呈小圆形、半圆形、卵圆形、横条形。骨化块与椎体间可有条形间隙,中间为低密度影。

7）手术后残留的椎间盘组织、纤维瘢痕增生和移位的植骨片亦可致椎管狭窄。

3. MRI 表现

（1）椎管形态:可以在多切面上显示椎管外形,尤其是矢状位或冠状位上观察较佳,由于 T_2WI 上具有硬膜下椎管内脑脊液的高信号、T_1WI 上脑脊液低信号和硬膜外脂肪高信号的衬托,故更易显示椎管狭窄的部位和范围。

（2）狭窄程度:T_2WI 轴位或矢状位上很易测量椎管狭窄部前后径、椎管面积等。

（3）脊髓、神经根和椎动脉受压:矢状位可以显示脊髓腹侧和背侧受压情况（图 9-91）。冠状位可以整体显示脊髓左右两侧的受压情况。轴位上可以显示脊髓局部各方位受压的情况,还能显示受压段脊髓水肿、变性、软化或空洞情况,这些改变在 T_1WI 上呈低信号,在 T_2WI 上呈高信号。

【诊断与鉴别诊断】

影像学显示颈椎管前后径<10mm 或腰椎管前后径<12mm,即可诊断为椎管狭窄,侧隐窝前后径小于 2mm 时可诊断为侧隐窝狭窄。注意观察分析引起椎管狭窄的原因。

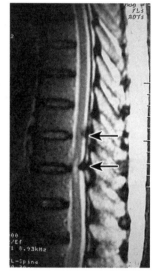

图 9-91 椎管狭窄症
右侧黄韧带增厚所致椎管狭窄(↑)。

小 结

本章主要介绍了各种影像学（X 线、CT、MRI）检查方法在骨骼肌肉系统疾病的临床应用价值,骨骼肌肉系统的正常与基本病变的影像学表现。重点阐明了常见骨与关节损伤、发育畸形、骨软骨缺血性坏死、化脓性和结核性感染、慢性骨关节病、骨肿瘤与肿瘤样病变、脊柱病变的临床特点、影像学表现及诊断与鉴别诊断。

（张英俊）

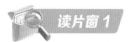
读片窗 1

病人,女,65 岁,外伤后半小时,右髋部疼痛(读片窗图 9-1)。应诊断为何种疾病?

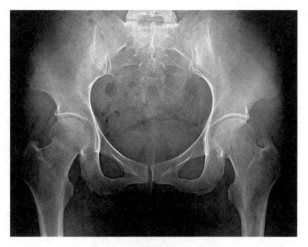

读片窗图 9-1

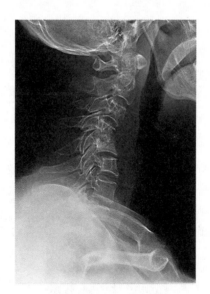
读片窗 2

病人,男,35 岁,颈部疼痛,活动受限半年余(读片窗图 9-2)。应诊断为何种疾病?

读片窗图 9-2

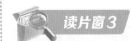

读片窗 3

病人,男,40 岁,下腰痛,活动受限 3 年余(读片窗图 9-3)。应诊断为何种疾病?

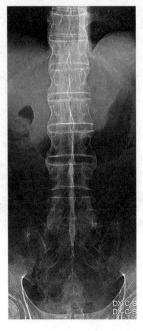

读片窗图 9-3

读片窗 4

病人,男,32 岁,左膝关节隐痛 3 个月余(读片窗图 9-4)。应诊断为何种疾病?

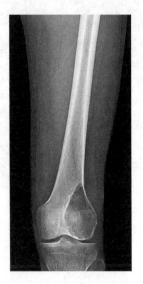

读片窗图 9-4

文档:病例分析

扫一扫,测一测

思考题

1. 引起骨密度降低的基本病变有哪些？
2. 如何在影像学上诊断骨折？
3. 如何诊断股骨头骨骺缺血性坏死？
4. 试述化脓性骨髓炎的影像学表现。
5. 试述脊椎结核的影像学表现。
6. 试述良恶性骨肿瘤的鉴别诊断。
7. 试述骨巨细胞瘤的影像学表现。
8. 试述骨肉瘤的影像学表现。
9. 试述椎间盘膨出和突出的影像学表现。

中英文名词对照索引

CT 尿路成像　CT urography, CTU ⋯⋯⋯⋯⋯ 268

CT 血管造影　CT angiography, CTA ⋯⋯⋯⋯⋯ 5

T₁ 加权像　T₁ weighted image, T₁WI ⋯⋯⋯⋯⋯ 7

T₂ 加权像　T₂ weighted image, T₂WI ⋯⋯⋯⋯⋯ 7

B

贲门失弛缓症　achalasia of cardia ⋯⋯⋯⋯⋯ 203

鼻窦炎　nasosinusitis ⋯⋯⋯⋯⋯ 83

鼻咽癌　nasopharyngeal carcinoma ⋯⋯⋯⋯⋯ 89

鼻咽血管纤维瘤　angiofibroma of nasopharynx ⋯⋯⋯ 87

病理性骨折　pathological fracture ⋯⋯⋯⋯⋯ 318

不典型增生结节　dysplastic nodule, DN ⋯⋯⋯ 241

C

侧斜位　mediolateral oblique, MLO ⋯⋯⋯⋯ 186

长骨结核　tuberculosis of long bone ⋯⋯⋯⋯ 336

肠梗阻　intestinal obstruction ⋯⋯⋯⋯⋯ 261

肠结核　tuberculosis of intestine ⋯⋯⋯⋯⋯ 223

肠套叠　intussusception ⋯⋯⋯⋯⋯ 262

肠系膜上动脉压迫综合征　superior mesenteric artery compression syndrome ⋯⋯⋯⋯⋯ 218

超顺磁性氧化铁　superparamagnetic iron oxide, SPIO ⋯⋯⋯⋯⋯ 228, 234

成骨肉瘤　osteogenic sarcoma ⋯⋯⋯⋯⋯ 351

成人股骨头缺血性坏死　adult ischemic necrosis of femoral head ⋯⋯⋯⋯⋯ 329

成釉细胞瘤　ameloblastoma ⋯⋯⋯⋯⋯ 92

充盈缺损　filling defect ⋯⋯⋯⋯⋯ 199

重复肾　duplication of kidney ⋯⋯⋯⋯⋯ 272

重复时间　repetition time, TR ⋯⋯⋯⋯⋯ 7

穿透性动脉粥样硬化性溃疡　penetrating atherosclerotic ulcer, PAU ⋯⋯⋯⋯⋯ 182

窗宽　window width, WW ⋯⋯⋯⋯⋯ 4

窗位　window level, WL ⋯⋯⋯⋯⋯ 4

垂体腺瘤　pituitary adenoma ⋯⋯⋯⋯⋯ 51

磁共振波谱分析　magnetic resonance spectroscopy, MRS ⋯⋯⋯⋯⋯ 7

磁共振尿路成像　magnetic resonance urography, MRU ⋯⋯⋯⋯⋯ 269

磁共振血管成像　magnetic resonance angiography, MRA ⋯⋯⋯⋯⋯ 7

磁共振胰胆管造影　magnetic resonance cholangiopancreatography, MRCP ⋯⋯⋯⋯⋯ 7, 228

磁敏感加权成像　susceptibility weighted imaging, SWI ⋯⋯⋯⋯⋯ 7

D

大叶性肺炎　lobar pneumonia ⋯⋯⋯⋯⋯ 124

单纯性肾囊肿　simple renal cyst ⋯⋯⋯⋯⋯ 278

胆道梗阻　obstruction of biliary tract ⋯⋯⋯⋯ 248

胆管癌　cholangiocarcinoma ⋯⋯⋯⋯⋯ 246

胆囊癌　carcinoma of gallbladder ⋯⋯⋯⋯⋯ 245

胆囊炎　cholecystitis ⋯⋯⋯⋯⋯ 243

胆系结石　cholelithiasis ⋯⋯⋯⋯⋯ 244

胆脂瘤　cholesteatoma ⋯⋯⋯⋯⋯ 82

动静脉畸形　arteriovenous malformation, AVM ⋯⋯ 37

动脉导管未闭　patent ductus arteriosus, PDA ⋯⋯ 171

动脉瘤样骨囊肿　aneurysmal bone cyst, ABC ⋯⋯ 360

短骨结核　tuberculosis of short bone ⋯⋯⋯⋯ 337

多发性硬化　multiple sclerosis, MS ⋯⋯⋯⋯ 66

多囊肾　polycystic renal disease ⋯⋯⋯⋯⋯ 279

多平面重组　multiplane reformation, MPR ⋯⋯⋯ 6

多形性腺瘤　pleomorphic adenoma ⋯⋯⋯⋯ 93

F

法洛四联症　tetralogy of Fallot, TOF ⋯⋯⋯⋯ 171

反相位　out-phase ⋯⋯⋯⋯⋯ 234

房间隔缺损　atrial septal defect, ASD ⋯⋯⋯⋯ 169

非霍奇金淋巴瘤　non-Hodgkin lymphoma, NHL ⋯ 146

肺挫伤　contusion of lung ⋯⋯⋯⋯⋯ 150

肺错构瘤　hamartoma ⋯⋯⋯⋯⋯ 138

肺动静脉瘘　pulmonary arteriovenous fistula ⋯⋯ 122

肺动脉栓塞　pulmonary embolism, PE ⋯⋯⋯⋯ 183

肺隔离症　pulmonary sequestration ⋯⋯⋯⋯ 122

肺棘球蚴病　pulmonary hydatid disease ⋯⋯⋯ 141

肺结核　pulmonary tuberculosis ⋯⋯⋯⋯⋯ 128

肺脓肿　lung abscess ································· 127

肺曲霉病　pulmonary aspergillosis ·············· 140

肺撕裂伤　laceration of lung ····················· 150

肺纹理　lung marking ····························· 102

肺炎　pneumonia ································· 124

肺野　lung field ································· 101

肺硬化性血管瘤　pulmonary sclerosing hemangioma,
PSH ································· 139

肺源性心脏病　cor pulmonale ····················· 176

风湿性心脏病　rheumatic heart disease,RHD ········· 175

G

肝囊肿　hepatic cyst ····························· 239

肝脓肿　abscess of liver ························· 234

肝破裂　rupture of liver ························· 264

肝细胞肝癌　hepatocellular carcinoma ············· 240

肝血管瘤　hepatic hemangioma ····················· 236

肝硬化　cirrhosis ····························· 232

高分辨力CT　high resolution CT,HRCT ·············· 6

高血压性脑出血　hypertensive intracerebral hemorrhage ································· 35

高血压性心脏病　hypertensive heart disease ········· 174

宫颈癌　cervical carcinoma ······················· 291

股骨头骨骺缺血性坏死　osteochondrosis of femoral
head ································· 328

骨关节结核　tuberculosis of bone and joint ········· 334

骨骺损伤　epiphyseal injury ······················· 317

骨巨细胞瘤　giant cell tumor of bone ·············· 347

骨瘤　osteoma ································· 346

骨膜增生　periosteal proliferation ················· 310

骨囊肿　simple bone cyst ························· 360

骨肉瘤　osteosarcoma ····························· 351

骨软骨瘤　osteochondroma ························· 349

骨髓瘤　myeloma ································· 357

骨纤维异常增殖症　fibrous dysplasia of bone ········· 361

骨血管瘤　hemangioma of bone ····················· 350

骨样骨瘤　osteoid osteoma ························· 346

骨折　fracture ································· 314

骨质坏死　necrosis of bone ······················· 310

骨质破坏　destruction of bone ····················· 309

骨质软化　osteomalacia ··························· 308

骨质疏松　osteoporosis ··························· 308

骨质增生硬化　hyperostosis and osteosclerosis ······· 309

骨肿瘤　bone tumor ······························· 343

关节结核　tuberculosis of joint ················· 337

关节破坏　destruction of joint ··················· 311

关节强直　ankylosis of joint ····················· 311

关节退行性变　degeneration of joint ·············· 311

关节脱位　dislocation of joint ··················· 311

关节肿胀　swelling of joint ····················· 311

冠状动脉粥样硬化性心脏病　coronary atherosclerotic heart
disease ································· 173

硅沉着病　silicosis ····························· 142

H

海绵状血管瘤　cavernous hemangioma ··········· 38,236

喉癌　laryngeal carcinoma ························· 89

滑膜骨软骨瘤病　synovial osteochondromatosis ········· 341

化脓性关节炎　pyogenic arthritis ················· 333

化脓性中耳乳突炎　suppurative otomastoiditis ········· 81

回波时间 echo time,TE ····························· 7

霍奇金病　Hodgkin disease,HD ····················· 146

J

畸胎类肿瘤　teratoid tumor ························· 145

急性胆囊炎　acute cholecystitis ··················· 243

急性化脓性骨髓炎　acute pyogenic osteomyelitis ········· 331

急性阑尾炎　acute appendicitis ··················· 263

急性粟粒性肺结核　acute military pulmonary tuberculosis ································· 130

急性胸痛综合征　acute chest pain syndrome ············· 181

急性主动脉综合征　acute aortic syndrome,AAS ········· 181

脊膜瘤　meningioma ······························· 68

脊髓外伤　spinal cord injury ····················· 72

脊索瘤　chordoma ································· 359

脊柱退行性变　degenerative spinal disease ············· 362

脊椎滑脱　spondylolisthesis ······················· 327

脊椎结核　tuberculosis of spine ··················· 334

继发性肺结核　secondary pulmonary tuberculosis ······· 132

间质性肺炎　interstitial pneumonia ················· 126

浆细胞瘤　plasmacytoma ··························· 357

胶质瘤　glioma ································· 44

结肠癌　carcinoma of colon ······················· 225

结肠息肉　colonic polyp ··························· 226

结核球　tuberculoma ······························· 132

结核性胸膜炎　tuberculosis pleuritis ·············· 134

结节病　sarcoidosis ······························· 142

结节性硬化　tuberous sclerosis ··················· 61

经皮经肝胆管造影　percutaneous transhepatic cholangiography,PTC ································· 227

颈动脉体瘤　carotid body tumor ··················· 96

胫骨结节骨软骨病　osteochondrosis of tibial tuberosity ································· 330

静脉肾盂造影　intravenous pyelography, IVP　………… 268

静脉血管瘤　venous hemangioma　…………………… 40

局限性胸腔积液　localized pleural effusion　………… 111

局灶性结节性增生　focal nodular hyperplasia, FNH　………………………………………………… 238

K

龛影　crater, niche　………………………………… 200

克罗恩病　Crohn disease　………………………… 222

空气支气管征　air bronchogram　………………… 108

快速自旋回波　fast SE, FSE　……………………… 7

溃疡性结肠炎　ulcerative colitis　………………… 224

L

肋骨骨折　fracture of rib　………………………… 148

泪囊泪道造影　dacryocystography, DCG　………… 75

类风湿关节炎　rheumatoid arthritis, RA　………… 338

淋巴瘤　malignant lymphoma　…………………… 146

颅骨骨折　fracture of skull　……………………… 27

颅内出血　intracranial hemorrhage　……………… 35

颅内动脉瘤　intracranial aneurysm　……………… 42

颅咽管瘤　craniopharyngioma　…………………… 52

卵巢癌　oophoroma　……………………………… 295

卵巢畸胎瘤　teratoma of ovary　………………… 293

卵巢囊腺瘤　cystic adenoma of ovary　…………… 294

卵巢囊肿　oophoritic cyst　……………………… 292

M

马蹄肾　horseshoe kidney　……………………… 271

慢性胆囊炎　chronic cholecystitis　……………… 243

慢性化脓性骨髓炎　chronic pyogenic osteomyelitis　…… 332

慢性胃炎　chronic gastritis　……………………… 208

慢性支气管炎　chronic bronchitis　……………… 119

慢性子宫输卵管炎　chronic uterine tubal inflammation　……………………………………………… 289

弥漫性轴索损伤　diffuse axonal injury, DAI　…… 31

弥散加权成像　diffusion weighted imaging, DWI　……… 7

N

脑挫裂伤　laceration and contusion of brain　…… 30

脑梗死　cerebral infarction　……………………… 32

脑膜瘤　meningioma　……………………………… 49

脑囊虫病　cerebral cysticercosis　………………… 59

脑脓肿　brain abscess　…………………………… 57

脑小血管病　cerebral small vessel disease, cSVD　……… 42

脑血管畸形　cerebral vascular malformation　…… 37

脑转移瘤　metastatic tumor of the brain　………… 56

内镜逆行胰胆管造影　endoscopic retrograde cholangiopancreatography, ERCP　………………… 227

逆行性肾盂造影　retrograde pyelography　………… 268

黏膜囊肿　mucosa cyst　…………………………… 85

黏液囊肿　mucocele　……………………………… 85

黏液潴留囊肿　mucous retention cyst　…………… 85

P

膀胱癌　urinary bladder carcinoma　……………… 282

疲劳性骨折　fatigue fracture　…………………… 317

脾梗死　splenic infarction　……………………… 258

脾淋巴瘤　lymphoma of spleen　………………… 257

脾囊肿　splenic cyst　……………………………… 255

脾破裂　rupture of spleen　……………………… 264

脾血管瘤　splenic hemangioma　………………… 256

胼胝体发育不全　hypoplasia of corpus callosum　…… 62

Q

气胸　pneumothorax　……………………………… 112

前列腺癌　carcinoma of the prostate　…………… 285

前列腺增生　hyperplasia of the prostate　………… 284

腔隙性脑梗死　lacunar infarction　……………… 33

强直性脊柱炎　ankylosing spondylitis　………… 339

曲面重组　curved planar reformation, CPR　…… 6

R

乳腺癌　carcinoma of the breast　………………… 191

乳腺纤维腺瘤　fibroadenoma of breast　………… 189

乳腺增生症　hyperplasia of breast　……………… 188

软骨瘤　chondroma　……………………………… 350

软骨肉瘤　chondrosacoma　……………………… 354

S

腮腺混合瘤　mixed tumor of parotid gland　…… 93

上颌窦癌　carcinoma of maxillary sinus　………… 86

少突神经胶质瘤　oligodendroglioma　…………… 46

神经鞘瘤　neurilemmoma　………………… 68, 97

神经上皮肿瘤　neuroepithelial tumor　…………… 44

神经纤维瘤　neurofibroma　……………………… 68

神经源性肿瘤　neurogenic neoplasm　…………… 147

肾动脉造影　renal arteriography　………………… 268

肾母细胞瘤　nephroblastoma ·················· 278

肾上腺脑白质营养不良　adrenoleukodystrophy,

　　LAD ··· 64

肾上腺皮质癌　adrenocortical carcinoma ········· 299

肾上腺嗜铬细胞瘤　adrenal pheochromocytoma ··· 298

肾上腺腺瘤　adrenal adenoma ···················· 296

肾损伤　renal injury ······························ 280

肾细胞癌　renal cell carcinoma, RCC ············· 276

肾血管平滑肌脂肪瘤　renal angiomyolipoma ········ 276

施万细胞瘤　Schwannoma ···················· 68,97

十二指肠溃疡　duodenal ulcer ····················· 217

十二指肠憩室　duodenal diverticulum ············· 218

食管癌　carcinoma of esophagus ·················· 207

食管静脉曲张　esophageal varices ················· 204

食管裂孔疝　esophageal hiatus hernia ············· 205

食管异物　foreign body of esophagus ············· 202

视网膜母细胞瘤　retinoblastoma ··················· 78

室管膜瘤　ependymoma ··························· 46

室间隔缺损　ventricular septal defect, VSD ········ 170

水抑制　fluid attenuation inversion recovery, FLAIR ······· 7

髓母细胞瘤　medulloblastoma ····················· 49

缩窄性心包炎　constrictive pericarditis, CPC ······· 179

T

梯度回波　gradient echo, GRE ······················· 7

听神经瘤　acoustic neuroma ························ 54

同相位　in-phase ································· 234

退行性骨关节病　degenerative osteoarthrosis ······· 340

脱髓鞘疾病　demyelinating disease ·················· 64

W

外伤性膈疝　traumatic diaphragmatic hernia ········· 151

胃癌　carcinoma of stomach ······················· 210

胃肠道穿孔　gastrointestinal perforation ··········· 260

胃间质瘤　gastrointestinal stromal tumor, GIST ······ 215

胃溃疡　ulcer of stomach ·························· 208

胃淋巴瘤　gastrointestinal lymphoma ············· 216

胃石　bezoar ···································· 215

X

息肉综合征　polyposis syndrome ·················· 226

先天性巨结肠　congenital megacolon ··············· 224

先天性髋关节脱位　congenital dislocation of hip

　　joint ·· 325

小肠间质瘤　small intestinal stromal tumors, SIST ····· 220

小肠淋巴瘤　lymphoma of the small intestine ········· 221

小肠腺癌　adenocarcinoma of the small intestine ······· 219

心包积液　pericardial effusion, PE ················ 178

心肌病　cardiomyopathy ·························· 177

星形细胞瘤　astrocytoma ·························· 44

胸部创伤　thoracic trauma ························ 148

胸内甲状腺肿　intrathoracic goiter ··············· 144

胸腔积液　pleural effusion ························ 110

胸腺瘤　thymoma ······························· 145

血行播散型肺结核　hematogenous pulmonary tuberc-

　　ulosis ·· 130

Y

牙源性囊肿　odontogenic cyst ····················· 91

炎性假瘤　inflammatory pseudotumor ·············· 77

眼部异物　ocular foreign body ···················· 77

液气胸　hydropneumothorax ······················ 112

胰腺癌　pancreatic carcinoma ···················· 251

胰腺神经内分泌肿瘤　pancreatic endocrine tumours,

　　PETs ·· 255

胰腺炎　pancreatitis ····························· 249

应力骨折　stress fracture ························· 317

硬脑膜外血肿　epidural hematoma ················· 28

硬脑膜下血肿　subdural hematoma ················· 29

尤因肉瘤　Ewing sarcoma ······················· 358

游离性胸腔积液　free pleural effusion ·············· 110

右位心　dextrocardia ···························· 167

原发性肺结核　primary pulmonary tuberculosis ······ 129

Z

再生结节　regenerative nodule, RN ················ 241

增强扫描　contrast enhancement, CE ················ 4

支气管肺癌　bronchogenic carcinoma of lung ······· 135

支气管肺炎　bronchopneumonia ··················· 125

支气管结核　bronchogenic tuberculosis ············· 134

支气管扩张　bronchiectasis ······················· 120

脂肪肝　fatty liver ······························· 234

脂肪抑制　short time inversion recovery, STIR ········· 7

质子密度加权像　proton density weighted image,

　　PDWI ··· 7

轴位　craniocaudal, CC ·························· 186

蛛网膜囊肿　arachnoid cyst ······················· 63

蛛网膜下腔出血　subarachnoid hemorrhage, SAH ······ 37

主动脉壁间血肿　intramurai aortic hematoma, IMH ······ 182

主动脉夹层　aortic dissection, AD ·················· 181

主动脉瘤　aortic aneurysm ······················· 180

转移性骨肿瘤　metastatic tumor bone ····················· 355

椎管狭窄　stenosis of vertebral canal ····················· 365

椎间盘膨出　intervertebral disc bulge ····················· 363

椎间盘突出　intervertebral disc herniation ·············· 363

子宫肌瘤　myoma ································· 290

子宫内膜癌　endometrial carcinoma ························· 291

子宫平滑肌瘤　uterine leiomyoma ························· 290

子宫输卵管造影　hysterosalpingography ················· 286

自旋回波　spin echo,SE ··································· 7

纵隔肿瘤　mediastinal tumor ····················· 143

参 考 文 献

［1］ 夏瑞明,刘林祥.医学影像诊断学［M］.3 版.北京:人民卫生出版社,2014.

［2］ 韩萍,于春水.医学影像诊断学［M］.4 版.北京:人民卫生出版社,2017.

［3］ 郭启勇.实用放射学［M］.3 版.北京:人民卫生出版社,2013.

［4］ 金征宇.放射学高级教程［M］.2 版.北京:中华医学电子音像出版社,2018.

［5］ 李宏军.肝脏磁共振成像［M］.北京:人民卫生出版社,2010.

［6］ 白人驹,徐克.医学影像学［M］.7 版.北京:人民卫生出版社,2013.

［7］ 石明国,王鸣鹏,余建明.放射师临床工作指南［M］.北京:人民卫生出版社,2013.

［8］ 王振常.医学影像学［M］.北京:人民卫生出版社,2012.

［9］ 白人驹,郑可国.医学影像学［M］.北京:人民卫生出版社,2013.

［10］ 高剑波,王滨.医学影像诊断学［M］.北京:人民卫生出版社,2016.

［11］ 王鸣鹏.医学影像技术学/CT 检查技术卷［M］.北京:人民卫生出版社,2012.

［12］ 白人驹,张雪林.医学影像诊断学［M］.北京:人民卫生出版社,2010.

［13］ 祁吉,杨仁杰.当代放射学辞典［M］.北京:人民卫生出版社,2011.